Kohlhammer

Die Herausgeberinnen

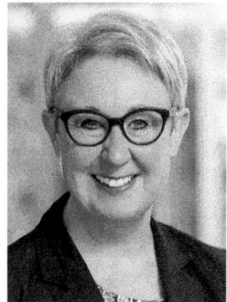

Dr. Johanna Feuchtinger, Gesundheits- und Krankenpflegerin, Pflegewissenschaftlerin, Stabsstelle Qualität und Entwicklung in der Pflege am Universitätsklinikum Freiburg, johanna.feuchtinger@uniklinik-freiburg.de

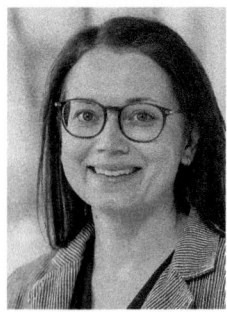

Sandra Weidlich, M. Sc., Gesundheits- und Krankenpflegerin, Masterabschluss in Gesundheits- und Pflegewissenschaften, Pflegeexpertin APN in der Klinik für HNO- und Augenheilkunde am Universitätsklinikum Freiburg, sandra.weidlich@uniklinik-freiburg.de

Johanna Feuchtinger/Sandra Weidlich (Hrsg.)

Advanced Practice Nursing in der klinischen Pflegepraxis

Verlag W. Kohlhammer

Dieses Werk einschließlich aller seiner Teile ist urheberrechtlich geschützt. Jede Verwendung außerhalb der engen Grenzen des Urheberrechts ist ohne Zustimmung des Verlags unzulässig und strafbar. Das gilt insbesondere für Vervielfältigungen, Übersetzungen, Mikroverfilmungen und für die Einspeicherung und Verarbeitung in elektronischen Systemen.

Die Wiedergabe von Warenbezeichnungen, Handelsnamen und sonstigen Kennzeichen in diesem Buch berechtigt nicht zu der Annahme, dass diese von jedermann frei benutzt werden dürfen. Vielmehr kann es sich auch dann um eingetragene Warenzeichen oder sonstige geschützte Kennzeichen handeln, wenn sie nicht eigens als solche gekennzeichnet sind.

Es konnten nicht alle Rechtsinhaber von Abbildungen ermittelt werden. Sollte dem Verlag gegenüber der Nachweis der Rechtsinhaberschaft geführt werden, wird das branchenübliche Honorar nachträglich gezahlt.

Dieses Werk enthält Hinweise/Links zu externen Websites Dritter, auf deren Inhalt der Verlag keinen Einfluss hat und die der Haftung der jeweiligen Seitenanbieter oder -betreiber unterliegen. Zum Zeitpunkt der Verlinkung wurden die externen Websites auf mögliche Rechtsverstöße überprüft und dabei keine Rechtsverletzung festgestellt. Ohne konkrete Hinweise auf eine solche Rechtsverletzung ist eine permanente inhaltliche Kontrolle der verlinkten Seiten nicht zumutbar. Sollten jedoch Rechtsverletzungen bekannt werden, werden die betroffenen externen Links soweit möglich unverzüglich entfernt.

1. Auflage 2023

Alle Rechte vorbehalten
© W. Kohlhammer GmbH, Stuttgart
Gesamtherstellung: W. Kohlhammer GmbH, Heßbrühlstr. 69, 70565 Stuttgart
produktsicherheit@kohlhammer.de

Print:
ISBN 978-3-17-041560-7

E-Book-Formate:
pdf: ISBN 978-3-17-041561-4
epub: ISBN 978-3-17-041562-1

Grußwort von Denise Bryant-Lukosius

It gives me great joy to write the preface for this landmark book for Germany on the evolution of advanced practice nurses in hospital settings! In 2013, I was invited to the Medical Center – University of Freiburg, to give a workshop on the PEPPA Framework and the implementation and evaluation of advanced practice nursing (APN) roles. At this workshop there was about 30 advanced practice nurses and nurse leaders from Freiburg and two other hospitals who were pioneering the first introduction of APN roles in Germany. I vividly remember the excitement of this meeting and enthusiasm of the advanced practice nurses as they described their new roles, experiences, and aspirations to impact on patient health outcomes, nursing practice, and quality of care through the continued development of APN roles in Germany. Nine years later in 2022, this book goes full circle to celebrate the successful efforts of these pioneer advanced practice nurses and the expansion of APN roles across German hospitals for a wide range of patient populations.

The spirit of collaboration and cooperation or "working together" to support the development of APN in Germany that was a hallmark of the 2013 Freiburg workshop is also illustrated in this book. Each chapter shares the experiences, key learnings, and impact of the implementation of APN roles for various complex patient populations such as those with congestive heart failure, tracheostomies, or mental health conditions. We also learn from the perspectives of varied stakeholders such as Directors of Nursing, advanced practice nurses, and physicians about APN roles as an essential vehicle for innovation to address pressing needs to deliver evidence-informed, accessible, and efficient health care services. As a result, each chapter provides a template that other health care leaders and advanced practice nurses can use to stimulate the implementation of APN roles in their organizations.

Robust nursing leadership at multiple levels of the health care system is essential for the introduction and effective implementation of APN roles. The colleagues from the Medical Center – University of Freiburg have continued to provide exceptional leadership to advance the development of APN roles in their organization and beyond, thus it is very fitting that two of them are the editors of this book. A pervasive message in each chapter is the pivotal leadership that advanced practice nurses provide to facilitate innovation in nursing practice and health care services. Advanced practice nurses lead by demonstrate courage and tenacity, effectively communicating and educating stakeholders, and using systematic and evidence-informed approaches to develop and implement their roles. Over years, I have kept in touch with some workshop participants who have provided leadership to champion the development of APN roles in Germany and other countries at international conferences.

So, what does the future hold for the development of APN roles in Germany? The future is bright, with opportunity to build on the lessons learned from hospital settings to further expand the introduction of APN roles into community, homecare, and long-term care settings. Continued collaboration amongst nursing and health care leaders in government, education, research, and practice will be needed to achieve the next generation of advanced practice nurses in Germany. Agreement on access to standardized APN education, regulation, and funding to introduce new roles will be necessary to optimize the APN workforce and further integrate APN roles into the German health care system. Other stakeholders including 3rd party payers (e. g., insurance companies), patients, family caregivers, and the public at large can be informed and engaged as key supporters of APN roles. Ongoing efforts to generate population specific and country-relevant evidence on the outcomes and impact of APN roles will strengthen future decision-making about the introduction of new roles. Thus, additional publications, such as this book, and other knowledge translation strategies to disseminate and promote the uptake of this evidence will be important. I look forward to reading the second edition of this book within the next five years to learn more about the continued progress in implementing APN roles in Germany!

Denise Bryant-Lukosius, RN CON(C) PhD
Professor and Alba DiCenso Chair in Advanced Practice Nursing
Co-Director, Canadian Centre for Advanced Practice Nursing Research (CCAPNR)
School of Nursing, McMaster University
Hamilton, ON. Canada

Grußwort von Frederik Wenz

Die pflegerische Versorgung von PatientInnen wird zunehmend komplexer und unterliegt aufgrund immer neuer wissenschaftlicher Erkenntnisse einem kontinuierlichen Wandel. PflegeexpertInnen APN verfügen aufgrund ihres akademischen Abschlusses und ihrer Berufserfahrung über erweitertes Wissen und vertiefte Kompetenzen, um eine evidenzbasierte pflegerische Versorgung auf höchstem wissenschaftlichem Niveau zu ermöglichen. Sie tragen maßgeblich zu einer kontinuierlichen Weiterentwicklung der PatientInnenversorgung bei.

Universitätskliniken mit ihrer Ausrichtung auf Forschung, Lehre und qualitätszentrierte PatientInnenversorgung bieten hierfür ein ideales Umfeld. Berufliche Weiterentwicklungen wie diese sind ein wesentliches Element zur Steigerung der Behandlungsqualität und fördern die Attraktivität des Berufsfelds weiter. Das Universitätsklinikum Freiburg hat dies sehr früh erkannt und setzt seit 1994 auf PflegeexpertInnen APN. Damit nehmen wir eine Vorreiterrolle in der deutschen Kliniklandschaft ein.

Dank ihrer vertieften Kenntnisse in pflegefachlicher Führung, PatientInnenberatung, ethischer Entscheidungsfindung, interprofessioneller Zusammenarbeit sowie evidenzbasierter Praxis und Forschung sind sie eine wichtige Stütze in der Gesundheitsversorgung. Das Hinzuziehen von PflegeexpertInnen APN, insbesondere in komplexen und hochkomplexen Fällen wie bei der Betreuung von PatientInnen mit Tracheostoma, Delirprävention und -behandlung, Schmerzmanagement oder bei Frühgeborenen, entlastet die betreuenden Pflegefachpersonen und ermöglicht dank des hohen Spezialisierungsgrads die bestmögliche Versorgung der PatientInnen. In Freiburg setzen wir in den vorgenannten und weiteren Bereichen auf die Expertise und Unterstützung durch PflegeexpertInnen APN.

Für die Pflegepersonen bietet die Weiterqualifikation über ein Masterstudium zur PflegeexpertIn APN, wie es z. B. am Institut für Pflegewissenschaft an der Medizinischen Fakultät der Universität Freiburg angeboten wird, zudem einen reizvollen Karriereweg. Eine Bereitstellung von Arbeitszeit neben der direkten PatientInnenversorgung unterstützt eine tiefgehende kontinuierliche Weiterbildung und Forschung. Zudem bereitet die intensive Beschäftigung mit zugrundeliegenden Pflegekonzepten auf die Übernahme von fachlichen Führungsfunktionen vor. Davon profitiert auch das Klinikum: So ist es uns in den vergangenen Jahren sehr erfolgreich gelungen, dank dieser Karrieremöglichkeit PflegeexpertInnen APN und ihre pflegefachliche Expertise und Kompetenz am Klinikum zu halten, so dass sie ihr Wissen weitergeben und in die interprofessionelle Praxis bringen können.

PflegeexpertInnen APN übernehmen am Universitätsklinikum Freiburg seit fast 30 Jahren eine wichtige Funktion in der evidenzbasierten Weiterentwicklung und Professionalisierung pflegerischer Aufgaben. Ich freue mich, dass das vorliegende Buch zu PflegeexpertInnen APN erstmals die Ist-

Situation in deutschen Kliniken mit den eingesetzten Konzepten und Methoden sowie den Erfahrungen vorstellt und damit den Austausch über künftige Entwicklungen intensiviert.

Prof. Dr. Dr. h.c. Frederik Wenz
Leitender Ärztlicher Direktor am Universitätsklinikum Freiburg

Grußwort von Anja Simon

Der Einsatz von akademischen Pflegefachpersonen hat im Universitätsklinikum Freiburg eine lange Tradition. Am Anfang stand die Nutzung des stetig zunehmenden Wissens in der Pflegefachlichkeit. Die damit einhergehenden neuen Kompetenzen sollten in der Praxis die Ergebnisqualität der PatientInnenversorgung nachhaltig verbessern. Aktuell sind 15 PflegeexpertInnen APN am Universitätsklinikum Freiburg in unterschiedlichen Fachbereichen beschäftigt, um die PatientInnen mit besonderen Bedürfnissen optimal zu behandeln und zu pflegen. Fundament der Zielsetzung für den Einsatz sind drei Säulen.

Eine erste Säule ist die Zuständigkeit für die Optimierung (pflege-)fachlicher Prozesse in Diagnostik, Therapie und Versorgung. Der koordinierte Versorgungsablauf unterstützt eine gute Ergebnisqualität der Behandlung und damit u. a. eine zeitgerechte Entlassung. Der optimale Entlasszeitpunkt ist einerseits für die PatientInnen ein Erfolg, andererseits trägt er dazu bei, Wiederaufnahmen zu reduzieren. Die knappen Ressourcen stehen damit weiteren PatientInnen zur Verfügung.

PflegeexpertInnen APNs tragen wesentlich in den für ein Universitätsklinikum typischen komplexen Situationen und Prozessen, wie bspw. bei onkologisch erkrankten PatientInnen, in der Geriatrie oder in spezialisierten chirurgischen Bereichen, zu einem patientenorientierten Behandlungsprozess bei. Dies schließt insbesondere auch die Beratung der Angehörigen ein. Die Steigerung der Behandlungsqualität wirkt sich für die Krankenhäuser in der Regel wirtschaftlich positiv aus.

Die zweite wichtige Säule ist das Erkennen von Risiken und die Vermeidung von Komplikationen. Das ist eine der zentralen Aufgaben in einer vertieften und erweiterten Pflegepraxis durch PflegeexpertInnen APNs. Dafür gibt es unzählige Beispiele wie Vermeidung nosokomialer Infektionen, Delirprävention/-behandlung, Dekubitusprävention, Sturzprävention, Ernährungsmanagement, Medikationsmanagement und vieles mehr. Jede Komplikation führt zu Leid der Betroffenen, schadet dem Ruf unseres Universitätsklinikums und führt zu Mehrausgaben.

Um das besondere Wissen klinikumsweit anwenden zu können, hat jede unserer PflegeexpertInnen APN eine Spezialisierung in einem Bereich mit klinikübergreifender Verantwortung. Jede Pflegefachperson, die PatientInnen mit besonderen Anforderungen betreut, kann eine PflegeexpertIn APN mit entsprechender Expertise hinzuziehen. Dieser Pool an MentorInnen sorgt langfristig für einen Know-how-Transfer in die Fläche. Die Anwendung von Spezialwissen sowie die Ergebnisqualität steigen breitflächig und nachhaltig.

Eine dritte Säule in der ökonomischen Betrachtung ist der Erhalt der Kompetenz von Mitarbeitenden. Das Vertrautsein mit unserem Alltag und unseren Prozessen, verbunden mit einer sich ständig weiterentwickelnden reflektierten Kompetenz, spart Ressourcen. PflegeexpertInnen APNs unterstützen Mitarbeitende im Sinne einer fachlichen Führung. Dies wird auch bei der Bindung und Gewinnung von MitarbeiterInnen sehr positiv wahrgenommen.

Im Laufe der Jahre hat zudem die interprofessionelle Zusammenarbeit eine immer größere Bedeutung bekommen. Die Diskussion mit den VertreterInnen der anderen Berufsgruppen zu Fachthemen und PatientInnenproblematiken sowie die fachliche Argumentation mit wissenschaftlicher Begründung und Expertise werden wahrgenommen, genutzt und geschätzt.

Anja Simon
Kaufmännische Direktorin am Universitätsklinikum Freiburg

Inhalt

Grußwort von Denise Bryant-Lukosius		5
Grußwort von Frederik Wenz		7
Grußwort von Anja Simon		9
Vorwort		15
Johanna Feuchtinger und Sandra Weidlich		

I ANP – Rollenentwicklung aus Sicht der Pflegeorganisation

1	Pflegefachliche Exzellenz: Bedeutung und Zukunft von PflegeexpertInnen APN	23
	Helmut Schiffer (Interview)	
2	APN – die Realisierung einer Vision	29
	Sebastian Dorgerloh (Interview)	
3	Step by step – von der Planung zur Regelversorgung: Akademisierte Pflegepraxis auf Masterniveau am Universitätsklinikum Regensburg	35
	Birgit Heinze, Marc Dittrich, Johanna Loibl, Kirstin Ruttmann und Andrea Spiegler	
4	Erfahrungsbericht zur Implementierung von Advanced Practice Nursing am Klinikum Darmstadt	49
	Michele Tarquinio, Susanne Karner und Elke Keinath	
5	Duale Führung und PflegeexpertInnen APN	59
	Andreas Kocks, Janina Schwabe und Martin Strahl	
6	»Von APN zu APN« – Mentoring in der klinischen Praxis	70
	Nikoletta Dimitriadou-Xanthopoulou, Leyla Sahar Fischer, Victoria Herrmann, Pia Hilscher und Alexandra Knisch-Wesemann	
7	Die Verzahnung von Pflegewissenschaft und Pflegeökonomie als Erfolgsfaktor für eine nachhaltige Einführung von Advanced Nursing Practice – ein Erfahrungsbericht	79
	Lena Keppeler und Valentina Riegel	

| 8 | Ökonomische Betrachtung des Einsatzes von akademischen Pflegefachpersonen und Advanced Nursing Practice (ANP) aus der Perspektive der Geschäftsführung der RKU – Universitäts- und Rehabilitationskliniken Ulm gGmbH | 88 |

Matthias Gruber und Catharina Bothner

II ANP – die Rolle der Hochschulen

| 9 | APN-Entwicklung aus einer universitären Sicht | 103 |

Christa Müller-Fröhlich, Stefan Jobst und Christiane Kugler

| 10 | Nachwuchsförderung 2.0 – Das APN Trainee-Programm an der Medizinischen Hochschule Hannover | 117 |

Regina Schmeer und Lea Kauffmann

| 11 | PflegeexpertInnen APN in der Akutpflege und psychiatrischen Pflege und der Stellenwert einer hochschulisch begleiteten ANP-Rollenentwicklung | 130 |

Susanne Schuster und Christa Mohr

III APNs in ihren spezifischen Rollen

| 12 | Sektorenübergreifende Versorgung onkologischer PatientInnen durch eine Advanced Practice Nurse Onkologie | 147 |

Laura Hellmuth, Markus Graf und Karin Horneber

| 13 | Entwicklung einer APN-Rolle durch das Projekt »Sicherheit in der Versorgung von PatientInnen mit Tracheostoma« | 153 |

Lisa Keller

| 14 | Neue Wege in der Pflege – meine ersten Schritte als Pflegeexpertin APN | 161 |

Claudia Ohlrogge

| 15 | Geriatrische sehbeeinträchtigte PatientInnen als Herausforderung im klinisch-akademischen Handlungsfeld der Pflege – Implementierung einer APN in der Augenklinik | 168 |

Marie Rohini Raatz-Thies, Inke Zastrow und Birgit Vogt

| 16 | ANP-Rollenentwicklung in der Anästhesie-Pflege | 177 |

Rita Zöllner

| 17 | Da kommt was auf uns zu | 187 |

Anke Kampmann

| 18 | Advanced Practice Nursing in der Sicherung der Versorgungssituation von späten Frühgeborenen | 199 |

Simone M. Hock

19	Versorgungskonzept »Stillen bei Gestationsdiabetes« durch die Hebamme und Pflegeexpertin AMP .... *Ina Waterstradt*	207
20	APN in der Mund-, Kiefer- und Gesichtschirurgie .... *Damian Sommer*	217
21	Advanced Practice Nurse (APN) in der Versorgung Querschnittgelähmter .... *Nancy Starck*	227
22	Advanced Nursing Practice und Komplementäre Pflegemethoden im Pflege- und Pflegefunktionsdienst der Universitätsmedizin Göttingen. Ein Best-Practice-Beispiel aus der Onkologie .... *Shiney Franz, Sandra Liebscher-Koch, Maren Schürmann und Harald Wigger*	234
23	Die APN in der Psychiatrie – same same but different...................... *Heike Jansen und Gitte Herwig*	241
IV	**ANP – Herausforderungen und Entwicklungen aus verschiedenen Perspektiven**	
24	APN – der gemeinsame Weg von Medizin und Pflege...................... *Monika Engelhardt (Interview)*	265
25	PflegeexpertInnen APN machen Schnitt- zu Nahtstellen .... *Rainer Schmelzeisen (Interview)*	271
26	Das Netzwerk Erweiterte Pflegepraxis im Deutschen Berufsverband für Pflegeberufe (DBfK).. *Andrea Weskamm und Andreas Kocks*	273
27	Das Deutsche Netzwerk APN... *Sabrina Pelz, Matthias Prommersberger, Sonja Freyer, Anne Volmering-Dierkes und Anne Schmitt*	279
28	Advanced Practice Nurses (APN) aus Sicht der Kranken- und Pflegekassen.. *Cornelia Albrecht-Lomb*	285
29	APN – die nächsten Schritte.. *Patrick Jahn (Interview)*	293
V	**Autorenverzeichnis**	
	Die Autorinnen und Autoren..	303

Vorwort

Johanna Feuchtinger und Sandra Weidlich

Die Bezeichnung PflegeexpertIn[1] APN bezieht sich auf die Vereinbarung der Pflegeberufsverbände DBfK (Deutschland), ÖGKV (Österreich) und dem SBK (Schweiz) (DBfK et al., 2013). »PflegeexpertIn APN« meint Pflegefachpersonen mit einem Hochschulabschluss mindestens auf Masterniveau, welche die Qualifikation und Kompetenz für eine erweiterte und vertiefte Pflegepraxis der international anerkannten Advanced Nursing Practice (Schober & Affara, 2008) besitzen. Die deutschsprachige Bezeichnung PflegeexpertIn APN kann als Sammelbezeichnung der in anderen Ländern bereits ausdifferenzierten Rollen, wie z. B. der des Nurse Practitioners, des Clinical Nurse Specialists, des Nurse Consultant u. a., gesehen werden.

International werden diese fachlichen Spezialisierungen in der Regel über spezifische Masterstudiengänge erreicht. Dazu gehören z. B. der Nurse Anaesthetist oder die Nurse Midwife. Die Bezeichnungen ANP (Advanced Nursing Practice/Advanced Nurse Practitioner) und APN (Advanced Practice Nursing/Advanced Practice Nurse) können sowohl für die erweiterte, vertiefte Pflegepraxis als auch für Personen, welche diese Praxis unterstützen und realisieren, genutzt werden.

---

1 In diesem Herausgeberband wird das »Binnen-I« oder die neutrale Form genutzt, um alle Geschlechter anzusprechen. Wenn bei bestimmten Begriffen, die sich auf Personengruppen beziehen, nur die männliche Form gewählt wurde, so ist dies nicht geschlechtsspezifisch gemeint, sondern geschah ausschließlich aus Gründen der besseren Lesbarkeit.

Mit PflegeexpertIn APN wird sprachlich eine Abgrenzung zu Qualifizierungen für PflegeexpertInnen ohne Hochschulabschluss geschaffen. Bekannt sind in diesem Kontext z. B. fachliche Fort-/Weiterbildungen zur PflegeexpertIn für Menschen mit Herzinsuffizienz, PflegeexpertIn Geriatrie oder PflegeexpertIn zur Kontinenzförderung.

Die hochschulische Ausbildung von Pflegenden steht in Deutschland noch am Anfang. Im aktuell gültigen Pflegeberufegesetz (BMJ & BfJ, 2021) ist die hochschulische Ausbildung in der Pflege erstmals in der Geschichte der Pflege in Deutschland aufgenommen. In den deutschen Universitätskliniken liegt die Quote von Pflegenden mit Hochschulabschluss in der direkten PatientInnenversorgung bei 2,11 % (Bergjan et al., 2021). Weiterqualifizierung in Deutschland geschieht traditionell über (Fach-)Weiterbildungen, wie z. B. über die Fachweiterbildung Intensivpflege oder die Fachweiterbildung für die Pflege in der Onkologie.

In Deutschland werden der Bachelorabschluss und ein Fachweiterbildungsabschluss entsprechend des Deutschen Qualifikationsrahmens für lebenslanges Lernen dem Niveau 6 zugeordnet (Arbeitskreis Deutscher Qualifikationsrahmen (AK DQR), 2011, S. 7). Handelt es sich bei ersterem um eine basiswissenschaftliche Qualifikation, bringt der Fachweiterbildungsabschluss eine vertiefte fachliche Qualifizierung mit sich. Jede dieser Qualifikationen und die dazugehörigen Kompetenzen sind für die Gesundheitsversorgung bedeutsam.

PflegeexpertInnen APN stellen eine Erweiterung und Ergänzung des pflegerischen Angebots zu einer qualitativ hochwertigen Gesundheitsversorgung dar. Auch wenn Stellen- und Aufgabenbeschreibungen notwendig sind, um allen Beteiligten in einer Neuorientierung Sicherheit zu geben, sollte im Mittelpunkt nicht die Abgrenzung voneinander stehen, sondern die Zusammenarbeit der beteiligten Berufsgruppen mit ihren Schwerpunkten, um eine optimierte PatientInnenversorgung zu erreichen.

Dieses Buch soll einen Überblick zu aktuellen Entwicklungen und Erfahrungen im Zusammenhang mit Advanced Nursing Practice, der erweiterten und vertieften Pflegepraxis, in deutschen Krankenhäusern geben und die LeserInnen zum Netzwerken einladen. Der Aufruf für Beiträge zu diesem Buch erging über die Netzwerke der Universitätskliniken, über den Bundesverband Pflegemanagement, ausgewählte Hochschulen und an APN-Netzwerke.

Einzelbeiträge von PflegeexpertInnen APN, die ihre Rollen und Aufgabenfelder vorstellen, PflegedirektorInnen, Finanzfachpersonen, MedizinerInnen, Vertretungen der Kranken-/Pflegekassen, Hochschullehrende und APN-Netzwerkvertretende geben ein Abbild für den Einsatz von APNs in der Akutversorgung in Deutschland wieder.

Aus den Beiträgen wird deutlich, dass sich deutsche Krankenhäuser überwiegend in einer Einführungsphase von PflegeexpertInnen APN befinden. Es werden international publizierte und angewandte Modelle und Frameworks als Basis für die Implementierung einer Advanced Nursing Practice und die Tätigkeit der APN eingesetzt. Dazu gehören das APN-Modell von Hamric (Schober & Affara, 2008), das PEPPA-Framework (Bryant-Lukosius & DiCenso, 2004; Bryant-Lukosius et al., 2004) sowie das PARIHS-Framework (Kitson et al., 1998). Von der APN als Einzelkämpferin bis hin zum strukturierten und ausdifferenzierten Vorgehen in der Vorbereitung einer Organisation und der Einführung einer vertieften und erweiterten Pflegepraxis und von APN-Teams ist eine große Palette von Wirklichkeiten beschrieben. Als Erkenntnis lässt sich ableiten, dass die spezifische PatientInnengruppe, die Organisation, die Prozesse, die erwarteten Outcomes und natürlich die Individualität der Person der APN die Ausgestaltung der Rolle und der Tätigkeit definieren. Im Fokus finden sich dennoch die zentralen APN-Kernkompetenzen aus dem Modell von Hamric (Schober & Affara, 2008) in den Beschreibungen, in unterschiedlicher Ausprägung, wieder.

Advanced Nursing Practice findet in Schwerpunktsetzungen in den Krankenhäusern und bei den einzelnen PflegeexpertInnen APN, in Abhängigkeit von der Zielsetzung und den Vorgaben der Einrichtung, statt. Gerne werden dafür auch die Begriffe »GeneralistIn« und »SpezialistIn« benutzt. Eine SpezialistIn ist primär in der PatientInnenversorgung, z. B. für PatientInnen mit allogener Stammzelltransplantation oder PatientInnen mit Delirgefährdung/Delir, tätig. APNs als GeneralistInnen wirken primär über die Mitarbeitenden auf die Qualität der PatientInnenversorgung. In Abbildung 1.1 wurde, angelehnt an Bryant-Lukosius (2004, 2008), dieses Kontinuum der Aufgaben von PflegeexpertInnen APN dargestellt (▶ Abb. 1.1).

Die Einführung einer Advanced Nursing Practice und von PflegeexpertInnen APN ist ein Organisationsentwicklungsprojekt. Für die verantwortlichen und beteiligten Personen in der Einführung sind sogenannte Facilitators als BegleiterInnen und MentorInnen bedeutsam für ein erfolgreiches Gelingen. In den Beiträgen sehen wir erfahrene ManagerInnen und PflegeexpertInnen APN in der eigenen und/oder fremden, inter-/nationalen Einrichtung, aber auch Universitäten und Hochschulen als Facilitators in der Einführung einer Advanced Nursing Practice und von APNs.

Ein Weg zur Einführung neuer APN-Rollen können APN-Trainee-Programme sein. Sie ermöglichen Pflegefachpersonen auf dem Weg zur PflegeexpertIn APN eine geschützte Personalentwicklung. Der Führung einer Einrichtung und insbesondere dem Management in der Pflege kommt in der Planung und Einführung einer Advanced Nursing Practice und APNs eine bedeutsame Rolle zu. Es braucht eine Vision für eine erweiterte und vertiefte Pflegepraxis und mutige LeiterInnen, welche diesen Weg begleiten können und wollen. In den Interviews mit den VertreterInnen aus dem ärztlichen Bereich sehen wir auch die Bedeutung einer ANP für die interprofessionelle Zusammenarbeit zum Wohl von PatientInnen und deren Angehörigen sowie im multiprofessionellen Team.

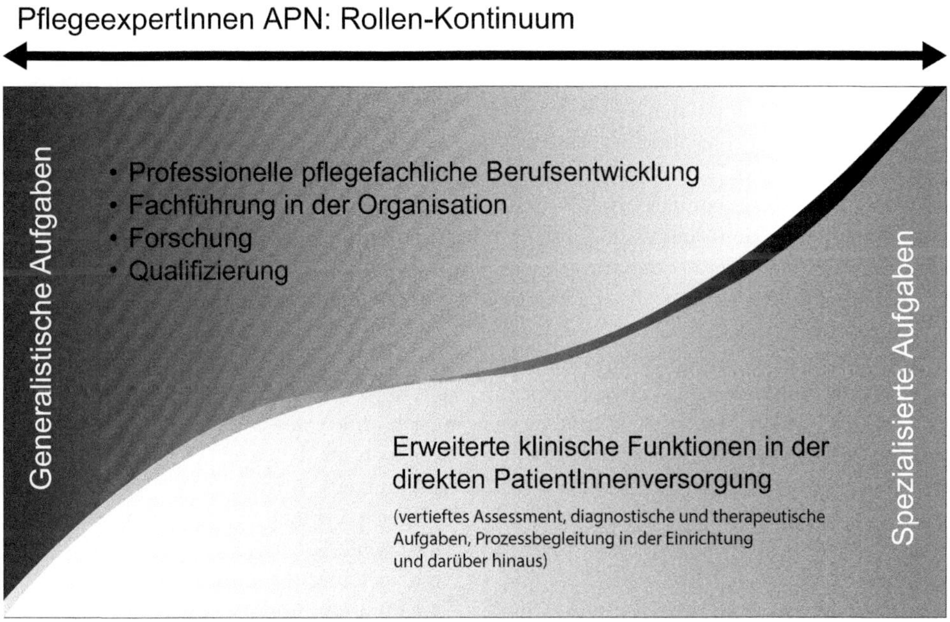

PflegeexpertInnen APN: Rollen-Kontinuum

Generalistische Aufgaben
- Professionelle pflegefachliche Berufsentwicklung
- Fachführung in der Organisation
- Forschung
- Qualifizierung

Spezialisierte Aufgaben

Erweiterte klinische Funktionen in der direkten PatientInnenversorgung
(vertieftes Assessment, diagnostische und therapeutische Aufgaben, Prozessbegleitung in der Einrichtung und darüber hinaus)

Abb. 1.1: Kontinuum generalistische/spezialisierte Aufgaben von PflegeexpertInnen APN (in Anlehnung an Bryant-Lukosius, D. (2004, 2008). The continuum of advanced practice nursing roles. Ontario, Canada. Author)

Die Begriffe interdisziplinär, interprofessionell, multiprofessionell etc. werden in den Beiträgen zu diesem Buch entsprechend der Definitionen in den jeweiligen Einrichtungen eingesetzt. Beispielsweise kann »interdisziplinär« in der einen Einrichtung die Zusammenarbeit zwischen den beruflichen Disziplinen Medizin, Pflege, Physiotherapie etc. meinen und in der anderen Einrichtung die Zusammenarbeit zwischen den einzelnen Abteilungen wie Chirurgie, Röntgen, Notaufnahme etc. Im Prinzip wird die Bedeutung der Zusammenarbeit von Berufsgruppen und Gesundheitsbereichen sowie das Zusammenspiel mit PflegeexpertInnen APNs betont. Von daher ist auch eine unterschiedliche Definition letztendlich immer korrekt und zielführend möglich.

Universitäten und Hochschulen haben die Möglichkeit, bereits während des Masterstudiums die Entwicklung einer APN aufzugleisen und zu begleiten, z. B. durch Fragestellungen, welche in der jeweiligen Praxis der Studierenden beantwortet werden. Dadurch werden mehrere Ziele erreicht: Die Studierenden können Theorie und Praxis verknüpfen, sie entwickeln und erweitern einen Wissenskontext, sie betreiben Öffentlichkeitsarbeit im multiprofessionellen Team und zeigen Stakeholdern, wie Praxisentwicklung Realität werden kann. Bei konsekutiven Bachelor- und Masterstudiengängen können Studierende durch sich aufbauende Fragestellungen in einem Wissens-/Fachkontext bis zum Masterabschluss eine Spezialisierung in einem Fachgebiet erreichen. Im Weiteren liegt es an den Stakeholdern einer Einrichtung, solch hochqualifizierte Pflegende in einen Einsatzbereich einzugliedern, in dem sie eine Weiterentwicklung der Qualität der PatientInnenversorgung im multiprofessionellen Team mit verwirklichen können.

Entsprechend der Phase der Implementierung von APNs in den deutschen Krankenhäusern werden auch Herausforderungen von den Beteiligten beschrieben. Beispielsweise wird in einigen Beiträgen die Zuordnung von Arbeitszeit der PflegeexpertInnen APN zu Tätigkeitsschwerpunkten diskutiert. Neben der direkten PatientInnenversorgung wird Zeit für weitere Aufgaben benötigt. Dafür werden unterschiedliche Herangehensweisen und Möglichkeiten beschrieben. Es tauchen Begriffe wie Wissenschaftszeit, administrative Zeit, Theoriezeit etc. auf. Die Arbeitszeit aller Mitarbeitenden in einer Organisation muss zielorientiert eingesetzt sein. Ob die gereinigten Räume durch die hauswirtschaftlichen Mitarbeitenden, die richtigen Materialien zum richtigen Zeitpunkt durch die Logistikmitarbeitenden, die chirurgisch therapierte Oberschenkelfraktur einer Patientin durch eine OrthopädIn oder das kompetente Selbstmanagement von Betroffenen nach einer onkologischen Therapie durch die Beratung einer APN: Das Prinzip der Zielerreichung gilt für alle. Strukturen und Prozesse eines Krankenhauses müssen auf dieses Ziel hin ausgerichtet sein. Die Kontrolle an definierten Outcomes macht die Zielerreichung nachweisbar.

Für die Vergütung von APNs mit Master- oder Doktoratsabschluss und einer Verantwortung in der direkten PatientInnenversorgung entsprechend der Advanced Nursing Practice hat in Deutschland noch keine formale Festlegung stattgefunden. Die Tätigkeit an Universitäten und Hochschulen mit den genannten hochschulischen Abschlüssen ist z. B. im Tarifvertrag im Öffentlichen Dienst der Länder (TV-L) (Tarifgemeinschaft Deutscher Länder, 2019) eindeutig festgelegt. Erste Tarifpartner, wie z. B. die AGU/ver.di im Tarifvertrag für die Universitätsklinika in Baden-Württemberg (2020), machen Annäherungen in ihren Tarifverträgen, hochschulisch qualifizierte Pflegefachpersonen generell und klinisch tätige Personen mit Masterabschluss speziell zu berücksichtigen. Jede APN sollte auf der Basis ihrer Qualifikation, ihrer Verantwortung sowie der Zielsetzung und Zielerreichung in das Gespräch mit der Vorgesetzten bzgl. der Eingruppierung gehen. Die beispielhaft genannten Tarifgefüge geben die Richtung für eine angemessene Eingruppierung.

Zusammenfassend ist festzustellen, dass es vielerorts in deutschen Kliniken Bestrebungen gibt, eine Advanced Nursing Practice mit PflegeexpertInnen APNs zu implementieren und weiterzuentwickeln. Die Wege dahin sind vielfältig, beeinflusst vom Kontext, der Organisation und den Beteiligten. Ziel ist jedoch immer eine vertiefte erweiterte Pflegepraxis zu erreichen, um für die Versorgung der PatientInnen das Beste zu erreichen.

Dieses Buch gibt dank der wertvollen Beiträge einen Überblick über aktuelle Entwicklungen in Deutschland. Es lädt zum Austausch und Diskurs ein. Für Rückfragen sind die Kontaktdaten im AutorInnenverzeichnis angegeben.

Die AutorInnen sind verantwortlich für die Inhalte ihrer Beiträge in diesem Buch.

Literatur

AGU & ver.di (Arbeitgeberverband der Universitätsklinika e. V. & Vereinte Dienstleistungsgewerkschaft) (Hrsg.) (2020). *1. Änderungstarifvertrag zum Entgelttarifvertrag vom 13. Juni 2007 (TV*

UK-Entgelt) der Universitätsklinika Freiburg, Heidelberg, Tübingen und Ulm (TV UK-Entgelt Ä1). Zugriff am 26.01.2022 unter: http://www.agu-uniklinika.de/wp-content/uploads/2017/10/TV-UK-Entgelt-%C3%841.pdf

Arbeitskreis Deutscher Qualifikationsrahmen (AK DQR) (Hrsg.) (2011). *Deutscher Qualifikationsrahmen für lebenslanges Lernen. Verabschiedet vom Arbeitskreis Deutscher Qualifikationsrahmen (AK DQR) am 22. März 2011*. Zugriff am 25.06.2022 unter: https://www.dqr.de/dqr/shareddocs/downloads/media/content/der_deutsche_qualifikationsrahmen_fue_lebenslanges_lernen.pdf?__blob=publicationFile&v=1

Bergjan, M., Tannen, A., Mai, T. et al. (2021). *Einbindung von Pflegefachpersonen mit Hochschulabschlüssen an deutschen Universitätskliniken: ein Follow-up-Survey*. Z. Evid. Fortbild. Qual. Gesundh.wesen (ZEFQ), 163, 47–56, https://doi.org/10.1016/j.zefq.2021.04.001

Bryant-Lukosius, D. (2004, 2008). The continuum of advanced practice nursing roles. Ontario, Canada. Author.

Bryant-Lukosius, D. & DiCenso, A. (2004). *A framework for the introduction and evaluation of advanced practice nursing roles*. Journal of Advanced Nursing, 48(5), 530–540, doi.org/10.1111/j.1365-2648.2004.03235.x

Bryant-Lukosius, D., DiCenso, A., Browne, G., Pinelli, J. (2004). *Advanced Practice Nursing Roles: Development, Implementation and Evaluation*. Journal of Advanced Nursing, 48(5), 519–529, doi: 10.1111/j.1365-2648.2004.03234.x

Bundesministerium der Justiz (BMJ) & Bundesamt für Justiz (BfJ) (Hrsg.) (2021). *Gesetz über die Pflegeberufe (Pflegeberufegesetz - PflBG), Teil 3, §§ 37–39*. Zugriff am 09.01.2021 unter: https://www.gesetze-im-internet.de/pflbg/PflBG.pdf

Deutscher Berufsverband für Pflegeberufe (DBfK), Österreichischer Gesundheits- und Krankenpflegeverband (ÖGKV), Schweizer Berufsverband der Pflegefachfrauen und Pflegefachmänner (SBK) (Hrsg.) (2013). *Advanced Nursing Practice in Deutschland, Österreich und der Schweiz. Eine Positionierung von DBfK, ÖGKV und SBK*. Zugriff am 11.12.2021 unter: https://www.dbfk.de/media/docs/download/DBfK-Positionen/ANP-DBfK-OeGKV-SBK_2013.pdf

Kitson, A., Harvey, G., McCormack, B. (1998). *Enabling the Implementation of Evidence based Practice: a conceptual Framework*. Quality in Health Care, 7 (3), 149–158.

Tarifgemeinschaft deutscher Länder (Hrsg.) (2019). *Tarifvertrag für den öffentlichen Dienst der Länder (TV-L) vom 12.10.2006 in der Fassung des Änderungstarifvertrages Nr. 11 vom 2. März 2019*. Zugriff am 26.01.2022 unter: https://www.tdl-online.de/fileadmin/downloads/rechte_Navigation/A._TV-L__2011_/01_Tarifvertrag/TV-L__i.d.F._des_%C3%84TV_Nr._11_VT_2020.pdf

I ANP – Rollenentwicklung aus Sicht der Pflegeorganisation

1 Pflegefachliche Exzellenz: Bedeutung und Zukunft von PflegeexpertInnen APN[1]

Helmut Schiffer (Interview)

> **Was Sie in diesem Beitrag erwartet**
>
> In diesem Beitrag wird die Rolle von PflegeexpertInnen APN am Universitätsklinikum Freiburg (UKF) aus Sicht des Pflegedirektors vorgestellt. Es geht um deren Funktion als SchrittmacherInnen für eine herausragende PatientInnenversorgung in gemeinsamer interprofessioneller Verantwortung, die gegenseitige Stimulation von Pflegemanagement und Pflegewissenschaft, um Pflegeforschung sowie um die Bedeutung von PflegeexpertInnen APN für das UKF als attraktiver Arbeitgeber.

Johanna Feuchtinger: Herr Schiffer, das Universitätsklinikum Freiburg nimmt im Einsatz von PflegeexpertInnen APN eine Vorreiterrolle in der deutschen Krankenhauslandschaft ein. Wie würden Sie Ihre Vision zu deren Einsatz für unsere LeserInnen beschreiben?

Helmut Schiffer: Meine Vision ist in erster Linie, dass es gelingt, in allen klinischen Fachabteilungen im Universitätsklinikum APNs im Einsatz zu haben. Wobei ich das jetzt nicht an der Quantität festmachen möchte, sondern an der Erkenntnis, dass sich die Professionen im Versorgungssetting einig sind, dass damit die Versorgungsqualität der PatientInnen wesentlich verbessert werden kann. Es müssen gemeinsam die Entwicklungsbedarfe in der Versorgungskette von PatientInnen identifiziert werden, von denen die Professionen im Prozess sagen: Da sind hier Punkte oder Übergänge in der Versorgung offen, die noch nicht bearbeitet und bedient werden und sich hier einer Weiterentwicklung stellen.

Eine weitere Vision ist, dass das Universitätsklinikum Freiburg sich weiterentwickelt. Ich nutze gerne den Begriff »Kaderschmiede« im Sinne von Spitzenuniversitätsklinikum in der Entwicklung von APN-Rollen. Die Vision wäre, dass APN-Mentoring-Programme routiniert laufen, Freiburg als bundesweiter Lernort noch sichtbarer wird als heute und dass innerhalb des Klinikums ein gemeinsames Verständnis dominiert, dass durch diese interprofessionellen Aufgabenzuordnungen und Rollen die bestmögliche PatientInnenversorgung erreicht wird. Die zeichnet sich ja dann durch exzellentes und effektives Handeln aus.

Meine nächste Vision ist es, den Ausbau im Drittmittelbereich weiter zu fördern, in der Forschung und in Innovationen im klinischen Setting. Ich würde hier auch ganz bewusst in meiner Vision das Thema »Implementierungsforschung« aufgreifen. Das ist ein Part, der im klinischen Bereich noch viel zu wenig etabliert ist, in dem es noch sehr viele unbeantwortete Fragen gibt und der aufzubauen und zu entwickeln wäre. Neben all den Gegenständen aus der Pflegepraxis gehören dazu auch Themen, die aktuell und sehr dynamisch sind. Das ist z. B. der ganze Bereich der Digitalisierung und der künstlichen Intelligenz.

Eine weitere Vision geht in die außerklinische Wirkung. Es gibt politisch immer mehr

---

[1] Interview mit Helmut Schiffer am 20.01.2022, Pflegedirektor und Mitglied im Klinikumsvorstand im Universitätsklinikum Freiburg

Diskussionen, wie Versorgungsstrukturen sich weiterentwickeln müssen. Was kann aus der Klinik heraus den PatientInnen in der Versorgung zuhause mit angeboten werden, um letztendlich in dieser Begleitung eine nahtlose, qualitativ hochwertige Versorgung aufrechtzuerhalten? Ich gehe davon aus, dass APNs da eine wesentliche Rolle einnehmen und Angebote entwickeln können. Wir sehen hier schon PflegeexpertInnen APN mit sehr guten Erfolgen in dieser transmuralen Arbeit. Sie bringen hier eine hervorragende Expertise aufgrund ihrer Qualifizierung mit.

Johanna Feuchtinger: Welche Vorteile sehen Sie im Einsatz von PflegeexpertInnen APN aus der Sicht des Pflegedirektors und des Klinikumsvorstands?

Helmut Schiffer: Es beginnt natürlich damit, dass Pflegefachlichkeit und evidenzbasierte Praxis sichtbar werden. Gefolgt wird es von der Tatsache, dass PatientInnen unmittelbar davon profitieren können. Die Lebensqualität kann sich verbessern. Hier fallen mir Stichworte wie Prävention und Selbstmanagement ein. Wenn PatientInnen besser informiert werden, wird die Compliance gefördert, die Eigenverantwortung wird gesteigert, die Nahtstellen in Versorgungsstrukturen werden geschlossen, d. h. Informationsverluste können reduziert werden. Für PatientInnen ist die Begleitung durch eine APN ein echter Gewinn, weil sie Sicherheit erlangen, um sich – ich nenne das jetzt mal so – »professionell umsorgt« zu fühlen, in Belangen, die ihnen wichtig sind, in einem aktuellen Geschehen oder im Krankheitsverlauf.

Ein weiteres Thema ist, dass Pflegewissenschaft natürlich auch Pflegemanagement stimuliert. Das Pflegemanagement hat hier eine wichtige Unterstützungsfunktion. Es müssen Strukturen geschaffen werden, in denen sich hochschulisch qualifizierte MitarbeiterInnen auf ihren Karrierewegen entwickeln können. Das Pflegemanagement muss die Strukturen und Prozesse aufgleisen, sodass die hochschulisch ausgebildeten Pflegenden allgemein, und hier PflegeexpertInnen APN im Besonderen, ihre Kompetenzen für die Weiterentwicklung der PatientInnenversorgung realisieren können. Eine evidenzbasierte Pflegepraxis und -wissenschaft müssen sich entfalten können. Die Versorgungsqualität der PatientInnen ist dabei ein gemeinsamer Fokus von Management und Wissenschaft und damit auch eine Verantwortung, die eine gemeinsame Aufmerksamkeit braucht. Management war in der Vergangenheit sehr stark durch Mitarbeitendenführung, Organisation und Ökonomie geprägt und das bekommt jetzt hier eine ganz andere Dynamik. Ich bin auch davon überzeugt, und wir sehen das hier im UKF deutlich, dass durch die Fach- und Methodenkompetenz von PflegeexpertInnen APN die Interprofessionalität gefördert wird. Nicht nur in der Zusammenarbeit oder in der Zufriedenheit der Beteiligten, sondern auch in Richtung Lehre und Forschung.

Da ist vor meiner Zeit als Pflegedirektor hier im UKF schon eine wegweisende Arbeit im Aufbau und in der Integration von PflegeexpertInnen APN in der Organisation geleistet worden. Hier wurde in diese Form der Weiterentwicklung der Profession Pflege schon investiert, da haben andere so noch gar nicht darüber nachgedacht.

Aus der Perspektive des Klinikumsvorstands würde ich sagen, dass Spitzenuniversitätskliniken generell exzellente Mitarbeitende benötigen. PflegeexpertInnen APN bilden eine Gruppe in diesem Setting mit ihrem Know-how und ihren Kompetenzen. Sie bilden diese Exzellenz ab. Der Klinikumsvorstand nimmt wahr, dass sich der Einsatz von PflegeexpertInnen APN ressourcenschonend auswirken kann. Ich meine damit, dass in besonderen Situationen, in pflegefachlichen Stresssituationen, durch die PflegeexpertInnen APN Entlastung geschaffen wird. PflegeexpertInnen APN leisten einen Beitrag, dass das UKF als attraktiver Arbeitgeber wahrgenommen wird. Und natürlich leisten sie im Rahmen von Qualitätsentwicklung einen Beitrag, der messbar ist und insgesamt auch die Interdisziplinarität und Interprofessionalität fördert. Das sind Anliegen eines Vorstandes für ein Gesamtklinikum und da sind wir auf einem guten Weg und sehen die Entwicklung als eine Stärkung unserer Strategie.

Johanna Feuchtinger: Wo sehen Sie die PflegeexpertInnen APN in der Zukunft generell und speziell im UKF?

Helmut Schiffer: Spezialisierung und ExpertInnentum benötigen eine entsprechende Qualifikation, damit diese Aufgaben wahrgenommen und kompetent ausgeübt werden können. Da sehe ich jetzt unterschiedliche Rollen bei den APNs. Die eine ist die Spezialisierung in einzelnen Bereichen. Das kann sich an spezifischen PatientInnengruppen orientieren, z. B. an geriatrischen PatientInnen, PatientInnen mit Tracheostoma, die Vernetzung zur Versorgung von Kindern und Müttern/Familien zwischen der Geburtshilfe und Pädiatrie. Weiterentwicklungen sehe ich durchaus im Bereich Intensivmedizin/Critical Care. Auch im Bereich der Hebammen, im Kreißsaal, in der Geburtshilfe und der Neonatologie gibt es viele inhaltliche Entwicklungen, besonders auch durch die Nahtstellen in den klinischen Prozessen. Wir haben eine zunehmende fachliche Dynamik in der Notfallversorgung, aber auch in den Ambulanzen und dann bei der Entlassung im Übergang in den häuslichen Bereich, in die Langzeitpflege und andere Versorgungsangebote nach dem Krankenhausaufenthalt. Diese Dynamik wird in den nächsten Jahren noch enorm zunehmen, weil man sich politisch auch mit ganz neuen Versorgungsstrukturen und Verantwortlichkeiten auseinandersetzen muss. Mit dem zunehmenden Fachkräftemangel und dem demografischen Wandel werden sich die Angebote in den Versorgungsstrukturen verändern müssen. Die Verfügbarkeit von Personen und Qualifikationen bei noch besserer Qualität werden die bestimmenden Determinanten der Zukunft sein.

Zum anderen sind PflegeexpertInnen APN wichtig im fachlichen Leadership. Sie können Stress bei PatientInnen, Angehörigen und Mitarbeitenden reduzieren, Zeit sparen, sie vermitteln Personalsicherheit und ich würde auch so weit gehen und sagen: Sie leisten damit auch einen Beitrag in der Resilienz unserer Mitarbeitenden. Das lässt sich schwer messen, aber es wird in der Praxis so erlebt. Also in besonders kritischen Situationen wird wertgeschätzt und anerkannt, wenn jemand kommt, der in der Lage ist, eine Situation fachlich und methodisch zu analysieren, hier auch Vorschläge zu unterbreiten; das entlastet unmittelbar. Das wird von Pflegenden, die neu im Beruf sind, besonders wahrgenommen, aber es kann auch routinierte Pflegende in hochspezialisierten Anforderungssituationen unterstützen. Da sehe ich die APNs einfach als wichtige fachliche Instanz. Im Klinikum haben wir darüber hinaus auch pflegefachliche Führungspersonen auf den Stationen, als Rolle und Mitglied in einem neu geordneten und organisierten Kompetenz-Leitungsteam. Das ist eine weitere Karrierestufe für Pflegefachpersonen mit hochschulischer Qualifizierung in der klinischen Praxis. Die Pflegefachlichen Leitungen arbeiten patientennah und agieren im interprofessionellen Team der Station. Das ist eine besondere klinische Entwicklungsmöglichkeit, die wir hier anbieten und die sich als sehr erfolgreich für alle Beteiligten herausstellt.

Nicht zu unterschätzen ist die Begleitung der Bachelor- und Masterstudierenden in ihrer Entwicklung und den Entwicklungsmöglichkeiten in der Klinik. Sie haben klinisch tätige Vorbilder in den PflegeexpertInnen APN, in den Pflegefachlichen Leitungen und in den Bachelors und Masters mit besonderen Aufträgen in der Praxis. Sie können bei uns sehen, dass sie ihr Know-how in der PatientInnenversorgung und in der Weiterentwicklung der Pflege einsetzen können. Sie erleben, dass sie die Inhalte der Lehre auch in der Praxis anwenden und erproben können.

Sie werden in ihrer pflegefachlichen Entwicklung durch die PflegeexpertInnen APN und erfahrende Pflegefachliche Leitungen begleitet. Und natürlich werden sie im Rahmen der Personalentwicklung durch das Pflegemanagement beraten und begleitet.

Über allem steht als pflegefachliche Klammer bei uns im Klinikum die Stabsstelle Qualität und Entwicklung in der Pflege. Dort laufen die Fäden zur Begleitung von Studierenden in Praxisentwicklungs- und Clinical-Leadership-Projekten sowie die Koordination und Moderation der klinikumsweit gültigen Fachthemen mit den PflegeexpertInnen APN und den Pflegefachlichen Leitungen zusammen. Und zusätzlich ist hier auch noch die Mitverantwortung für die professions- und bereichsübergreifenden Fachthemen, die bei uns in der medizinisch-pflegerischen Fachkommission koordiniert werden, verortet. Analog dem Leitungskompetenz-Team auf der Station sind wir auch auf der Ebene der Pflegedirektion als Dreierteam mit Management, Pflegefachlichkeit und Pflegepädagogik, hier durch einen zentralen Praxisanleiter, aufgestellt.

Johanna Feuchtinger: Wie ist das Zusammenspiel von PflegeexperInnen APN und Pflegefachlichen Leitungen im Sinne einer pflegefachlichen Linie gestaltet?

Helmut Schiffer: Historisch ist ja die Pflegeorganisation in der Entwicklung so gestaltet, dass von Führungspersonen erwartet wurde, all diese Aufgaben, ob es die Mitarbeitendenführung, die Pädagogik oder die Pflegefachlichkeit ist, im eigenen Bereich zu organisieren. Im Rahmen der Spezialisierungen und Weiterentwicklungen reicht das nicht mehr, weil es immer dazu führt, dass diese Personen in ihrer Verantwortung tageweise situativ entscheiden und ihre Prioritäten setzen müssen und damit bestimmte Blickwinkel aus dem Fokus verloren werden können. Das kann Personal mit Führungsverantwortung überfordern und die Unzufriedenheit steigt.

Mit der neuen Struktur der geteilten Verantwortung im pflegefachlichen, pflegepädagogischen und Pflegemanagementbereich sind Rollen klar umschrieben. Mit den neuen Rollen sind Zuständigkeiten und Verantwortungen benannt. Das spezialisierte Wissen kann entsprechend effektiv und effizient in der Praxis angeboten werden und wirken. Für die Mitarbeitenden in der Pflege und in den anderen Berufsgruppen wird die Zuständigkeit klar. Ich weiß, mit welcher Fragestellung ich mich an wen wenden kann, die Themen können kompetent bedient und bearbeitet werden. Das führt in der Summe der Kompetenzen zu einem Qualitätssprung im ganzen Setting in einem heute modernen Stationsmanagement.

Pflegefachliche Leitungen sind die Kümmerer, die Leader für fachliche Fragestellungen innerhalb der Station. Man kann das aus unterschiedlichen Perspektiven sehen. Man kann es aus der Anforderung der PatientInnen sehen, die dort betreut werden, dass sie die Themen der PatientInnen im Fokus haben und ihr Personal entsprechend fachlich begleiten. Es können Fragestellungen von Mitarbeitenden aufgeworfen werden, die eine Literaturrecherche bedeuten, d. h. es muss Wissen gesucht, analysiert und eingeordnet werden. Das sind ja ganz neue Qualitätsmerkmale und Möglichkeiten der Auseinandersetzung in einem fachlichen, inhaltlichen Dialog, der in der Vergangenheit in dieser Form und Qualität so gar nicht bedient war, weil er auf der Stationsebene eben nicht zur Verfügung stand. Das ist ein enormer Gewinn, erstmal für die Personen, die dann sagen: Ich kann dieses Know-how praxisnah anwenden und habe einen unmittelbaren Bezug in meinem Handeln zu PatientInnen und meinem Umfeld, aber letztendlich auch für die Beteiligten im interprofessionellen Team, welche die Fragen formulieren und die nachher natürlich auch die Anwendung in der direkten PatientInnenversorgung selber erleben.

Die PflegeexpertInnen APN sind im pflegefachlichen Leadership für die Pflegefachlichen Leitungen AnsprechpartnerInnen und BegleiterInnen. Sie sorgen auch dafür, dass Informationen zu Praxisentwicklungsprojekten in den Bereichen fließen, sie begleiten im Vorgehen bei Weiterentwicklungsbedarfen und greifen ggf. korrigierend ein. Da viele unserer PflegeexpertInnen APN als Lehrbeauftragte in den Studiengängen an unserem Institut für Pflegewissenschaft an der Medizinischen Fakultät tätig sind und viele unserer Pflegefachlichen Leitungen ihre Studiengänge dort absolviert haben, wissen beide Seiten, worauf sie an Wissen und Kompetenz zurückgreifen können. Da gehen Lehre und Praxis, wie schon während des Studiums, weiter gut Hand in Hand.

Johanna Feuchtinger: Worin liegen aus Ihrer Sicht die Aufgaben des Managements in der Gegenwart und in der Zukunft?

Helmut Schiffer: In der Gegenwart erst einmal, diese Rollen weiter auszubauen, offen zu sein für Weiterentwicklungen. D. h. auch bereit sein, neue Felder zu identifizieren, in denen PflegeexpertInnen APN wirken können. Das Entscheidende ist eigentlich, erst einmal in der eigenen Pflegeorganisation Commitment herzustellen für dieses Thema. Das ist der allererste Schritt, auch eine Diskussion über Pflegefachlichkeit, Werte und Pflegepraxis zu führen. Also was will man erreichen? Wie kommt man am ehesten in diesen Entwicklungsprozess? Die Überzeugung der Beteiligten ist immer der erste Schritt, um in einen Change-Prozess eintreten zu können. Um das mit zu unterstützen, würde ich auch immer empfehlen, Erfahrungen in Einrichtungen einzuholen, die hier in der Umsetzung schon über Ergebnisse berichten können. Hinhören oder auch mal eine Hospitation zu ermöglichen, um einen Einblick zu bekommen. Das Erleben von Situationen, neben einem mündlichen Bericht, führt ja auch nochmal zur stärkeren Auseinandersetzung und Akzeptanz.

Der nächste Schritt ist dann, MitstreiterInnen in der eigenen Organisation zu gewinnen. Auch mit den anderen Berufsgruppen, vor allem mit dem ärztlichen Bereich muss es einen Diskurs geben. Es geht darum, wie wir unsere gemeinsame Verantwortung in der PatientInnenversorgung weiterentwickeln und ausbauen können. Wir in der Pflege können sagen, wir haben hierzu einen Vorschlag zu machen, den wir gerne mit ihnen austauschen wollen. Also die gemeinsame Verantwortung für die Versorgungsqualität zu diskutieren mit denen, die an diesem Prozess beteiligt sind, ist ein sehr wichtiger Schritt. Aus diesem Diskurs wird sich ja niemand herausnehmen können, das ist unser gemeinsamer originärer Auftrag.

Das war auch ein wichtiger Schritt als wir mit der Neuausrichtung der Pflegeorganisation mit der Pflegerischen Leitung, der Pflegefachlichen Leitung und der Pflegepädagogischen Leitung begonnen haben. Wir haben uns in dem Sinne ausgetauscht und vereinbart, dass wir eine Treppe vor uns haben. Wir sind bereit, jetzt mal die ersten Stufen zu nehmen und Erfahrungen zu sammeln, auch wenn wir noch nicht wissen, was wir oben auf der letzten Stufe alles sehen können. Das Commitment der Beteiligten im interprofessionellen Team, diese Entwicklungsschritte zu gehen und Hürden und Erfolge gemeinsam zu bearbeiten, zu feiern und uns weiterzuentwickeln, war vorhanden und trägt bis heute zum Erfolg bei.

Johanna Feuchtinger: Gibt es zum Abschluss noch etwas, was Sie für wichtig halten, was Sie den LeserInnen mit auf den Weg geben wollen?

Helmut Schiffer: Ja, einen Aspekt möchte ich noch erwähnen. Es braucht eine Sorgsamkeit bei den Rollenzuschreibungen von Pflegenden auf Bachelor- oder Masterniveau. Bei den ersten BachelorabsolventInnen in den deutschen Krankenhäusern gab es auch vonseiten des Pflegemanagements eine hohe Erwartung und eine Tendenz zur Überforderung dieser Personen. Da gab es Erwartungshaltungen, von denen ich sagen würde, die waren zu hoch gegriffen und für diesen Abschluss nicht angemessen. Es sollten teilweise Aufgaben von den Bachelor-Pflegenden übernommen werden, welche von den Voraussetzungen den PflegeexpertInnen APN zugeordnet sein sollten. Hier in Freiburg ist der Fokus ein anderer. Wir arbeiten mit Pflegefachlichen Portfolios, in denen die spezifischen Themen der PatientInnen in einem Bereich mit Zielsetzungen und Aktionsplänen benannt sind. Hier können wir in den Teilgebieten sehr gut Verantwortungen an Pflegende mit Bachelorabschluss übertragen. Wir müssen unsere MitarbeiterInnen fordern und fördern, dürfen sie aber nicht überfordern. Das finde ich nochmal wichtig: Also lieber Exzellenz und Spezialisierung als zu allgemein und damit wieder unspezifisch in den Ergebnissen.

Johanna Feuchtinger: Ich danke Ihnen herzlich für das Interview, Herr Schiffer.

2 APN – die Realisierung einer Vision[1]

Sebastian Dorgerloh (Interview)

> **Was Sie in diesem Beitrag erwartet**
>
> Die Vision der Pflegedirektion bildet die Basis für die Realisierung einer Advanced Nursing Practice. In diesem Beitrag wird vorgestellt, wie die Ausgestaltung der Vision im Florence-Nightingale-Krankenhaus in Düsseldorf-Kaiserswerth gelungen ist, welche Herausforderungen überwunden werden mussten und welches die nächsten Schritte sind.

Johanna Feuchtinger: Das Florence-Nightingale-Krankenhaus in Düsseldorf-Kaiserswerth nimmt in der klinischen Landschaft eine Vorreiterrolle im Bereich Advanced Nursing Practice ein. Was war Ihre Vision bei Ihrem Antritt als Pflegedirektor?

Sebastian Dorgerloh: Ich bin seit 13 Jahren Pflegedirektor in diesem Krankenhaus. In Berührung gekommen bin ich mit dem Konzept des Advanced Nursing Practice (ANP) in meiner vorherigen Stelle, in der Stabsstelle Pflegeforschung und -entwicklung im Team des Evangelischen Krankenhauses Bethel (EvKB) in Bielefeld. Wir hatten in der Klinik für Epileptologie ein Netzwerk mit KollegInnen aus Deutschland, den Niederlanden, Dänemark und der Schweiz. Die Schweizer KollegInnen waren dabei, Anfang der 2000er eine ANP in dem Bereich zu realisieren. Für mich kam es hier zu einer Auseinandersetzung und anschließenden Positionierung zu diesem Thema.

Das Öffnen der Skills in der Berufsgruppe Pflege nach oben – heute würde man sagen, die Stufen des Deutschen Qualifikationsrahmens 6, 7, 8 und die strukturierten Programme, welche es international dazu gibt –, das war für mich in meiner Auseinandersetzung und Entwicklung wichtig.

Johanna Feuchtinger: Wie würden Sie Ihre Vision zu Advanced Nursing Practice für Kaiserswerth beschreiben?

Sebastian Dorgerloh: Wir haben bei meinem Start gemeinsam eine Vision der wirksamen, nachhaltig und wissenschaftlich verankerten Pflege für uns im Florence-Nightingale-Krankenhaus formuliert. Und um das handhabbar, verstehbar und sinnhaft gestalten zu können, haben wir Arbeitsschwerpunkte aus dieser Vision in die Strategie überführt. Dazu gehören die Advanced Nursing Practice, die Bezugspflege und ein evidenzbasierter Pflegeprozess als professionelles Arbeitsinstrument. Daraus leiten sich bis heute Strategiefelder und Maßnahmen zur Realisierung und Weiterentwicklung ab. Das stand am Anfang meines Kommens auf der Agenda und war auch Teil des Berufungsverfahrens. Ich habe im Berufungsverfahren sehr deutlich meine Vision und die Strategien für das Florence-Nightingale-Krankenhaus vorgestellt. Es war mir wichtig, dass die Aufsichtsgremien darum wissen und diese auch mittragen. Es ist wichtig, dass man ein gemeinsames Bild entwickelt und dann prüft, ob man in der Funktion des Pflegedirektors in eine Institution hineinpasst

---

[1] Interview mit Sebastian Dorgerloh, Pflegedirektor am Florence-Nightingale-Krankenhaus in Düsseldorf-Kaiserswerth am 23.11.2021

und verantwortlich tätig sein kann. Das auszuhandeln, das ist ein wesentlicher Punkt vor dem eigentlichen Start, wenn man eine solche Stelle antritt. Die Vision und daraus abgeleitete Strategien und Maßnahmen, hier am Beispiel der Umsetzung einer ANP, muss Ziel des gesamten Unternehmens sein.

Johanna Feuchtinger: Welche Vorteile sehen Sie im Einsatz von PflegeexpertInnen APN (DBfK et al., 2013) aus Sicht des Pflegedirektors und der Sicht des Vorstands?

Sebastian Dorgerloh: Das Konzept dient ja dazu, eine konsequente PatientInnenperspektive einzunehmen. Vor allen Dingen sind die inhaltliche Ausgestaltung und Schwerpunktsetzung ja nicht frei zu wählen. Im Konzept ist festgelegt, dass eine ANP sich an Phänomenen, Settings, Diagnosen oder Therapien von Betroffenen orientiert. Das ist, glaube ich, ein wesentlicher Punkt, wenn man aus dieser Denkrichtung kommt, unsere PatientInnen im Florence-Nightingale-Krankenhaus nochmal vor diesem Hintergrund zu betrachten. Dann ist relativ klar, dass man zur Lösung und damit zu den konsequenten Handlungsfeldern PflegeexpertInnen APN benötigt.

Die Aufgabe meiner Funktion ist ja am Ende, eine pflegerische Versorgung sicherzustellen, die qualitativen und menschlichen Aspekten Genüge tut. Um das zu schaffen, braucht es einen entsprechenden Skill- und Grademix. Wir haben im Florence-Nightingale-Krankenhaus Kaiserswerth eine fast hundertprozentige Fachkräftequote. Das macht natürlich vieles einfacher. Auf der anderen Seite war es in der Vergangenheit aber auch nötig, das Thema »Ausdifferenzierung der Berufsgruppe Pflege« zu bearbeiten. Das ist eine große Herausforderung an das Pflegemanagement, weil damit ein großer Organisations- und Entwicklungsprozess verbunden ist. Rückblickend zur Umsetzung und Komplexität würde ich heute sagen: »vorwärts leben, rückwärts verstehen«. Da könnte ich einige Geschichten dazu erzählen.

Johanna Feuchtinger: Wie ist es Ihnen gelungen, den Vorstand bis heute in dieser kontinuierlichen Weiterentwicklung einer ANP mitzunehmen?

Sebastian Dorgerloh: Es sind die PflegeexpertInnen APN und alle weiteren Pflegefachpersonen, welche in ihren Aufgaben mit der Fähigkeit, in der direkten und indirekten PatientInnenversorgung exzellente Arbeit zu leisten, überzeugen. Die Teams stellen tagtäglich ihre Expertise unter Beweis und zeigen in der Versorgungspraxis ihr Können. Es ist uns gelungen, sehr engagierte, mutige Menschen nach Kaiserswerth zu holen. Das ist ein wesentlicher Anteil unseres Erfolges.

Darüber hinaus haben die PflegeexpertInnen APN ihre Forschungskompetenz unter Beweis gestellt und durch Publikationen sichtbar gemacht. Sie sind im Bereich Coaching, Schulungen, Beratung von PatientInnen aktiv, sie sind in ethischen Entscheidungsfindungen eingebunden. Sie sind in der Organisation verankert, ob bei Studien im interprofessionellen Kontext, in der Arzneimittelkommission oder im klinischen Ethikkomitee. Das ist ein wesentlicher Baustein. Die Erklärung, warum PflegeexpertInnen APN notwendig sind, ist nicht mehr nötig. Wenn ich auf die 13 Jahre im Florence-Nightingale-Krankenhaus zurückblicke, kann ich sagen, sie sind aus der Organisation nicht mehr wegzudenken. Sie haben ihren Platz gefunden, nicht allein über die Rolle, sondern über ihre tägliche Arbeit und die Lösungen, die sie zu einer besseren PatientInnenversorgung beitragen.

Aus der Perspektive der PatientInnen, KollegInnen, der Institution und der interprofessionellen Perspektive sind sie verankert. Ich glaube, das ist das Wesentliche, dass wir jetzt nicht mehr über das Thema Notwendigkeiten von PflegeexpertInnen APN sprechen, sondern über die Arbeit, die Qualität und über die Outcomes. Das haben wir alle gemeinsam geschaffen und das macht es jetzt auch so einfach, anstehende Weiterentwicklungen anzugehen. Das ist sichtbar und dafür streiten mittlerweile auch andere Professionen, weil sie auch erleben, wie notwendig APNs sind.

Johanna Feuchtinger: Das ist eine sehr erfolgreiche Entwicklung.

Sebastian Dorgerloh: In der Thoraxchirurgie hat uns eine Pflegeexpertin APN, die sich aus persönlichen Gründen verändern wollte, verlassen. Die Chefärztin der Klinik für Thoraxchirurgie legte großen Wert darauf, dass diese Stelle nachbesetzt wird, weil die Pflegeexpertin APN ihrer Meinung nach einen unverzichtbaren Baustein im Versorgungsspektrum und Konzept ihrer Klinik darstellt. Das ist ein tolles Statement, das noch einmal verdeutlicht, wie dieses Konzept etabliert und im klinischen Alltag verankert ist.

Johanna Feuchtinger: Die Einführung von PflegeexpertInnen APN ist ja eine Herausforderung. Welches waren die wesentlichen Hürden in der Umsetzung in Kaiserswerth?

Sebastian Dorgerloh: Die erste Hürde war die Entwicklung eines gemeinsamen Verständnisses hinsichtlich der Rolle und des damit verbundenen Anforderungsprofils der PflegeexpertInnen APN. Dies muss vor der eingangs gestellten Frage des Skill- und Grademix der Berufsgruppe verstanden werden.

Darüber hinaus die Diskussionen in der eigenen Berufsgruppe zum Skill- und Grademix und was wir eigentlich innerhalb der eigenen Profession benötigen, um unsere Vision und Strategie zu erreichen. Das ist natürlich eine schwierige Frage an die eigene Berufsgruppe: Wer oder was macht eigentlich wann wie was? Haben wir alle Menschen in der benötigten Ausdifferenzierung an Bord, um unsere Vision auch umzusetzen? Die Selbstbeschäftigung mit diesen Fragen war am Anfang sicherlich eine Hürde, dazu muss man gemeinsam begründete Entscheidungen treffen. Die Gefahr besteht, sich darin unendlich zu verlieren. Gerade am Anfang von solch tiefgreifenden Veränderungsprozessen will man eine große Gruppe an MitarbeiterInnen einbeziehen und beteiligen. Das war rückblickend sicherlich sehr ambitioniert und es war gut, dass wir das Ganze dann 2009/2010 in Umsetzung gebracht haben – auch wenn einiges rückblickend noch wenig ausgereift und teilweise auch noch nicht zu Ende gedacht war. Aber wir wollten diesen Prozess auch nicht ausufern lassen.

Das Zweite ist das Herstellen einer Kontinuität einer täglichen Arbeitsfähigkeit, weil die Gruppe der PflegeexpertInnen APN an sich natürlich erst einmal keine Kontinuität in Arbeitsweise und -inhalt aufwies. Das sind dann Fragestellungen wie z. B.: Welche Führung brauchen die PflegeexpertInnen APN individuell und als gesamte Gruppe, um die benannten Ziele zu erreichen? Wie ist die Aufbauorganisation? Wie ist die Kommunikationsmatrix? Das war sicherlich eine weitere Herausforderung und ist immer begleitet mit der Frage der schnellen Adaption auf neue Informationen oder neue Erfahrungen und Erkenntnisse. Wir haben unendlich oft das System im Prozess verfeinert und angepasst. Man würde das vermutlich heute ein agiles Projektmanagement nennen.

Strukturen zu verstetigen und auch zu akzeptieren, dass es einfach mal zwei, drei Jahre kontinuierlich in der Struktur ohne große Veränderungen weitergeht, das war auch ein wichtiger Aspekt, um ins Arbeiten zu kommen. Diese ständigen Veränderungen machen natürlich auch Unruhe. Mir war wichtig, dass eine Konstanz, eine Kontinuität und eine Strukturverstetigung eintreten. Gleichzeitig wurde aber auch deutlich, dass die Selbstorganisation der Gruppe der PflegeexpertInnen APN auch eine weitere Aufgabe war. Das haben wir vor ungefähr fünf Jahren dann geändert.

Es gibt demnach keine Führung in Form einer klar zugeordneten Stabsstellenstruktur mehr, z. B. die Gruppe der PflegeexpertInnen APN als Stabsstelle an der Pflegedirektion. Das war anfangs unsere Struktur seitens des

Direktoriums. Jetzt wählt die Gruppe eine SprecherIn, die als AnsprechpartnerIn fungiert. Die einzelnen PflegeexpertInnen APN sind in der Organisationsmatrix den jeweiligen Abteilungen zugeordnet.

Die uns jetzt beschäftigenden Themen sind Stillstand vermeiden und der Generationswechsel. Es haben PflegeexpertInnen APN das Unternehmen verlassen und es kommen neue KollegInnen dazu. Wir müssen darauf achten, unsere Ziele nicht aus den Augen zu verlieren, das bisher Erreichte zu verstetigen und uns gleichzeitig mit neuen AkteurInnen bei den PflegeexpertInnen APN weiterzuentwickeln.

Das waren die großen Hürden. Probleme in der kooperativen Arbeitsbeziehung mit dem ärztlichen Dienst, das war nie unser Thema. Die PflegeexpertInnen APN arbeiten in ihren Kliniken sehr gut mit dem ärztlichen Dienst zusammen. Vielleicht auch weil die PflegeexpertInnen APN auf der Arbeitsebene eher mit den OberärztInnen der Kliniken Arbeitsbeziehungen haben. Es ist weniger eine chefärztliche Thematik, wird aber durch die OberärztInnen doch nach oben getragen, so dass es auf der ChefärztInnenebene immer wieder gehört wird. Genauso war die Frage der Finanzierung nie eine, weil es für uns ein gesetztes Thema war. Wir wissen, dass Budgets an der Stelle auch Entscheidungsprämissen haben, die man als Unternehmen selber setzen kann. Und wir haben sie eben an der Stelle so gesetzt.

Johanna Feuchtinger: Das zeichnet sich tatsächlich auch in unserer Praxis ab, dass die oberärztliche Ebene zunächst den großen Benefit im Einsatz von Advanced Practice Nurses sieht.

Sebastian Dorgerloh: Genau, die OberärztInnen sind die PartnerInnen in der Zusammenarbeit mit PflegeexpertInnen APN. Dort ist das Konzept in der Umsetzung richtig angesiedelt. Hier werden gemeinsam Entscheidungen für PatientInnen, für Teams und auch für Prozesse getroffen. Das war unter dem Thema »Clinical Leadership« auch noch eine große Herausforderung, die Entscheidungsbefugnisse der klinischen PflegeexpertInnen APN in der Praxis zu thematisieren und in Umsetzung zu bringen. Das ist sicherlich auch ein weiteres wesentliches Momentum, was eine Hürde darstellte.

Johanna Feuchtinger: Was sind jetzt die Vorstellungen zur Weiterentwicklung von APNs in Kaiserswerth?

Sebastian Dorgerloh: Ich würde gerne die Ausdifferenzierungen, die Verankerung im Versorgungsprozess und die Verzahnung in den Kliniken voranbringen. Wir haben ja eine gewisse Größe des Hauses und müssen genau schauen, wo es sinnvoll ist, weitere Handlungsfelder für den Einsatz von PflegeexpertInnen APN zu identifizieren. Wir entwickeln aktuell den APN-Teamansatz in den Kliniken weiter. Das haben wir auch nochmal im Rahmen des Robert-Bosch-Projektes »360° Pflege – Qualifikationsmix für Patient:innen« (Robert Bosch Stiftung, 2019) kritisch auf den Prüfstand gestellt. Wir würden gerne diesen APN-Teamansatz weiterverfolgen. Das wird uns in der Entwicklung der PflegeexpertInnen APN in den Abteilungen natürlich beschäftigen.

Darüber hinaus würde ich gerne die Verzahnung mit unserer vor zehn Jahren gegründeten Fliedner Fachhochschule weiterentwickeln, insbesondere auch in dem Themenfeld Pflegeforschung. Vielleicht wäre tatsächlich auch eine Form eines gemeinsamen Forschungsinstituts möglich. Das sind so Visionen, die mich reizen, um unsere Fragen, die wir vor dem Hintergrund der Pflege- und Versorgungsbedarfe unserer PatientInnen gestellt bekommen, auch selber beforschen zu können. Das wäre etwas mit der Hochschule gemeinsam, der Campus hier in Kaiserswerth macht das möglich.

Johanna Feuchtinger: Die Weiterentwicklungsbedarfe zum Einsatz von APNs sind tatsächlich eine Herausforderung. Wie ermitteln Sie den Bedarf in Kaiserswerth?

Sebastian Dorgerloh: Die Basis für die Entwicklung von PflegeexpertInnen APN sind die Bedarfe der PatientInnen. Wir haben unsere Schwerpunkte und strategische Ausrichtung im Unternehmen in den Bereichen Onkologie, Familienmedizin, Psychiatrie und weiteren Disziplinen. Das sind die PatientInnengruppen, die wir direkt ansprechen und für sie die pflegefachliche Exzellenz weiterentwickeln wollen. Wir schauen nach Setting, Phänomen, Diagnostik, Therapie und stellen uns Fragen wie z. B. welche Hochrisiko-PatientInnengruppen haben wir oder wo haben wir im Versorgungsprozess ungelöste Fragen aus pflegerischer Sicht? Aktuell stehen Themen wie die Ambulantisierung in der Onkologie über MVZs und über Tageskliniken an. Wir prüfen an den neuen Prozessen der PatientInnen, welche Rollen in der Versorgung an welcher Stelle benötigt werden. Hier muss die Frage nach dem Mehrwert durch den Einsatz einer PflegeexpertIn APN beantwortet werden. Wir haben entschieden, dass wir jetzt eine PflegeexpertIn APN in der Onkologie einsetzen, um einerseits die Pflegephänomene, die im Rahmen onkologischer Erkrankungen auftreten, gemeinsam mit den onkologisch Fachpflegenden und den Teams der Abteilungen strukturiert zu bearbeiten. Anderseits soll auch ein neuer zusätzlicher Ansatz in der Onkologie, die integrative Onkologie, mit aufgebaut und als zusätzliche Handlungsoption angeboten werden. Ich glaube, dies ist ein sehr gutes Handlungsfeld für PflegeexpertInnen APN. Und ich bin froh, dass es gelungen ist, hierfür eine neue Kollegin zu gewinnen.

Johanna Feuchtinger: Was empfehlen Sie anderen Einrichtungen bzgl. des Einsatzes von PflegeexpertInnen APN?

Sebastian Dorgerloh: Rückblickend würde ich sagen, es ist wichtig, dass man eine Vision hat. Wie ich eingangs schon sagte, es braucht in der obersten Ebene der Führung eine Vision, von der man die Strategie und Maßnahmen zur konsequenten Umsetzung ableiten kann. Das ist eine ganz wesentliche Aufgabe meiner Rolle als Pflegedirektor: diesen Prozess vorzubereiten, zu begleiten, umzusetzen und für diesen Prozess auch weiter ansprechbar zu sein und Verantwortung zu tragen. Das ist wesentlich für das Gelingen. Am Ende ist dies eben ein Baustein der Umsetzung der Gesamtstrategie.

In der Rückschau hätten wir das PEPPA-Framework (Bryant-Lukosius & DiCenso, 2004) früher einsetzen müssen. Der Handlauf des Frameworks unterstützt enorm im zielorientierten und schrittweisen Vorgehen. Es hilft, dass man sich nicht in den Einzelfragen verliert. Ich glaube, dieser Handlauf ist extrem wichtig und sollte genutzt werden, um das Ziel, die Qualität der PatientInnenversorgung, nicht aus den Augen zu verlieren. Die Versorgungsqualität muss natürlich auch wissenschaftlichen Kriterien und der Diskussion innerhalb der Profession und im interprofessionellen Kontext standhalten. Das APN-Konzept hat ja nicht das Ziel, Arbeitsstellen für hochschulisch ausgebildete Pflegende zu schaffen, sondern begründet sich u. a. durch die erweiterte und vertiefte Pflegekompetenz und -praxis und die Versorgungsqualität. Dafür brauchen wir die PflegeexpertInnen APN, die das Handwerkszeug dafür haben, die diese beruflichen Biographien vorweisen, die an der Stelle Lösungen bereitstellen können. Die Qualifikation und Kompetenz sind ja die Voraussetzung, um das Ziel der exzellenten Versorgung zu erreichen. Das sollte man nicht aus den Augen verlieren und sollte dies auch immer wieder kritisch auf den Prüfstand stellen.

Johanna Feuchtinger: Die letzte Frage betrifft die Qualifizierung von PflegeexpertInnen APN. Was wünschen Sie sich von Hochschulen, welche APNs qualifizieren?

Sebastian Dorgerloh: Wir haben ein uneinheitliches Bild in unserer Hochschullandschaft.

Ich persönlich kenne die Entwicklung der Akademisierung der Pflege in Deutschland bereits seit dem Ende der 80er Jahre. Nach über 30 Jahren denke ich: Was wurde eigentlich erreicht? Und ich bin ein wenig ernüchtert. Die angebotenen Studiengänge bieten für mich kein nachvollziehbares und einheitliches Bild. Die PatientInnenorientierung ist für mich teilweise nicht erkennbar. Pflege ist eine Praxisdisziplin. Man hat eher den Eindruck, dass das, was auf dem Hochschulmarkt verkauft werden konnte, auch konzipiert wurde.

Ich glaube im Grunde genommen haben Hochschulen neben der Lehre auch den Auftrag, den Menschen das Handwerkszeug zu geben, damit solche neuen Rollen vorbereitet und in der Praxis eingesetzt werden können. Ich möchte dies am Beispiel der Notwendigkeit der Kompetenz zur körperlichen Untersuchung verdeutlichen. Dies findet sich kaum im Curriculum der Studiengänge wieder. Aufgrund der Uneinheitlichkeit der Lehre besteht teilweise bei den HochschulabsolventInnen noch ein großer Personalentwicklungsbedarf, auch wenn sie formal die Kriterien für die neue Rolle erfüllen.

Ich würde mir wünschen, dass wir eine Art Standard für die Qualifizierung für PflegeexpertInnen APN in Deutschland, mit den Hochschulen gemeinsam, erarbeiten.

Johanna Feuchtinger: Was möchten Sie zum Abschluss Leserinnen und Lesern mit auf den Weg geben?

Sebastian Dorgerloh: Es ist die Verantwortung des Pflegemanagements, eine Aussage zum Skill- und Gradmix der Berufsgruppe Pflege zu treffen, die eine umfassende, qualitativ hochwertige pflegerische Versorgung in den jeweiligen Institutionen und verschiedenen Sektoren gewährleistet. Das Konzept der Advanced Nursing Practice kann dabei eine wichtige Rolle einnehmen. Eine ANP kann eine erweiterte und spezialisierte pflegerische Versorgung im interprofessionellen und interdisziplinären Versorgungsprozess verankern und einen definierten Versorgungsbedarf von Einzelnen oder PatientInnengruppen wirksam und nachhaltig decken.

Johanna Feuchtinger: Herzlichen Dank für dieses Interview, Herr Dorgerloh.

Literatur

Bryant-Lukosius, D. & DiCenso, A. (2004). *A framework for the introduction and evaluation of advanced practice nursing roles.* Journal of Advanced Nursing, 48(5), 530–540, https://doi.org/10.1111/j.1365-2648.2004.03235.x

Deutscher Berufsverband für Pflegeberufe (DBfK), Österreichischer Gesundheits- und Krankenpflegeverband (ÖGKV), Schweizer Berufsverband der Pflegefachfrauen und Pflegefachmänner (SBK) (Hrsg.) (2013). *Advanced Nursing Practice in Deutschland, Österreich und der Schweiz. Eine Positionierung von DBfK, ÖGKV und SBK*. Zugriff am 11.12.2021 unter: https://www.dbfk.de/media/docs/download/DBfK-Positionen/ANP-DBfK-OeGKV-SBK_2013.pdf

Robert Bosch Stiftung (Hrsg.) (2019). *APN-Teams zu Verbesserung der akutstationären Patientenversorgung. Florence-Nightingale-Krankenhaus der Kaiserswerther Diakonie, Düsseldorf, Nordrhein-Westfalen*. Zugriff am 13.12.2021 unter: https://www.bosch-stiftung.de/de/projekt/360deg-pflege-qualifikationsmix-fuer-patientinnen-der-praxis/projekte

3 Step by step – von der Planung zur Regelversorgung: Akademisierte Pflegepraxis auf Masterniveau am Universitätsklinikum Regensburg

Birgit Heinze, Marc Dittrich, Johanna Loibl, Kirstin Ruttmann und Andrea Spiegler

> **Was Sie in diesem Beitrag erwartet**
>
> Der folgende Beitrag gibt einen Überblick über die Anforderungen, Strukturen und den Benefit einer akademisierten Pflegepraxis für das Unternehmen, die Mitarbeitenden sowie PatientInnen anhand des Beispiels des Universitätsklinikums Regensburg. Mit Bezug zur Implementierung einer Versorgungsstruktur »Advanced Nursing Practice (ANP)« werden konkrete Schritte einer theoriegeleiteten Rollenentwicklung und deren praktische Umsetzung, inklusive fördernder Faktoren einzelner Advanced-Practice-Nurse (APN)-Rollen, aufgezeigt.

3.1 Akademische Pflegepraxis am UKR – attraktiv für PatientInnen, Mitarbeitende und das Unternehmen

Die Pflege befindet sich in tiefgreifenden Veränderungsprozessen, was Aufgaben und Verantwortlichkeiten, Rollen und Professionsverständnis sowie die kontinuierliche Anpassung von Qualifizierungen angeht. Im Wandel der Profession stecken Anstrengungen und Chancen zugleich. Diese Anstrengungen resultieren aus den gesellschaftlichen, insbesondere den demographischen Veränderungen unserer Zeit.

Kurze Liegezeiten und zunehmende Fallkomplexität gehen mit einem erhöhten und veränderten Versorgungsanspruch einher (Seger & Gaertner, 2020). Folglich haben die Aufgaben und Rollen der professionellen Pflege an Komplexität und Entscheidungsrahmen deutlich zugenommen. Pflegende sollen heute nicht nur über fundiertes Basiswissen, sondern zugleich über kritisch-reflektierende Fähigkeiten, Kompetenzen im Umgang mit wissenschaftlichen Erkenntnissen und zuletzt auch Leadership-Fähigkeiten verfügen, um innerhalb eines Qualifikationsmixes eine fachführende Rolle verantwortlich auszufüllen.

3.1.1 Von der Investition zum Benefit für alle Beteiligten

Gesundheitsunternehmen müssen die Kompetenzen und Qualifikationen, die in ihren Teams notwendig sind, mit den Qualifizierungsangeboten abgleichen und systematische Karrierewege anbieten können. Neben der Bereitstellung von Ressourcen wird die Sicherung der Pflegequalität und die Schaffung von Anreizen in Form von Karriere- und Entwicklungsperspektiven immer wichtiger. Bereits seit 2013 hat sich die Pflegedirektion am Universitätsklinikum Regensburg zum Ziel gesetzt, die Akademisierung der Pflege in der eigenen Institution zu fördern, indem innerhalb eines Rahmenmodells ein Karrieremodell mit der Abbildung möglicher Laufbahnen, definierter Tätigkeitsbeschreibungen und Strategien zur Weiterentwicklung der Pflegekompetenz in einer interdisziplinären Arbeitsgruppe entwickelt wurde (Fragemann, 2016). Anfangs war die Zielsetzung vor allem eine gelingende Integration von Pflegenden mit Bachelorabschluss in die klinische Praxis. Hierfür war eine Neuausrichtung in der strategischen Betrachtung einer kompetenzorientierten Aufgabenverteilung in den Teams (Qualifikationsmix) erforderlich. Mit den ersten Studienangeboten für Masterabschlüsse in der klinischen Pflege und den entsprechenden AbsolventInnen in der eigenen Institution wurde es darüber hinaus notwendig, die Perspektive auf die Entwicklung und Positionierung einer ANP mit der Definition konkreter Rollen zu richten. Die aktuellen Strukturen zur akademischen Pflege am UKR sind in der Abbildung 3.1 visualisiert.

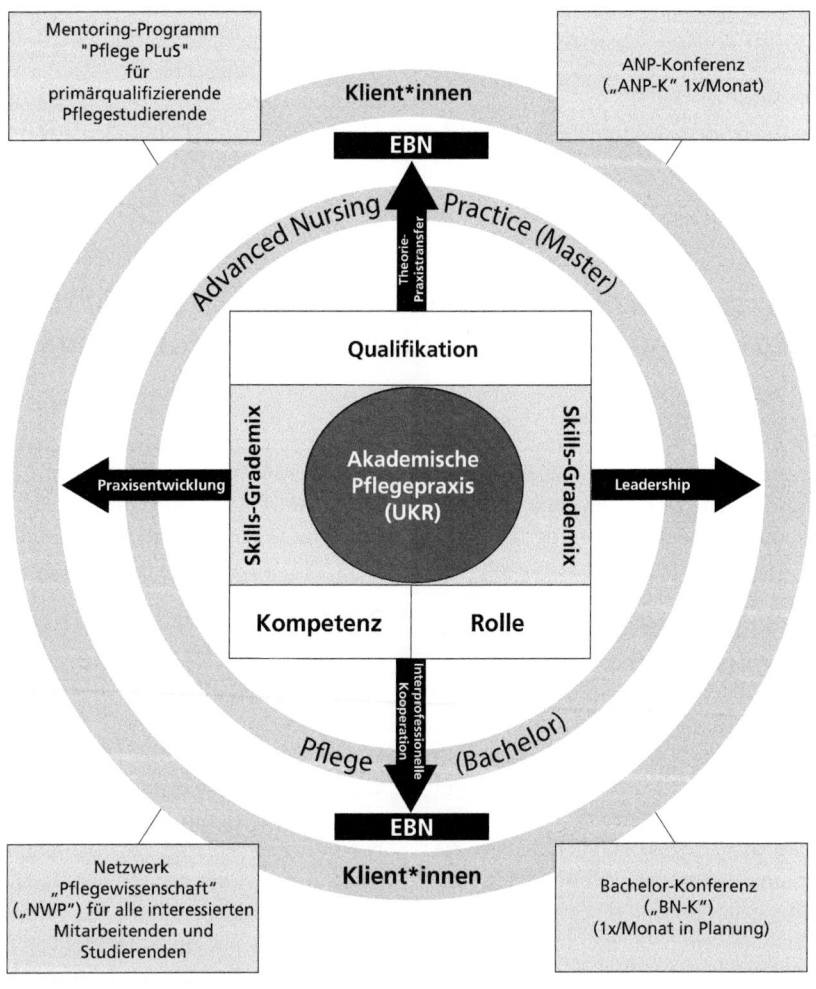

Abb. 3.1: Akademisierte Pflegepraxis am UKR: »Evidenzbasierte PatientInnenversorgung« – »Kompetenz« – »Rolle« – »Qualifikation« (eigene Darstellung)

3.1.2 Etablierung einer Advanced Nursing Practice (ANP) – lohnt sich das für die Institution?

Die ANP am UKR bietet spezialisierte Versorgungsstrukturen für vulnerable PatientInnengruppen an und schließt wichtige Versorgungslücken. Seitens der Institution sind für die Förderung und Etablierung einer ANP konkrete Erwartungen an Effekte und einen konkretisierten Benefit geknüpft. Nachfolgend werden die wohl häufigsten, gegenwärtig bekannten Effekte in Form der fünf Ergebniskategorien *Klinische Pflegepraxis, Qualität, Leadership, Interprofessionalität, Wissenschaftlichkeit* und *Unternehmensentwicklung* aufgelistet. Die Ergebniskategorien basieren sowohl auf der Definition und dem Qualifikationsprofil zu »ANP« bzw. »klinische Pflege mit Masterabschluss« sowie auf internationalen Forschungsergebnissen zur Evaluation von ANP. Die strukturierte Darstellung kann die Institution in der Entwicklung einer ANP unterstützen und die systematische Rollenentwicklung in definierten Versorgungsbereichen fördern.

Klinische Pflegepraxis

- Förderung der Pflegepraxisentwicklung
- Neue Konzepte der PatientInnenversorgung für definierte Zielgruppen mit einer Versorgungslücke und in der Regel erhöhtem Versorgungsaufwand
- Fokussierung auf PatientInnenedukation, Förderung des Selbstmanagements und Coping-Fähigkeiten von PatientInnen sowie Familienangehörigen
- Erhebung und Interpretation klinischer Daten zur Pflegequalität (Outcome-Parameter) und Transparenz des pflegerischen Leistungsspektrums in der Versorgung von PatientInnen
- Fähigkeit zur systematischen Evaluation von Pflegeinterventionen und Versorgungskonzepten
- Forschungsansätze zur Generierung neuer Erkenntnisse in der klinischen Pflege (American Nurses Association, 2017; Deutscher Berufsverband für Pflegeberufe, 2019)

Qualität

- Versorgungskonzepte der ANP zielen auf eine Flexibilität hinsichtlich den sich ständig verändernden Bedürfnissen von PatientInnen sowie vorhandenen Versorgungsansprüchen ab (Comiskey et al., 2014).
- Positive Effekte auf die klinischen Outcomes und die Zufriedenheit von PatientInnen (Sánchez-Gómez et al., 2019; Woo et al., 2017)
- Einfluss von ANP auf die Liegedauer (David et al., 2015; Goldie et al., 2012; Hiza et al., 2015; Hoffman et al., 2006; Landsperger et al., 2016; Morris et al., 2012; Scherzer et al., 2017)
- Positiver Einfluss von ANP auf die Mortalitätsrate, innerhalb bestimmter Settings und in Bezug auf bestimmte Gruppen von PatientInnen, wenn eine effektive Zusammenarbeit mit ÄrztInnen gelebt wird (im Vergleich zu einer rein ärztlich geführten Versorgung)
Anmerkung: Vereinzelt können definierte Handlungsfelder mit interprofessionellen Standards und Handlungsalgorithmen durch ANPs anhand einer Spezialisierung und dem Anspruch an eine erweiterte Pflegepraxis qualitativ besser ausgefüllt werden als durch ÄrztInnen (Sánchez-Gómez et al., 2019; Woo et al., 2017).
- PatientInnen erfahren mehr Kontinuität und Sicherheit (Sánchez-Gómez et al., 2019).

- PatientInnen profitieren von einem verstärkten Fokus auf Information und Beratung.

Leadership

- Leadership-Rolle im spezialisierten Versorgungskontext für Pflegende einer Institution
- Fähigkeiten zur fachlich-kollegialen Beratung
- Initiierung und Leitung von Projekten
- Ethisch-reflektierende Rolle im spezialisierten Versorgungskontext (American Nurses Association, 2017)

Interprofessionalität

- Kompetenzen in der Übernahme einzelner ärztlicher Tätigkeiten im Rahmen eines ganzheitlichen Versorgungsansatzes einer erweiterten Pflegepraxis (Woo et al., 2017)
- Beitrag zur Verbesserung einer gezielten interprofessionellen Kooperation und Kommunikation innerhalb eines definierten Versorgungskontextes
- Verbesserte Fallführung und Versorgungskoordination (Badger & McArthur, 2003; Morris et al., 2012; Woo et al., 2017)
- Fähigkeiten zur gemeinsamen Entscheidungsfindung im interdisziplinären und interprofessionellen Dialog

Wirtschaftlichkeit und Unternehmensentwicklung

- Die Investition in eine innovative akademische Pflegepraxis »ANP« geht in der Regel mit erweiterten Versorgungsleistungen für die Versorgung von PatientInnen einher (Woo et al., 2017) und deckt wichtige Versorgungslücken und Schnittstellen in der Therapie und Pflege ab.
- Zuwachs im Leistungsangebot für die Institution und eine gesteigerte Sicherheit in der Versorgung von PatientInnen
- Positive Effekte auf Kosten (Sánchez-Gómez et al., 2019; Swan et al., 2015), insbesondere bei einer systematischen interprofessionellen Kooperation zwischen APN und ÄrztIn (Hiza et al., 2015; Skinner et al., 2013; Sánchez-Gómez et al., 2019; Woo et al., 2017)
- Attraktivitätssteigerung als ArbeitgeberIn durch entsprechende Karriereoptionen
- Identifikation und Einholen von Ressourcen sowie Sichtbarmachung pflegerischer Leistungen

3.1.3 Zusammenfassung und Herausforderungen

Aus den Erfahrungen mit der Förderung einer Etablierung der ANP am UKR erweisen sich die pflegerischen Rollen auf Masterniveau als kräftiger Schub und Motor für die Pflegepraxisentwicklung und stellen einen deutlichen Benefit für PatientInnen sowie alle am Versorgungsprozess Beteiligten dar. Die pflegerischen Teams erhalten in Bezug auf bestimmte Versorgungsprozesse seitens der ANP einen fachlichen Support und eine Entlastung durch mehr Sicherheit. Darüber hinaus fördert und fordert die akademische Pflege die Kommunikation auf Augenhöhe mit dem ärztlichen und wissenschaftlichen Dienst und trägt mit eigenständiger Forschung wertvolle Erkenntnisse bei. Mit der Akademisierung der Pflegeberufe eröffnen sich neue Chancen, die eine Forschungsgemeinschaft mit anderen Professionen im Gesundheitswesen unterstützen und eine patientenzentrierte Zusammenarbeit ermöglichen. Gemeinsame Forschungsvorhaben werden in gewissem Maße zu einer Neuordnung unter den WissenschaftlerInnen in den Kliniken bzw. der klinischen Versorgung führen, indem sich die Pflege- und

Gesundheitswissenschaften, in Ergänzung zur Medizin und den Naturwissenschaften, etablieren (Ruttmann & Fuertes, 2020). Für eine effektive und somit gelingende Integration der ANP braucht es klare Rollenabgrenzungen und die Definition von Schnittstellen. Innerhalb der Institution sollte eine Klärung hinsichtlich der hierarchischen Strukturen, insbesondere auf den Ebenen des pflegerischen Managements, erfolgen und eine Definition von Fachverantwortung und Leadership-Aufgaben festgelegt werden. Folglich braucht es ein gutes Changemanagement, das alle Ebenen der pflegerischen Teams sowie die wesentlichen EntscheiderInnen und KooperationspartnerInnen des ärztlichen Dienstes und ggf. weiterer Gesundheitsprofessionen aktiv einbezieht.

3.2 ANP-Implementierung – Best Practice aus dem UK Regensburg

Das Universitätsklinikum Regensburg (UKR) setzt als Krankenhaus der Maximalversorgung bereits seit 2018 PflegeexpertInnen APN in besonders komplexen Bereichen ein, um die PatientInnenversorgung zu steuern oder zu verbessern (Universitätsklinikum Regensburg, 2021).

Die Entwicklung, Ausgestaltung, Implementierung und Evaluation des ANP-Konzepts sowie der jeweiligen Rollen erfolgte theoriebasiert auf Grundlage von Modellen, primär orientiert an dem »PEPPA-Framework« zur Einführung einer Advanced Nursing Practice (Bryant-Lukosius & DiCenso, 2004; Bryant-Lukosius et al., 2016). Um die Anforderungen und die Kompetenzen einer APN zu beschreiben, diente das »Integrative Model of Advanced Practice Nursing« als Orientierungsrahmen (Hamric et al., 2014).

3.2.1 Vorbereitende Schritte zur Rollenimplementierung

Die aktuelle Versorgungsstruktur ist ausschlaggebend dafür, in welche bestehenden Rahmenbedingungen das Konzept ANP integriert wird (Bryant-Lukosius & DiCenso, 2004). Der erste Schritt der Konzeptentwicklung beinhaltete daher zunächst, die Einsatzgebiete der künftigen APNs zu definieren. Dazu wurde die jeweilige PatientInnenpopulation im Sinne einer Zielgruppe bestimmt und deren aktuelles Versorgungssystem beschrieben. Konkret musste festgelegt werden, ob es sich um eine PatientInnengruppe handelt, die sich über die Diagnose oder das Krankheitsstadium kennzeichnete, oder um PatientInnen eines benannten Versorgungsbereiches, wie beispielsweise der Klinik für Innere Medizin. Weiterhin wurde berücksichtigt, ob die Versorgung stationär, bereichsübergreifend oder ambulant stattfindet und welche Ansprech- und Kontaktpersonen in die PatientInnenbetreuung involviert sind. Die am UKR bestehenden ANP-Konzepte differieren in ihrer Erscheinungsform und ihren Zielen und zeigen ein breites Spektrum der Möglichkeiten auf. Es bestehen sowohl Rollen mit Zuordnung zu einem Fachbereich bzw. einer Klinik, wie das Handlungsfeld ECMO für den Intensivbereich oder Critical Care im Bereich der Klinik der Inneren Medizin II, bereichsübergreifende Einsatzbereiche, die sich aus Krankheitsbildern ergeben, wie beispielsweise Demenz/Delir als Sekundärdiagnose, bis hin zu Tätigkeitsfeldern, die sich durch ein spezialisiertes Versorgungssetting innerhalb der Einrichtung ergeben, wie die Pflegesprechstunde für ambulante PatientInnen bei chronisch-entzündlichen Darmerkrankungen. Allen Einsatzbereichen gemeinsam ist jeweils der nachgewiesene erweiterte Pflegebedarf und Versorgungsanspruch für die jeweilige PatientInnengruppe, welcher entweder literaturgestützt oder durch interne Kennzahlen oder Audits, Befragungen oder Bereichsanalysen differenziert belegt wurde. Die jeweiligen PatientInnenpopulationen werden durch die Komplexität des Versorgungsbedarfes charakterisiert, d. h. der vom Krankheitsgeschehen unabhängige Pflegebedarf ist durch die speziellen Überwachungsbedarfe vielschichtiger Behandlungs- und Interventionsstrategien bestimmt. Im Wesentlichen sind in Bezug auf alle etablierten ANP-Rollen drei Faktoren zu nennen, welche die pflegerische Versorgung am UKR kennzeichnen:

- die an die Demographie gekoppelte Entwicklung der Versorgung von Menschen mit Ko- und Multimorbiditäten und die Herausforderung durch chronische Erkrankungen und altersbedingte Veränderungen
- die allgemeine Zunahme komplexer Behandlungen bei gleichzeitiger Reduktion der Behandlungsdauer
- der hohe Pflege- und Überwachungsbedarf durch vermehrt in die Regelversorgung integrierte hochspezialisierte technologische Verfahren (Dittrich et al., 2019)

Diese drei Faktoren bringen Herausforderungen für die stationäre und ambulante Versorgung mit sich. Um die Lücke zwischen aktueller und optimierter Versorgungssituation darzustellen, wurden nationale und internationale aktuelle Leitlinien, Handlungs- und ExpertInnenempfehlungen sowie Erfahrungsberichte der betroffenen PatientInnengruppe als Referenzrahmen herangezogen. Die Begründbarkeit der neuen ANP-Rollen anhand Evidenz und Bedarfslage erwies sich in der Praxis bei der Neuetablierung des ANP-Konzepts, insbesondere im Hinblick auf interprofessionelle Argumentation, als fördernder Faktor und Türöffner.

Bereits zu Beginn der Rollenentwicklung wurde gezielt im Unternehmen nach unterstützenden Personen für den Veränderungsprozess gesucht, um einen breiten Konsens zu erzielen und eine mehrdimensionale Betrachtungsweise bei der Entwicklung und Einführung der jeweiligen ANP-Rollen einzuarbeiten (Schober & Affara, 2008). Als Entscheidungskriterien in der Auswahl dienten die Funktion der gewählten Stakeholder im Unternehmen, der Einfluss auf die vorgesehene ANP-Versorgungstruktur und die zur Verfügung stehenden Ressourcen für die Begleitung. Zusammen mit den Stakeholdern erfolgte mittels SWOT-Analysen eine Bewertung des Vorhabens: Insbesondere Chancen und mögliche Hindernisse wurden im Rahmen von Projekttreffen ausgearbeitet. Konkret wurden Aspekte der Versorgungsqualität, der intraprofessionellen Zusammenarbeit und der notwendigen Infrastruktur und Rahmenbedingungen diskutiert. Vor allem die Einbindung des Pflegedienstes bei der Implementierung der neuen Rollen wurde als wichtige Voraussetzung für die Schaffung einer Kultur gemeinsamer Werte und Überzeugungen angesehen (Bryant-Lukosius & DiCenso, 2004).

Als primärer Stakeholder in der Einführung des ANP-Konzepts fungierte der Pflegedirektor, der als Key Player alle angehenden APNs in ihrer individuellen Rollenentwicklung unterstützte und in Gesprächen begleitete. Einrichtungsintern wurden als weitere Stakeholder, je nach Verortung und Ausrichtung der jeweiligen ANP-Rolle, die pflegerischen KollegInnen, das Pflegemanagement, die Stabsstelle Pflegeentwicklung und im interprofessionellen Kontext leitende Vertretende des ärztlichen Dienstes, zusammenarbeitende Fachabteilungen, wie beispielsweise Physiotherapie, Sozialdienst oder Kardiotechnik, die PatientInnenvertretung und der Bereich der Personalentwicklung mit unterschiedlicher Gewichtung identifiziert. Mit der Neuschaffung einer einrichtungsinternen ANP-Struktur im Frühjahr 2019, die sogenannte »ANP-Konferenz«, wurde zudem eine

Plattform geschaffen, die Austausch und kollegiale Beratung auch in Bezug auf individuelle Rollenentwicklung ermögliche.

Als externe Prozessbegleitung fungierte die Studiengangsleitung der lehrenden Hochschule in Nürnberg, die in Praxisbesuchen und Gesprächen mit Mitgliedern der Pflegedirektion das Vorhaben aus der wissenschaftlichen Perspektive beleuchtete. Als weiterer fördernder Faktor erwiesen sich die im Rahmen von Praktika geknüpften Kontakte zu Clinical Nurse Specialists europäischer Einrichtungen. Diese fungierten als »Role Models« und konnten bei Fragen aus eigenen Erfahrungen berichten und beratend zur Seite stehen.

In der Folge wurden die als wichtige Akteure identifizierten Personen aktiv in den weiteren Entwicklungsprozess eingebunden, beispielsweise zu den Teilaspekten Beratung, Planung, Datensammlung oder Entscheidungsverantwortung. Hierdurch konnte die jeweilige Rollenentwicklung partizipativ gestaltet werden (Bryant-Lukosius & DiCenso, 2004).

Nachdem die PatientInnenpopulationen definiert, Versorgungsmodelle beschrieben und wichtige Stakeholder und Beteiligte identifiziert und rekrutiert waren, wurde in einem weiteren vorbereitenden Arbeitsschritt der Bedarf für die neuen Pflegemodelle festgestellt. In diesem Rahmen wurden Stärken und Grenzen der bestehenden Pflegemodelle analysiert und Lücken in der PatientInnenversorgung aufgedeckt. Zur Ermittlung wurden – abhängig vom jeweiligen Kontext und Fachbereich – von den (angehenden) PflegexpertInnen APN verschiedene wissenschaftliche Methoden herangezogen, um Bedarfe aufzudecken oder Defizite sichtbar zu machen. Neben Befragungen von PatientInnen und Mitarbeitenden in schriftlicher Form oder Interviews wurden auch SWOT- oder Prozessanalysen durchgeführt. Den unterschiedlichen Fragestellungen entsprechend konnte eine Reihe an Informationen gewonnen werden, die den Bedarf für ein optimiertes und erweitertes Pflegemodell deutlich machten. Neben PatientInnenbedürfnissen, wie beispielsweise einem erweiterten Informations- und Beratungsangebot oder mehr Kontinuität in der Behandlung, konnten auch Bedürfnisse seitens der Pflegenden ausgemacht werden. Angesichts der zunehmend spezialisierten Behandlungsmethoden mit der Notwendigkeit eines erweiterten klinischen Monitorings der PatientInnen steigt zugleich die Komplexität der pflegerischen Versorgung. Daraus ergibt sich ein steigender Fortbildungsbedarf sowie der Wunsch nach situativer, fachlicher Unterstützung der Pflegenden in der direkten PatientInnenversorgung. Gleichzeitig konnten auch Optimierungsbedarfe einzelner Bereiche festgestellt werden, beispielsweise im Hinblick auf strukturelle Rahmenbedingungen oder unzureichende Interdisziplinarität, welche die Umsetzung eines patientenzentrierten Behandlungsangebotes ebenfalls behindern. Diese Schwächen dienten als Indikator und Maßstab für den Anpassungsbedarf des aktuellen Versorgungssystems.

Die in der Bedarfsanalyse erhobenen Daten wurden nach deren Auswertung innerhalb der Stakeholder-Gruppe nochmals genauer analysiert und interpretiert. Durch die Auseinandersetzung mit der derzeitigen Versorgungssituation sowie den gewonnenen Daten konnten die Stärken und Grenzen des Versorgungssystems sowie die Bedürfnisse und Probleme der PatientInnen nochmals verdeutlicht und priorisiert werden. Hauptziel in diesem Arbeitsschritt war neben dem Austausch über vorherrschende Probleme in erster Linie eine klare Definition von Zielen zur Problemlösung vorzunehmen (Bryant-Lukosius & DiCenso, 2004).

Das übergeordnete Ziel war in allen laufenden Rollenentwicklungsprozessen die Verbesserung der Versorgungssituation für die PatientInnen. Dieses Ziel kann entweder direkt erreicht werden, indem die PflegexpertIn APN direkte Interventionen an der PatientIn vornimmt, wie beispielsweise Beratungen oder Schulungen. Eine verbesserte Versorgungssituation kann aber auch dadurch erreicht werden, dass das Umfeld der Patient-

Innen entsprechend verändert wird. Das bedeutet, dass der Wissenstransfer für alle betreuenden Personen verbessert wird, indem das Fortbildungsangebot ausgebaut wird, fachliche Beratungen durch die PflegeexpertInnen APN angeboten oder praktische Begleitungen und Anleitungen umgesetzt werden. Ziel ist außerdem, dass durch die PflegeexpertInnen APN der Pflegeprozess, inklusive Anwendung von Assessments, angewandt wird sowie evidenzbasierte, pflegerische Leitlinien und Standards implementiert und in der Praxis umgesetzt werden. Definierte Ziele waren außerdem die Sensibilisierung für bestimmte Themen, beispielsweise im Bereich Demenz/Delir, die eine Haltungsänderung bei den Pflegepersonen hervorrufen sollte. Auch eine Fachkoordination für bestimmte Fachbereiche ist erstrebenswert, um die interdisziplinäre Zusammenarbeit mit den mitbehandelnden Berufsgruppen zu verbessern.

3.2.2 Konkretisierung

Nach der theoretischen Planungsphase folgt die praktische Implementierungsphase. Damit die Umsetzung gelingen kann, muss ganz konkret festgelegt werden, welche neuen Aufgaben auf die einzelnen Teammitglieder zukommen. Besonders von Bedeutung ist dabei die Stellenbeschreibung für PflegeexpertInnen APN. Diese wurde für alle APNs am UKR nach der gleichen Struktur erstellt, inhaltlich jedoch für jede Rolle individuell angepasst. Bei der Planung der Maßnahmen und Festlegung der Aufgabenveränderungen wurde in jeder Stelle eruiert, ob es für den jeweiligen Bereich bereits Pflegemodelle oder -strategien bzw. auch evidenzbasierte Daten bzgl. der Praxisveränderung gibt und wie diese in Zukunft zur Umsetzung beitragen könnten. Außerdem stellt sich die Frage, ob und wie ANP in diesem neuen Versorgungsmodell funktionieren kann, welche Vor- und Nachteile sich im Vergleich zu alternativen Rollen ergeben und ob eine ANP-Rolle bei der Erfüllung der Gesundheitsbedürfnisse der PatientInnen hilfreich und zielführend sein kann (Bryant-Lukosius & DiCenso, 2004).

Um die Inhalte für das neue Versorgungsmodell zu bestimmen, wurden von den APNs am UKR Hospitationen in dem neuen Versorgungsbereich absolviert, es wurden Mitarbeitenden- und PatientInnenbefragungen und SWOT-Analysen zusammen mit ärztlichen VertreterInnen, den zuständigen Pflegedienstleitungen und den betreffenden Stationsleitungen durchgeführt. Ebenso wurden Inhalte auch durch den subjektiv wahrgenommenen Bedarf bestimmt. Es gab Stakeholder-Treffen, in denen die erarbeiteten Inhalte vorgelegt und das bereits erstellte Modell besprochen und diskutiert wurden, um einen Konsens aller Stakeholder bzgl. des neuen Versorgungsmodells zu schaffen. Weiterhin wurde für jede Rolle individuell literaturbasiert eine Rollendefinition erstellt. Diese gründet in den Definitionen von ANP des ICN, des DBfK und des Hamric-Modells für ANP (Deutscher Berufsverband für Pflegeberufe, 2013, 2020; Hamric et al., 2014; International Council of Nurses, 2021).

Weiterhin hat jede APN bei der Implementierung für sich geklärt, welcher Praxisdomäne sie zugehörig ist. Wie Read und Roberts-Davis im Jahre 2000 in ihrer Studie dargestellt haben, unterscheiden sich ANP-Rollen in unterschiedlichen Praxisdomänen. Zum einen gibt es die Nurse Practitioners (NP), die »Generalistinnen und Generalisten sind, die Assessments unter sämtlichen Bedingungen durchführen« (Schober & Affara, 2008, S. 89), zum anderen gibt es die Clinical Nurse Specialists (CNS), die spezialisierte Pflegekräfte mit Fachexpertise sind. Für ihr Arbeitsfeld steht die Diagnose meist bereits fest (Schober & Affara, 2008). Diese Praxisdomänen unterscheiden sich laut Read und Roberts-Davis (2000) in erkrankungsspezifische, abteilungsspezifische und klientengruppenspezifische Domänen. Alle APNs am UKR sind aus oben genannten Gründen der Praxisdomäne der Clinical Nurse Specialists zuzuordnen.

Auch wurde im Vorfeld der Implementierung für jede Stelle individuell geklärt, welcher Struktur im Organigramm der Klinik die neue Rolle zukünftig zuzuordnen ist. Eine Stelle wurde, durch bereits vorher bestehende Strukturen, der Pflegedirektion zugeordnet bzw. ist dort verblieben, die anderen Stellen wurden den jeweiligen Verantwortungsbereichen, in denen die Haupttätigkeit stattfindet, zugeordnet. Zudem wurde durch die APNs in dieser Phase ein Projektplan bzgl. der Inhalte und des Starts der Implementierung erstellt.

Der Schritt der Planung der Implementierung steht in engem Zusammenhang mit dem vorangegangenen Schritt des Entwurfs des Rollenmodells und der neuen Versorgungsstruktur. Die Planung der Implementierungsstrategie beinhaltet die Festlegung von Outcome-Kriterien für die neue Rolle und die Entwicklung eines Evaluationsplanes mit zeitlichem Ablauf. Effekte einer verbesserten Versorgungsleistung durch die neue Rolle sind für die Bereiche Stürze, Krankenhausverweildauer, Wiedereinstieg, Auftreten von Komplikationen, Screenings und Assessments, Pflegekonzepte und Personalschulungen benannt (Griffiths et al., 2014). Die Erfassung dieser Daten muss allerdings längerfristig beobachtet und analysiert werden, um die Effekte auf die Pflegequalitätsentwicklung zu bestimmen und andere Einflussfaktoren auszuschließen. Für eine kurzfristige Evaluation eignet sich daher zunächst eine deskriptive Auswertung der Anforderungshäufigkeit zum Pflegekonsil und/oder zur Mitarbeitenden-, PatientInnen- und Angehörigenschulung. In einem späteren Schritt könnte die Beratungsqualität mittels Zufriedenheitsbefragung ermittelt werden.

Ein weiterer Schritt in der Planung der Implementierungsstrategie war die formale Vorbereitung der Strukturen der ANP. Nach Erlangen des Masterabschlusses als Grundvoraussetzung zur Ausübung der ANP-Tätigkeit wurden alle an der neuen Versorgungsstruktur beteiligten Berufsgruppen über die neue Rolle selbst und das Vorhaben der Implementierung informiert. Dies geschah durch Informationsveranstaltungen für die Klinikdirektion, die Pflegedienstleitungen und die Stationsleitungen, in Teambesprechungen, durch Workshops, in persönlichen Gesprächen und in einigen Bereichen auch über die stationseigene Informationsplattform. Dadurch wollte man allen Beteiligten vor allen Dingen Transparenz über die neue Versorgungsstruktur schaffen und die Möglichkeiten aufzeigen, in denen sie diese zukünftig nutzen können.

In einem nächsten Schritt wurden durch die APNs auch die äußeren Rahmenbedingungen wie z. B. ein eigenes mobiles Telefon zur besseren Erreichbarkeit, Beschriftung des Namensschildes mit Erwähnung der neuen Rolle, Schreibtischarbeitsplatz, Erweiterung der Rechte für digitale Dokumentationsplattformen, Berechtigung, zu Konsilen angefordert zu werden, etc. organisiert.

3.2.3 Rollenimplementierung

Der Implementierungszeitraum war rollenspezifisch auf einen jeweils mehrjährigen Prozess angelegt. Literaturgebunden wurde ein Zeitrahmen von etwa drei bis fünf Jahren anvisiert. Beim Zeitpunkt des jeweiligen Rollouts war für jede ANP-Rolle eine Ressource im Umfang eines 50 %-Stellenanteils gegeben. Während der Einführungsphase konnten die Stellenteile entsprechend des vorherig in der Beschreibung der Rolle und der neuen Versorgungsstruktur benötigten Zeitkontingents bis hin zu einem vollen Stellenumfang ausgebaut werden.

Wichtig erschien zu Beginn der Implementierung und in regelmäßigen Abständen alle Stakeholder über den Ablauf zu informieren und weiterhin in die Planung mit einzubeziehen. Bestehende Pflegestandards und SOPs, die von der Veränderung des Versorgungsprozesses betroffen waren, wurden an das neue System angepasst oder ganz neu entwickelt. Fachlich erforderliche Dokumente, z. B. zur Durchführung und Erfassung von Assessmentinstrumenten, wurden bereitgestellt und in die Praxis eingeführt (Spiegler et al., 2021). Interprofessionelle Abläufe und Zuständigkeiten konnten dabei geklärt werden, um ein optimales Ergebnis im Sinne berufsgruppenübergreifender Zusammenarbeit und entstehende Synergieeffekte nutzbar zu machen.

Während des gesamten Prozesses wurden die Fortschritte der Rollenentwicklung aller Beteiligten genau beobachtet, damit eventuelle Probleme erkannt und Anpassungen rechtzeitig vorgenommen werden konnten. Dies konnte individuell spontan sowie auch systematisch umgesetzt werden. Dabei waren Rückmeldungen von PatientInnen und aus dem kollegialen Umfeld hilfreich. Zudem fanden regelmäßige Treffen der Projektgruppen und Gespräche mit allen Stakeholdern statt. Im Verlauf konnten Steuerungsgruppen gebildet werden, welche neben den jeweiligen APNs aus Personen des Managements und Pflegenden als Praxisvertretende bestehen. Entsprechend der Grundsätze der Aktionsforschung konnten wichtige Hinweise direkt in die Umsetzung mit einbezogen werden, um eine möglichst passgenaue Implementierung zum Schließen der Versorgungslücke zu gewährleisten. Zum Teil wurden zu Beginn der Implementierung Testphasen durchgeführt. Dabei wurde über mehrere Wochen hinweg die Versorgungsstruktur exemplarisch in die klinische Praxis eingeführt. Die daraus resultierenden Berichte dienten dazu, gemeinsam mit der Pflegedirektion den Prozess zu reflektieren und strukturelle Anpassungen, wie z. B. die Verortung der ANP-Rolle im Organigramm, zu klären (Dittrich et al., 2019). Rückblickend konnten alle ANP-Rollen erfolgreich zur Reduktion der anfänglich bestehenden Versorgungslücken in der PatientInnenversorgung implementiert werden.

Die Komponenten der Implementierung stehen im Zusammenhang und ergänzen bzw. bedingen sich gegenseitig. Das prozesshafte Vorgehen dient der Methodentreue, Transparenz und Nachvollziehbarkeit der einzelnen Schritte. Die Information sowie auch die Partizipation aller AkteurInnen stehen im Kontext gelingenden Changemanagements. Durch Flexibilität im Handeln kann reflexiv auf Veränderungen und Bedürfnisse eingegangen werden, um ein Ergebnis im Sinne des Zieles zu erreichen.

3.2.4 Evaluation und Monitoring

Literaturgebundenen Empfehlungen zufolge sollen während des gesamten Implementierungsprozesses Teilziele des neuen Versorgungsmodells evaluiert werden, um damit frühzeitig Korrekturen einleiten zu können. Zur Evaluation und Kontrolle der Zielkriterien ist eine prospektive Datenerfassung in Eigenverantwortung der APNs erforderlich (Bryant-Lukosius & DiCenso, 2004). Die Orientierung an den im Prozess beschriebenen Zielen fördert die methodische Klarheit im Evaluationsprozess und muss somit handlungsleitend integriert werden.

Eine zeitnahe Evaluation der neuen Rollen kann dabei helfen zu erkennen, wie einzelne AkteurInnen oder Gruppen Beziehungen und/oder Einfluss auf die messbaren Outcomes der Rolle haben (Bryant-Lukosius & DiCenso, 2004). Möglich ist dies auf Basis einer umfassenden Struktur-Prozess-Ergebnis-Bewertung der neuen Versorgungsstruktur. Aspekte der Struktur-Bewertung können Ressourcen, das organisatorische Umfeld und die Merkmale der PflegeexpertIn APN sein. Die Bewertung des Prozesses fokussiert auf den Arten von Dienstleistungen und wie diese erbracht werden. Die Ergebnisse setzen sich aus Struktur- und Prozessfaktoren zusammen. Ergebnisse, die evaluiert werden können, sind beispielsweise Ergebnisse im Zusammenhang mit Sicherheit und Wirksamkeit, Akzeptanz und Zufriedenheit sowie Kosten und Rollentransfer.

Als zweite Phase können mittelfristig nach etwa zwei bis drei Jahren, wenn personal- und patientenzentrierte Interventionen flächendeckend Wirkung zeigen und die ANP-Rolle vollständig implementiert ist, vor allem die

Aspekte der PatientInnensicherheit, wie z. B. Stürze, Krankenhausverweildauer, Wiedereinweisung, Auftreten von Komplikationen, Anzahl und Ergebnisse von Screenings und Assessments, untersucht werden. Für die weiteren von Griffiths et al. benannten Aspekte *Pflegekonzepte und Personalschulungen* eignet sich langfristig in Bezug auf die Bewertung der allgemeinen Pflegequalität besonders das Auditinstrument des DNQP (Griffiths et al., 2014; DNQP, 2019). Zusätzlich kann mit Hilfe des PARIHS- Bezugsrahmens, der die drei Einflussgrößen Evidenz, Kontext und Begleitung auf die Implementierung einer forschungsbasierten Pflegepraxis und auf Veränderungsprozesse benennt, der Effekt von ANP differenziert dargestellt werden (Kitson et al., 1998).

Im folgenden Beispiel ist das Vorgehen einer zeitnahen Evaluation der Implementierung der Rolle einer PflegeexpertIn APN Critical Care beschrieben. Die Abbildung 3.2 visualisiert die Schritte des Vorgehens.

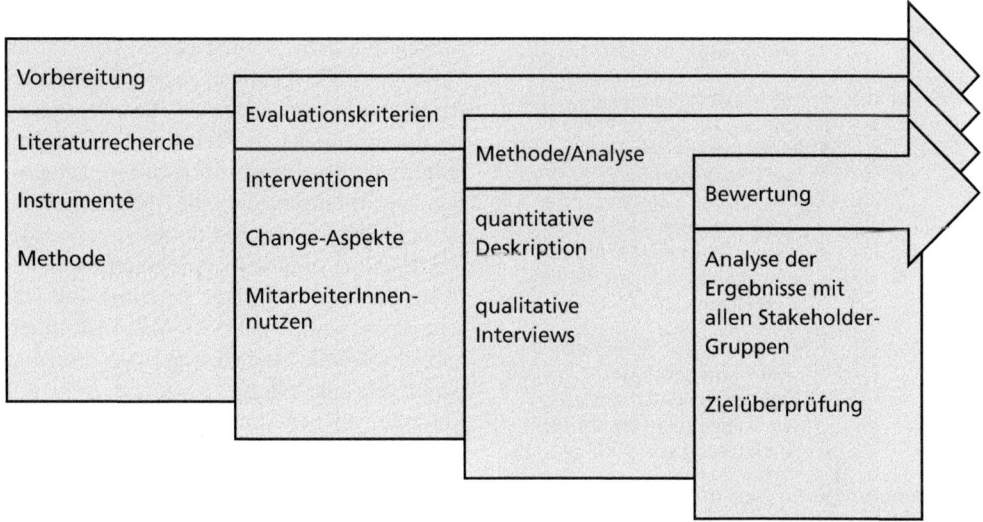

Abb. 3.2: Visualisiertes Vorgehen der Evaluation einer PflegeexpertIn APN-Rolle Critical Care (eigene Darstellung)

Mit der vorbereitenden Literaturrecherche und der Suche nach standardisierten Evaluationsinstrumenten konnten keine einschlägigen Tools, die allgemeine Verwendung finden, identifiziert werden. Jedoch konnten Parallelen in internationalen Arbeiten zur ANP-Evaluation gefunden werden, welche sich in folgender Tabelle 3.1 zusammengefasst zeigen (▶ Tab. 3.1).

Resultierend aus den Daten der Literaturrecherche wurde festgelegt, eine Selbstevaluation –bestehend aus Deskription der ANP-Zielgruppe, Pflegediagnosen, Interventionen und erweiterten ANP-Tätigkeiten – im Kontext von Schulungs-, Lehr- und Forschungstätigkeiten durchzuführen. Ergänzt wurde dieses Vorgehen durch die mitarbeitendenzentrierte Perspektive, welche innerhalb leitfadengestützter Interviews, orientiert an den in der Literatur beschriebenen Outcomes, durchgeführt wurde. Dabei wurden Aspekte des erlebten Veränderungsprozesses thematisiert und die Mitarbeitenden befragt, wie sie die neue Rolle erleben. Im Zentrum standen dabei unterstützende und/oder edukative Aspekte, die sich potenziell durch die ANP-Rolle ergeben. Wichtig erschien dabei eine möglichst heterogene Stichprobe zu gewinnen, um Aspekte der verschiedenen Berufsgruppen und Hintergründe (z. B. Management, Praxisanleitende, Mitarbeitende mit wenig Berufserfahrung etc.) zu erfassen.

Tab. 3.1: ANP-Outcomes (eigene Zusammenstellung, in Anlehnung an Dittrich et al., 2021)

ANP-Faktor	Outcome
Schulungsmaßnahmen	• Anstieg der Handlungskompetenz von multidisziplinären Teams
ANP-Struktur	• Verbesserte Arbeitsbedingungen für Mitarbeitende • Verbesserte klinische Praxis der Mitarbeitenden • Anstieg der Kompetenz der AssistenzärztInnen • Verbesserung der Kompetenz, klinische Entscheidung zu treffen
ANP-Praxis	• Mitarbeitende fühlen sich sicher und beruhigt. • Reduktion des Arbeitsaufwands bei Belastungsspitzen • Anwendung von EBN
ANP-Kommunikation	• Verbesserter multidisziplinärer Charakter und Teaminteraktion

Die Daten der Deskription bestätigten die vulnerable Zielgruppe und zeigten, dass wesentliche Aspekte der Problemstellung wie die Zunahme von Immobilität und das Auftreten von kognitiven Funktionsstörungen zahlreich vertreten waren. Die Mehrzahl der patientenzentrierten Interventionen hatte beratenden Charakter. Die Ergebnisse der Interviews zeigten, dass Informationsstrategien und das Implementierungsvorgehen erfolgreich waren. Die Mitarbeitenden beschrieben multifaktorielle edukative und unterstützende Faktoren sowie einen Anstieg an Sicherheit für Pflegende und PatientInnen. Zudem ergaben sich im Verlauf der Forschung Aussagen zu verbesserten PatientInnenergebnissen. Letztlich konnte analysiert werden, dass ein breiter mitarbeitenderbezogener Nutzen vorhanden ist. Dieser bezieht sich vor allem auf die ANP-Kompetenzen Beratung, Coaching und Clinical Leadership, was auf konzeptuelle Stabilität der ANP-Rolle hinweist.

Zum langfristigen Monitoring und nachhaltiger Qualitätssicherung wurden die bestehenden Steuerungs-/Stakeholdergruppen aufrechterhalten. Innerhalb mehrmaliger Treffen pro Jahr werden dabei Aspekte der Umsetzung, Perspektiven der Beteiligten und Änderungsbedarfe diskutiert. Die Organisation dessen obliegt der jeweiligen APN. Um langfristig Ergebnisse überwachen zu können, wurde entschieden, die ANP-Dokumentation inklusive aller standardisiert verwendeten Assessments elektronisch zu erfassen.

Im Rahmen kollegialer Beratung und Unterstützung wurde ein ANP-Netzwerk innerhalb der Klinik ins Leben gerufen. Beteiligt daran sind alle PflegeexpertInnen APN mit unterschiedlichen klinischen Verankerungen. Regelmäßiger Austausch gibt dabei sowohl fachliche wie auch organisatorische und konzeptuelle Unterstützung. Zudem besteht enger Kontakt und Austausch mit der Pflegedirektion und der Stabstelle für Pflegeentwicklung. Die Erfahrungen im Prozess der Rollenentwicklung zeigten die Bedeutung einer externen Perspektive. Dies ist am Standort durch den engen Kontakt und die begleitende Beratung aus pflegewissenschaftlicher Sicht durch die Studiengangsleitung des Masterstudiengangs ANP Prof. Dr. Schuster der Evangelischen Hochschule Nürnberg möglich. Eine weitere Evaluation im Abstand von zwei bis drei Jahren ist geplant, um ggf. auch dann patientenspezifische Outcomes erheben zu können (Dittrich & Schuster, 2021).

Literatur

American Nurses Association (Hrsg.) (2017). *Definition Scope of Practice*. Zugriff am 19.11.2021 unter: http://www.nursingworld.org/MainMenuCategories/PolicyAdvocacy/State/Legislative-Agenda-Reports/Scope-of-Practice-of-Practice

Badger, T.A. & McArthur, D.B. (2003). *Academic Nursing Clinic: Impact on Health and Cost Outcomes for vulnerable Populations*. Applied Nursing Research ANR, 16(1), 60–64.

Bryant-Lukosius, D. & DiCenso, A. (2004). *Advanced Practice Nursing Roles: Development, Implementation and Evaluation*. Journal of Advanced Nursing, 48(5), 519–529.

Bryant-Lukosius, D., Spichiger, E., Martin, J. et al. (2016). *Framework for Evaluating the Impact of Advanced Practice Nursing Roles*. Journal of Nursing Scholarship, 48(2), 201–209, doi: 10.1111/jnu.12199

Comiskey, C., Coyne, I., Lalor, J., Begley, C. (2014). *A national cross-sectional Study measuring Predictors for improved Service User Outcomes across clinical Nurse or Midwife Specialist, Advanced Nurse Practitioner and Control Sites*. Journal of Advanced Nursing, 70(5), 1128–1137.

David, D., Britting, L., Dalton, J. (2015). *Cardiac acute Care Nurse Practitioner and 30-Day Readmission*. The Journal of Cardiovascular Nursing, 30(3), 248–255.

Deutscher Berufsverband für Pflegeberufe (DBfK) (2013). *»Advanced Nursing Practice«: Pflegerische Expertise für eine leistungsfähige Gesundheitsversorgung*. PADUA, 8(3), 157–158.

Deutscher Berufsverband für Pflegeberufe (DBfK) (Hrsg.) (2020). *Advanced Practice Nursing*. Zugriff am 21.11.2021 unter: https://www.dbfk.de/media/docs/download/DBfK-Positionen/Positionspapier-DBfK_Advanced-Practice-Nursing_2020-06.pdf

Dittrich, M. & Schuster, S. (2021). *Evaluation der Rolle eines Pflegeexperten APN-CC. Eine Analyse aus der Mitarbeiterperspektive*. Pflegewissenschaft, 23(4), 275–281.

Dittrich, M., Stockinger, A., Schuster, S. (2019). *Neue Rollen in der Pflege*. Das Krankenhaus, 6, 482–485.

Deutsches Netzwerk für Qualitätsentwicklung in der Pflege (DNQP) (Hrsg.) (2019). *Audit-Instrument zum Expertenstandard »Beziehungsgestaltung in der Pflege von Menschen mit Demenz«*. Zugriff am 21.11.2021 unter: https://www.dnqp.de/expertenstandards-und-auditinstrumente/#c4624162

Fragemann, K. (2016). *Rahmenkonzept zur Integration hochschulisch ausgebildeter Pflegefachpersonen in die Pflegepraxis am Universitätsklinikum Regensburg. »Chancen nutzen – Strukturen zur Integration in die Praxis schaffen«*. In: Stemmer, R., Remmel-Faßbender, R., Schmid, M., Wolke R. (Hrsg.) *Aufgabenverteilung und Versorgungsmanagement im Krankenhaus gestalten. Von erfolgreicher Praxis lernen* (S. 223–252). Heidelberg: medhochzwei (Gesundheitswesen in der Praxis).

Goldie, C.L., Prodan-Bhalla, N., Mackay, M. (2012). *Nurse Practitioners in postoperative cardiac Surgery: Are they effective?* Canadian Journal of Cardiovascular Nursing, 22(4), 8–15.

Griffiths, P., Bridges, J., Sheldon, H., Thompson, R. (2014). *The Role of the dementia Specialist Nurse in acute Care: a scoping Review*. Journal of Clinical Nursing, 24(9-10), 1394–1405.

Hamric, A., Hanson, C.M., Tracy, M.F., O'Grady, E.T. (Hrsg.) (2014). *Advanced Practice Nursing. An Integrative Approach*. 5. Aufl. St. Louis, Missouri: Elsevier.

Hiza, E.A., Gottschalk, M.B., Umpierrez, E. et al. (2015). *Effect of a Dedicated Orthopaedic Advanced Practice Provider in a Level I Trauma Center: Analysis of Length of Stay and Cost*. Journal of Orthopaedic Trauma, 29(7), 225–230.

Hoffman, L.A., Miller, T.H., Zullo, T.G., Donahoe, M.P. (2006). *Comparison of 2 Models for managing tracheotomized Patients in a subacute medical Intensive Care Unit*. Respiratory Care, 51(11), 1230–1236.

International Council of Nurses (Hrsg.) (2021). *Education Research, Reports & Presentations – ICN Nurse Practitioner/Advanced Practice Nursing Network*. Zugriff am 21.11.2021 unter: https://international.aanp.org/Policy/Resources

Kitson, A., Harvey, G., McCormack, B. (1998). *Enabling the Implementation of Evidence based Practice: a conceptual Framework*. Quality in Health Care, 7(3), 149–158.

Landsperger, J.S., Semler, M.W., Wang, L. et al. (2016). *Outcomes of Nurse Practitioner-delivered Critical Care: A Prospective Cohort Study*. Chest, 149(5), 1146–1154.

Morris, D.S., Reilly, P., Rohrbach, J. et al. (2012). *The Influence of unit-based Nurse Practitioners on Hospital Outcomes and Readmission Rates for Patients with Trauma*. The Journal of Trauma and Acute Care Surgery, 73(2), 474–478.

Read, S. & Roberts-Davis, M. (2000). *Preparing Nurse Practitioners for the 21st Century*. Sheffield: Sheffield University School of Nursing and Midwifery.

Ruttmann, K. & Fuertes, S. (2020). *Gemeinsame Patientenversorgung braucht gemeinsame Forschung und Lehre – Interprofessionelle Forschungs- und Lehransätze in der Klinik und Poliklinik für Innere Medizin I*. In: Mahnke, A. & Müller-Schilling, M. (Hrsg.) Pflegende und Ärzte. Kommunikation auf Augenhöhe: das Regensburger Modell – interprofessionell und wegweisend (S. 135–155). Hannover: Schlütersche (Pflege Management).

Sánchez-Gómez, M., Ramos-Santana, S., Gómez-Salgado, J. et al. (2019). Benefits of Advanced Practice Nursing for its Expansion in the Spanish Context. International Journal of Environmental Research and Public Health, 16(5), 680, doi: 10.3390/ijerph16050680

Scherzer, R., Dennis, M.P., Swan, B. et al. (2017). A Comparison of Usage and Outcomes Between Nurse Practitioner and Resident-Staffed Medical ICUs. Critical Care Medicine, 45(2), 132–137.

Schober, M. & Affara, F. (2008). *Advanced Nursing Practice (ANP)*. Deutschsprachige Ausgabe herausgegeben von Spirig, R. & De Geest, S. Bern: Huber.

Seger, W. & Gaertner, T. (2020). *Multimorbidität: Grundlegendes Umdenken*. Deutsches Ärzteblatt, 117(44), 2092–2096.

Skinner, H., Skoyles, J., Redfearn, S. et al. (2013). *Advanced Care Nurse Practitioners can safely provide sole resident cover for level three Patients: Impact on Outcomes, Cost and Work Patterns in a cardiac surgery Programme*. European Journal of Cardio-Thoracic Surgery, 43(1), 19–22.

Spiegler, A., Stockinger, A., Schuster, S. (2021). *Kognitiv eingeschränkte Patienten besser betreuen*. Pflegezeitschrift, 8, 28–31.

Swan, M., Ferguson, S., Chang, A. et al. (2015). *Quality of Primary Care by Advanced Practice Nurses: A systematic Review*. International Journal for Quality in Health Care, 27(5), 396–404.

Universitätsklinikum Regensburg (Hrsg.) (2021). *Advanced Nursing Practice*. Zugriff am 21.11.2021 unter: https://www.ukr.de/ueber-uns/Pflegedienst/Advanced_Nursing_Practice__ANP_/index.php

Woo, B.F.Y., Lee, J.X.Y., Tam, W.W.S. (2017). *The Impact of the Advanced Practice Nursing Role on Quality of Care, clinical Outcomes, Patient Satisfaction, and Cost in the Emergency and Critical Care Settings: a systematic Review*. Human Resources for Health, 15(1), 63.

4 Erfahrungsbericht zur Implementierung von Advanced Practice Nursing am Klinikum Darmstadt

Michele Tarquinio, Susanne Karner und Elke Keinath

> **Was Sie in diesem Beitrag erwartet**
>
> Der nachfolgende Erfahrungsbericht skizziert die Herausforderungen bei der Implementierung von Advanced Practice Nursing im Klinikum Darmstadt. Dazu erfolgt die Betrachtung aus den Perspektiven des Managers, der pflegewissenschaftlichen Stabstellenleitung sowie der Advanced Practice Nurse (APN).

4.1 Die Entwicklung eines strategischen Handlungsrahmens

Das Klinikum Darmstadt ist Maximalversorger mit rund 1.000 Betten und koordinierendes Krankenhaus für den gesamten südhessischen Raum. Seit 2019 wurden die Aktivitäten zur akademischen Qualifizierung der Pflegenden in den strategischen Fokus der Pflegedirektion genommen. Es wurden Kooperationen mit Hochschulen geschlossen, StudentInnen der Pflege absolvieren Praktika und schreiben ihre Projekt- und Abschlussarbeiten.

Nach Neubesetzung der Pflegedirektion im Jahr 2021 wurden auf Basis einer SWOT-Analyse strategische Handlungsfelder definiert und eine Strategy-Roadmap entwickelt. Im Rahmen dieses Prozesses wurde deutlich, dass in der Vergangenheit wesentliche Einzelelemente einer modernen und zukunftsorientierten Pflegeorganisation eingeführt wurden. Dies erfolgte im Fall der akademischen Berufsrollen jedoch teilweise losgelöst von einem gesamtstrategischen Prozess und einem gemeinsamen Entwicklungsprozess mit allen an der Versorgung beteiligten Professionen. Auf der Grundlage der neuen strategischen sowie fachlichen Ausrichtung zur Entwicklung der Pflege wurden zentrale Handlungsfelder identifiziert, um die Integration akademischer Berufsrollen und vor allem des Konzeptes Advanced Practice Nursing neu auszurichten.

Die primären strategischen Zielsetzungen bei der Implementierung akademischer Berufsrollen in der direkten PatientInnenversorgung liegen in einer höheren Versorgungsqualität und in der personenzentrierten Versorgung der PatientInnen. Dabei orientieren wir uns im Klinikum Darmstadt an der Umsetzung des Konzeptes der Praxisentwicklung. Der Ansatz nach Garbett und McCormack (2009, S. 27–41) verfolgt dabei die konsequente Ausrichtung der professionellen Pflege an ihrer klinischen Wirksamkeit, einer personenzentrierten sowie evidenzbasierten Pflege und interdisziplinären Orientierung. Zentrale Aspekte sind dabei Information und Kommunikation im Unternehmen, um sowohl die Akzeptanz in der eigenen Berufsgruppe als auch in der Zusammenarbeit mit anderen Professionen zu erhöhen.

4.2 Das Organisationsmodell am Klinikum Darmstadt

In Kooperation mit der FOM Hochschule für Ökonomie und Management wurde das Klinikum Darmstadt zur Akademischen Lehreinrichtung für Pflege ernannt. Für das Klinikum Darmstadt bedeutet die Ernennung, dass die Kriterien erfüllt werden, die zur Umsetzung von praktischer und akademischer Kompetenzentwicklung in der Pflege sowie zur Sicherstellung des Wissenstransfers relevant sind. Das betrifft einerseits die Möglichkeit, bestimmte Studiengänge zu absolvieren, und andererseits werden in der Praxis die Voraussetzungen geschaffen, die für eine gute Begleitung der Pflegestudierenden und zur Sicherung des Kompetenzerwerbs im Rahmen der Ausbildung erforderlich sind (Schulte-Meßtorf & Tarquinio, 2017).

Als Stabsstelle der Pflegedirektion wurde als neues organisationales Strukturelement die Abteilung Pflegeentwicklung eingerichtet, die sich in die Abteilung Ausbildungskoordination und die Abteilung Pflegewissenschaft aufteilt. Die Abteilung Pflegewissenschaft sichert die enge Verzahnung zwischen Pflegemanagement und -wissenschaft. Der Transfer aktueller pflegewissenschaftlicher Erkenntnisse in die pflegerische Praxis sowie die Gestaltung eines kontinuierlichen Pflegeentwicklungsprozesses sind ihre zentralen Aufgaben.

Begleitend wurden die ersten Advanced Practice Nurses (APNs) mit abgeschlossenem Masterabschluss eingestellt. Gemeinsam mit der Leitung der Stabsstelle Pflegeentwicklung findet die Rollenentwicklung sowie die Entwicklung des Versorgungsmodells und die Unterstützung bei der Etablierung in den jeweiligen Bereichen statt. Perspektivisch soll als Organisationsmodell ein Shared-Leadership-Ansatz verfolgt werden. Dabei soll die Führung auf Stationsebene in eine disziplinarisch-organisatorische, eine pflegewissenschaftlich-fachbezogene und perspektivisch in eine pädagogische Verantwortung aufgegliedert werden. Die PflegeexpertInnen APN würden beispielsweise mittelfristig die pflegefachliche Leitung gegenüber den Stationsmitarbeitenden übernehmen und die Handlungsfelder Pflege- sowie Praxisentwicklung verantworten. Respektive würde die pflegepädagogische Leitung die Handlungsfelder der pflegepraktischen Ausbildung und Einarbeitung neuer Mitarbeitender sowie die stationsspezifische Fort- und Weiterbildungsplanung verantworten.

Übergeordnet erfolgt die Etablierung einer Matrixorganisation, um die Einzelelemente organisatorisch miteinander zu verbinden und eine gemeinsame strategische Zielrichtung sicherzustellen. Das bedeutet in der Praxis, dass die PflegeexpertInnen APN disziplinarisch der jeweiligen Stationsleitung des zugeordneten Bereiches unterstehen, jedoch ebenso, z. B. im Rahmen von pflegewissenschaftlich geleiteten Projekten, der Abteilung Pflegewissenschaft unterstellt werden.

4.3 Organisationsentwicklung und Leadership

Die Etablierung einer erweiterten, personenzentrierten und evidenzbasierten Pflegepraxis ist ein multidimensionaler und interprofessioneller Entwicklungsprozess, der die traditionelle Organisationslogik im Krankenhaus in ihrem Grundverständnis neu ausrichtet.

Krautz (2017) weist darauf hin, dass ein zielführendes Führungs- und Managementverständnis dabei erfolgskritisch sind, um einerseits mit der Komplexität dieses Veränderungsprozesses und andererseits die daraus folgende Dynamik steuern zu können. So müssen von Beginn an seitens des Pflegemanagements optimale Rahmenbedingungen geschaffen werden, die eine Einführung neuer Berufsrollen in die Organisation Krankenhaus unterstützen. Zur systematischen und aufeinander abgestimmten Vorgehensweise sowie zur Erreichung der Zeitziele sollten die verschiedenen Methoden des Projektmanagements zur Anwendung kommen (Krautz, 2017; Ullmann-Bremi et al., 2004).

Entwicklungsbedarf auf mehreren Ebenen ergibt sich insbesondere aus dem Organisationsmodell der geteilten Führung und auch aus der gemeinsamen Entscheidungsfindung. Neben einer klaren Vision und der Kompetenz des Pflegemanagements, diese Vision in die Realität umzusetzen, besteht eine hohe Gestaltungsaufgabe der Krankenhausführung zur Veränderung der bisherigen, immer noch stark hierarchischen und ärztezentrierten Führungskultur im Krankenhaus. Die bestehende Multirationalität der unternehmerischen Innen- und Außenwelt sowie die sich sehr schnell und stark verändernden komplexen Rahmenbedingungen des Gesundheitswesens erfordern professionelle Management- und Kommunikationsmethoden. Darüber hinaus müssen Führungspersonen eine hohe Ambiguitätstoleranz entwickeln und hohe Kompetenzen für die Konfliktmoderation und -bewältigung besitzen sowie mehr Partizipation ihrer Mitarbeitenden zulassen (Kels & Kaudela-Baum, 2019).

Um diese Kompetenzen zu entwickeln und Führungssituationen reflektieren zu können, bedarf es einer Mischung aus theoretischem Wissen, einem geschützten Raum zum Erlernen und Ausprobieren von Kommunikationstechniken sowie unbeteiligte Sparringspartner, die Führungspersonen bei der Entwicklung ihrer Reflexionsfähigkeiten unterstützen. Im Klinikum Darmstadt erhalten Führungspersonen die Möglichkeit, einen Angebotsmix aus Führungspersonenschulungen, begleitendem Coaching sowie Supervision in Anspruch zu nehmen. Das strategische Ziel, die Umsetzung eines transformationalen Leadership-Konzeptes, soll durch diesen Methodenmix unterstützt werden und Führungsverhalten in der Unternehmung nachhaltig verändern. Zusätzlich erfolgten die sukzessive und gemeinsame Operationalisierung des Konzeptes und die Weiterentwicklung der Führungsthemen im Team der pflegerischen Führungspersonen. Die komplexeste Anforderung transformationaler Führung ist jedoch weniger das zugrundeliegende theoretische Konzept denn vielmehr die praktische Umsetzung im Alltag – die Initiierung und Gestaltung des organisatorischen Wandels als zentrale Führungsaufgabe zu verstehen und anzunehmen (Pelz, 2016, S. 93–112).

Für die Kompetenzentwicklung von PflegeexpertInnen APN kann das Konzept Clinical Leadership dienen und folgende Bereiche betreffen: die Entwicklung von Teams oder einzelnen Pflegefachpersonen, PatientInnen sowie Zugehörige, die Entwicklung ihres Arbeitsumfeldes in Bezug auf Kontext und Kultur, die Kooperation und Kollaboration mit anderen Berufsgruppen sowie die Kompetenz, prozess- und ergebnisorientiert zu arbeiten. Dabei übernehmen PflegeexpertInnen APN die fachliche Führung in der direkten pflegerischen Praxis bei spezifischen PatientInnengruppen oder aber in verschiedenen komplexen Pflegesituationen (Down, 2009, S. 211–225). Nach Blanck-Köster et al. (2020, S. 4) zeichnet sich Clinical Leadership nicht durch die Überschneidung von Tätigkeiten, sondern durch die Besonderheit der APN-Rolle aus. Die APN steuert den Prozess in komplexen Pflegesituationen eigenständig und entwickelt die pflegerische Praxis kontinuierlich weiter. Sie entwickelt pflegefachbezogene Veränderungsstrategien und implementiert diese in ihrem Bereich bzw. der Organisation. Sie berät, unterstützt und befähigt andere Health Professionals (Blanck-Köster et al., 2020, S. 4). Der Kompetenzerwerb von APNs erfordert einerseits die Vermittlung von Theorien und Methoden und andererseits braucht es das praktische Training und Coaching. Hierfür eignen sich spezielle Weiterbildungen in Verbindung mit einem Mentoring durch erfahrene Fach- und Führungspersonen in der Praxis.

Diese Ausführungen verdeutlichen, dass die Etablierung akademischer Berufsrollen in der Pflege und insbesondere die Einführung von APN nicht ein monoprofessionelles Projekt ist, sondern sich auf die gesamte Krankenhausorganisation auswirkt.

4.4 Implementierung von PflegeexpertInnen aus der Perspektive der Stabsstellenleitung

Die Abteilung Pflegeentwicklung verantwortet die Umsetzung der Unternehmensstrategie Pflege und fasst die Abteilungen Pflegewissenschaft und -ausbildung zusammen. Übergeordnete Ziele sind eine evidenzbasierte und personenzentrierte Pflege, die sich methodologisch am »Promoting Action on Research Implementation in Health Services« (PARIHS)-Bezugsrahmen (Rycroft-Malone, 2009, S. 115) und dem Konzept der Praxisentwicklung orientieren (Garbett & McCormack, 2009). Die Annahme laut PARIHS-Bezugsrahmen basiert darauf, dass die Implementierung von evidenzbasiertem Wissen am besten gelingt, wenn eine Intervention eine hohe Evidenz hat, das Team die Bereitschaft für Veränderung aufweist (Kontext) und der Veränderungsprozess begleitet wird (Rycroft-Malone, 2009, S. 107).

Praxisentwicklung wird als kontinuierlicher und systematischer Prozess mit dem Ziel einer personenzentrierten Kultur verstanden. Ein Ziel besteht darin, Pflegende in die Lage zu versetzen, ihre Kenntnisse und Fähigkeiten zu entwickeln und diese einzusetzen (Manley & McCormack, 2009, S. 44). Leitend sind dabei die Werte Verständnis, Respekt und Recht auf Selbstbestimmung, die sich sowohl auf die PatientInnen und ihre Bezugspersonen als auch auf Pflegende, die Stationen und die Organisation beziehen (Grossmann et al., 2018, S. 7). Ein wesentliches Kulturmerkmal von Praxisentwicklung ist die partizipative Vorgehensweise. Dies bedeutet eine aktive, stete Einbindung des Pflegemanagements sowie der Stakeholder der Bereiche. Unterstützt wird die Herangehensweise durch die Annahme, dass Erkenntnisse in der Praxis genutzt und Erkenntnisse aus der Praxis erzeugt werden (Manley & McCormack, 2009, S. 44).

4.5 Verständnis PflegeexpertInnen APN

Das Verständnis zu PflegeexpertInnen APN basiert auf dem Dreyfus-Modell (Benner, 2017) sowie dem Modell von Hamric und Hanson's »Integrative Model of Advanced Practice Nursing« (Tracy & O'Grady, 2019). Nach dem Dreyfus-Modell gibt es fünf Ebenen der Entwicklung von Kompetenzen: beginnend von der Ebene des Anfängers, der Ebene zum fortgeschrittenen Anfänger, zur fachlichen Kompetenz, der Erfahrung und schließlich zur Ebene der ExpertIn (Benner, 2017). Demnach verfügen ExpertInnen über erfahrungsbasiertes und fachsystematisches vertieftes Wissen. Aufgrund ihres hohen Erfahrungshintergrunds erfassen sie mit hoher Intuition den wesentlichen Kern in komplexen Situationen (Benner, 2017). Benners Arbeit ist eine Grundlage für die Entwicklung von APN-Rollen (Brykczynski & Mackavey, 2019, S. 81). Die wesentlichen Merkmale von PflegeexpertInnen APN nach Hamric and Hanson (Tracy & O'Grady, 2019) bestehen demnach in der Ausrichtung auf eine PatientInnengruppe sowie der hochschulischen Ausbildung. Als Zentralkompetenz wird die direkte klinische Pflegeerfahrung genannt. Die Kernkompetenzen umfassen Anleiten und Coachen, Beraten, evidenzbasierte Praxis, Leiten und Führen, Zusammenarbeiten sowie die Kompetenz der ethischen Entscheidungsfindung, Forschungsfertigkeit und Teamfähigkeit (Schober & Affara, 2008, S. 57–62).

4.6 Tätigkeitsfelder der PflegeexpertInnen am Klinikum Darmstadt

PflegeexpertInnen sind als APNs in den Bereichen Chirurgie und Kardiologie tätig, weitere drei Mitarbeiterinnen sind in übergeordneter Funktion als Pflegewissenschaftlerinnen tätig. Alle fünf Mitarbeitende verfügen über einen Masterabschluss im Bereich Pflegewissenschaft sowie über mehrjährige Erfahrung in der klinischen Pflege. Die Tätigkeit der PflegeexpertIn APN umfasst die Betreuung und Versorgung einer spezifischen PatientInnengruppe sowie weitere generalistische Tätigkeitsfelder im chirurgischen bzw. kardiologischen Bereich. Die Aufgaben der Pflegewissenschaftlerinnen gestalten sich generalistisch, stations- und bereichsübergreifend. Das Team der PflegeexpertInnen APN wird durch eine promovierte Pflegewissenschaftlerin mit Erfahrung im Bereich Praxisentwicklung und Rollenentwicklung von PflegeexpertInnen APN geleitet.

Die Rollenentwicklung der PflegeexpertInnen APN in den Bereichen Chirurgie und Kardiologie orientiert sich am PEPPA-Framework (PEPPA = Participatory, Evidence-based, Patient-focused Process) (Bryant-Lukosius & DiCenso, 2004). Die Rollenentwicklung sieht demnach neun Schritte vor:

1. PatientInnenpopulation definieren und Versorgungsmodell beschreiben,
2. Akteure identifizieren und Beteiligte rekrutieren,
3. Neues Versorgungsmodell konzipieren,
4. Zentrale Probleme und Ziele zur Verbesserung des Versorgungsmodells ermitteln,
5. Neues Versorgungsmodell und die APN definieren (Konsens der Akteure),
6. Umsetzungsstrategie sowie fördernde und hemmende Faktoren ermitteln,
7. APN-Einführungsplan umsetzen,
8. APN-Rolle und neues Versorgungsmodell evaluieren und
9. APN-Rolle und Versorgungsmodell monitoren (Bryant-Lukosius & DiCenso, 2004).

Die Vorgehensweise nach dem PEPPA-Framework zeigt sich als iterativer Prozess, in dem die Rollenentwicklung systematisch und transparent geplant, evaluiert und reflektiert werden kann. Die bisherigen Erfahrungen machen ebenfalls deutlich, dass die Rollenentwicklung sowie die Integration neuer Versorgungsmodelle in bestehende, zum Teil langjährige Strukturen Herausforderungen auf vielen Ebenen mit sich bringen. Zudem zeigt sich, dass PflegeexpertInnen APN neben ihrem Fokus auf bestimmte PatientInnengruppen einen generalistischen Ansatz verfolgen, indem sie bereichsübergreifende Themen im Zuge der Praxisentwicklung vorantreiben.

Die Pflegewissenschaftlerinnen agieren in ihrer Rolle bereichs- und themenübergreifend in der Pflege- und Qualitätsentwicklung sowie in der Implementierung von evidenzbasierter Pflege. Ihr Fokus kann sich dabei auf die Ebene der PatientInnen, auf die Ebene der Pflegenden, der Pflegeteams, auf einen oder mehrere Bereiche sowie klinikweit richten.

Eine wesentliche Aufgabe besteht in der Feststellung von Bedarfen und die Ableitung geeigneter Maßnahmen zur Sicherung und Verbesserung pflegerischer Versorgung auf Basis von Audits, Analysen (z. B. SWOT, Fallanalysen), Pflegevisiten sowie Methoden zur (Selbst-)Reflexion. Die genannten Methoden eignen sich als Werkzeuge, um die Entwicklung einer evidenzbasierten und personenzentrierten Pflegepraxis zu unterstützen (Frei et al., 2012, S. 112–113). Erkenntnisse aus den Analysen fließen beispielsweise in die Konzeption eines Pflegekonzepts, die Implementierung von Screening- bzw. Assessmentinstrumenten oder in spezifische (Mikro-)Schulungen ein.

Ein weiteres Aufgabenfeld besteht in der Umsetzung der Expertenstandards durch die Erstellung von hausinternen Standards und deren Umsetzung. Sie ergreifen gemäß den Qualitätsindikatoren Maßnahmen auf struktureller und/oder Prozessebene und legen Ergebnisse und deren Re-Evaluation fest. Weiterhin gehen sie übergeordneten Themen nach, wie Betreuung von PraktikantInnen und Studierenden, Nachwuchsförderung und Akademisierung der Pflege, Publikation von Forschungsergebnissen sowie Abhalten von Veranstaltungen.

Im Fokus der leitenden Pflegewissenschaftlerin stehen die Vermittlung der Methoden der Praxisentwicklung, insbesondere des Aus- und Aufbaus von Leadership-Kompetenzen, sowie die Begleitung und Befähigung der PflegeexpertInnen APN und der PflegewissenschaftlerInnen in der Ausübung ihrer Rolle. Hixon (Schober & Affara, 2008, S. 132) sieht die Herausforderung in der Rollenentwicklung von PflegeexpertInnen APN in drei miteinander verbundenen Dimensionen: erstens die professionelle Sozialisation, zweitens die organisatorische Sozialisation und drittens die Rollensozialisation. Hixon verdeutlicht damit die komplexe und hohe Anpassungs- und Integrationsfähigkeit dieser Rollen.

Sowohl im PARIHS-Bezugsrahmen (Rycroft-Malone, 2009, S. 105) als auch in der Methode der Praxisentwicklung (Garbett & McCormack, 2009) werden dem Einbezug von Wertevorstellungen und Überzeugungen aller Beteiligten und der Begleitung (auch Facilitation) eine hohe Bedeutung im Transformationsprozess einer evidenzbasierten und personenzentrierten Pflege zugeschrieben (Rycroft-Malone, 2009, S. 117–121). Die sogenannten FacilitatorInnen, im Klinikum Darmstadt sind das die PflegeexpertInnen APN und die PflegewissenschaftlerInnen, leiten Prozesse zur Veränderung ein und unterstützen und fördern die Entwicklung einer personenzentrierten und evidenzbasierten Kultur. FacilitatorInnen haben erweiterte Kenntnisse und Fähigkeiten, um komplexe Situationen zu analysieren und auf deren Basis autonome Entscheidungen abzuleiten. Sie bringen Erfahrung im Kontext, eine positive Haltung sowie Motivation und Zielstrebigkeit mit (Titchen, 2009, S. 36–38).

4.7 Erfahrungen aus der Sicht einer Pflegeexpertin APN

Nachfolgender Abschnitt skizziert die Vorgehensweise und die Perspektive der Pflegeexpertin APN Elke Keinath und ihre Sicht aus der Praxis. Die Rollenentwicklung orientiert sich an dem PEPPA-Framework (Bryant-Lukosius & DiCenso, 2004). Die enge Anbindung an die klinische Versorgungssituation unterstützt dabei, das gegenwärtige Versorgungsmodell zu beschreiben (Schritt 1), Stakeholder zu identifizieren und zu rekrutieren (Schritt 2) sowie mögliche Veränderungspotentiale und Bedarfe zu erkennen (Schritt 3).

Das gegenseitige Kennenlernen der Stationsteams, der Stationsabläufe sowie der Organisation stand zu Beginn der Tätigkeit im Vordergrund. Deshalb startete die Einarbeitung durch Mitarbeit im Dreischichtsystem auf der im Dienstplan zugeordneten Station. Dies ermöglichte z. B. erste Erfahrungen in der direkten Anwendung der Pflegedokumentation und in den Stationsabläufen zu sammeln. Im Verlauf der Einarbeitung folgten Hospitationen auf weiteren chirurgischen Stationen, um bereichsübergreifende Prozesse und auch jeweilige KollegInnen kennenzulernen. Nach der Einarbeitung erfolgte die Umstellung auf ein Kernarbeitszeitmodell von montags bis freitags, um den Aufbau neuer Strukturen und Prozesse zu fördern und eine Anwesenheitskontinuität der APN zu gewährleisten. So unterstützte ich z. B. die Abteilungsleitung in der interdisziplinären Diskussion über die Voraussetzungen und Abläufe bei der Umsetzung von VAC-Verbandswechseln unter Sedierung auf Station mit Argumenten aus AWMF-Leitlinien. Gerade am Anfang ist der generalistische Anteil meiner Rolle größer. Dazu gehören z. B. die Förderung und Umsetzung einer evidenzbasierten Pflegepraxis oder auch die Unterstützung der Mitarbeitenden bei der Förderung einer reflektiven Pflegepraxis durch Begleiten der Pflegenden und durch das Hinterfragen der gegenwärtigen Vorgehensweisen.

Neben zwischenmenschlichen Fähigkeiten, wie Offenheit, Nahbarkeit und Zuverlässigkeit, sind im intra- und interdisziplinären Austausch jedoch exzellente klinisch-fachliche Fähig- und Fertigkeiten unerlässlich und am überzeugendsten. Gerade zu Beginn war der konstante Austausch über das Rollenverständnis, die Vorstellungen und Erwartungen sowie die möglichen Aufgaben zwischen den beteiligten Personen wie Pflegefachpersonen, Pflegemanagement, Pflegeentwicklung und anderen Berufsgruppen erforderlich und wichtig. Gemeinsame Werte und Vorstellungen über APN sind wesentliche Voraussetzungen für eine erfolgreiche Rollenentwicklung. Der Start als Pflegeexpertin APN traf mit einer Vakanz in der Pflegedirektion zusammen. Dadurch ergab sich sowohl eine Unsicherheit in Bezug auf die strategische Ausrichtung sowie zur Fortsetzung des APN-Konzeptes als auch zur Rollenentwicklung. Diese Situation verdeutlichte die erfolgskritische Bedeutung eines stabilen Pflegemanagements.

Neben einer kontinuierlichen Kommunikation unterstützen feste Kommunikationsstrukturen die Rollenentwicklung. Regeltermine, sowohl mit der Pflegedienstleitung (PDL) als auch der Stabsstelle Pflegeentwicklung, sind wichtig, haben jedoch einen jeweils anderen Schwerpunkt: Beim Treffen mit der PDL stehen fachliche Fragen aus der Praxis sowie der Organisation im Mittelpunkt, bei denen die Mitarbeitenden der Abteilung Unterstützung benötigen (z. B. Fragen zur Sauerstoffgabe, Verbandswechsel etc.), während die Treffen mit der Pflegeentwicklung der Rollenentwicklung und -evaluation dienen. Zudem geben Termine auch einen Takt vor.

Das Führen eines Tagebuchs hat sich in der Praxis bewährt, um Gedanken, Ideen und Überlegungen zu konkretisieren und zu fokussieren, auch damit andere Personen Vorgehensweisen nachvollziehen können und um konstruktive Rückmeldungen festzuhalten. Darüber hinaus hilft es mir dabei, den Überblick über durchgeführte Gespräche, Aktivitäten und die daran Teilnehmenden zu behalten. Es werden Ideen und Entwicklungsmöglichkeiten notiert und es zeigt, was schon erreicht wurde und welche Widerstände ggf. schon überwunden wurden. Dies ist wichtig, um sich nicht frustriert und entmutigt zu fühlen.

Am Beispiel der Versorgung thoraxchirurgischer PatientInnen kann aufgezeigt werden, welche positiven Einflüsse sich durch Änderung des Versorgungsmodells ergeben. Nach einer Anpassung werden PatientInnen nicht wie bisher am Aufnahme- bzw. OP-Tag von einer Pflegefachperson kontaktiert, sondern nun erfolgt die Kontaktaufnahme bereits prästationär in der chirurgischen Ambulanz. Die Pflegeexpertin APN führt das Erstgespräch durch, erhebt die Pflegeanamnese und gibt z. B. bedarfsgerechte, niedrigschwellige Informationen zur postoperativen Mobilität, Analgesie, Ernährung sowie zu Behandlungsabläufen.

Die Herausnahme aus dem Dreischichtsystem betont den Entwicklungsauftrag dieser neuen Rollen (Sniatecki et al., 2017, S. 280). Die generalistischen Aspekte wie die Entwicklung von Mitarbeitenden sowie die Operationalisierung der übergeordneten Pflege- und Organisationsentwicklung sind wichtige Bestandteile von APN-Rollen (Drexler & Weidlich, 2016). Besonders am Anfang ist das Durchführen von kurzfristigen Projekten eine Strategie, um Erfolge bei allen Beteiligten aufzuzeigen und mögliche Frustration zu verringern (Brykczynski & Mackavey, 2019, S. 99).

Die Rollenentwicklung von APNs findet in unterschiedlichen Phasen statt, die sich teilweise überlappen oder parallel verlaufen (Brykczynski & Mackavey, 2019, S. 94). Llahana & Hamric (2011, S. 18–23) unterscheiden dabei verschiedene Phasen. Die Orientierungsphase zeichnet sich durch Optimismus und Begeisterung, aber auch durch Besorgnis bezüglich der Erwartungen der Organisation aus. In den Phasen der Implementierung und Integration zeigen sich positive Auswirkungen durch das zunehmende positive Feedback des Umfeldes sowie die Zunahme an Selbstsicherheit und Selbstbewusstsein in der eigenen Rollenfunktion. Der zunehmende Einfluss im eigenen Fachgebiet und die Erweiterung der pflegerischen Praxis stehen im Vordergrund. In diesen Phasen stellt sich eine wachsende Übereinstimmung zwischen den persönlichen sowie organisationalen Zielen und Erwartungen ein. Die negativen Phasen der Frustration oder das »sich eingefroren fühlen« sind laut Llahana & Hamric (2011, S. 18–23) durch eine gewisse Unproduktivität in Bezug zur Rollenentwicklung und durch negativen Rollenstress gekennzeichnet.

In der Literatur finden sich ebenfalls Empfehlungen zum Führen eines Tagebuchs: Es erlaubt die Erstellung eines Produktivitätsberichtes (Davidson et al., 2013, S. 209), dient als Grundlage für formative Evaluationen (Höhmann & Bartholomeyczik, 2013, S. 308) und Phasen der Frustration kann so entgegengewirkt werden (Brykczinski & Mackavey, 2019, S. 99).

4.8 Fazit

Dieser Beitrag skizziert die Einführung von APN in das Setting eines Maximalversorgers aus Perspektive des Managements, der pflegewissenschaftlichen Stabstellenleitung sowie der Pflegexpertin APN. Es wird deutlich, dass die Einführung von APN einen gravierenden Organisationswandel bedeutet, der nur gelingen kann, wenn dafür gute Voraussetzungen hergestellt werden. Neben einer konsentierten strategischen Zielplanung sind eine gute Projektplanung sowie ein kontinuierliches Projektcontrolling wesentliche erfolgskritische Elemente zur Etablierung in die Organisation. Die Einbindung der relevanten Beteiligten wirkt sich sehr unterstützend, insbesondere im Hinblick auf die Akzeptanz der neuen Rolle, aus. So müssen immer wieder die Bedürfnisse sowie Erwartungen der Pflegenden, pflegerischen und ärztlichen Führungspersonen sowie der PflegeexpertInnen APN eng miteinander abgestimmt und feinjustiert werden. Insbesondere Aspekte wie Dienstzeitenmodelle, organisatorische Zuständigkeiten, das Aufgabenprofil, aber auch Zugang zu Literatur müssen im Vorfeld geklärt sein. Besonderes Augenmerk muss der Rollenentwicklung APN und der Entwicklung des Versorgungsmodells gewidmet werden. Unklarheit und Unschärfe der neuen Rolle und daraus entstehendes Unverständnis zur Aufgabe der APN sind bedeutsame hemmende Faktoren (Llahana & Hamric, 2001, S. 23).

Der zentrale Mehrwert dieses komplexen organisationalen Transformationsprozesses, der die Etablierung von APNs bedeutet, ergibt sich nicht nur aus der Chance, die bisher etablierten Standardroutinen und -pflegehandlungen zu hinterfragen sowie Interventionsbedarfe abzuleiten, sondern insbesondere aus der Verbesserung der PatientInnenversorgung.

Literatur

Benner, P. (Hrsg.) (2017). *Stufen zur Pflegekompetenz. From Novice to Expert.* 3. Aufl. Bern: Hogrefe.

Blanck-Köster, K., Roes, M., Gaidys, U. (2020). *Clinical-Leadership-Kompetenzen auf der Grundlage einer erweiterten und vertieften Pflegepraxis (Advanced Nursing Practice). Ein Scoping-Review.* Medizinische Klinik – Intensivmedizin und Notfallmedizin, 115, 466–476, doi: https://doi.org/10.1007/s00063-020-00716-w.

Bryant-Lukosius, D. & DiCenso, A. (2004). *A framework for the introduction and evaluation of advanced practice nursing roles.* Journal of advanced nursing, 48(5), 530–540.

Brykczynski, K.A. & Mackavey, C.L. (2019). *Role Development of the Advanced Practice Nurse.* In: Tracy, M.F. & O'Grady, E.T. (Hrsg.). *Hamric and Hanson's Advanced Practice Nursing. An Integrative Approach* (S. 80–107). 6. Aufl. St. Louis, Missouri: Elsevier.

Davidson, J.E., Johnson, M.A., Alexandrov, A.W. (2013). *Assessing Outcomes in Clinical Nurse Specialist Practice.* In: Kleinpell, R.M. (Hrsg.) *Outcome assessment in advanced practice nursing* (S. 203–232). 3. Aufl. New York, NY: Springer.

Deutscher Berufsverband für Pflegeberufe (DBfK) (Hrsg.) (2019). *Advanced Practice Nursing. Pflegerische Expertise für eine Leistungsfähige Gesundheitsversorgung.* 4. Aufl. Zugriff am 31.01.2020 unter: https://www.dbfk.de/media/docs/download/Allgemein/Advanced-Practice-Nursing-Broschuere-2019.pdf

Down, J. (2009). *»Von der Planung zur Ausführung« – Die Reise zur Etablierung einer trustweiten Strategie zur Entwicklung einer Kultur der patientenzentrierten Versorgung.* In: McCormack, B., Manley, K., Garbett, R. (Hrsg.) (2009). *Praxisentwicklung in der Pflege* (S. 211–225). Deutschsprachige Ausgabe herausgegeben von Frei, I.A. & Spirig, R. Bern: Huber.

Drexler, S. & Weidlich, S. (2016). *Patientensetting im Blick.* Heilberufe, 68(9), 54–55.

Frei, I.A., Massarotto, P., Helberg, D. et al. (2012). *Praxisentwicklung im Trend der Zeit.* PADUA, 7(3), 110–115.

Garbett, R. & McCormack, B. (2009). *Analyse des Konzeptes Praxisentwicklung.* In: McCormack, B., Manley, K., Garbett, R. (Hrsg.) *Praxisentwicklung in der Pflege* (S. 27–41). Deutschsprachige Ausgabe herausgegeben von Frei, I.A. & Spirig, R. Bern: Hans Huber.

Grossmann, F., Schäfer, U., van Lieshout, F. et al. (2018). *Personenzentriert pflegen am Universitätsspital Basel.* PADUA, 13(1), 7–12.

Höhmann, U. & Bartholomeyczik, S. (2013). *Komplexe Wirkungszusammenhänge in der Pflege erforschen: Konzepte statt Rezepte.* Pflege & Gesellschaft, 18(4), 293–312.

Kels, P. & Kaudela-Baum, S. (Hrsg.) (2019). *Experten führen – Modelle, Ideen und Praktiken für die Organisations- und Führungsentwicklung.* Wiesbaden: Springer Gabler.

Krautz, B. (2017). *Einsatz akademisierter Pflegekräfte – Eine Management-Perspektive.* In: Bechtel, P., Smerdka-Arhelger, I., Lipp, K. (Hrsg.) *Pflege im Wandel gestalten – Eine Führungsaufgabe: Lösungs-*

ansätze, Strategien, Chancen (S. 139–148). 2. Aufl. Berlin, Heidelberg: Springer.

Llahana, S.V. & Hamric, A.B. (2011). *Developmental phases and factors influencing role development in diabetes specialist nurses: a UK study.* European Diabetes Nursing, 8(1), 18–23a.

Manley, K. & McCormack, B. (2009). *Praxisentwicklung: Ziel, Methodologie, Begleitung (Facilitation) und Evaluation.* In: McCormack, B., Manley, K., Garbett, R. (Hrsg.) *Praxisentwicklung in der Pflege* (S. 43–55). Deutschsprachige Ausgabe herausgegeben von Frei, I.A. & Spirig, R. Bern: Hans Huber.

McCormack, B., Dewing, J., McCance, T. (2011). *Developing Person-Centred Care: Addressing Contextual Challenges Through Practice Development.* The Online Journal of Issues in Nursing, 16(2), Manuscript 3.

Pelz, W. (2016). *Transformationale Führung – Forschungsstand und Umsetzung in der Praxis.* In: von Au, C. (Hrsg.) *Wirksame und nachhaltige Führungsansätze: System, Beziehung, Haltung und Individualität* (S. 93–112) Wiesbaden: Springer Fachmedien.

Rycroft-Malone, J. (2009). *Implementation von Erkenntnissen aus wissenschaftlichen Untersuchungen: Evidenz, Kontext und Begleitung – der PARIHS-Bezugsrahmen.* In: McCormack, B., Manley, K., Garbett, R. (Hrsg.) *Praxisentwicklung in der Pflege* (S. 105–124). Deutschsprachige Ausgabe herausgegeben von Frei, I.A. & Spirig, R. Bern: Hans Huber.

Schober, M. & Affara, F. (2008). *Advanced Nursing Practice (ANP).* Deutschsprachige Ausgabe herausgegeben von Spirig, R. & De Geest, S. Bern: Hans Huber.

Schulte-Meßtorf, C. & Tarquinio, M. (2017). *Konzept »Akademisches Lehrkrankenhaus Pflege« – Anleitung auf Top-Niveau.* Die Schwester | Der Pfleger, 2, 98–99.

Sniatecki, S., Keinath, E., Knisch, A. et al. (2017). *ANP konkret: Entwicklung einer Advanced Nursing Practice (ANP) im Florence-Nightingale-Krankenhaus.* In: Stemmer, R., Remmel-Faßbender, R., Schmid, M., Wolke, R. (Hrsg.) *Aufgabenverteilung und Versorgungsmanagement im Krankenhaus gestalten. Von erfolgreicher Praxis lernen* (S. 273–289). Heidelberg: Medhochzwei (Gesundheitswesen in der Praxis).

Titchen, A. (2009). *Beziehungen, die Praxisentwicklung unterstützen – kritische Begleitung.* In: McCormack, B., Manley, K., Garbett, R. (Hrsg.) *Praxisentwicklung in der Pflege* (S. 125–142). Deutschsprachige Ausgabe herausgegeben von Frei, I.A. & Spirig, R. Bern: Hans Huber.

Tracy, M.F. & O'Grady, E.T. (Hrsg.) (2019). *Hamric and Hanson's Advanced Practice Nursing. An Integrative Approach.* 6. Aufl. St. Louis: Elsevier.

Ullmann-Bremi, A., Spirig, R., Ullmann, S. (2004). *Eine Methodenkombination für pflegerische Praxisentwicklungsprojekte.* Pflege, 17(4), 262–269.

5 Duale Führung und PflegeexpertInnen APN

Andreas Kocks, Janina Schwabe und Martin Strahl

> **Was Sie in diesem Beitrag erwartet**
>
> Am Universitätsklinikum Bonn wird ein Pflegeentwicklungsprojekt pilotiert, welches den Einsatz von Stationsleitungen mit pflegefachlicher bzw. managerieller Expertise als Führungsduo erprobt. Dieser Wandel in der Führungskultur bietet großes Potential für hochschulisch qualifizierte Pflegende, moderne Organisationsentwicklung und die Etablierung von Advanced Nursing Practice im Sinne von Clinical Leadership. In diesem Kapitel werden die Ansätze und theoretischen Hintergründe einer Shared Governance im Sinne der dualen Führung vorgestellt sowie praktische Umsetzungsmöglichkeiten und Implementierungsschritte skizziert.

»Große Entwicklungen in Unternehmen kommen nie von einer Person. Sie sind das Produkt eines Teams.« (Steve Jobs)

5.1 Einleitung und Hintergrund

Die Erkenntnis ist nicht neu: Jeder, der z. B. Fußball liebt, weiß, dass Erfolge in der Regel Teamleistungen sind. Manchmal überraschen uns diese Ergebnisse, wenn beispielsweise noch so gute EinzelspielerInnen kein Garant für einen Sieg sind oder gar Teams gewinnen, die ohne solche Persönlichkeiten auskommen müssen. Jede Spielende ist mit ihrem Wissen und entsprechenden Fähigkeiten wichtig für das Ergebnis. Für KapitänIn und TrainerInnen bedeutet dies, dass es das Ziel und der Anspruch sein muss, diese individuellen Potenziale bestmöglich zur Entfaltung und zu einem gelingenden und förderlichen Zusammenspiel zu bringen. Genau dies ist der leitende Gedanke von »Shared Governance«, welches bereits in den 80er Jahren mit dem Ziel entwickelt wurde, Arbeitsergebnisse und Mitarbeitendenzufriedenheit in der Pflege durch Partizipation, Autonomie und Zusammenarbeit bei Entscheidungen am Point of Service zu verbessern (Porter-O'Grady, 1992, 1996). Basis dieser Unternehmenskultur der Mitgestaltung und -entscheidung ist eine breite, kontinuierliche Befähigung von Pflegefachpersonen.

Traditionell zeichnen sich Organisationen ab einer gewissen Größe durch Organisationsbäume und Hierarchiestufen aus. Das Gesundheitswesen in Deutschland und Universitätskliniken im Besonderen sind für diese Komplexität und die vielfach damit einhergehenden Möglichkeiten der Distanzierung zwischen Berufspraxis und höheren Führungsebenen gute Beispiele. Der Pflegedienst am Universitätsklinikum Bonn (UKB) umfasst über 2.500 Beschäftigte, die sich auf fünf Pflegebereiche mit zehn Zentren sowie 38 Kliniken mit 68 Stationen und weiteren Abteilungen verteilen. Dieses komplexe Konstrukt spiegelt sich entsprechend in der Struktur der Pflegeorganisation und des Pflegemanagements wider. Letzteres umfasst die Stationsleitungen, Pflegebereichsleitung, Zentrumsleitung und die Pflegedirektion (▶ Abb. 5.1). Hinzu kommt gerade an Universitätskliniken der sehr hohe Anspruch an die pflegefachliche Kompetenz im Kontext von Forschung, Lehre, PatientInnenversorgung, Pflegeprozessverantwortung und Innovation (Hebestreit et al., 2014). Ziel des Shared-Governance-Ansatzes ist es, dieser organisationalen Tendenz etwas entgegenzusetzen, indem auf eine enge Zusammenarbeit klinisch tätiger Pflegefachpersonen und der Pflegeführung im patientennahen Umfeld gesetzt wird (Spirig et al., 2015a). Auf internationaler Ebene erfährt das Konzept der geteilten Führung bereits in den angloamerikanischen Ländern und in der Schweiz breite Zustimmung (Carter et al., 2010; Frei et al., 2018; Spirig et al., 2015b) und auch in Deutschland konnten erste Modelle implementiert werden (Flerchinger et al., 2014).

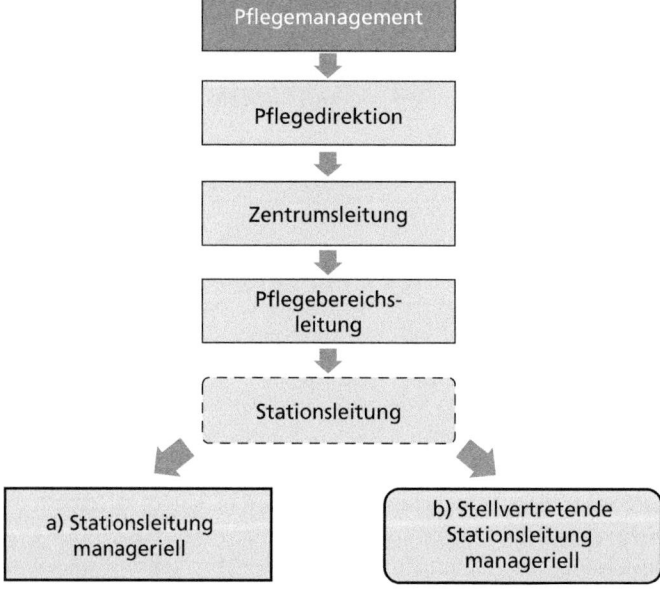

Abb. 5.1: Traditionelles Führungsmodell im Pflegemanagement am Beispiel des Universitätsklinikums Bonn (eigene Darstellung)

Am UKB entstand die Idee, sich mit diesem Ansatz näher zu beschäftigen, insbesondere aus dem vorhandenen Potential heraus, über welches hochschulisch qualifizierte Pflegefachpersonen bzw. PflegeexpertInnen APN verfügen. Auch wenn der Anteil hochschulisch qualifizierter Pflegefachpersonen an Universitätskliniken im internationalen Vergleich mit knapp 2,11 % noch gering ist (Bergjan et al., 2021), so stellte sich doch die berechtigte Frage, wie deren erweiterte und vertiefte Kompetenzen bestmöglich in die klinische Arbeit integrierbar sind. Gerade in der noch am Beginn stehenden Phase dieser Transition wurden Möglichkeiten gesucht, neben der Übernahme erweiterter pflegefachlicher Anforderungen auch durch managerielle Anteile die zunehmende Professionalisierung der Pflege mit steuern und gestalten zu können.

Das Konzept der Dualen Führung im Pflegedienst bietet mit dieser Verknüpfung geeignete Ansatzmöglichkeiten zur Weiterentwicklung der Qualität in der PatientInnenversorgung und Angehörigenbegleitung wie auch zur Gestaltung positiver Arbeitsbedingungen auf Basis umfassender hochschulischer Qualifikationen. Die bisher rein auf managerielle Kompetenz hin fokussierten pflegerischen Leitungsduos auf Stations- oder Abteilungsebene werden neu ausgerichtet und um die vertiefte bzw. erweiterte pflege(wissenschaftliche) Expertise auf SpezialistInnenniveau bis hin zu Advanced Practice Nursing (APN) erweitert. Hierdurch entsteht neben der manageriell leitenden Position eine versorgungsnahe verantwortliche Position bzgl. pflegefachlicher Fragestellungen. Kliniken, die ein entsprechendes Modell bereits implementiert haben, führen insbesondere folgende Mehrwerte an:

- Fokussierung der Leitungspersonen auf einen manageriellen oder pflegefachlichen Schwerpunkt mit der Möglichkeit der vertieften Wahrnehmung von entsprechenden Aufgaben
- transparente Zuständigkeiten und personengebundene Verantwortungsübernahme
- systematische Entwicklung der Pflegequalität und Optimierung von Prozessabläufen
- integratives Erarbeiten und Umsetzen von evidenzbasiertem Pflegewissen
- zielgenaue und bedarfsgerechte Fort- und Weiterbildung der Mitarbeitenden
- positive Entwicklungen bzgl. Arbeitszufriedenheit und Bindung von Beschäftigten innerhalb der Pflegeteams
- Verbesserung von Kommunikation und Kooperation mit anderen Berufsgruppen
- Steigerung der Zufriedenheit von PatientInnen und Angehörigen

5.2 Die Weiterentwicklung der Pflegepraxis im klinischen Umfeld – Stationsleitungen als Schlüsselpersonen

Pflege an Universitätskliniken und medizinischen Hochschulen zeichnet sich entsprechend dem Auftrag der Supramaximalversorgung durch eine pflegerische Versorgung auf höchstem Niveau aus. Dies spiegelt sich sowohl in der Komplexität als auch in den notwendigen Kompetenzen und Fertigkeiten wider. Gleichzeitig bieten sich durch die Verknüpfung von Forschung, Lehre und PatientInnenversorgung ideale Voraussetzungen, um »neue, innovative pflegerische Konzepte zu entwerfen, zu begleiten, zu evaluieren und zu verbreiten« (Hebestreit et al., 2014, S. 3).

Am UKB wird die Weiterentwicklung der Pflegepraxis sowohl als zentrale, übergeordnete Aufgabe als auch als ein individueller Auftrag jeder einzelnen Pflegefachperson verstanden. So engagieren sich die Mitarbeitenden im Pflegedienst täglich dafür, den PatientInnen sowie deren Angehörigen die bestmögliche Begleitung im Rahmen ihres ambulanten bzw. stationären Aufenthalts in der Klinik zu gewährleisten. Dies bedingt eine kontinuierliche Auseinandersetzung mit dem individuellen Bedarf und den Bedürfnissen der PatientInnen, dem neuesten Fachwissen sowie den eigenen Kompetenzen und den bestehenden Bedingungen im jeweiligen Arbeitsumfeld bzw. den gelebten Werten und der Institutionskultur (Frei et al., 2018; Grossmann et al., 2018; McCormack, 2020).

Um diesen fachlichen und institutionellen Anforderungen gerecht zu werden, ist eine strategische Praxisentwicklung notwendig, welche die Zusammenhänge von moderner Führungskultur und exzellenter Pflegequalität in den Blick nimmt (Frei et al., 2012; McCormack et al., 2009). Stationsleitungen und ihre Stellvertretungen nehmen in diesem Zusammenhang eine zentrale Schlüsselrolle ein. Indem sie wichtige Bedarfe und Impulse aus der PatientInnenversorgung aufgreifen wie auch zentrale Vorgaben der Pflegedirektion umsetzen, fungieren sie als operative Schnittstelle zwischen den Beschäftigten und den Pflegebereichsleitungen. Sie prägen so maßgeblich über ihr Handeln die Arbeitsplatzkultur wie auch die Pflegequalität in ihrem Team.

Tatsächlich hat sich der Anspruch an Führungspositionen in der Pflege in den vergangenen Jahren auch neben der zunehmenden Behandlungskomplexität stetig erhöht. Dies zeigt sich beispielsweise an immer größer werdenden Organisationseinheiten, zunehmenden gesetzlichen Anforderungen oder veränderten Zielen und Bedarfen, die mit unterschiedlichen Generationszugehörigkeiten oder Bildungsabschlüssen einhergehen. Auch bezüglich der manageriellen Kernaufgaben lässt sich eine Arbeitsverdichtung erkennen: So sind Stationsleitungen vielfach neben ihrer praktischen Pflegetätigkeit und dem führungsbezogenen »Alltagsgeschäft« (Personaleinsatzplanung, Kommunikation zwischen höheren Führungsebenen und Mitarbeitenden, Teambesprechungen etc.) auch mitverantwortlich für Qualitätsmanagement, Qualifikationssteuerung, Personalentwicklung, interprofessionelle Zusammenarbeit und Fachexpertise (Isfort et al., 2018). Dabei geraten insbesondere zeitintensive und komplexe Managementaufgaben wie die strukturierte Teamentwicklung und Sicherung der Pflegequalität häufig ins Hintertreffen.

Dies verdeutlicht, dass PatientInnen- und Angehörigenversorgung wie auch die Gestaltung von Arbeitsbedingungen und Führung von Personal in der Pflege umfassende Kompetenzen und Qualifikationen in Management, Pflegefachlichkeit und Berufspädagogik erfordern.

5.3 Hochschulische Qualifikationen und Advanced Nursing Practice als Chance

Parallel zu diesen Herausforderungen lässt sich seit einigen Jahren ein Zuwachs an Pflegefachpersonen mit hochschulischer Qualifikation auf Bachelor- und Masterebene und klinischem Schwerpunkt erkennen (Bergjan et al., 2021; Tannen et al., 2017). Klassisch wurden zu Beginn vor allem Positionen mit klaren Tätigkeits- und Aufgabenprofilen im Management oder dem Ausbildungsbetrieb – fernab von der direkten Pflegetätigkeit – angestrebt. Daneben entscheiden sich zunehmend aber auch AbsolventInnen dafür, ihre Kompetenzen in der direkten Gesundheitsversorgung von PatientInnen und deren Angehörigen einzubringen. Diese hervorragend ausgebildeten Pflegefachpersonen möchten vielfach Verantwortung übernehmen und die Pflegepraxis aktiv gestalten. Entsprechend bieten sie das Potenzial zur Steigerung der Pflegequalität durch die Integration von wissenschaftlichen Erkenntnissen in die Praxis, Professionalisierung durch gezielte Praxisentwicklung und Problemlösung bis hin zur Attraktivitätssteigerung des Unternehmens für potenzielle BewerberInnen (Deutscher Berufsverband für Pflegeberufe (DBfK), 2019; Feuchtinger, 2014).

Neben BachelorabsolventInnen, die sich klinische Versorgungskompetenzen auf SpezialistInnenniveau angeeignet haben, finden sich in Deutschland auch vermehrt PflegeexpertInnen APN. Diese verfügen über umfassende Pflegeerfahrung, einen Masterabschluss in einem pflegewissenschaftlichen Fach und setzen PatientInnen und Familien in den Mittelpunkt ihres Pflegehandelns (DBfK et al., 2013). Im Rahmen des international verwandten Advanced-Nursing-Practice-Modells nach Ann Hamric (Schober & Affara, 2008) werden, neben der Fähigkeit, Konsultationen und Beratungen durchzuführen, Forschungsfertigkeiten, Teamfähigkeit, ethische Entscheidungsfindung, hervorragende Coaching- und Führungsqualitäten und klinische und berufspolitische Führungskompetenzen aufgeführt. Ebendies legt nahe, APNs fachliche Leitungsverantwortung zu übertragen und innerhalb der eigenen Organisation zu prüfen, welche Positionen sich daraufhin modifizieren lassen.

Entsprechend wird am UKB über das Modell der Dualen Führung eine Option geschaffen, um Pflegeexpertinnen APN in Wirkung zu bringen und Karrierewege in der direkten klinischen Versorgung zu ermöglichen. Umgesetzt werden soll dies durch eine Weiterentwicklung der bisherigen traditionellen Leitungsstruktur von Stationsleitung und Stellvertretung mit Managementschwerpunkt (▶ Abb. 5.1) zu einem gleichberechtigten Leitungsduo aus Pflegemanagement und Pflegeexpertise.

5.4 Die Organisationsmatrix mit der Dualen Führung weiterentwickeln

Als zugrundeliegende Theorie der Dualen Führung am UKB wurde das internationale Konzept der »Shared Governance« gewählt. Dieses steht für gemeinsame Verantwortungsübernahme und eine Kultur des Mitwirkens und Mitentscheidens im Rahmen der Pflegepraxis. Mitarbeitende werden gezielt fachlich und personell weiterentwickelt, aktiv in Entscheidungsfindungsprozesse eingebunden und angeregt, in den fachlichen Diskurs untereinander, aber auch mit anderen Berufsgruppen zu gehen (Porter-O'Grady, 1992, 1996). Als wichtiger Bestandteil des Konzeptes wird eine Verbreiterung der unterschiedlichen Führungsebenen angesehen, um neben der Personal- auch die Fachentwicklung gezielt zu stärken sowie ein kollegiales Miteinander unabhängig von Hierarchiestufen zu entwickeln (Spirig, 2015). All diese Überlegungen bieten geeignete Ansatzpunkte für eine sinnvolle Neuverteilung von Aufgaben und die Umstrukturierung der Stationsleitungsebene im Sinne einer doppelten Leitungsspitze aus Pflegemanagement und Pflegeexpertise. Durch die Hinzunahme von PflegebildungsexpertInnen ließe sich dieses Konstrukt perspektivisch bis hin zu einem Modell der Dreier-Führung ausweiten. Ebenso ist der Gedanke der geteilten Führung nicht nur auf die Stationsleitungsebene begrenzt, sondern kann wie in Umsetzungsbeispielen der Universitätsspitäler Zürich und Basel sowie dem Universitätsklinikum Freiburg über alle Stufen der Organisationsmatrix von der Stations- und Abteilungsebene bis zur Pflegedirektion hin entwickelt werden (▶ Abb. 5.2). Dies würde gewährleisten, dass die Disziplinen Management, Fachexpertise und Bildung auf allen Ebenen des Pflegedienstes eine klare Zuordnung besitzen und mit Personal- sowie Fachverantwortung verbunden sind.

Das UKB wird sich nach Vorstandsbeschluss im ersten Schritt der Pilotierung auf die Entwicklung einer Dualen Führungsstruktur auf Stationsleitungsebene fokussieren. Die schrittweise Entwicklung zu einem erweiterten Modell wird jedoch längerfristig erwogen.

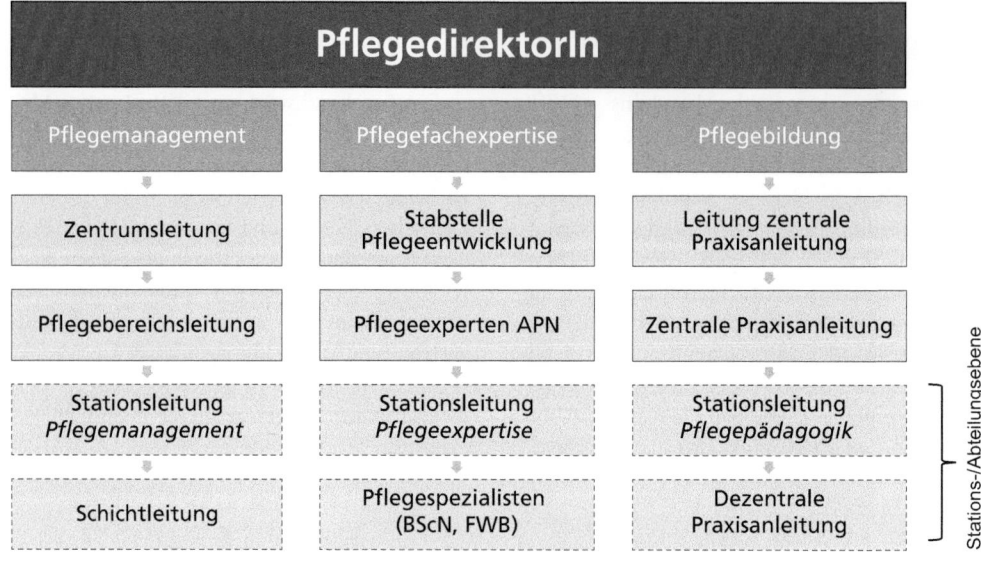

Abb. 5.2: Modell einer möglichen zu entwickelnden Organisationsmatrix (eigene Darstellung)

5.5 Ausgestaltung der Führungsrollen

Mit Hilfe des Modells der Dualen Führung werden die bestehenden Leitungsstrukturen auf Stationsebene novelliert. Umgesetzt werden soll dies durch eine Weiterentwicklung der bisherigen traditionellen Leitungsstruktur von Stationsleitung und Stellvertretung mit Managementschwerpunkt zu einem gleichberechtigten Leitungsduo aus Pflegemanagement und Pflegeexpertise. Führung erhält demnach eine ergänzende Schwerpunktsetzung in Form erweiterter und vertiefter Pflegefachlichkeit mit einer pflegewissenschaftlichen Hochschulqualifikation der Stelleninhabenden auf Bachelor- (Pflegespezialist) oder Masterniveau (PflegeexpertIn APN). Diese Qualifikation soll die wissenschaftsbasierte Praxisentwicklung und pflegefachliche Leitung neben der manageriellen Leitung im Team umsetzen. Auf diese Weise können die unterschiedlichen Kompetenzen und Schwerpunktsetzungen gezielt und effektiv genutzt werden, um dem Anspruch, Herausforderungen und Chancen auf Mitarbeitenden- und Versorgungsebene gemeinsam zu bewältigen, gerecht zu werden. Für die Übergangszeit mit noch begrenzten AbsolventInnen an entsprechenden fachpflegerischen Masterstudiengängen wird die Leitungsposition Pflegefachexpertise sowohl für Bachelor- als auch für Masterabschlüsse offengehalten. Es bietet sich hier die Möglichkeit der Personalentwicklung zur PflegeexpertIn APN – sowohl unter Beibehaltung der pflegefachlichen Leitungsstelle auf Stations-/Abteilungsniveau wie auch übergeordnet analog zur Pflegebereichsleitung (▶ Abb. 5.2).

Die inhaltliche Ausgestaltung der Führungsrollen ist wie folgt angedacht, sollte jedoch je nach Setting, Bedarfen sowie individuellen Kompetenzen, Schwerpunktsetzungen und Qualifikationen der AkteurInnen angepasst werden:

Schwerpunkt Pflegemanagement

Pflegende mit einem Hochschulabschluss in Pflegemanagement bzw. mind. einer abgeschlossenen Weiterbildung zur Stationsleitung übernehmen die personelle/disziplinarische und managerielle Führung des Teams. Die Stationsleitung ist u. a. Bindungsglied zwischen den Mitarbeitenden und den übergeordneten Führungsebenen bis zur Pflegedirektion und verantwortet die Planung und Disposition des Personaleinsatzes.

Schwerpunkt Pflegeexpertise

Pflegende mit einem Hochschulabschluss in einem pflegewissenschaftlichen Fach und umfänglicher Berufserfahrung bis hin zur PflegeexpertIn APN übernehmen die pflegefachliche Führung des Teams. Entsprechend der zusätzlich im Studium erworbenen erweiterten und vertieften Kompetenzen (DBfK, 2016; Deutscher Pflegerat (DPR) & Deutsche Gesellschaft für Pflegewissenschaft (DGP), 2014) fokussieren sie sich auf:

- Erkennen von relevanten Pflegephänomenen/Entwicklung von Fragestellungen (»Critical Thinking«); kontinuierliche Weiterentwicklung der klinischen Pflegepraxis hin zu einer Evidenzbasierung durch Recherchen, Aufbereitung von wissenschaftlichen Erkenntnissen und deren Einbringung in Diskussion und Argumentation von Fallsituationen
- Durchführung eines vertieften Pflegeassessments
- Übernahme der Prozesssteuerung für komplexe Fallsituationen
- (Mit-)Entwicklung von evidenzbasierten Standards
- Organisation und Moderation von Fallbesprechungen
- Qualifizierung von Beschäftigten, z. B. durch Kurzschulungen oder »Training on the Job«
- Weiterentwicklung der interprofessionellen Kommunikation und Zusammenarbeit

5.6 Erste Schritte im Change-Prozess und der Implementierung

In einem ersten Schritt wurde hierzu die oben skizzierte Projektkonzipierung auf Basis nationaler und internationaler Umsetzungsbeispiele, einschließlich Relevanz, Zielsetzung und notwendiger Aufwände für das UKB, beschrieben und dem Pflegemanagement wie auch dem Klinikumsvorstand zur Zustimmung durch die Projektleitungen (Stabsstellen Pflegeforschung und Pflegeentwicklung sowie die stellvertretende Pflegedirektorin) vorgelegt. Ziel ist es, in einem begrenzten Bereich erste Umsetzungserfahrungen für das UKB zu gewinnen, um dann möglicherweise eine weitere Implementierung eines praxisevaluierten und lokal angepassten Bonner Modells der Dualen Führung umsetzen zu können. Für diesen ersten Schritt boten sich Bereiche an, in denen bereits Veränderungen im Leitungsteam geplant waren oder bereits hochschulisch qualifizierte Pflegende bzw. PflegeexpertInnen APN in der Leitung eingebunden waren. Die betreffenden Personen wurden für die Pilotierung angefragt und nach Zustimmung wurden Pflegende sowie der ärztliche und therapeutische Dienst der Bereiche über die geplante Organisationsentwicklung informiert.

Die Weiterentwicklung der Leitungsstruktur im Pflegedienst zu einem Leitungsduo von Pflegemanagement und Pflegefachexpertise stellt eine umfassende und tiefgreifende Organisationsveränderung der etablierten Strukturierung am UKB dar. Die Gestaltung des Changemanagements erfordert neben einer übergeordneten Projektstruktur eine umfassende Beteiligung der jeweiligen Bereiche. Nur so kann es gelingen, die Veränderungen in den Aufgabenbereichen und die Neuausrichtung der Leitungsaufgaben nachhaltig umzusetzen. Insbesondere die benannten fachlichen Stationsleitungen stehen vor der Aufgabe, eine neue Position mit neuen Aufgabenverteilungen innerhalb des Teamgefüges und auch in der Zusammenarbeit mit anderen Berufsgruppen sowie PatientInnen und Angehörigen einzunehmen. Dieser Transitionsprozess benötigt Reflexion und kontinuierliche Unterstützung bei der Rollen- und Aufgabenentwicklung. Am UKB wird diese Begleitung einerseits durch professionelles Coaching in Zusammenarbeit mit dem hausinternen Zentrum für Personalentwicklung wie auch andererseits durch ergänzende externe Fachberatung mit Erfahrung in Implementierung neuer Führungsstrukturen im klinischen Setting ermöglicht.

Mit welchen Erwartungen und Zielen hochschulisch qualifizierte PflegespezialistInnen aus dem Bereich der psychiatrischen Versorgung den Veränderungsprozess verbinden, beschreibt das folgende Kapitel.

5.7 Erwartungen und Veränderungsprozesse aus Sicht eines Pflegespezialisten der Psychiatrie

Die Pflege und professionelle Begleitung von psychiatrisch erkrankten Menschen und deren Angehörigen erfordert von Pflegenden spezialisiertes Fachwissen und -kompetenzen. Das Erkennen von Bedürfnissen, Ressourcen und Pflegeproblemen bedarf eines hohen Maßes an kommunikativen Fertigkeiten, insbesondere der Beziehungs- und Milieugestaltung (Richter et al., 2014; Sauter et al., 2011). Obwohl Grundpflegehandlungen häufig eine untergeordnete Rolle spielen und Behandlungspflege insbesondere Kenntnisse über Psychopharmaka, Recht und Ethik erfordert, sind es die Schnittmengen zur Psychologie und Sozialarbeit, die Pflege in diesem Bereich besonders machen (Jensen et al., 2008; Richter & Hahn, 2009). Die Gesetzgebung in Österreich hatte diese Besonderheit in den 60er Jahren erkannt und die psychiatrische Pflege bis zur Reform im Jahr 2016 zu einem eigenen Ausbildungsberuf erklärt. Darüber hinaus war die Sonderausbildung – dem dortigen Äquivalent zur deutschen Fachweiterbildung – für Pflegende in der Psychiatrie mit anderer Ausbildung verpflichtend. Hierzulande ist der Anteil an theoretischem Wissen und praktischer Ausbildung in der Behandlung von Menschen mit seelischen Belastungen und Störungen seit jeher gering gewesen (Rau, 2020); verbindliche Anforderungen an Qualifikationen und Kompetenzen über die Grundausbildung hinaus werden gesetzlich nicht erwartet bzw. variieren stark.

Wie kann also eine fachlich korrekte Pflege in der Psychiatrie gewährleistet werden? Wie kann evidenzbasiertes Handeln implementiert und wie können Interventionen evaluiert werden? Mangels verbindlicher Standards und Richtlinien müssen Einrichtungen diese Entscheidungen selbst treffen. Auf der einen Seite steht die Frage des Skill-Grade-Mix: Wie können verschiedene Erfahrungsstufen, Fortbildungen, Weiterbildungen und Hochschulwissen eingesetzt und für maximale Qualität kombiniert werden (Scheydt & Holzke, 2018)? Andererseits stellt sich die Frage nach der Organisation und der Konzeption. Sind dies Aspekte, die seitens des höheren Pflegemanagements gelöst werden müssen oder bereits auf Ebene der Stationsleitung zumindest diskutiert werden sollten? Welche Rolle spielen dabei die anderen in die Behandlung eingebundenen Professionen?

Die Erwartungen an die Duale Führung im Rahmen des Pilotprojektes sind am Ende folglich eine Verbesserung der Versorgungsqualität als Antwort auf die zuvor aufgeworfenen Fragen. Eine organisatorische Spezialistin und ein pflegefachlicher Spezialist arbeiten auf Augenhöhe und werden befähigt, sich auf ihren jeweiligen Schwerpunkt zu konzentrieren. So wird die für die Leitungsaufgaben benötigte Zeit effizienter genutzt. Während organisatorische Abläufe, Budget, Lagerhaltung oder Dienstplanung von einer Person bearbeitet werden, kann sich die andere Person auf fachliche Personalentwicklung, Pflegeprozess und fachliche Anleitung, Beratung und Überwachung konzentrieren. Ebenso ist für pflegefachliche KollegInnen und andere Professionen eine eindeutige Ansprechbarkeit definiert.

Herausforderungen stellen insbesondere die Koordination der Leitungspersonen untereinander und das Kommunizieren der Neuerung dar, da die ehemalige »Leitungs-Stellvertretungs-Lösung« weiterhin auf einem Großteil der Stationen innerhalb des Universitätsklinikums Bonn praktiziert wird. Die Schärfung der Rollenprofile wird ebenfalls herausfordernd sein, da Organisation und Fachlichkeit Schnittmengen haben, welche sich nicht vollständig trennen lassen werden. Insgesamt stellt das Pilotprojekt der Dualen Führung jedoch eine große Chance für die Versorgungsqualität und Praxisentwicklung am UKB dar.

5.8 Ausblick

Nach wie vor stellt die Integration von hochschulisch qualifizierten Pflegenden, wie PflegeexpertInnen APN, eine aktiv zu gestaltende Neuerung dar. Trotz breiter internationaler Vorbilder werden insbesondere praktische Umsetzungsbeispiele und Rollenmodelle benötigt. Die Duale Führung aus Pflegemanagement und Pflegeexpertise bietet das große Potenzial, Fach- und Managementkompetenzen im versorgungsnahen Umfeld zusammenzuführen, um so Versorgungsprozess und Versorgungsergebnisse strukturiert, evidenzbasiert und nachhaltig gestalten zu können. Demnach kann die Duale Führung, auch mit Perspektive auf die Ausweitung der dualen Struktur auf höhere Organisationsebenen, für hochschulisch qualifizierte Pflegefachpersonen im Sinne der Advanced Nursing Practice unter Betonung der Kernkompetenz »Clinical Leadership« (Blanck-Koster et al., 2020) ein mögliches Tätigkeitsfeld mit umfassenden Gestaltungsmöglichkeiten darstellen.

Literatur

Bergjan, M., Tannen, A., Mai, T. et al. (2021). *Integrating academic nurses in German university hospitals: a follow-up survey*. Z Evid Fortbild Qual Gesundhwes, 163, 47–56, doi: 10.1016/j.zefq.2021.04.001

Blanck-Koster, K., Roes, M., Gaidys, U. (2020). *Clinical leadership competencies in advanced nursing practice: Scoping review*. Med Klin Intensivmed Notfmed, 115(6), 466–476, doi: 10.1007/s00063-020-00716-w

Carter, N., Martin-Misener, R., Kilpatrick, K. et al. (2010). *The role of nursing leadership in integrating clinical nurse specialists and nurse practitioners in healthcare delivery in Canada.* Nurs Leadersh (Tor Ont), 23, 167–185, doi: 10.12927/cjnl.2010.22274

Deutscher Berufsverband für Pflegeberufe (DBfK), Österreichischer Gesundheits- und Krankenpflegeverband (ÖGKV), Schweizer Berufsverband der Pflegefachfrauen und Pflegefachmänner (SBK) (Hrsg.) (2013). *Advanced Nursing Practice in Deutschland, Österreich und der Schweiz. Eine Positionierung von DBfK, ÖGKV und SBK.* Zugriff am 14.06.2022 unter: https://www.dbfk.de/media/docs/download/DBfK-Positionen/ANP-DBfK-OeGKV-SBK_2013.pdf

Deutscher Berufsverband für Pflegeberufe (DBfK) (Hrsg.) (2016). *Position des DBfK zum Einsatz von primärqualifizierten Bachelor of Nursing in der Pflegepraxis.* Zugriff am 14.06.2022 unter: https://www.dbfk.de/media/docs/download/DBfK-Positionen/Position-BSN-Einsatz-in-Praxis_2016-07-26final.pdf

Deutscher Berufsverband für Pflegeberufe (DBfK) (Hrsg.) (2019). *Advanced Practice Nursing. Pflegerische Expertise für eine leistungsfähige Gesundheitsversorgung.* 4. Aufl. Zugriff am 14.06.2022 unter: https://www.dbfk.de/media/docs/download/Allgemein/Advanced-Practice-Nursing-Broschuere-2019.pdf

Deutscher Pflegerat (DPR) & Deutsche Gesellschaft für Pflegewissenschaft (DGP) (Hrsg.) (2014). *Arbeitsfelder akademisch ausgebildeter Pflegefachpersonen.* Zugriff am 14.06.2022 unter: https://deutscher-pflegerat.de/wp-content/uploads/2020/02/2015-04-17-DGP-Papier_final.pdf

Feuchtinger, J. (2014). *Integration von akademisch ausgebildeten Pflegenden.* CNE.fortbildung, 4, 12–16.

Flerchinger, C., Küpper, G., Wilhelm, M. (2014). *Führung als Doppelspitze. Duale Gruppenleitung.* Führen und Wirtschaften im Krankenhaus, 31 (9), 842–845.

Frei, I.A., Berlepsch-Schreiner, A., Hirter, K. (2018). *Personenzentrierte Kultur schaffen.* Krankenpflege, 4, 30–31.

Frei, I.A., Massarotto, P., Helberg, D., Barandun Schäfer, U. (2012). *Praxisentwicklung im Trend der Zeit. Pflegeexpertinnen als Praxisentwicklerinnen. Ein Beispiel aus dem Universitätsspital Basel.* Padua, 7(3), 110–115, doi: 10.1024/1861-6186/a000056

Grossmann, F.F., Barandun Schäfer, U., van Lieshout, F., Frei, I.A. (2018). *Personenzentriert pflegen am Universitätsspital Basel. Eine Annäherung an das Person-Centred Practice Modell.* Padua, 13 (1), 7–12, doi: 10.1024/1861-6186/a000409

Hebestreit, N., Tannen, A., Becker, C. et al. (2014). *Pflege an Universitätskliniken.* Hrsg. vom Verband der Pflegedirektorinnen und Pflegedirektoren der Universitätskliniken und Medizinischen Hochschulen Deutschlands e.V., VPU. Zugriff am 14.06.2022 unter: https://www.vpuonline.de/.cm4all/uproc.php/0/Dokumente_Netzwerkarbeit/VPU_-_Pflege_an_Universitaetskliniken.pdf?cdp=a&_=179acdb8c20

Isfort, M., Rottländer, R., Weidner, F. et al. (2018). *Pflege-Thermometer 2018. Eine bundesweite Befragung von Leitungskräften zur Situation der Pflege und Patientenversorgung in der stationären Langzeitpflege in Deutschland.* Hrsg. von Deutsches Institut für angewandte Pflegeforschung e.V. (DIP), Köln. Zugriff am 14.06.2022 unter: https://www.dip.de/fileadmin/data/pdf/projekte_DIP-Institut/Pflege_Thermometer_2018.pdf

Jensen, M., Thiel, H., Traxler, S. (2008). *Psychiatrische Pflege – Wohin geht die Reise?* Psych. Pflege Heute, 14(2), 101–105, doi: 10.1055/s-2008-1027211

McCormack, B. (2020). *The Person-centred Nursing and Person-centred Practice Frameworks: from conceptual development to programmatic impact.* Nurs Stand, 35(10), 86–89, doi: 10.7748/ns.35.10.86.s40

McCormack, B., Manley, K., Garbett, R. (Hrsg.) (2009). *Praxisentwicklung in der Pflege.* Deutschsprachige Ausgabe herausgegeben von Frei, I.A. & Spirig, R. Bern: Huber.

Porter-O'Grady, T. (1992). *Shared Governance Implementation Manual.* St. Louis: Mosby.

Porter-O'Grady, T. (1996). *More thoughts on shared governance.* Nursing Economics, 14(4), 254–255, Zugriff am 14.06.2022 unter: https://www.ncbi.nlm.nih.gov/pubmed/8826318

Rau, F.-S. (2020). *Die neue generalistische Pflegeausbildung – Chance für die psychiatrische Pflege?* PPH, 26(06), 292–296, doi: 10.1055/a-1259-2530

Richter, D. & Hahn, S. (2009). *Formal and informal tasks of community psychiatric nursing: A meta-synthesis.* Pflege, 22(2), 129–142, doi: 10.1024/1012-5302.22.2.129

Richter, D., Schwarze, T., Hahn, S. (2014). *Was ist gute Psychiatrische Pflege?* Psych. Pflege Heute, 20 (03), 125–131, doi: 10.1055/s-0034-1376273

Sauter, D., Abderhalden, C., Needham, I., Wolff, S. (Hrsg.) (2011). *Lehrbuch Psychiatrische Pflege.* 3. Aufl. Göttingen: Hogrefe.

Scheydt, S. & Holzke, M. (2018). *Erweiterte psychiatrische Pflegepraxis. Entwicklung und Diskussion eines heuristischen Rahmenmodells der pflegerischen Expertise in der Psychiatrie.* Pflegewissenschaft, 20 (3/4), 146–154, doi: 10.3936/1536

Schober, M. & Affara, F. (2008). *Advanced Nursing Practice (ANP).* Deutschsprachige Ausgabe herausgegeben von Spirig, R. & De Geest, S. Bern: Huber.

Spirig, R. (2015). *»Shared Governance«: Die Kraft der Zusammenarbeit: Zusammenarbeits-Modell der Zukunft*. Competence: hospital management forum, 79(4), 30–31.

Spirig, R., Bruni, K., Staudacher, D., Linka, E. (2015a). *Shared Governance. Die Kraft der Zusammenarbeit*. Competence: hospital management forum, 4, 30–31.

Spirig, R., Bruni, K., Bucher, C. et al. (2015b). *Gemeinsam in Führung gehen. Führungskräfteentwicklungsprojekt am Universitätsspital Zürich (USZ)*. Krankenpflege, 2, 13–15.

Tannen, A., Feuchtinger, J., Strohbucker, B., Kocks, A. (2017). *State of development of the role of academic nursing staff at German university hospitals in 2015*. Z Evid Fortbild Qual Gesundhwes, 120, 39–46, doi: 10.1016/j.zefq.2016.11.002

6 »Von APN zu APN« – Mentoring in der klinischen Praxis

Nikoletta Dimitriadou-Xanthopoulou, Leyla Sahar Fischer, Victoria Herrmann, Pia Hilscher und Alexandra Knisch-Wesemann

> **Was Sie in diesem Beitrag erwartet**
>
> In diesem Beitrag wird das Mentoring durch erfahrene PflegeexpertInnen APN im Sinne der Einarbeitung und der Begleitung in der Rollenentwicklung von neuen/unerfahrenen PflegeexpertInnen APN im Florence-Nightingale-Krankenhaus der Kaiserwerther Diakonie vorgestellt.

6.1 Der Einführungsprozess von APN-Rollen im akutstationären Setting

Das Florence-Nightingale-Krankenhaus (FNK) der Kaiserwerther Diakonie ist ein Krankenhaus der Regel- und Schwerpunktversorgung und ist Lehrkrankenhaus der Heinrich-Heine-Universität in Düsseldorf. Jährlich werden ca. 25.000 PatientInnen stationär und 60.000 PatientInnen ambulant versorgt (FNK, 2019).

Seit 2010 werden PflegeexpertInnen Advanced Practice Nurses (APN) in der klinischen PatientInnenversorgung in unterschiedlichen Fachabteilungen eingesetzt. Die Bezeichnung PflegeexpertIn APN orientiert sich an dem Positionspapier der drei deutschsprachigen Berufsverbände (DBfK et al., 2013). Im Folgenden meint die Abkürzung APN, APN-Rolle und APNs die Personen, welche diese Rolle ausüben. Die Merkmale aus dem »Advanced Nursing Modell« nach Hamric werden grundlegend für die APN-Rolle angesehen (Hamric, 2019). PflegeexpertInnen APN verfügen über einen pflegebezogenen Master und mehrjährige berufliche Erfahrung in der Pflege. Aus den aktuellen Handlungsfeldern der APNs im FNK lässt sich ableiten, dass sie dem Profil der Clinical Nurse Specialists zuzuordnen sind (ICN, 2020). Die Einführung von klinisch tätigen akademisierten Pflegefachpersonen, im Sinne der erweiterten Pflegepraxis, ist ein Teil eines Organisationsentwicklungsprozesses im FNK. Rückblickend ist feststellbar, dass dieser Prozess komplex ist und verschiedene Mechanismen ineinandergreifen müssen, damit die Implementierung von APN-Rollen gelingt.

In den letzten Jahren wächst die Nachfrage nach Versorgungskonzepten im Sinne von Advanced Nursing Practice. Die Einführung von APN-Rollen im akutstationären Setting ist zunehmend beobachtbar. Um das Potenzial von APN-Rollen in Kliniken spürbar zu machen, ist es notwendig, dass Rahmenbedingungen geschaffen und Zielsetzungen formuliert werden, denn insbesondere die Einführung von neuen (innovativen) Rollen ist komplex und verläuft dynamisch (Bryant-Lukosius et al., 2004). Die Frage, wie die

Einführung, Implementierung und Stabilität von neuen APN-Rollen und den damit verbundenen Interventionen unterstützt werden kann, ist zentral. Denn eine APN-Rolle auszuüben, bedeutet nach wie vor Pionierarbeit (Werner et al., 2021).

Einflussgrößen auf den Einführungsprozess werden beispielsweise in Kontextfaktoren für APNs, Definition von APN-Rollen, Nutzung von evidenzbasierten Ergebnissen und unterschiedlichen Ausbildungsniveaus von APNs gesehen (Dover, 2019; Maier & Aiken, 2016; Bryant-Lukosius, 2004). In der Rolle als APN ohne Erfahrung kann der Einstieg in die klinische Praxis und die Rollenfindung erschwert sein und mit »Lack of preparedness for new advanced clinical practitioners« (Dover, 2019, S. 3210) in Verbindung gebracht werden. Die Kompetenzen einer APN oder ein fehlendes Mentoring in der klinischen Praxis sind weitere Einflussfaktoren bei der Einführung von neuen Rollen (Dover, 2019).

Eine einheitliche akademische Ausbildung zur APN wäre für Führungspersonen, Einrichtungen und für die APN selbst hilfreich, um die Förderung eines klinischen Karrierewegs zu erleichtern. Zudem wäre transparent(er) darstellbar, mit welchen Kompetenzen eine APN der klinischen Praxis zur Verfügung steht. Ein alleiniger Masterabschluss Advanced Nursing Practice wird nach Wisur-Hokkanen et al. (2015) nicht ausreichend für eine erfolgreiche Ausübung im Praxisfeld eingeschätzt. Die Entwicklung von Rollenklarheit ist unmittelbar damit verknüpft und wird als essentiell angesehen, damit eine APN in ihrem Handlungsfeld gezielt wirken kann (Dowling, 2014; Donald et al., 2010). Die Entwicklung von Rollenklarheit sollte bereits in der hochschulischen Ausbildung (Curriculum) unterstützt und in der klinischen Praxis mit einem Mentoring begleitet werden (Dover, 2019).

Die Umsetzung der Theorie in die Pflegepraxis kann für eine neue APN herausfordernd sein (Yun, 2021). Der Wechsel aus einer traditionellen Rolle in der Pflege hin zu APN wird als stressiger Prozess beschrieben (Barnes, 2015). Für neue Pflegefachpersonen sind mittlerweile umfangreiche Einarbeitungskonzepte entwickelt worden; diese fehlen jedoch für PflegeexpertInnen APN. Dieser Mangel an strukturierter Unterstützung kann den Übergang in eine APN-Rolle negativ beeinflussen (Barnes, 2015). Daher bedarf es kontinuierlicher Unterstützung und Orientierung in der Rollenfindung (Pop, 2017). Das Ziel einer etablierten APN-Rolle ist, dass Pflegeinterventionen im Sinne der erweiterten Pflegepraxis kontinuierlich für die PatientInnen bzw. PatientInnengruppen zur Verfügung stehen und zu einer Verbesserung der PatientInnenversorgung führen (Sniatecki et al., 2016).

Bei der Einführung von APN-Rollen orientiert sich das FNK inhaltlich an dem Rahmenwerk »Participatory, evidence-based, patient-centred process for APN role development, implementation and evaluation« (PEPPA). Das Framework verfolgt einen evidenzbasierten, patientenorientierten sowie partizipativen Ansatz und wurde spezifisch für die Implementierung und Evaluation von APN-Rollen entwickelt (Heuckeroth & Schmeer, 2018). Das PEPPA-Framework fördert mit Hilfe von neun Prozessschritten (diese sind nicht dogmatisch, sondern können immer wieder überdacht und individuell angepasst werden) ein verstärktes Verständnis der APN-Rollenentwicklung und begünstigt die Anbahnung von APN-Kompetenzen (Bryant Lukosius et al., 2004). Die Identifikation geeigneter Stakeholder und an der Versorgung beteiligter Berufsgruppen zeigt eine hohe Relevanz (Schuster & Wagner, 2020), bei der die MentorIn die Mentee unterstützen kann.

Es stellt sich die Frage, wie ein Mentoring für PflegeexpertInnen APN gestaltet sein sollte und inwiefern Rollenvorbilder (etablierte APNs in einer Einrichtung) als MentorInnen fungieren können. Die Unterstützung durch das Pflegemanagement auf allen Ebenen ist in diesem Prozess unerlässlich (Lloyd-Jones, 2005; Spichiger et al., 2018). Dieser Buchbeitrag befasst sich mit der Definition und der Notwendigkeit eines Mentorings für APNs und gibt einen Einblick in das Mentoring-Konzept im FNK.

6.2 Definition des Mentoring

Das Mentoring beschreiben Schmid und Haasen (2011, S. 14) als »[...] einen individuellen Lernprozess, in dem eine erfahrene Person (Mentor oder Mentorin) eine weniger erfahrene Person (Mentee) über einen längeren Zeitpunkt [...]« begleitet. Die Bezeichnung eines Mentoring-Konzepts, welches in großen wirtschaftlichen Unternehmen bereits als etabliertes Instrument zur Personalentwicklung gilt, wird häufig mit dem Coaching synonym verwendet. Das Mentoring und das Coaching weisen jedoch trotz einiger Überschneidungen deutliche Unterschiede in ihrem Ansatz auf (Graf & Edelkraut, 2017). Laut Hafford-Letchfield et al. (2008, S. 169) ist das Coaching eine »Dienstleistung in einem spezifischen Bereich und ist meist eher praxis- als theorieorientiert« (eigene Übersetzung aus dem Englischen: »performance in a specific area and is often more practice than theory driven«). Das Mentoring hingegen hat vielmehr die individuelle Begleitung, die Vermittlung von Werten und die Persönlichkeitsentwicklung der Mentee zum Ziel (Graf & Edelkraut, 2017).

Den Mehrwert dieses Instruments hebt bereits Sokrates hervor: »Mentoring is about sharing wisdom... a two-way street that benefits both«. Eine wechselseitige Beziehung zwischen MentorIn und Mentee ist dem Mentoring-Prozess inhärent (Girot & Rickaby, 2009). Sie erfordert eine hohe Tragfähigkeit (Schober & Affara, 2006) sowie Vertrauensbasis (Carter & Reed, 2019), damit beide Parteien davon profitieren können (Schmid & Haasen, 2011). Laut Schmid und Haasen (2011) erleben Mentees diese Form der Begleitung als persönliche Bereicherung, die sie in ihrer Rollenfindung unterstützt, das Selbstvertrauen stärkt und dabei hilft, komplexe Zusammenhänge zu verstehen sowie sich in informellen Strukturen zurechtzufinden. Jedoch unterstützt das Mentoring nicht nur die Mentee in der professionellen Entwicklung, sondern steigert auch die Selbstwirksamkeit der MentorIn als WegbegleiterIn in der beruflichen Rollenfindung und trägt insgesamt zu einer positiven Unternehmenskultur bei (Carter & Reed, 2019). Horner (2017) wies zudem darauf hin, dass ein gelungenes Mentoring-Programm zu einer hohen Zufriedenheit im Job beiträgt und eine effiziente PatientInnenversorgung fördert.

Von (unerfahrener) APN zu (erfahrener) APN ist es ein Entwicklungsprozess, der den Wandel der eigenen professionellen Identität beinhaltet und die fortschreitende Entwicklung bestimmter Kompetenzen meint (Brykczynski & Mackavey, 2019). Trotz geringer Evidenzlage (Gusic et al., 2010) zeichnet sich im Kontext der APN-Rolle das Mentoring zur Integration akademisierter Pflegefachpersonen als eine erforderliche Methode ab (Dunkmann, 2016). Es erfüllt nämlich eine wichtige Scharnierfunktion zwischen der professionellen Ausbildung und der darauffolgenden Arbeitsrealität (Carter & Reed, 2019).

6.3 Notwendigkeit des Mentoring

Ein individuelles Mentoring ist notwendig, um die komplexe Kompetenz- und Rollenentwicklung von APNs zu unterstützen. Wie bereits erwähnt, soll eine APN die fachliche Führung, z. B. in einem klinischen Bereich, übernehmen und sollte als Rollenvorbild für den akademischen Nachwuchs gelten (Canadian Nurses Association, 2019). Um diesen Ansprüchen gerecht zu werden sowie eine optimale Rollenentwicklung der APN zu gewährleisten, orientiert sich das FNK an den Kompetenzen von Hamric (2019).

Schober und Affara (2008) beschreiben die unterschiedlichen Aufgaben und Kompetenzen, die APNs erweitern sollen oder je nach individuellem Bedarf umsetzen können, wie folgt: APNs können Pflegefachpersonen, PatientInnen und Angehörige schulen, anleiten, beraten, coachen und/oder konsiliarisch tätig werden. APNs benötigen die Fähigkeit zur multidisziplinären Zusammenarbeit, die Kompetenz, Evidenced Based Nursing zu betreiben (wissenschaftlich zu arbeiten), die Kompetenz, sich an ethischen Entscheidungsprozessen zu beteiligen, stetig die eigene Fachexpertise innerhalb der Pflegepraxis weiterzuentwickeln und Leitungs- und Führungsaufgaben (Clinical Leadership) übernehmen zu können. Clinical Leadership kann die Entwicklung der klinischen Praxis fördern sowie unterstützen (Begley et al., 2014). Durch Klärung von verschiedenen Verantwortungsbereichen kann in einem multiprofessionellen Gesundheitssystem eine Kultur geschaffen werden, welche die Pflegequalität stetig weiterentwickelt und Evidenz in die Pflegepraxis transferiert.

Doerksen (2010) ging der Frage nach, welche Bedürfnisse APNs im Hinblick auf das Mentoring sowie zur eigenen Kompetenz- und Rollenentwicklung haben. Nahezu alle an der Forschung Beteiligten machten deutlich, dass ein Mentoring sehr hilfreich ist und als hochrelevant für die Rollenentwicklung von APNs angesehen wird. Unerfahrene APNs wünschen sich zu Beginn, dass sie zunächst den klinischen Alltag kennenlernen, alltägliche Arbeitsabläufe vertiefen können und erst im späteren Verlauf auf weitere Kompetenzen, z. B. Forschungskompetenzen, eingegangen wird. Der Zugriff auf Forschungsdatenbanken und die Mitarbeit an Publikationen werden als sehr hilfreich in der Rollenentwicklung angesehen.

6.4 Mentoring im praktischen Alltag des FNK

Nach Gusic et al. (2010) ist eine formelle Struktur eines Mentoring-Konzepts mit der Darlegung expliziter Erwartungen sowohl an die MentorIn als auch an die Mentee notwendig. Ergänzend gilt es, strukturelle Rahmenbedingungen mitzudenken/zu fixieren. Um die Rollenfindung und -entwicklung neuer KollegInnen zu unterstützen, müssen die individuellen Ausgangssituationen berücksichtigt werden.

Für die Einführung einer neuen APN-Rolle ist Rollenklarheit essenziell. Die APN-Rollen im FNK haben sich anhand eines Phänomens (z. B. Schmerz, Delir), einer Therapie (z. B. PatientInnen mit oraler Gerinnungshemmung) oder einer Diagnose (z. B. PatientInnen mit COPD) entwickelt. APN-Rollen unterscheiden sich selbst im gleichen Setting, je nach Größe und Komplexität der PatientInnenpopulation. Das Team der Pflegeexpert-

Innen APN wächst stetig und bis jetzt haben sich folgende unterschiedliche Ausgangssituationen der angehenden APNs gezeigt:

- Mit oder ohne Erfahrung in der APN-Rolle
- Mit Erfahrung in der Pflege und mit oder ohne Erfahrung im Fachbereich
- Mit unterschiedlichem wissenschaftlichem Hintergrund (Masterabschluss in Pflegewissenschaft/Advanced Practice Nursing/ Pädagogik)

Bezüglich der Handlungsfelder im FNK divergiert ebenfalls die Ausgangssituation:

- Ein neues APN-Handlungsfeld wird geschaffen bzw. wird eine neue PatientInnengruppe definiert oder
- eine bestehende Stelle (mit bereits definierter PatientInnengruppe/Versorgungslücke) wird personell neu besetzt.

Angesichts der Ausgangssituationen ergab sich im FNK die Frage nach einer geeigneten Einarbeitung/Mentoring für neue KollegInnen. Dafür zeigte sich die Erarbeitung eines Mentoring-Konzeptes als unterstützender Leitfaden zielführend. Im Folgenden werden relevante Kernpunkte/Anforderungen seitens der Institution an die Mentee (neue APN) und an die MentorIn (erfahrene APN) vorgestellt.

Rahmenbedingungen Mentoring

Das im FNK erarbeitete Mentoring-Konzept sieht zunächst eine enge Begleitung für den Zeitraum der Einarbeitungsphase von sechs Monaten vor. Mit Ablauf dieser Zeit wird in einem persönlichen Gespräch zwischen Pflegedirektion, pflegerischer Abteilungsleitung, MentorIn und Mentee eruiert, inwiefern eine weitere Begleitung nötig ist, sodass wie von Yun (2021) beschrieben, eine enge Begleitung über das erste Jahr erfolgt. Während das Mentoring zu Beginn ausgeprägter ist, verliert es im Verlauf zwar an Intensität, Ratschläge und Gespräche sind jedoch weiterhin von zentraler Bedeutung (Doerksen, 2010). Daher bleibt das Team der erfahrenen PflegeexpertInnen APN weiterhin ansprechbar.

Grundsätzlich sollte zwischen der fachspezifischen Einarbeitung und dem APN-spezifischen Mentoring differenziert werden. Während für die Einführung im jeweiligen Fachbereich/Abteilung die vorhandenen abteilungsspezifischen Einarbeitungskonzepte genutzt werden sollten, gilt es ebenso Endpunkte für das rollenspezifische Mentoring festzulegen. Hierzu ist neben der Rolle der Mentee ebenso die der MentorIn zu definieren (Yun, 2021). Zu Beginn des Mentorings sollten nachfolgend aufgeführte Strukturen von der mittleren Managementebene mitgedacht werden.

Strukturen des Mentoring

Im Rahmen des Implementierungsprozesses einer APN-Rolle ist die Unterstützung des Managements fundamental (Werner et al., 2021; Spichiger et al., 2018; Lloyd-Jones, 2005). Im FNK ist das Advanced-Practice-Nursing-Konzept seit über zehn Jahren etabliert. Dennoch sind nicht alle Fachabteilungen mit der Einführung einer neuen APN-Rolle vertraut. Dies stellt neben der Rollenfindung eine zusätzliche Herausforderung für die neue (unerfahrene) APN dar. Sowohl die Rollenfindung als auch die Etablierung einer APN-Rolle rücken in den Fokus des Mentorings. An dieser Stelle zeigt sich die Notwendigkeit eines regelmäßigen Austauschs zwischen MentorIn und Mentee, aber auch geplante Gespräche zwischen Pflegedirektion, zuständiger Abteilungsleitung sowie MentorIn und Mentee sind hilfreich. Dies ermöglicht die Entwicklung von Rollenklarheit. Im Rahmen der Rollenfindung gilt Rollenklarheit als fördernder Faktor (Hamric, 2009; Werner et al., 2021) und sollte während des Mentoring erarbeitet werden.

Hier sollte der Bedarf einer Hospitation an den Schnittstellen der spezialisierten Pflegepraxis mitgedacht werden, um einen vollständigen

Einblick in das abzudeckende Themenfeld zu ermöglichen. Die Anwendung des PEPPA-Frameworks ist dabei sinnvoll, um die Bedarfe umfassend identifizieren und Ziele formulieren zu können. Auch Hospitationen innerhalb des Teams der PflegeexpertInnen APN sind hilfreich für die Rollenausübung. Die Zusammenarbeit innerhalb der pflegerischen Teams wird neben der interdisziplinären Arbeit als relevanter Faktor für die Rollenentwicklung angesehen (Cusson & Strange, 2008).

Das Team der PflegeexpertInnen APN im FNK verfügt über umfangreiche Erfahrungen in der Einführung von APN-Rollen in unterschiedlichen Fachbereichen und der wöchentliche Jour Fixe kann genutzt werden, um relevante Themen kritisch zu diskutieren. Hier findet stetig ein produktiver Austausch über unterschiedliche Erfahrungen und in der Praxis entwickelte Strategien statt. Dieser Dialog wird gerade von unerfahrenen APNs als hilfreich empfunden.

Neben der Verfügbarkeit eines PC-Arbeitsplatzes gilt es den Zugang zu einschlägigen Datenbanken zu ermöglichen. Gleichermaßen sollte eine flexible Gestaltung der Arbeitstage im Sinne von Gleitzeit und die Möglichkeit, an den wöchentlichen Jour Fixes im Team der PflegeexpertInnen APN teilzunehmen, geschaffen werden.

Rolle der Mentee

Die Verantwortung für die eigene Rollenentwicklung liegt auf der Seite der Mentee. Das Mentoring zielt auf eine Unterstützung der Mentee ab. Um dieses bedarfs- und bedürfnisgerecht ausgestalten zu können, müssen die vorhandenen Ressourcen/Kompetenzen und eventuelle Vorerfahrungen der Mentee berücksichtigt werden:

- Liegt eine klinische Expertise bezogen auf Fachbereich/PatientInnenpopulation/Phänomen vor oder fehlt diese?
- Gibt es Berufserfahrung in der Rolle als APN?

Abhängig von diesen Grundkompetenzen wird die Mentee gefördert, die Verantwortung für die Rollenentwicklung zu übernehmen, indem Bedarfe erkannt und eigene Erwartungen klar formuliert werden (Straus et al., 2013). Dies sollte bspw. im Vorfeld anstehender Treffen mit der MentorIn erfolgen (Barker, 2006). So wird die zusätzliche Kompetenz der Mentee, sich sowohl fachlich als auch persönlich kritisch in der Rollenentwicklung zu reflektieren, unterstrichen.

Der Lernwille der Mentee ist eine wichtige Voraussetzung. Dazu gehört ebenfalls die Fähigkeit, sich selbst zu reflektieren, Sachverhalte zu analysieren, Ratschläge anzunehmen und konstruktive Kritik zu empfangen sowie diese umzusetzen (Barker, 2006). Dabei ist kritisches Denken essentiell; ein entsprechender Lernansatz bereits im Studium kann den Übergang in die APN-Rolle erleichtern (Spoelstra & Robbins, 2010).

Nach Werner et al. (2021) zeigt sich das Führen eines Tagebuches als hilfreich, in dem relevante Fragen und Beobachtungen notiert werden. Mithilfe dieser Notizen kann im Mentoring-Prozess eine adäquate Unterstützung, bspw. bei der Identifikation von Versorgungslücken oder Stakeholdern, gegeben werden. Weitere Unterstützungsbedarfe können durch die von Hamric (2014) beschriebenen sechs Kernkompetenzen abgeleitet werden. Die Mentee bringt das Engagement mit, diese zu erwerben oder zu vertiefen (Yun, 2021).

Rolle der MentorIn

Im FNK wird die Wahl der MentorIn in Absprache zwischen der Pflegedirektion und den etablierten PflegeexpertInnen APN getroffen. Neben den oben genannten Indikatoren zeigt es sich in der Praxis als ebenso förderlich, wenn Mentee und MentorIn einem Fachbereich zugehörig sind. Dies ermöglicht es der MentorIn, eine Vorbildfunktion einzunehmen (Straus et al., 2013) und so neben der Sozialisation der Mentee ebenso deren fachliche Expertise und ihr Selbstvertrauen zu fördern (Pop, 2017). Die Zeit, welche eine MentorIn im Mentoring aufwendet, ist essenziell (Straus et al., 2013) und sollte ebenso in Relation zu ihrer klinischen Praxis gesehen werden (Gusic et al., 2010).

Die Unterstützung der MentorIn setzt an zwei verschiedenen Stellen an: Zum einen gilt es, die Einführung der Mentee in die Organisation und vorherrschenden Abläufe/Hierarchien zu unterstützen (Yun, 2021). Hier zeigen sich einführende Jour Fixes zwischen MentorIn und Mentee zur Vorstellung bestehender Strukturen/Angebote/Stakeholder als hilfreich. Im Rahmen dieser können Vorgehensweisen und Ziele besprochen und mögliche Stolperfallen aufgedeckt werden. In der Gesprächsführung sollte die MentorIn stets eine konstruktive Kritik einer formellen Evaluation vorziehen (Yun, 2021).

Zum anderen gilt es aber auch, die persönlichen Bedarfe der Mentee zu berücksichtigen (Yun, 2021). Dies verlangt der MentorIn ein angemessenes (zeitliches) Engagement und eine entsprechende Erreichbarkeit ab, sich der individuellen Bedarfe der Mentee anzunehmen (Yun, 2021). Eine feste Struktur vorgebend, finden im FNK anfangs wöchentliche Jour Fixes statt, um diesen Aufgaben ausreichend Zeit zu widmen. Dabei gilt es, ebenso ein Augenmerk auf das persönliche Befinden der Mentee zu legen (Straus et al., 2013).

Da das Mentoring nicht nur die fachliche Entwicklung, sondern auch die persönliche Entfaltung der Mentee verfolgt, zeigt sich die Wahl einer geeigneten MentorIn als bedeutend (Barker, 2006). Yun (2021) beschreibt neben gemeinsamen Werten und Herangehensweisen in der klinischen Praxis ebenso persönliche Interessen und Karriereziele als mögliche Matching-Faktoren. Die Mentoring-Beziehung sollte auf Offenheit und Vertrauen beruhen, um Herausforderungen offen diskutieren und Selbstvertrauen gewinnen zu können (Pop, 2017).

Das Rollenverständnis und die zu erfüllenden Anforderungen einer MentorIn werden in der Literatur nicht eindeutig beschrieben (Girot & Rickaby, 2009). Um die Mentee angemessen im Ausbau der professionellen Kompetenzen zu befähigen und in der beruflichen Rollenfindung begleiten zu können, sind jedoch berufliche Erfahrung, Engagement sowie die Vorbildfunktion der MentorIn zentral (Carter & Reed, 2019). Barker (2006) identifizierte Studien, die deutlich machen, dass eine MentorIn eine FachexpertIn in ihrem Gebiet, eine LehrerIn, eine FörderIn, eine Autorität und eine UnterstützerIn sein sollte sowie zudem eine engagierte, empathische Persönlichkeit haben muss. Nach Carter und Reed (2019) gilt die Funktion der MentorIn als Kernkompetenz einer APN, die im Rahmen der Tätigkeit Führungsaufgaben übernimmt.

6.5 Ausblick

Der Wechsel von der traditionellen Pflegenden hin zu der APN-Rolle stellt für neue APNs eine große Herausforderung dar. Um den Übergang in eine APN-Rolle zu festigen, sollte im Sinne von Qualität, Arbeitszufriedenheit und der Verbleibquote innerhalb solcher Rollen ein Mentoring angeboten werden (Horner, 2017). Die Transition zu einer APN sollte bereits im Studium beginnen und setzt sich in der Praxis fort. APNs sollen neue Fähigkeiten erwerben und ihr Wissen im Sinne der erweiterten Pflegepraxis anwenden (Spoelstra & Robbins, 2010). Insbesondere in der Einführungsphase in die Praxis sollte bereits die Evaluation der APN-Rolle mitgedacht werden (Bryant-Lukosius et al., 2016). Die entsprechenden Fragestellungen sind davon abhängig, wie die Ausgangssituation im Handlungsfeld, aber auch die der APN selbst ist.

Durch individuelle Unterstützung von (erfahrener) APN zu (unerfahrener) APN wird im FNK die Fähigkeit ausgebaut, die angenommene Rolle vollumfänglich auszufüllen. Ziel des Mentoring ist die neue APN im Prozess der Rollenfindung zu unterstützen. Dabei sollten klare Ziele und Strukturen des Mentoring formuliert werden (Yun, 2021). Ebenso sollten Ziele, Strategien und Ressourcen der Organisation berücksichtigt werden (Yun, 2021). In der Ausdifferenzierung gilt es zu überlegen, wie detailliert oder offen ein Mentoring-Konzept geschrieben wird, um individuelle Bedarfe der Mentee und der MentorIn zu berücksichtigen (Gusic et al., 2010). Denn ein erfolgreiches Mentoring korreliert sowohl für die MentorIn als auch für die Mentee mit beruflichem Erfolg und Zufriedenheit (Straus et al., 2013).

Literatur

Barker, E.R. (2006). *Mentoring – A complex relationship*. Journal of the American Academy of Nurse Practitioners, 18(2), 56–61.

Barnes, H. (2015). *Exploring the Factors that Influence Nurse Practitioner Role Transition*. The journal for nurse practitioners JNP, 11(2), 178–183, https://doi.org/10.1016/j.nurpra.2014.11.004

Begley, C., Murphy, K., Higgins, A., Cooney, A. (2014). *Policy-makers' views on impact of specialist and advanced practitioner roles in Ireland: the SCAPE study*. Journal of Nursing Management, 22, 410–422.

Bryant-Lukosius, D., DiCenso, A., Brown, G., Pinelli, J. (2004). *Advanced practice nursing roles: development, implementation and evaluation*. Journal of Advanced Nursing, 48(5), 519–529.

Bryant-Lukosius, D., Spichiger, E., Martin, J. et al. (2016). *Framework for Evaluating the Impact of Advanced Practice Nursing Roles*. Journal of Nursing Scholarchip, 48(2), 201–209.

Brykczynski, K.A. & Mackavey, C.L. (2019). *Role Development of the Advanced Practice Nurse*. In: Tracy, M.F. & O'Grady, E.T. (Hrsg.) Hamric and Hanson's Advanced practice nursing: An integrative approach (S. 80–107). 6. Aufl. St. Louis, Missouri: Elsevier.

Canadian Nurses Association (Hrsg.) (2019). *Advanced Practice Nursing. A Pan-Canadian Framework*. Zugriff am 30.11.2021 unter: https://hl-prod-ca-oc-download.s3-ca-central-1.amazonaws.com/CNA/2f975e7e-4a40-45ca-863c-5ebf0a138d5e/UploadedImages/documents/Advanced_Practice_Nursing_framework_EN.pdf

Carter, M. & Reed, L. (2019). *Leadership*. In: Tracy, M.F. & O'Grady, E.T. (Hrsg.) Hamric and Hanson's advanced practice nursing: An integrative approach (S. 256–285). 6. Aufl. St. Louis, Missouri: Elsevier.

Cusson, R. & Strange, S. (2008). *Neonatal Nurse Practitioner Role Transition The Process of Reattaining Expert Status*. Journal of Perinatal & Neonatal Nursing, 22(4), 329–337.

Deutscher Berufsverband für Pflegeberufe (DBfK), Österreichischer Gesundheits- und Krankenpflegeverband (ÖGKV), Schweizer Berufsverband der Pflegefachfrauen und Pflegefachmänner (SBK) (Hrsg.) (2013). *Advanced Nursing Practice in Deutschland, Österreich und der Schweiz: Eine Positionierung von DBfK, ÖGKV und SBK*. Zugriff am 01.11.2021 unter: https://www.dbfk.de/media/docs/download/DBfK-Positionen/ANP-DBfK-OeGKV-SBK_2013.pdf

Doerksen, K. (2010). *What are the professional development and mentorship needs of advanced practice nurses?* Journal of Professional Nursing, 26(3), 141–151.

Donald, F., Bryant-Lukosius, D., Martin-Misener, R. et al. (2010). *Clinical Nurse Specialists and Nurse Practitioners: Title Confusion and Lack of Role Clarity*. Nursing Leadership, 3 (Special Issue), 189–210.

Dover, N., Lee, G., Raleigh, M. et al. (2019). *A rapid review of educational preparedness of advanced clinical practitioners*. Journal of Advanced Nursing, 75(12), 3210–3218.

Dowling, M., Beauchesne, M., Farrelly, F., Murphy, K. (2014). *Advanced practice nursing: a concept analysis*. International Journal of Nursing Practice, 19, 131–140.

Dunkmann, M. (2016). *Von Pflegeberufsgesetz bis Praxisbildung*. Heilberufe, 68, 52.

Florence-Nightingale-Krankenhaus (Hrsg.) (2019). *Strukturierter Qualitätsbericht 2019 – gemäß § 137 Abs.3 Satz 1 Nr. 4 SGB V*. Zugriff am 01.11.2021 unter: https://www.florence-nightingale-krankenhaus.de/fileadmin/daten/fnk/Qualitaetsmanagement/Qualit%C3%A4tsbericht_FNK_2019.pdf

Girot, E.A. & Rickaby, C.E. (2009). *Evaluating the role of mentor for advanced practitioners: an example from community matrons in England*. Learning in health and social care, 8(1), 1–12.

Graf, N. & Edelkraut, F. (2017). *Mentoring: Das Praxisbuch für Personalverantwortliche und Unternehmer. 2. Aufl. Wiesbaden: Springer Fachmedien.

Gusic, M.E., Zenni, E.A., Ludwig, S., First, L.R. (2010). *Strategies to design an effective mentoring program*. The Journal of pediatrics, 156(2), 173–174.e1, https://doi.org/10.1016/j.jpeds.2009.11.012

Hamric, A.B. & Tracy, M.F. (2019). *A Definition of Advanced Practice Nursing*. In: Tracy, M.F. & O'Grady, E.T. (Hrsg.) *Hamric and Hanson's advanced practice nursing: An integrative approach* (S. 61–79). 6. Aufl. St. Louis, Missouri: Elsevier.

Hafford-Letchfield, T., Leonard, K., Begum, N., Chick, N. (2008). *Leadership and Management in Social Care*. London: Sage Publications Ltd.

Heuckeroth, L. & Schmeer, R. (2018). *Schritt für Schritt: Implementierung einer APN auf Station*. Pflegezeitschrift, 71(5), 58–60.

Horner, D.K. (2017). *Mentoring: Positively Influencing Job Satisfaction and Retention of New Hire Nurse Practitioners*. American Society of Plastic Surgical Nurses, 37(1), 7–22.

International Council of Nurses (Hrsg.) (2020). *Guidelines on Advanced Practice Nursing*. Zugriff am 01.11.2021 unter: https://www.icn.ch/system/files/documents/2020-04/ICN_APN%20Report_EN_WEB.pdf

Lloyd-Jones, M. (2005). *Role development and effective practice in specialist and advanced practice roles in acute hospital settings: systematic review and meta-synthesis*. Journal of Advanced Nursing, 49(2), 191–209.

Maier, C.B. & Aiken, L.H. (2016). *Task shifting from physicians to nurses in primary care in 39 countries: a cross-country comparative study*. The European Journal of Public Health, 26(6), 927–934.

Pop, R.S. (2017). *Mentoring Nurse Practitioners in a Hospital Setting*. The journal of nursing research JNR, 25(4), 304–309, https://doi.org/10.1097/JNR.0000000000000161

Schmid, B. & Haasen, N. (2011). *Einführung in das systemische Mentoring*. Heidelberg: Carl-Auer.

Schober, M. & Affara, F. (2008). *Advanced Nursing Practice (ANP)*. Deutschsprachige Ausgabe herausgegeben von Spirig, R. & De Geest, S. Bern: Huber.

Schober, M. & Affara, F. (2006). *International Council of Nurses: advanced nursing practice*. Oxford: Wiley Blackwell.

Schuster, S. & Wagner, M. (2020). *ANP: Erweiterte und vertiefte Pflegepraxis implementieren*. Pflegezeitschrift, 73, 55–58.

Sniatecki, S., Keinath, E., Knisch, A. et al. (2016). *ANP konkret: Entwicklung einer Advanced Nursing Practice (ANP) im Florence-Nightingale-Krankenhaus*. In: Stemmer, R., Remmel-Faßbender, R., Schmid, M., Wolke, R. (Hrsg.) *Aufgabenverteilung und Versorgungsmanagement im Krankenhaus gestalten. Von erfolgreicher Praxis lernen* (S. 273–289). Heidelberg: Medhochzwei (Gesundheitswesen in der Praxis).

Spichiger, E., Zumstein-Shaha, M., Schubert, M., Herrmann, L. (2018). *Gezielte Entwicklung von Advanced Practice Nurse-Rollen für spezifische Patient(inn)engruppen in einem Schweizer Universitätsspital*. Pflege, 31(1), 41–50.

Spoelstra, S.L. & Robbins, L.B. (2010). *A qualitative study of role transition from RN to APN*. International Journal of Nursing Education Scholarship, 7(1), doi: 10.2202/1548-923X.2020

Straus, S.E., Johnson, M.O., Marquez, C., Feldman, M.D. (2013). *Characteristics of successful and failed mentoring relationships: a qualitative study across two academic health centers*. Academic Medicine, 88(1), 82–89, https://doi.org/10.1097/ACM.0b013e31827647a0

Werner, J., Dimitriadou-Xanthopoulou, N., Knisch-Wesemann, A., Meißner, K. (2021). *Als Advanced Practice Nurse aktiv die Pflegepraxis mitgestalten – Eine Reflexion*. Pflege, 34(6), 1–7.

Wisur-Hokkanen, C., Glasberg, A.L., Mäkelä, C., Fagerström, L. (2015). *Experiences of working as an advanced practice nurse in Finland – the substance of advanced nursing practice and promoting and inhibiting factors*. Scand J Caring Sci, 29(4), 793–802, doi: 10.1111/scs.12211

Yun, B. (2021). *Gap Analysis, Development, and Evaluation of an Advanced Practice Clinician Mentorship Program*. Doctor of Nursing Practice Projects. 10. Zugriff am 21.12.2021 unter: https://scholarworks.seattleu.edu/dnp-projects/10

7 Die Verzahnung von Pflegewissenschaft und Pflegeökonomie als Erfolgsfaktor für eine nachhaltige Einführung von Advanced Nursing Practice – ein Erfahrungsbericht

Lena Keppeler und Valentina Riegel

> **Was Sie in diesem Beitrag erwartet**
>
> Das Universitätsklinikum Augsburg (UKA) implementiert akademische Strukturen in der direkten Versorgungspraxis. Dieser Beitrag soll beleuchten, wie insbesondere das Zusammenspiel zwischen Pflegewissenschaft und Pflegeökonomie im Hinblick auf die Etablierung von akademischen Strukturen in der unmittelbaren Pflege eines universitären Maximalversorgers gelingen kann. Der Fokus liegt auf dem Advanced-Nursing-Practice-Modell und dessen institutioneller Einbettung. Hierbei soll auf potenzielle Herausforderungen eingegangen sowie notwendige Schritte im Hinblick auf ein erfolgreiches Schnittstellenmanagement beschrieben werden.

7.1 Hintergrund und Ausgangslage

Seit dem Jahr 2021 werden sowohl »PflegespezialistInnen B. Sc.« als auch »klinische PflegeexpertInnen APN M. Sc.« am Universitätsklinikum Augsburg beworben und eingesetzt. Hiermit wird ein elementarer Schritt zur Verbesserung der pflegerischen Behandlungsqualität, zur Stärkung der Pflege und ihrer Profession sowie zur zukünftigen Pflegepersonalgewinnung gegangen.

Die Grundlage für die Akademisierung der Pflegepraxis am UKA wurde jedoch schon vor über zehn Jahren gelegt. Seit dem Jahr 2009 werden dreijährig ausgebildete Gesundheits- und KrankenpflegerInnen am Universitätsklinikum Augsburg (UKA) ausgebildet, die in Kooperation mit der Hochschule für angewandte Wissenschaften München ihren Bachelorabschluss erwerben können. Deren Aufgabengebiet entsprach bis 2020 der Stellenbeschreibung für Gesundheits- und Kranken-/KinderkrankenpflegerInnen. Seit Ende des Jahres 2020 existiert nun erstmals eine Funktionsbeschreibung »akademisierte PflegespezialistIn B. Sc.« für Personen, die aufgrund ihres Bachelorabschlusses erweiterte Tätigkeiten in der direkten PatientInnenversorgung übernehmen. Die darin enthaltenen Aufgaben lehnen sich an das Curriculum des dualen Bachelor-Studiengangs Pflege/Pflegewissenschaft an und wurden gemeinsam mit AbsolventInnen, die in dieser Rolle bereits eingesetzt sind, entwickelt. Darauf aufbauend wurde eine Stellenbeschreibung »klinische PflegeexpertIn APN M. Sc.« nach Hamric (2009) erarbeitet.

7.2 Intention und Zielformulierung

Aus dem internationalen Raum ist die Rolle einer Advanced Practice Nurse (APN) seit vielen Jahren bekannt (DBfK et al., 2013), im angloamerikanischen Raum ist deren berufliche Entwicklung sowohl rechtlich als auch gesellschaftspolitisch klar geregelt (Blanck-Köster, 2017). Mit Hilfe akademischer Pflegefachpersonen in klinischen Fachbereichen bieten APNs für PatientInnengruppen mit spezifischen Gesundheitsproblemen eine evidenzbasierte Pflege an, um der steigenden Komplexität und den erhöhten Anforderungen in der Gesundheitsversorgung zu begegnen. Weiter schaffen APNs eine neue Entwicklungs- und Professionsebene innerhalb der Pflegeberufe.

Die primäre Zielsetzung der Etablierung des Konzeptes »Akademisierung der Pflegepraxis« am UKA lässt sich demnach in vier Aspekten zusammenfassen:

- *MitarbeiterInnengewinnung:* Gewinnung von Pflegenden mit hoher fachlicher Expertise zur Weiterentwicklung des Skill- und-Grade-Mixes
- *MitarbeiterInnenentwicklung und -bindung:* Schaffung einer neuen Entwicklungsstufe innerhalb der Pflege für MitarbeiterInnen
- *Schaffung von Wissens- und Kompetenzerweiterung in der Praxis* durch umfangreiches evidenzbasiertes Wissen
- *Erreichen einer höheren Pflegequalität* durch hohe fachliche Kompetenz und Expertise an der Basis

7.3 Vorbereitungs- und Konzeptionierungsphase

APNs nehmen eine fachlich übergeordnete Funktion in der direkten Pflegebehandlung ein und übertragen Erkenntnisse aus Studien in die Praxis. Um diese Strukturierung für alle AkteurInnen nachvollziehbar zu gestalten und potenzielle »Revierkämpfe« möglichst vermeiden zu können, ist eine gründliche konzeptionelle Überlegung unerlässlich. Neben der inhaltlichen Skizzierung und Konkretisierung des Tätigkeitsfeldes ist es notwendig, die erforderlichen Rahmenbedingungen zu schaffen:

Im ersten Schritt wurde daher ein Projektteam innerhalb der Pflegedirektion, bestehend aus AkteurInnen der Bereiche Pflegewissenschaft sowie Pflegemanagement, gebildet, um eine ganzheitliche Bearbeitung akademischer Pflegestrukturen sicherzustellen. Das ANP-Konzept ergänzt und entwickelt das Bachelorkonzept[1] weiter, welches 2019 am Universitätsklinikum Augsburg etabliert wurde.

ANP greift charakteristisch in die bestehende Organisationsstruktur ein. Ziel des Projektteams war es, ein in sich stimmiges Konzept vorzulegen, welches sämtliche Fragestellungen interner Stakeholder aufgreift und beantwortet, um die Akzeptanz und Wertschätzung des Themas sicherzustellen. Dies galt zum einen für die verschiedenen AkteurInnen innerhalb der Pflege, zum anderen für die kaufmännischen Schnittstellen und den Gesamtvorstand des Unternehmens.

---

1 Konzept zur Integration von AbsolventInnen eines pflegewissenschaftlichen Bachelorstudiengangs

Der Fokus wurde hierbei auf die Wirksamkeit von APN auf allen Ebenen (Mikro- (PatientInnen), Meso- (MitarbeiterInnen) und Makroebene (Unternehmen)) gelegt, die sowohl den qualitativen als auch den ökonomischen Nutzen von ANP belegen können und damit Interventionserweiterungen rechtfertigen: Es wird u. a. auf einen Zusammenhang zwischen einem hohen Anteil an akademisch ausgebildeten Pflegefachpersonen und den Outcomes der PatientInnen verwiesen, beispielsweise Reduzierung von Krankenhauseinweisungen, Wiedereinweisungsraten, Krankenhausaufenthaltsdauern sowie Morbiditäts- und Mortalitätsraten (Fry, 2011; Aiken et al., 2014), sowie auf den Zusammenhang zwischen der Reduktion von unerwünschten Ereignissen (adverse events: Dekubitus, Stürze, nosokomiale Infektionen), der Qualifikation und dem Skill- und Grade-Mix eines Teams (Aiken et al., 2014; Aiken et al., 2017; Cho et al., 2015; Fry, 2011; Spirig & De Geest, 2004; Swan et al., 2015).

Gelingt es durch evidenzbasiertes Wissen eine pflegerische Behandlung weiterzuentwickeln, resultiert daraus ein Prozess, durch welchen es gelingen kann, pflegesensitive Ergebnisindikatoren zu verbessern. Dies hat nicht nur positive Auswirkungen auf die PatientInnensicherheit und Behandlungsqualität, sondern gleichermaßen auf die Wirtschaftlichkeit. Durch vermeidbare Komplikationen können verlängerte Verweildauern und dadurch drohende Abschläge in den DRG-Erlösen verhindert werden. Zudem können MitarbeiterInnenressourcen gespart und potenziell belegbare Betten frühzeitig neu belegt werden. Zusammengefasst ermöglichen Prozessverschlankungen die Realisierung von Wertschöpfungspotenzialen.

Weiter schaffen akademische Strukturen Attraktivität und setzen spürbare Akzente zur Stärkung der Pflege als Profession. Dies ist auch im Hinblick auf den zukünftigen pflegewissenschaftlichen Studiengang in Kooperation mit der Universität Augsburg elementar. Zudem schaffen spannende und innovative Stellenangebote Arbeitgeberattraktivität. Hierdurch können neue MitarbeiterInnen gewonnen und dadurch politische Vorgaben, wie u. a. die Pflegepersonaluntergrenzen-Verordnung (PpUGV), stabilisiert werden.

Auf den beschriebenen Argumenten aufbauend, wurde ein strategisches Rahmenkonzept erarbeitet. Dieses beinhaltete die Stellenbeschreibung einer APN, einer der gelebten Rolle entsprechenden Eingruppierung und die Abbildung notwendiger Organisationsentwicklungsprozesse. Hierbei wurden zusammenfassend folgende inhaltliche Bestandteile ausgearbeitet:

- Verantwortliche Steuerung einer projektbezogenen Praxisentwicklung, um der Vision von einer wirksamen, nachhaltigen und wissenschaftsbasierten Pflegepraxis näher zu kommen
- Vorantreiben einer zukunftsfähigen Profilbildung der PflegeexpertInnen im Sinne der APN-Rolle nach Hamric (2009), d. h. das Erkennbarmachen der erweiterten Praxisrolle
- Aufbau und Etablierung eines zukunftsfähigen Skill-und-Grade-Mixes
- Ausarbeitung eines Modells zur fachlichen und disziplinarischen Einordnung im Organigramm des Pflegedienstes
- Erstellung einer Kostenkalkulation anhand potentiell entstehender Personalkosten für das Gesamtmodell

Außerdem fanden verschiedene Gesprächsrunden innerhalb der Pflegedirektion statt, um ein Verständnis für die zukünftigen Handlungsfelder in der Praxis zu schaffen. Hier wurden auch externe Beschäftigte aus anderen Universitätskliniken hinzugezogen, die von ihren Erfahrungen berichteten und ihre Expertise mit den AkteurInnen des UKA teilten.

Gemeinsam mit den pflegerischen Zentrumsleitungen wurden Tätigkeitsfelder und deren Einbettung in die Praxis diskutiert. Wichtig war hierbei das Bewusstsein, dass zu Beginn nicht von einer einstimmigen Befürwortung ausgegangen werden kann, sondern Skepsis ihren berechtigten Platz im Gespräch finden muss. Geduld und Toleranz sowie die Offenheit, Bedenken und Problemstellungen ernst zu nehmen und frei zu diskutieren, waren hier ein Schlüssel zum Erfolg. Nachdem innerhalb des Pflegedienstes ein Konsens zur Einbettung akademischer Strukturen in den laufenden Stationsbetrieb erreicht worden war, konnten weitere Schritte gegangen werden.

Es wurden Gesprächsrunden mit AkteurInnen aus dem Personalmanagement geführt. Nach einer ausführlichen Überprüfung konnte eine Einigung im Hinblick auf die Eingruppierung erzielt und Finanzierungsgrundlagen geklärt werden. Insbesondere die bereits vorliegenden Stellenbeschreibungen haben den Prozess an dieser Stelle beschleunigt und die Einigung gestützt. Wichtig war hierbei, die Wertigkeit des Konzepts und damit die Wertigkeit von ANP im Sinne der Eingruppierung nicht zu schmälern. Auch wenn die Vorstellungskraft für das zukünftige Handlungsfeld von APN für andere Berufsgruppen zu diesem Zeitpunkt noch gering war, wäre eine Kompromisslösung, welche die Valenz nicht adäquat abbildet, nicht zielführend gewesen. Das Konzept steht und fällt mit der Vergütung der Personen, die diese neuen Funktionen innehaben. Dies ist zum einen in Bezug auf die Akzeptanz der Funktion zu sehen, zum anderen in Bezug auf die Leistungsbereitschaft der Mitarbeitenden.

Folgender beispielhaft skizzierter Fall soll dies noch einmal verdeutlichen:

> Die Stellenbeschreibung und das Konzept »Akademisierung Pflegepraxis« wird auf pflegewissenschaftlicher Basis erarbeitet. Aufgrund des spürbaren Handlungsdrucks und der Sorge um einen Wettbewerbsnachteil werden die ersten Stellen ausgeschrieben, auch wenn Sachverhalte noch nicht vollumfassend geklärt sind. Eine konkrete Einigung im Hinblick auf die Eingruppierung gibt es nicht – es wird vorerst eine geringfügig höhere Eingruppierung als die der akademisierten Pflegefachperson festgelegt. Nach dem Eingang erster Bewerbungen werden Vorstellungsgespräche geführt. In diesen wird auf die Neuartigkeit des Berufsbildes hingewiesen, was die aktuelle Eingruppierung begründen soll. Zur Personalgewinnung wird eine baldige Anpassung der Vergütung im Gespräch in Aussicht gestellt. Die Stellen werden besetzt. Die neuen MitarbeiterInnen sind kompetent, anfangs motiviert und bekommen Raum für die Umsetzung ihrer Kenntnisse. Ihre Ergebnisse werden allerdings nicht gehört
>
> Augenscheinlich sind sowohl Leistungsfähigkeit, Leistungsbereitschaft und Leistungsmöglichkeit erfüllt. Allerdings liegt der Fokus hier auf der Kurzfristigkeit. Es wird deutlich, dass die Organisation für das Konzept (noch) nicht bereit ist. Das bedeutet, dass die Leistungsmöglichkeit, auch wenn die neuen MitarbeiterInnen ihre Funktion ausüben können, nicht vollständig gegeben ist. Die Ergebnisse, also der Mehrwert der Arbeit von APN, finden keine Berücksichtigung in der Organisation. Dies hat mittel- und langfristig Auswirkungen auf die Motivation sowie längerfristig auch Auswirkung auf die Leistungsfähigkeit, da diese nicht weiterentwickelt werden kann. Überdies hat diese Situation Auswirkungen auf die Wertschätzung und damit auf die Akzeptanz der Stelle. Eine Höhergruppierung scheint aufgrund des fehlenden Wirksamkeitskreises und damit des nicht belegbaren Verantwortungsgrades ebenfalls schwierig, was die Leistungsbereitschaft der MitarbeiterIn weiter drückt. Zusammengefasst kann in diesem Beispiel kein Beitrag zum Unternehmenserfolg geleistet werden. Die Einführung von APN wird unten den beschriebenen Bedingungen nicht erfolgreich sein.

Das Beispiel verdeutlicht die gegenseitige Abhängigkeit: Ein erfolgreiches Personalmanagement ist von der Organisation abhängig und im gleichen Zuge benötigt eine erfolgreiche Organisation ein entsprechendes Personalmanagement (von Eiff & Stachel, 2006).

7.4 Erfolge und Herausforderungen

Die Verzahnung von Pflegewissenschaft und Pflegeökonomie gilt als Kern des Konzepts. Ziel muss es sein, eine gemeinsame Philosophie zu entwickeln und an den Unternehmenszielen auszurichten. Dies beginnt bei der Literaturrecherche und geht über die Bewertung von *Best-Practice-Beispielen* bis hin zum strategischen Rahmenkonzept. Das Zusammenspiel der beiden Perspektiven muss durch das Projektteam über den gesamten Prozess der Gesprächs- und Diskussionsrunden sichergestellt werden. In der Praxis treffen mit den beiden Bereichen oftmals auseinandergehende Interessen (Qualität vs. größtmöglicher Gewinn) aufeinander. Gelingt es durch einen Paradigmenwechsel im Sinne eines *sensiblen Miteinanders* (Aufgeschlossenheit, Verständnis und Vertrauen) die Interessen bzw. die Kompetenzen auf eine gemeinsame Spur zu lenken (▶ Abb. 7.1), können Stärken vereint, Ideen kreiert und Problemlösungsstrategien entwickelt werden. Darüber hinaus sind folgende Faktoren unverzichtbare Größen:

- Eine frühzeitige *Partizipation* aller Beteiligten (u. a. Stationsteam, medizinisches Fachpersonal, Führungsebene etc.) fördert Realisierungschancen und Umsetzungserfolg.
- *Geduld und Durchhaltevermögen* lohnen sich, denn wie im oben genannten Beispiel skizziert, führt eine frühzeitige Implementierung am Ziel vorbei. Erst wenn alle notwendigen Voraussetzungen geklärt sind, kann an die Umsetzung gedacht werden.
- *Toleranz* gegenüber verschiedenen Interessen interner Stakeholder
- *Mut*, die Ziele auf allen Ebenen *standhaft* zu vertreten

- *Transparenz* zur Schaffung von Akzeptanz innerhalb der Organisation
- *Klare Zielformulierungen* und deren standhafte Vertretung, auch bei Widerständen
- *Nachhaltigkeit* über den Prozess der Einführung bis hin zur Umsetzung

Abbildung 7.1 fasst den Prozess und die genannten Erfolgsfaktoren nochmals zusammen (▶ Abb. 7.1).

Neben all den genannten Erfolgsfaktoren ist der Weg oftmals auch steinig, Herausforderungen und Widerstände (▶ Abb. 7.2) sind ständige Begleiter:

- Auch wenn das ANP-Konzept für viele PflegewissenschaftlerInnen national und international bereits seit Jahrzehnten bekannt ist, ist es für viele Krankenhäuser ein neues inhaltliches und berufliches Feld. Die Tatsache der *Neuartigkeit* ist erfahrungsgemäß für Organisationen, wie es Kliniken sind, eine Herausforderung. Denn die Funktionsfähigkeit einer Organisation hängt von zu erbringenden Leistungen ab. Hierbei werden seit der Entstehung sowohl Struktur- als auch Prozessmuster und -routinen geprägt. Bewährte Muster gelten demnach als Erfolg der Organisation, sodass die Primärenergie in die Aufrechterhaltung dieser Routinen fließt (Grossmann & Lobnig, 2013). Die *verschiedenen Interessensgruppen und AkteurInnen*, beginnend bei Pflegewissenschaft und Pflegeökonomie über die der pflegerischen Zentrumsleitungen, das Personalmanagement bis hin zum Gesamtvorstand, müssen im Prozess der Implementierung alle berücksichtigt werden. Hier treffen unterschiedliche Paradigmen sowie Norm- und Wertvorstellungen aufeinander. Die Aufgabe des Projektteams ist es hierbei, auf alle Interessen einzugehen, diese zu keiner Zeit zu bagatellisieren und dabei das Ziel nicht aus den Augen zu verlieren sowie Kritik, Anreize und Bedenken aufzunehmen und zu integrieren.

- Nicht zu unterschätzen ist die Bereitstellung der *zeitlichen Ressourcen* für die Entwicklung eines solchen Konzepts. Die Schaffung der Rahmenbedingungen für ANP kann nicht von einer Person alleine geleistet werden. Es müssen, wie oben beschrieben, viele verschiedene AkteurInnen beteiligt werden, um den Erfolg sicherzustellen. Hierfür ist neben einer unermüdlichen Motivation und Zielstrebigkeit ein gelungenes Zeitmanagement zu berücksichtigen.
- Eine weitere große Herausforderung stellt die *lückenhafte Abbildung im Tarifvertrag für den öffentlichen Dienst der Länder (TV-L)* dar. Während der Tarifvertrag bei Pflegefachpersonen mit Bachelorabschluss in der direkten Versorgung auf die EG 9b verweist, fehlt die Grundlage für APN sowie für Pflegefachpersonen mit einem Promotionsabschluss. Hier sind starke Differenzen der Gehälter innerhalb der Universitätskliniken gegeben (Bergjan et al., 2021), was sicherlich einen der wesentlichen Diskussionsaspekte darstellt.
- Nach einer erfolgreichen Einigung im Hinblick auf die Rahmenbedingungen folgt die Herausforderung, *Personen* mit einer so *hohen fachlichen Expertise* zu finden. Hierbei gilt es durch Stellenausschreibungen externe Personen mit einem pflegewissenschaftlichen Masterabschluss für die direkte Versorgung zu gewinnen und zu integrieren. Hierzu sind gezielte Stellenausschreibungen über verschiedenste Veröffentlichungskanäle zu wählen. Gleichzeitig muss bestehenden MitarbeiterInnen mit Hochschulabschluss im eigenen Unternehmen ebenfalls ein entsprechender Karriere- oder Entwicklungsweg angeboten werden.

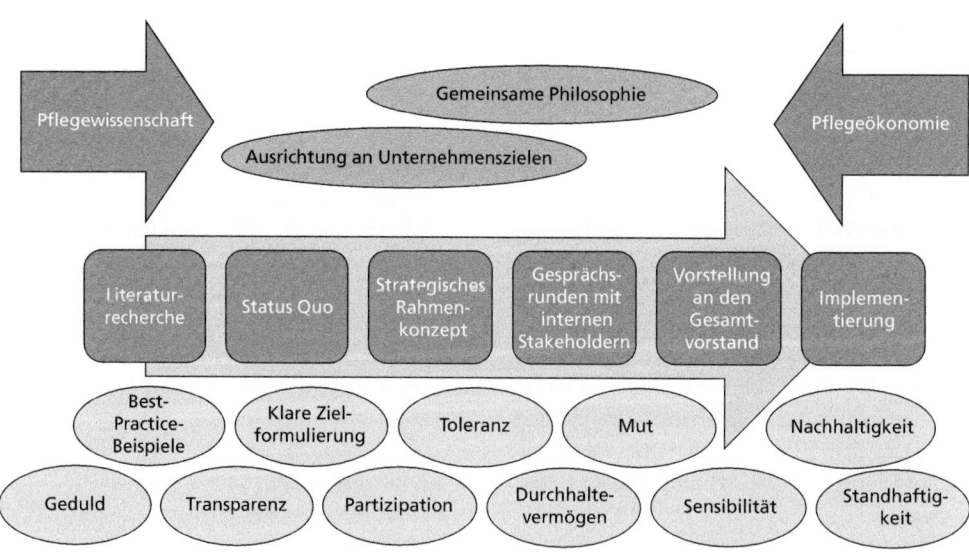

Abb. 7.1: Erfolgsfaktoren (eigene Darstellung)

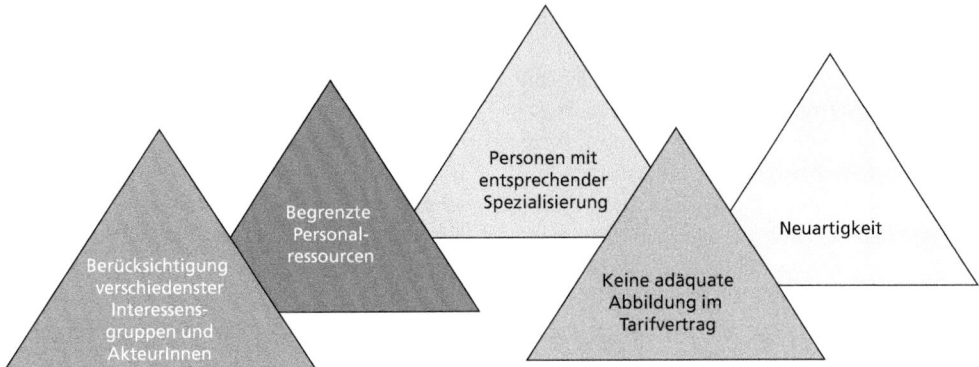

Abb. 7.2: Herausforderungen (eigene Darstellung)

7.5 Implementierung – Einsatz der ersten APN am UKA

Zunächst erfolgte die Etablierung der Struktur am UKA mit einer Pflegeexpertin APN im Intensivbereich. Die Wahl des Intensivbereichs als ersten Einsatzort einer APN am UKA fiel aufgrund der bereits bestehenden Ressource. Danach folgt im Jahr 2022 die Etablierung der APN im kardiovaskulären Bereich. Im nächsten Jahr sollen weitere APNs für weitere Abteilungen hinzukommen, beispielsweise im Bereich der Onkologie. Neben einem wissenschaftlichen Hochschulabschluss sollen alle PflegeexpertInnen APN eine Ausbildung in der Pflege sowie mehrjährige praktische Berufserfahrung nachweisen können. Voraussetzung ist ein Hochschulabschluss auf Masterniveau in Pflegewissenschaft, Advanced Nursing Practice oder einem vergleichbaren Studiengang. Die APN orientiert sich an der Stellenbeschreibung, die angelehnt ist an das Modell nach Hamric (2009). Eine (inter-)nationale Hospitation für die Personen in der neuen Rolle ist für das Jahr 2022 geplant.

Die APN ist einer Fachabteilung zugeordnet und der Zentrumsleitung disziplinarisch unterstellt. Sie hat keine Personalverantwortung, ist den KollegInnen gegenüber aber fachlich weisungsbefugt. Es ist daher von großer Bedeutung, die APN in das Organigramm des jeweiligen Bereichs einzuordnen, um ihre Position und Kompetenzen sichtbar zu machen. Das Stationsteam soll die APN als Ressource erkennen. Eine enge Begleitung durch die Stabsstelle Pflegewissenschaft und -entwicklung unterstützt die Einbettung und inhaltliche Ausgestaltung des neuen Handlungsfeldes. Zudem werden verschiedene Austauschmöglichkeiten innerhalb der akademisierten Pflegenden am UKA ermöglicht und gefördert, beispielsweise »Klinikums-Journal Club« oder »Table of academical nursing«, d. h. Plattformen für MitarbeiterInnen mit hochschulischer Qualifikation.

Der APN steht ein Büroarbeitsplatz für administrative und wissenschaftliche Arbeiten sowie der Zugang zu pflegewissenschaftlicher Literatur in Datenbanken und Bibliotheken zur Verfügung. Das PEPPA-Framework (Participatory, Evidence-Based, Patient-Focused Process for Advanced Practice Nursing Role Development, Implementation and Evaluation) von Bryant-Lukosius et al. (2004)

bietet bei der Etablierung der Rolle eine umfassende Hilfestellung.

Rund die Hälfte der Arbeitszeit sollen die WissenschaftlerInnen in der direkten Pflege arbeiten oder KollegInnen auf Station durch Schulungen und Anleitung unterstützen. Zu Beginn sollen zunächst die Versorgungslücken im jeweiligen Bereich auf den Stationen analysiert werden. Gemeint ist damit der Blick auf praktische Aspekte wie Verbesserung des Pflegeprozesses, Sensibilisierung der Pflegefachpersonen für ungewöhnliche Pflegesituationen oder auch Verbesserung der Kommunikation innerhalb des Stationsteams. Der Praxisumfang spiegelt einen differenzierten Kern an praktischem, theoretischem und empirischem Pflege- und Gesundheitswissen wider. APN sollen lehren, betreuen, beraten und damit sicherstellen, dass eine evidenzbasierte Pflegepraxis gelebt wird. Primäres Ziel ist es nun, Outcomes zu verbessern und diese – gesteuert durch die APN – auf das Pflegeteam zurückzuführen.

7.6 Kritische Reflexion und Fazit

Am UKA werden nun hochschulisch qualifizierten Pflegenden Handlungsfelder in der direkten Praxis ermöglicht. Eine erfolgreiche Implementierung von APN und damit das Vorantreiben der Akademisierung der Pflegepraxis gelingt durch eine ganzheitliche Herangehensweise. Für die Autorinnen und das UKA stehen die Verbesserung der Pflegequalität sowie der PatientInnenversorgung und eine optimierte Prozessgestaltung im Hinblick auf Wertschöpfungspotenziale im Mittelpunkt der Bemühungen.

Nichtsdestotrotz stoßen alle Beteiligten während des Implementierungsprozesses immer wieder auf die Erkenntnis, dass es nicht nur Aufgabe einer jeden einzelnen Klinik ist, akademische Pflegestrukturen bereitzustellen – es ist vielmehr eine politische Aufgabe. Der Weg in Richtung akademischer Pflege innerhalb der hochschulischen Ausbildung ist längst eingeschlagen. In der Praxis besteht jedoch weiterhin großer Handlungsbedarf. Ein ganz entscheidender Prozessschritt ist die Abbildung der akademisiert Pflegenden innerhalb der Entgelttabelle des Pflegebereichs. Denn diese weist keine Eingruppierungsmerkmale für MitarbeiterInnen in der Pflege mit Hochschulabschluss auf und verweist lediglich auf die allgemeine Vergütungstabelle.

Die *Verzahnung von Pflegewissenschaft und -ökonomie* gilt über den gesamten Prozess der Konzeptionierung und Einführung bis hin zur Umsetzung als Erfolgsfaktor. Dies ist für die Autorinnen nicht nur der entscheidende Schritt zur Schaffung akademischer Strukturen in der Praxis, sondern der entscheidende Schritt in eine *zukunftsfähige Pflege*.

Literatur

Aiken, L.H., Sloane, D.M., Bruyneel, L. et al. (2014). *Nurse staffing and education and hospital mortality in nine European countries: A retrospective observationalstudy.* Lancet, 383(9931), 1824–1830.

Aiken, L.H., Sloane, D.M., Griffiths, P. et al. (2017). *Nursing skill mix in European hospitals: cross-sectional study of the association with mortality, patient ratings, and quality of care.* BMJ quality & safety, 26, 559–568.

Bergjan, M., Tannen, A., Mai, T. et al. (2021). *Einbindung von Pflegefachpersonen mit Hochschulabschlüssen an deutschen Universitätskliniken: Ein Follow-up-Survey.* Zeitschrift für Evidenz, Fortbildung und Qualität im Gesundheitswesen, 163, 47–56.

Blanck-Köster, K. (2017). *Advanced Nursing Practice: Experten für den Wandel.* In: Kuckelt, W. & Tonner, P.H. (Hrsg.) *Jahrbuch Intensivmedizin 2017* (S. 11–19). Lengerich: Pabst Science Publishers.

Byrant-Lukosius, D., DiCenso, A., Browne, G., Pinelli, J. (2004). *Advanced practice nursing roles: development, implementation and evaluation.* Journal of Advanced Nursing, 48, 519–529.

Cho, E., Sloane, D.M., Kim, E. et al. (2015). *Effects of nurse staffing, work environments, and education on patient mortality: An observa-tional study.* International Journal of Nursing Studies, 52(2), 535–542.

Deutscher Berufsverband für Pflegeberufe (DBfK), Österreichischer Gesundheits- und Krankenpflegeverband (ÖGKV), Schweizer Berufsverband der Pflegefachfrauen und Pflegefachmänner (SBK) (Hrsg.) (2013). *Advanced Nursing Practice in Deutschland, Österreich und der Schweiz. Eine Positionierung von DBfK, ÖGKV und SBK.* Zugriff am 01.12.2021 unter: https://www.dbfk.de/media/docs/download/DBfK-Positionen/ANP-DBfK-OeGKV-SBK_2013.pdf

Eiff von, W. & Stachel, K. (2006). *Professionelles Personalmanagement. Erkenntnisse und Best-Practice-Empfehlungen für Führungskräfte im Gesundheitswesen.* Schriftenreihe Gesundheitswirtschaft, Band 4. Wegscheid: WIKOM.

Fry, M. (2011). *Literature review of the impact of in nurse practicioners in critical care services.* Nurs. Crit. Care, 16, 58–66.

Grossmann, R. & Lobnig, H. (2013). *Organisationsentwicklung im Krankenhaus – Grundlagen und Interventionskonzepte.* In: Lobnig, H. & Grossmann, R. (Hrsg.) *Organisationsentwicklung im Krankenhaus* (S. 41–48). Berlin: MVV.

Hamric, A.B. (2009). *A Definition of Advanced Practice Nursing.* In: Hamric, A.B., Spross, J.A. und Hanson, C.M. (Hrsg.) *Advanced Practice Nursing. An Integrative Approach* (S. 75–94). 4. Aufl. St. Louis: Saunders Elsevier.

Spirig, R. & De Geest, S. (2004). *»Advanced Nursing Practice« lohnt sich!* Pflege, 17(4), 233–236.

Swan, M., Ferguson, S., Chang, A. et al. (2015). *Quality of primary care by advanced practice nurses. A systematic review.* International Journal for Quality in Health Care, 27(5), 396–404.

Waldboth, V., Schlüer, A.-B., Müller-Staub, M. (2012). *Evaluation pädiatrischer Advanced Practice Nurses: Qualität und Nutzen für die Schweiz?* Pflege, 26(6), 421–430.

8 Ökonomische Betrachtung des Einsatzes von akademischen Pflegefachpersonen und Advanced Nursing Practice (ANP) aus der Perspektive der Geschäftsführung der RKU – Universitäts- und Rehabilitationskliniken Ulm gGmbH

Matthias Gruber und Catharina Bothner

> **Was Sie in diesem Beitrag erwartet**
>
> Wie es einer Klinik gelingen kann, die Mitarbeitenden im Zuge der Professionalisierung der Pflege auf einen kulturellen Wandel mitzunehmen, soll im folgenden Beitrag erläutert werden. Einen Rahmen dafür bietet u. a. das in Ulm eingesetzte Magnet®-Konzept aus den USA sowie der Einsatz von APNs, der sich aus wirtschaftlicher Sicht mittelfristig rechnen kann.

8.1 Hinführung zum Thema

Aus der Perspektive der Geschäftsführung ist es wichtig, den ökonomischen Hintergrund des Einsatzes von APNs zu ermitteln, um so auch in finanzieller Hinsicht den Mehrwert ableiten zu können. Sicherlich fällt eine Bewertung für jedes Krankenhaus, je nach Versorgungsstufe, Größe und Fachbereich, durchaus unterschiedlich aus und steht in direktem Zusammenhang mit der pflegesensitiven Ausrichtung der Versorgungsschwerpunkte. Einleitend ist darauf hinzuweisen, dass sich die Ausführungen auf die RKU – Universitäts- und Rehabilitationskliniken Ulm gGmbH beziehen und hauptsächlich den Einsatz akademischer Pflegefachpersonen sowie einer Advanced Practice Nurse (APN) im intensivmedizinischen Setting beschreiben.

Die RKU – Universitäts- und Rehabilitationskliniken Ulm sind Kliniken der Maximalversorgung mit den Schwerpunkten Orthopädie und Neurologie. Sie vereinen Hochleistungsmedizin und Spitzenrehabilitation unter einem Dach. Das RKU steht in 100%iger Trägerschaft des Universitätsklinikums Ulm. Die Orthopädische Universitätsklinik mit Querschnittgelähmtenzentrum sowie die Neurologische Universitätsklinik mit Stroke Unit bilden zusammen mit der Klinik für Anästhesiologie und Intensivmedizin den Akutbereich des RKU. Die Orthopädische und die Neurologische Klinik führen den Lehr- und Forschungsauftrag für die Universität Ulm aus. Mit über 110 Betten ist die Neurologische Universitätsklinik unter dem Ärztlichen Direktor Prof. Dr. Albert C. Ludolph eine der größten in Deutschland und bildet das gesamte Spektrum der Neurologie, einschließlich einer Überwachungsstation mit Stroke Unit (Schlaganfalleinheit) mit 27 Betten und einer Epilepsie-Monitoring-Einheit, ab. Innerhalb der Forschung nimmt die Neurologie an der Universität Ulm eine führende Rolle ein. In unserer Neuroradiologischen Abteilung werden PatientInnen mit Erkrankungen des Nervensystems, einschließlich des Gehirns, des Rückenmarks und der peripheren Nerven, mit modernster Bildgebung und neuesten Methoden aus dem gesamten Spektrum der diagnostischen und interventionellen Radiologie versorgt.

Als eines der größten und leistungsstärksten Häuser in Deutschland betreut die Orthopädie im RKU mit über 150 Betten unter ihrem Ärztlichen Direktor Prof. Dr. Heiko Reichel alle PatientInnen mit angeborenen oder erworbenen Erkrankungen der Haltungs- und Bewegungsorgane, wie Hüfte, Knie, Schulter oder Fuß, sowohl konservativ als auch operativ. Das Querschnittgelähmtenzentrum mit 57 Betten ist eine Spezialeinrichtung für die umfassende medizinische Therapie und lebenslange Nachsorge Querschnittgelähmter. Neben dem Akutbereich hält das Haus als zweite Säule der PatientInnenversorgung ein Zentrum für Integrierte Rehabilitation unter dem Ärztlichen Direktor Dr. Rainer Eckhardt vor. Dort werden stationäre und ganztägig ambulante medizinische sowie medizinisch-berufliche und berufliche Rehabilitationsmaßnahmen durchgeführt. Die Abteilung für Berufliche Bildung mit eigener Pflegeschule rundet das Angebot ab.

8.1.1 Status quo und Problemstellung der Akademisierung in der Pflege

Auf internationaler Ebene ist der Erwerb eines Berufsabschlusses in der Pflege auf hochschulischem oder universitärem Niveau bereits seit langer Zeit etabliert und die Heil- und Pflegeberufe gehören überwiegend dem landesweiten Bildungssystem an (Büker, 2018, S. 151 ff.). Das Erfordernis und der Wunsch nach Akademisierung in der Pflege reichen weit in das 20. Jahrhundert zurück. In Deutschland entwickeln sich seit ca. 30 Jahren verschiedene Studiengänge im pflegerischen Sektor und es entscheiden sich zunehmend Pflegefachpersonen dazu, ein Studium zu absolvieren, obwohl die Einsatzgebiete zukünftiger akademischer Pflegefachpersonen oftmals noch immer unklar sind (Heeskens & Hardegen, 2018, S. 55 f.). Trotz des dringenden Bedarfs, der sowohl in wissenschaftlichen Veröffentlichungen als auch bei pflegerischen Veranstaltungen laut wird, lassen verschiedene Studien bezüglich unkonkreter Tätigkeiten akademischer Pflegefachpersonen in der PatientInnenversorgung tief blicken und zeigen den Handlungsbedarf in den Gesundheitseinrichtungen (Gerlach, 2013, S. 167 ff.). Nach wie vor ist oftmals noch die Meinung vertreten, dass die Akademisierung der Pflege mit dem Einsatz bei PatientInnen unvereinbar sei (Strittmatter & Sauer, 2015, S. 71 ff.). Leider bemühen sich akademische Pflegefachpersonen häufig selbst um patientenferne Positionen, wie z. B. Stabsstellen oder Unternehmensbereiche wie Medizincontrolling oder Qualitätsmanagement (Thiele, 2017, S. 118 ff., Schubert et al., 2018, S. 91 f.).

8.1.2 Mehrkosten durch APNs in Gesundheitseinrichtungen

Der monetäre Unterschied bei dem Einsatz von MasterabsolventInnen im Bereich ANP im Verhältnis zu AbsolventInnen der Berufsausbildung zu Pflegefachpersonen ohne akademischen Abschluss beträgt im Grundgehalt lediglich eine Differenz von ca. 700 Euro brutto pro Monat. Dies entspricht ungefähr einem Arbeitgeber-Brutto von 1.000 Euro pro Monat und somit 12.000 Euro pro Jahr. Dieser Wert ergibt sich rechnerisch durch die höhere Eingruppierung im Verlauf der durchschnittlichen Beschäftigung in den Jahren über die unterschiedlichen Gehaltsstufen hinweg. Im Ergebnis benötigt eine Klinik daher rechnerisch insgesamt mehr Pflegefachpersonen, um den Betrieb mit einem höheren Anteil an APNs sicherzustellen. Unter Ausblendung der positiven Auswirkungen des Einsatzes von

APNs, wie beispielsweise die der besseren PatientInnenoutcomes und die der positiven professionellen Praxisentwicklung, fällt für viele Kliniken die Bewertung des ökonomischen Nutzens zugunsten der Förderung von APNs zunächst negativ aus. Dieses Ergebnis der Einschätzung fällt zudem vor dem Hintergrund des akuten Fachkräftemangels in der Pflege noch einmal stärker aus (Radtke, 2020). Jedoch wird sich ANP nur dann in einer Gesundheitseinrichtung etablieren, wenn entsprechende Arbeitsbedingungen wie eine projektorientierte Organisationsstruktur geschaffen werden und so vor diesem Hintergrund verschiedene Kompensationen für die höheren Löhne durch APNs realisiert werden.

8.2 Attraktivitätssteigerung der Kliniken durch das Angebot von ANP

Unwiderlegbar ist, dass unter den BerufseinsteigerInnen und Auszubildenden in der Pflege das Thema der Möglichkeit zur Akademisierung mittlerweile einen enormen Mehrwert für die Tätigkeit bedeutet (Sailer, 2017, S. 119 ff.). Durch den Bologna-Prozess, in welchem Bachelor- und Masterstudiengänge das bisherige Diplom-System verdrängten, hat es in Deutschland in fast allen Bereichen der Wirtschaft einen Aufschwung bezüglich der Akademisierungsmöglichkeiten gegeben (Kälble, 2006, S. 213 f., S. 222 ff.). Bei diesem Thema liegt der Pflegebereich jedoch noch erheblich zurück (Bloch, 2021). Die Herausforderung bei der nachhaltigen Entwicklung der Akademisierung des Pflegeberufs liegt vor allen Dingen im noch nicht endgültig definierten Einsatz der akademischen Fachpersonen gegenüber den dreijährig examinierten Pflegefachpersonen mit abgeschlossener Berufsausbildung. Kliniken müssen auf der einen Seite interessante Perspektiven für akademische Fachpersonen in der direkten Pflege entwickeln, um so für das Unternehmen einen Vorteil zu generieren. Auf der anderen Seite muss der Betrieb sichergestellt werden, um mögliche Freistellungen für akademische Pflegefachpersonen überhaupt verantworten zu können (Grünewald et al., 2015; Becka & Bräutigam, 2019). Dafür eignet sich insbesondere eine projektorientierte Organisationstruktur, einhergehend mit einer wissenschaftlichen Ausrichtung in der Pflege, sowie die Implementierung von akademischen Pflegefachpersonen in einem »Skill- und Grade-Mix« (Darmann-Finck & Reuschenbach, 2018). Hierzu wurde am RKU ein Modell entwickelt, das die gesamte Organisationsstruktur der Pflege in verschiedene Bereiche einteilt.

8.3 Organisationsstruktur der Pflege im RKU

Akademisierung im pflegerischen Alltag kann nur dann gelingen, wenn adäquate Arbeitsfelder entstehen, Tätigkeiten neu strukturiert und Karrieremöglichkeiten geschaffen sowie transparent dargestellt werden (Sander & Schmidt, 2017, S. 103 ff.; Flaiz, 2018, S. 83 ff.; Belzner, 2014, S. 21 ff.). Es bedarf eines Modells, das auch in der Praxis gelebt werden kann. Hierzu zählt ebenso die Förderung von ExpertInnentätigkeiten im Bereich der Atmungstherapie, des Wund- und Case-Managements, der Pain-Nurses oder der Praxisanleitung, was auch den Herausforderungen der steigenden Versorgungs- und Behandlungsqualität entspricht und größtenteils in der direkten PatientInnenversorgung erbracht wird. Die Übernahme spezieller übergeordneter Tätigkeiten und Aufgaben erfolgt durch themenspezifische ExpertInnenteamkoordinatorInnen und übergreifend durch Bereichsleitungen. Im RKU stehen APNs bis zu 50 % des Gesamtstellenanteils für ExpertInnentätigkeiten und pflegewissenschaftliche Projekte auf den bettenführenden Stationen zur Verfügung, zu 50 % sind sie in der direkten PatientInnenversorgung im regelhaften Klinikbetrieb eingesetzt.

8.3.1 Umsetzung des Skill- und Grade-Mixes im RKU

Das nachfolgende Karrieremodell fördert in Verbindung mit dem Ansatz des Shared-Governance-Modells die Autonomie, die Entscheidungskompetenz sowie die eigenständige Mitarbeit an bzw. die Übernahme von Projekten und ExpertInnentätigkeiten. Weitere Ziele sind der Einbezug der Pflegewissenschaft und der Pflegeforschung in den Klinikalltag, das Aufzeigen des Facettenreichtums und der Fachexpertise der Profession Pflege und in Summe die Steigerung der Berufsattraktivität und des Berufsstolzes. Grundanforderung an das Modell ist, dass alle Berufs- und akademischen Abschlüsse der Pflege Beachtung finden und dementsprechend von der Krankenpflegehilfe bis hin zur Promotion in den Bereichen Pflegewissenschaft, Pflegemanagement oder Pflegepädagogik nahezu alle Entwicklungsmöglichkeiten in der stationären Akutversorgung abgebildet werden. Aus dem Karrieremodell lassen sich jedoch keine hierarchischen Beziehungen oder Vergütungsstrukturen ableiten.

8.3.2 Das Karrieremodell der Pflege am RKU

Im Rahmen der Erstellung des Karrieremodells erfolgte eine intensive Auseinandersetzung mit den verschiedenen Kompetenzmodellen, wie beispielsweise dem Deutschen Qualifikationsrahmen für lebenslanges Lernen (DQR) (Arbeitskreis Deutscher Qualifikationsrahmen (AK DQR), 2011), den Kompetenzstufen des International Council of Nurses (ICN), dem Dreyfus-Modell (Benner, 2017, S. 63 ff.), dem Modell der Robert Bosch Stiftung (2018, S. 20 f.) sowie dem PEPPA-Framework (Bryant-Lukosius & DiCenso, 2004). Beim Karrieremodell der Pflege im RKU (▶ Tab. 8.1) beschreiben die Stufen I bis IIIa den Status der BerufsanfängerIn in der Pflege bis hin zur PflegefachexpertIn, wobei die Berufserfahrung als wegweisend anzusehen ist. Voraussetzung hierfür ist entweder die dreijährige Ausbildung mit staatlichem Examen und/oder ein Bachelorabschluss in der Pflege. Im Tätigkeitsfeld der PflegefachexpertInnen sollte eine entsprechende Zusatzqualifizierung vorhanden sein, um dann auch bei Interesse in einem entsprechenden ExpertInnenteam tätig sein zu können. Ab der Stufe IIIb wird ein akademischer Abschluss auf Bachelorniveau als Voraussetzung angestrebt. Diese Stufe beschreibt die Teamleitungsebene mit den Unterteilungen der Pflegewissenschaft in Pflegefachleitung, Pflegemanagement als Pflegeorganisatorische Leitung sowie Pflegepädagogik als Pflegepädagogische Leitung, die sich dann auf die jeweiligen Stationen beziehen. Beschreibende inhaltliche Themen der Pflegefachleitung sind beispielsweise die Verantwortlichkeit für die Pflegequalitätsentwicklung auf der jeweiligen Station, die Entwicklung und Umsetzung von Pflegestandards, die Implementierung wissenschaftlicher Erkenntnisse, die kontinuierliche Pflegequalitätserhebung, die Ableitung von Maßnahmen orientiert an den Ergebnissen der Qualitäts-Dashboards, die inhaltliche Bedarfsermittlung von Fortbildungen sowie der sichere Umgang mit wissenschaftlichen Instrumenten. Die Pflegeorganisatorische Leitung hingegen ist für das Personalmanagement verantwortlich, überwacht das Personalcontrolling, erstellt Urlaubs- und Dienstpläne, führt Mitarbeitendenjahresgespräche, ist für die Teambesprechungen verantwortlich, organisiert Fortbildungen und stellt die Umsetzung von Dienst- und Verfahrensanweisungen sowie weiterer Richtlinien sicher. Die Pflegepädagogische Leitung stellt die Einarbeitung neuer Mitarbeitender, der Auszubildenden oder PraktikantInnen sicher, führt Anleitungen durch, ist für das Kompetenz- und Wissensmanagement der Station verantwortlich und koordiniert die Mitarbeitendenentwicklung im Rahmen der Fort-, Aus- und Weiterbildung. Auch werden adressatengerechte Lernangebote erstellt, Praxiseinsätze geplant und koordiniert sowie Evaluations- und Reflexionsgespräche durchgeführt.

Tab. 8.1: Karrieremodell Pflege – RKU Ulm (eigene Zusammenstellung: Bothner & Maucher, 2021, in Anlehnung an Maucher, 2019, S. 98–102)

Stufe	Pflegewissenschaft	Pflegemanagement	Pflegepädagogik	Berufserfahrung / Grad der Akademisierung
Professionelle Pflege V	Pflegeforschung und -wissenschaft / PflegeexpertIn	Pflegedirektion	Leitung Berufliche Bildung	Master / Promotion
Professionelle Pflege IV	Expertenteamkoordination	Bereichsleitung	Zentrale Praxisanleitung	Diplom/Master, > 6 fachspezifische Berufsjahre und staatl. 3-jähriges Examen
Professionelle Pflege IIIb	Pflegefachleitung	Pflegeorganisatorische Leitung	Pflegepädagogische Leitung	Bachelor, staatl. 3-jähriges Examen, > 4 Jahre Berufserfahrung und 1-/2-jährige Fachweiterbildung
Professionelle Pflege IIIa	PflegefachexpertIn	Schichtverantwortliche	Praxisanleitung	Staatl. 3-jähriges Examen und > 1-/2-jährige Fachweiterbildung oder Bachelorabschluss mit einschlägiger fachspezifischer Qualifizierung
Professionelle Pflege II	Erfahrene Pflegefachperson	MultiplikatorIn	MentorIn / Pate	Staatl. 3-jähriges Examen oder Bachelorabschluss und je 2 Jahre Berufserfahrung

Tab. 8.1: Karrieremodell Pflege – RKU Ulm (eigene Zusammenstellung: Bothner & Maucher, 2021, in Anlehnung an Maucher, 2019, S. 98–102) – Fortsetzung

Stufe	Pflegewissenschaft	Pflegemanagement	Pflegepädagogik	Berufserfahrung / Grad der Akademisierung
Professionelle Pflege I	BerufsanfängerIn Pflegefachperson			Staatl. 3-jähriges Examen oder Bachelorabschluss < 2 Jahre Berufserfahrung
	Pflegehilfe			Staatl. 1-/2-jähriges Examen der Pflegehilfe

Trotz der Unterteilung in die genannten Schwerpunkte eint die Teamleitungsebene die Durchführung bedarfsorientierter, spezialisierter und evidenzbasierter Pflege komplexer PatientInnengruppen auf der jeweiligen Station zur Sicherstellung der Pflegequalität, der »Anwaltsfunktion« und der Beratung der PatientInnen. Die Stufe IV umfasst die stationsübergreifenden Funktionen auf Bereichsebene: Hier sind die Bereichsleitungen, die übergreifend tätigen ExpertInnenteamkoordinatorInnen sowie die Zentralen Praxisanleitungen angesiedelt. Ein akademischer Abschluss auf Masterniveau wird als Voraussetzung angestrebt. In der Stufe V ist die Leitung der Beruflichen Bildung, die Pflegedirektion und die Pflegeforschung und -wissenschaft angesiedelt.

8.3.3 Die Umsetzung in der Praxis

Durch die Implementierung eines gelebten Karrieremodells kommt es in der Implementierungsphase auch zu Neuordnungen innerhalb klinikinterner Abläufe und Strukturen und es birgt sämtliche Höhen und Tiefen des Change-Management-Prozesses. Jedoch kann durch das Karrieremodell ein gezielter Einsatz von akademischen Pflegefachpersonen erfolgen. Diese können entsprechend des Abschlusses die erworbene fachliche Expertise sowohl im Rahmen des Einsatzes im ExpertInnenteam als auch während des Einsatzes auf Station anwenden. Akademische Pflegefachpersonen werden in einem sogenannten 50/50-Konzept beschäftigt, d. h. der Einsatz erfolgt zu 50 % des jeweiligen Stellenanteils im ExpertInnen- oder Leitungsteam, die anderen 50 % werden auf der jeweiligen Ankerstation eingeplant. Vorteil hierbei ist, dass akademische Pflegefachpersonen weiterhin eine Art Heimatstation behalten und dass die erworbene Fachexpertise nicht nur im Rahmen der ExpertInnentätigkeiten isoliert Anwendung findet, sondern dass das fachliche Know-how auch auf Station sowohl in der direkten PatientInnenversorgung als auch in der Weitergabe an pflegerische KollegInnen einfließen kann. Während dieser Tätigkeiten können auch flexibelste und innovative Personalplanungen im Rahmen von Arbeitszeitmodellen realisiert werden, wodurch sich der personelle Einsatz an Belegungsraten, an urlaubsbedingten oder saisonalen Schwankungen sowie an Stoßzeiten anpassen lässt. Durch das Karrieremodell können transparente Personalentwicklungsmöglichkeiten, sowohl auf fachlicher als auch auf akademischer Ebene, abgebildet und gelebt werden, was in Summe zu einer Steigerung der Mitarbeitendenzufriedenheit und -bindung sowie zu einer qualitativ hochwertigen PatientInnenversorgung beiträgt. Dieses Modell beachtet nicht nur die Professionalisierung in der Pflege, sondern zeigt auch die Möglichkeiten der akademischen Laufbahnen in der Pflege auf.

8.4 Die aktuelle Gesetzgebung des Pflegepersonal-Stärkungsgesetzes

Aufgrund der aktuellen Gesetzgebung des Pflegepersonal-Stärkungsgesetzes (PpSG) haben die Kliniken die Möglichkeit, die Mehrkosten für Pflegepersonal in der direkten PatientInnenversorgung zu refinanzieren, sofern die Personalkosten tariflich vereinbart sind und das Personal auf bettenführenden Bereichen eingesetzt wird (Bundesministerium für Gesundheit (BMG), 2021). Das RKU profitiert von der Gesetzgebung, da der 50%ige Einsatz im Rahmen der APNs auf den Stationen erfolgt. Die gezielt beauftragten Projekte, die die Pflegequalität und den direkten PatientInnennutzen positiv beeinflussen, finden ebenso nachweislich auf den bettenführenden Stationen Umsetzung. Zu beachten ist, dass pflegewissenschaftliche Projekte oder Studien, die durch Fördermittel unterstützt werden, gegen das Pflegebudget gerechnet werden müssen, um eine Doppelfinanzierung auszuschließen.

8.4.1 Der Mehrnutzen von APNs

Die Debatte um den Mehrnutzen von akademischen Pflegefachpersonen, um den Einsatz im Rahmen des ANP sowie um den positiven Effekt der Professionalisierung der Pflege als Ganzes ist vielfältig und eine numerische Bewertung des positiven Effekts für das Krankenhaus fällt aus dem ökonomischen Blickwinkel schwer. Zum einen stellt sich die Frage, ob der Einsatz dem Krankenhaus insgesamt einen Aktivierungsvorteil bringt, da die meisten Mitarbeitenden heute noch nicht über einen akademischen Titel verfügen; zum anderen ist es komplex, den tatsächlichen Wert dieser Aktivierung zu ermitteln. Ebenso fällt es schwer, eine Steigerung der ArbeitgeberInnen- und Berufsattraktivität konkret zu beziffern. Für viele Pflegefachpersonen mit absolvierter Berufsausbildung ist eine Akademisierungsstrategie im Unternehmen oftmals nicht einfach zu verstehen und der Vorteil hierin bleibt leider unerkannt. Stattdessen werden lediglich quantitative Forderungen nach mehr Pflegefachpersonen am Bett laut, ohne jedoch die qualitativen Behandlungs- und Versorgungsaspekte zu erkennen. An dieser Stelle prallen Grundsatzphilosophien hinsichtlich der Entwicklung des Pflegeberufs aufeinander, die keinesfalls unterschätzt werden dürfen. Während der ÄrztInnenberuf sehr hierarchisch aufgestellt ist, hat der Pflegeberuf eine kirchliche Prägung mit deutlich geringerer Ausprägung der Hierarchie. Daher überrascht es nicht, dass viele Pflegefachpersonen die Zurverfügungstellung von Arbeitszeit für die akademischen Pflegefachpersonen kritisieren, selbst wenn die Ergebnisse der Projekte einen direkten Nutzen im Pflegealltag bringen und das Outcome der PatientInnen gesteigert wird.

Oftmals wird diese Kritik an der grundsätzlichen Veränderung im Pflegeberuf nicht direkt geäußert, sondern zeigt sich durch anfänglich höhere Fluktuationsraten. Im Ergebnis muss die Pflegedirektion in Zusammenarbeit mit der Geschäftsführung und der ärztlichen Führung folglich entscheiden, ob eine solche Kultur aufgebaut werden kann oder ob das Gros der Mitarbeitenden diese Kulturveränderung eher nicht mittragen wird. Manch etablierte und berufserfahrene Pflegefachperson ist gegenüber dieser Art von Veränderung, wie die der Akademisierung, der Projektorientierung und der Ausrichtung auf pflegewissenschaftliches Arbeiten in der Pflege, sehr skeptisch eingestellt und wählt deshalb möglicherweise einen anderen Berufsweg. Diese Entscheidung muss jedoch vor dem Hintergrund getroffen werden, dass junge, angehende Pflegefachpersonen durchaus die Akademisierung und damit die Perspektive für die eigene Zukunft anstreben.

8.4.2 Der Wert der Reduktion des Pflegepersonalmangels

Der Wert der Reduktion des Pflegepersonalmangels lässt sich nur annähernd herleiten. Fakt ist, dass im Jahr 2021 fast alle Kliniken in Deutschland unter einem erheblichen Pflegefachkräftemangel litten (Haas, 2021). Dieser Mangel ist auf Intensivstationen und in IMC-Einheiten am größten (Beeger, 2021). Im RKU wurden alleine im Jahr 2021 insgesamt 1,2 Millionen Euro für Leiharbeit ausgegeben. Diese Kosten werden über das Pflegebudget nur ungefähr zur Hälfte refinanziert. Auch für die Akquise internationalen Fachpersonals in der Gesundheits- und Krankenpflege wurden im RKU Kosten für Agenturen im Volumen von 300.000 Euro ausgegeben, welche ebenfalls über das Pflegebudget nicht refinanziert werden. Internationale Pflegefachpersonen benötigen zusätzlich ca. ein Jahr im Anerkennungsverfahren und brauchen in der Regel einen zusätzlichen Sprachkurs. Hierfür wurde im RKU ein Welcome-Management aufgebaut, das Wohnungen zur Unterbringung der internationalen Pflegenden anmietet und Behördengänge unterstützt, damit der Onboarding-Prozess möglichst positiv gestaltet werden kann. Die Kosten hierfür liegen bei mindestens 200.000 Euro. Allerdings sind die größten Kostenfaktoren die nicht betriebenen Betten – insbesondere auf der Intensivstation und im Intermediate-Care (IMC)-Bereich. Hier konnten im Jahr 2021 im Durchschnitt zwei Betten auf der Intensivstation und weitere fünf Betten im IMC-Bereich nicht belegt werden. Hintergrund war der Mangel an Pflegepersonal und die Entscheidung der Unternehmensführung im RKU, dass in das wichtige Onboarding neuer Mitarbeitender viel Zeit für eine gute Einarbeitung investiert werden sollte. Dadurch konnte es bereits zu Beginn des Jahres 2022 gelingen, zumindest auf der Intensivstation alle Betten wieder in Betrieb zu nehmen. Allein für den Ausfall dieser Betten konnte im Jahr 2021 ein Erlösverlust von ungefähr 300 Casemix-Punkten und damit ungefähr einer Millionen Euro verzeichnet werden. Aufaddiert verursacht damit alleine der Pflegepersonalmangel im RKU Kosten von 2,1 Millionen Euro bei einem Gesamtumsatz der Klinik von knapp 100 Millionen Euro. Diese finanziellen Einblicke zeigen auf, wie hoch der Umsatzverlust durch das Fehlen betreibbarer Betten im Krankenhauswesen ist und wie direkt dieser Verlust auf das Fehlen von Pflegefachpersonen zurückzuführen ist. Nicht zuletzt aus diesem Grund wird im RKU voll auf die Akademisierung und insbesondere bei pflegewissenschaftlichen Projekten auf den Stationen auch auf das ANP-Modell gesetzt. Die wesentliche Gestaltung des Kulturwandels im RKU erfolgt durch transformationale Führung, damit sich die Pflege als Ganzes in diesem Prozess mitgenommen fühlt und diesen auch mitgestalten kann. Nur so kann den Herausforderungen des Wandels und den Veränderungen – insbesondere für die junge Generation – entgegengetreten werden. Das RKU hat sich aus diesem Grund für den Weg hin zu einem Magnet®-Krankenhaus entschieden.

8.5 Der Weg zum Magnet®-Krankenhaus im RKU

Als eines der führenden Krankenhäuser in der Pflege haben wir uns auf den Weg gemacht, um das erste Magnet®-Krankenhaus in Deutschland nach amerikanischem Vorbild zu werden und streben die entsprechende Magnet®-Zertifizierung an. Magnet® ist das weltweit einzige Zertifizierungsprogramm für Qualität in der Pflege. Damit behauptet sich das RKU im Wettbewerb um Pflegefachpersonen. Mit der Billings Clinic, unserem Twinning-Partner-Krankenhaus in Montana, USA, tauschen wir uns regelmäßig aus und treiben gemäß der Magnet®-Kriterien die Akademisierung, eine evidenzbasierte Pflege sowie eine Pflege auf Augenhöhe voran. Fast jede fünfte Pflegeperson im RKU hat mittlerweile ein Studium absolviert oder studiert Pflege nebenberuflich an einer Hochschule. Das RKU unterstützt seine Mitarbeitenden dabei finanziell und auch ideell.

Als Talentschmiede wurde 2016 eine Pflegeschule gegründet, in der die Nachwuchskräfte ausgebildet und nach dem Abschluss auch übernommen werden. Derzeit gibt es über 150 SchülerInnen, die in Theorie und Praxis ausgebildet werden. In der Abb. 8.1 wird der Zusammenhang zwischen Akademisierung und Personalgewinnung dargestellt.

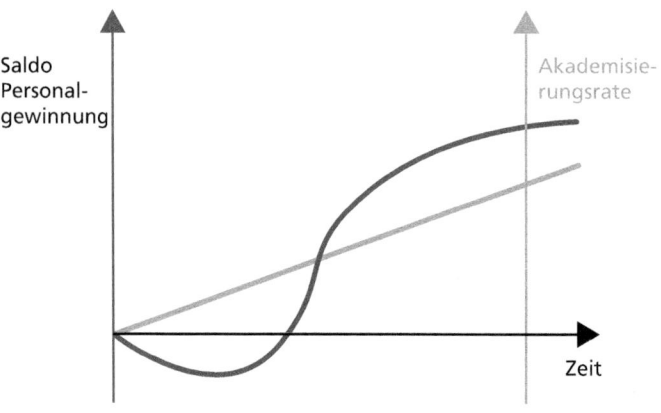

Abb. 8.1:
Personalentwicklung in Abhängigkeit der Akademisierungsrate (eigene Darstellung: Gruber, 2022)

Das anfänglich negative Saldo bei der Etablierung der Akademisierung lässt sich vor allem in der Fluktuation erfahrener Pflegefachpersonen erklären. Diese Pflegenden haben Angst, durch die Veränderung der Kultur die im Team erarbeitete Position zu verlieren. Üblicherweise sind diese Mitarbeitenden jedoch erfahrene Leistungsträger der Gesundheitseinrichtung und der Veränderungsprozess gestaltet sich damit zunächst steinig. Die Pflegdirektion am RKU und die Bereichsleitung Unternehmensstrategie Pflege beschreibt den Prozess, ein Magnet®-Krankenhaus zu werden, bei dem auch die Akademisierung eine bedeutende Rolle spielt, als einen »Marathon«. Damit ist der »Business Case« der Akademisierung und somit auch im Bereich ANP insgesamt zunächst negativ, jedoch entwickelt sich dieser dann in den Folgejahren extrem positiv. Entscheidend für diesen Effekt ist damit ein authentischer Kulturwandel, der von allen Berufsgruppen der Klinik mitgetragen werden muss.

8.6 Optimierung der Prozesssteuerung in der Klinik

Ein weiterer Grund, sich aus Sicht der Geschäftsführung klar für die Akademisierung in der Pflege auszusprechen, liegt in den Vorteilen einer projektorientierten Organisationsstruktur. Hierfür ist es wichtig, die verschiedenen Berufsgruppen mit den individuellen Verhaltensanreizen zu analysieren. Einen Hinweis liefert die »PatientInnenferne«: Insbesondere der ärztliche Bereich ist deutlich weiter von PatientInnen »entfernt«, als dies allgemein bei der Pflege der Fall ist. Niemand kennt die PatientInnen und deren Familien besser als die Profession Pflege, die auch im Hinblick auf die Krankenbeobachtung geschult ist.

Durch die Einführung des DRG-Systems wurde die Verweildauer für PatientInnen im Krankenhaus in den vergangenen Jahren immer weiter gesenkt (Roeder & Franz, 2014, S. 26 ff.; Schreyögg & Milstein, 2020). Während eine PatientIn mit einer Hüft-Operation vor zehn Jahren noch ungefähr zwei Wochen im Krankenhausbett verbracht hat, verbringt diese im Durchschnitt nun nur noch sechs bis sieben Tage in der Klinik. Ökonomisch gesehen erhält die Klinik durch das Fallpauschalensystem für diesen Aufenthalt dennoch das gleiche Entgelt wie bei einer Verweildauer von 14 Tagen.[1] Damit profitiert das Krankenhaus von einer effizienten Steuerung und muss gleichzeitig die Verantwortung für die PatientInnen wahrnehmen. Viele Angehörige präferieren jedoch eine längere Verweildauer im Krankenhaus – auch aus Angst, den Angehörigen nicht gut betreuen zu können und diesen im häuslichen Umfeld Gefahren auszusetzen. Dieses Anliegen bringen die Angehörigen vor allem den behandelnden ÄrztInnen vor, welche die PatientInnen bezüglich des Heilungsverlaufs im Vergleich zu den betreuenden Pflegefachpersonen oftmals weniger gut kennen. Zudem bedeutet eine gute Verweildauersteuerung auch für den ärztlichen Bereich deutlich mehr Aufwand – bei einer halbierten Verweildauer müssen doppelt so viele Arztbriefe erstellt werden. Daher kann unterstellt werden, dass sich das Interesse an einer möglichst zeitnahen Entlassung der PatientInnen ins häusliche Umfeld in Grenzen halten dürfte. Dieser Sachverhalt führt häufig zu Konflikten zwischen der Geschäftsführung, dem Controlling auf der einen Seite und dem ärztlichen Bereich auf der anderen Seite. Es bringt von Seiten der Geschäftsführung Misstrauen mit sich, ob das ärztliche Personal sich ausreichend Mühe gibt, die PatientInnen tatsächlich zum frühestmöglichen Zeitpunkt, ohne Gefährdung der PatientIn, zu entlassen. Der ärztliche Bereich tendiert eher dazu, PatientInnen erst dann zu entlassen, wenn das Bett wieder für eine andere Person benötigt wird. Da die Pflegenden die PatientInnen und das Umfeld deutlich besser kennen, gibt es in vielen Kliniken den Trend, ein effektives Case Management im Krankenhaus zu etablieren (Mattern et al., 2016, S. 152 ff.). In diesem arbeiten oft auch akademische Pflegefachpersonen, die versuchen, PatientInnen zum frühestmöglichen Zeitpunkt mit einer künftig adäquaten Versorgungsstruktur und im Konsens mit der ÄrztInnenschaft zu entlassen. Das bedeutet, dass die zu erwartende Diagnostik bis zum geplanten Entlasstag abgeschlossen ist und die nachfolgende Versorgung im Rahmen des Überleitungs- und Entlassmanagements sichergestellt ist.

Eine projektorientierte Organisationsstruktur unter Einbindung von akademischen Pflegefachpersonen und APNs führt dazu, dass beispielsweise sinnvolle Ergänzungsangebote wie die Brückenpflege im Krankenhaus etabliert werden können. Es ist unstritten, dass der Einsatz akademisierter Pflegender einen erheblichen Gewinn an Struktur und Organisa-

---

1 Katalogeffekte, welche über die letzten Jahre den Fallpreis erheblich negativ beeinflusst haben, werden hier in hohem Ausmaß bewusst nicht näher betrachtet.

tion auf der bettenführenden Station erzielt und als Ergebnis dieses strukturellen Zugewinns die Prozesse optimiert. Insbesondere muss in diesem Zusammenhang die interdisziplinäre Zusammenarbeit hervorgehoben werden, wodurch deutliche Verbesserungen durch den Einsatz im ANP-Modell zu erwarten sind. Ziel ist es, durch die Beteiligung der Pflege ein insgesamt besseres Verweildauermanagement zu erreichen, bei dem die Verweildauer im Krankenhaus weiter sinkt, jedoch Versorgungsnotstände vermieden werden, denn der Effekt ist enorm.

> **Ein Verweildauertag entspricht im RKU:**
>
> 365 Tage x 263 Betten x 80 % Auslastung / 6,7 Tage durchschnittliche Verweildauer = 11.462 Patienten x 560 Euro Freihaltepauschale = 6,418 Millionen Euro. Eine Einsparung von 1/10 Verweildauertage entspricht folglich bereits einer Einsparung von rund 642.000 Euro im Jahr, vorausgesetzt, die Betten können durch andere PatientInnen belegt werden.

8.7 Fazit

Der Beitrag zeigt die Chancen, aber auch die Risiken, die sich mit der Einführung von ANP für die Klinik verbinden. Das größte Risiko für die Professionalisierung der Pflege liegt in der Berufsgruppe der Pflege selbst. Diese ist leider auch im Jahr 2022 noch immer zerrissen: Soll sich die Pflege hin zu einer modernen, prozessoptimierten und fachlich breit gefächerten Struktur entwickeln, in der akademische Pflegefachpersonen auf Station sowohl fachlich als auch wissenschaftlich arbeiten können und der Pflegeberuf dadurch insgesamt für BerufseinsteigerInnen eine deutliche Aufwertung erfährt, oder soll sie tatsächlich nur mehr »helfende Hände« in einer fachlich gleichrangigen Struktur die Zukunft darstellen? Der Beitrag hat gezeigt, dass der Business Case stark positiv ausfällt, wenn es der Klinik gelingt, die Mitarbeitenden auf dem Weg zum kulturellen Wandel mitzunehmen. Hierfür bietet das in Ulm eingesetzte Magnet®-Konzept aus den USA den idealen Rahmen, um diese Ziele zu erreichen.

Literatur

Arbeitskreis Deutscher Qualifikationsrahmen (AK DQR) (Hrsg.) (2011). *Deutscher Qualifikationsrahmen für lebenslanges Lernen. Verabschiedet vom Arbeitskreis Deutscher Qualifikationsrahmen (AK DQR) am 22. März 2011.* Zugriff am 29.01.2022 unter: https://www.dqr.de/dqr/shareddocs/downloads/media/content/der_deutsche_qualifikationsrahmen_fue_lebenslanges_lernen.pdf?__blob=publicationFile&v=1

Becka, D. & Bräutigam, C. (2019). *Neue Aufgaben und Tätigkeitsprofile für akademische Pflegefachpersonen im Krankenhaus.* Gelsenkirchen. Zugriff am 14.01.2022 unter: https://www.iat.eu/projekte/2019/akademik-neue-aufgaben-und-taetigkeitsprofile-fuer-akademische-pflegefachpersonen-im-krankenhaus.html

Beeger, B. (2021). *Intensivpflege in Not. Kommentar vom 18.11.2021.* Frankfurt am Main: Frankfurter Allgemeine. Zugriff am 14.01.2022 unter: https://www.faz.net/aktuell/wirtschaft/kommentar-intensivpflege-in-not-17638971.html

Belzner, M. (2014). *Pflege Dual. Erfahrungen mit einem primärqualifizierenden Studiengang.* Lage: Jacobs.

Benner, P. (2017). *Stufen zur Pflegekompetenz. From Novice to Expert.* 3., unveränderte Aufl. Deutschsprachige Ausgabe herausgegeben von Diana Staudacher. Bern: Hogrefe.

Bloch, F. (2021). *Akademisierung: Die Pflege in Deutschland kommt nicht voran.* Berlin. Zugriff am

14.01.2022 unter: https://medwing.com/DE/de/magazine/artikel/akademisierung-der-pflege-in-deutschland/

Bryant-Lukosius, D., DiCenso, A. (2004). *A framework for the introduction and evaluation of advanced practice nursing roles*. Journal of Advanced Nursing, 48(5), 530–540, doi.org/10.1111/j.1365-2648.2004.03235.x

Bundesministerium für Gesundheit (BMG) (Hrsg.) (2021). *Sofortprogramm Pflege. Gesetz zur Stärkung des Pflegepersonals (Pflegepersonal-Stärkungsgesetz – PpSG)*. Berlin. Zugriff am 14.01.2022 unter: https://www.bundesgesundheitsministerium.de/sofortprogramm-pflege.html

Büker, C. (2018). *Perspektiven der akademischen Pflege*. In: Büker, C., Lademann, J., Müller, K. Moderne Pflege heute. Beruf und Profession zeitgemäß verstehen und leben (S. 151–178). Stuttgart: Kohlhammer.

Darmann-Finck, I. & Reuschenbach, B. (2018). *Qualität und Qualifikation: Schwerpunkt Akademisierung der Pflege*. In: Jacobs, K., Kuhlmey, A., Greß, S. et al. (Hrsg.) Pflege-Report 2018 (S. 163–170). Berlin, Heidelberg: Springer, https://doi.org/10.1007/978-3-662-56822-4_15

Flaiz, B. (2018). *Die professionelle Identität von Pflegefachpersonen. Vergleichsstudie zwischen Australien und Deutschland*. Frankfurt am Main: Mabuse.

Funk, E. (2015). *Europäischer und Deutscher Qualifikationsrahmen. Steilvorlage für den Wettbewerb. »Aufstieg durch Bildung: Offene Hochschulen«?* In: Schäfer, M., Kriegel, M., Hagemann, T. (Hrsg.) Neue Wege zur akademischen Qualifizierung im Sozial- und Gesundheitssystem. Berufsbegleitend studieren an Offenen Hochschulen (S. 13–32). Münster: Waxmann.

Gerlach, A. (2013). *Professionelle Identität in der Pflege. Akademisch Qualifizierte zwischen Tradition und Innovation*. Frankfurt am Main: Mabuse.

Grünewald, M., Hild, T.C., Jeske, R. et al. (2015). *Einsatz akademisch ausgebildeter Pflegepersonen in der Praxis*. VPU Verband der Pflegedirektorinnen und Pflegedirektoren der Universitätskliniken und Medizinischen Hochschulen Deutschlands e. V. Zugriff am 14.01.2022 unter: https://www.google.de/url?sa=t&rct=j&q=&esrc=s&source=web&cd=&ved=2ahUKEwiK7LrBl7H1AhUthP0HHThNDwsQFnoECAgQAQ&url=http%3A%2F%2Fwww.vpuonline.de%2Fde%2Fpdf%2Fpresse%2F2015-05-29_abschlussbericht.pdf&usg=AOvVaw2kn2sl06qP9Fq9oc8m6BRp

Haas, C. (2021). *Deutschland fehlen mindestens 35.000 Kranken- und Altenpfleger*. Berlin: Welt.de, Wirtschaft, 27.11.2021. Zugriff am 14.01.2022 unter: https://www.welt.de/wirtschaft/article235299164/Fachkraeftemangel-Deutschland-fehlen-35-000-Kranken-und-Altenpfleger.html

Heeskens, K. & Hardegen, C. (2018). *Was kommt nach dem Bachelor?* In: Simon, A. (Hrsg.) Akademisch ausgebildetes Pflegefachpersonal. Entwicklung und Chancen (S. 45–58). Berlin: Springer.

Kälble, K. (2006). *Gesundheitsberufe unter Modernisierungsdruck – Akademisierung, Professionalisierung und neue Entwicklungen durch Studienreform und Bologna-Prozess*. In: Pundt, J. (Hrsg.) Professionalisierung im Gesundheitswesen. Positionen – Potenziale – Perspektiven (S. 213–233). Bern: Hans Huber.

Mattern, K., Vogelbusch, H., Luntz, J. (2016). *Case Management im Krankenhaus – ein Praxisbericht. Die Etablierung in der Klinik und Poliklinik für Strahlentherapie und Radioonkologie am Universitätsklinikum Dresden*. Case Management, 3, 152–155.

Maucher, H. (2019). *Skill- und Grade Mix in der Pflege*. In: Bettig, U., Frommelt, M., Maucher, H. et al. (Hrsg.) Chancen des Pflegeberufegesetzes und Auswirkungen auf die Profession Pflege. Jahrbuch Pflegemanagement (S. 83–110). Heidelberg: medhochzwei.

Radtke, R. (2020). *Bedarf an Pflegekräften in Deutschland bis 2035*. Hamburg. Zugriff am 14.01.2022 unter: https://de.statista.com/statistik/daten/studie/172651/umfrage/bedarf-an-pflegekraeften-2025/

Robert Bosch Stiftung (Hrsg.) (2018). *360° Pflege – Qualifikationsmix für den Patienten*. Stuttgart. Zugriff am 25.01.2022 unter: https://www.bosch-stiftung.de/sites/default/files/publications/pdf/2018-08/RBS_Broschuere_360%C2%B0_Pflege.pdf

Roeder, N. & Franz, D. (2014). *Beschleunigung im Krankenhausalltag. Konsequenzen für Beschäftigte und Patienten*. GGW, 14(3), 26–34.

Sailer, M. (2017). *Die Akademisierung der Pflege- und Gesundheitsberufe – Veränderungsprozesse im Kontext von Bedarfen, Professionalisierung und Ideologien*. In: Jerg-Bretzke, J. & Walter, S. (Hrsg.) FEEL! Festschrift für Harald C. Traue (S. 119–143). Lengerich: Pabst Science Publishers.

Sander, T. & Schmidt, M. (2017). *Akademisierte Beruflichkeit, bürgerliches Milieu? Zur sozialen Verortung der PflegeakademikerInnen*. In: Sander, T. & Dangendorf, S. (Hrsg.) Akademisierung der Pflege. Berufliche Identitäten und Professionalisierungspotentiale im Vergleich der Sozial- und Gesundheitsberufe (S. 103–122). Weinheim, Basel: Beltz Juventa.

Schreyögg, J. & Milstein, R. (2020). *Bedarfsgerechte Gestaltung der Krankenhausvergütung – Reformvorschläge unter der Berücksichtigung von Ansätzen anderer Staaten. Im Auftrag der Techniker Krankenkasse (TK)*. Hamburg: Hamburg Center for

Health Economics. Zugriff am 14.01.2022 unter: https://www.google.de/url?sa=t&rct=j&q=&esrc=s&source=web&cd=&ved=2ahUKEwjGloCquLH1AhWg8rsIHdjrC3o4ChAWegQICBAB&url=https%3A%2F%2Fwww.tk.de%2Fresource%2Fblob%2F2090886%2F90a4ec1624cb79d28da08e0edab46328%2Fgutachten-der-krankenhausfinanzierung-2020-data.pdf&usg=AOvVaw1w_wDsJT42fKQmPZYM5hkN

Schubert, M., Herrmann, L., Spichiger, E. (2018). *Akademisierung der Pflege – Evidenz und Wirksamkeitsforschung.* In: Simon, A. (Hrsg.) *Akademisch ausgebildetes Pflegefachpersonal. Entwicklung und Chancen* (S. 85–100). Berlin: Springer.

Strittmatter, V. & Sauer, M. (2015). *Pflege studieren? Die Diskussion um die Akademisierung der Pflege in Deutschland.* In: Schäfer, M., Kriegel, M., Hagemann, T. (Hrsg.) *Neue Wege zur akademischen Qualifizierung im Sozial- und Gesundheitssystem. Berufsbegleitend studieren an Offenen Hochschulen* (S. 69–80). Münster: Waxmann.

Thiele, G. (2017). *Akademisierte Pflegekräfte – Ein- und Ausblicke.* In: Bettig, U., Frommelt, M., Roes, M. et al. (Hrsg.) *Pflegeberufe der Zukunft: Akademisierung, Qualifizierung und Kompetenzentwicklung. Jahrbuch Pflegemanagement* (S. 111–122). Heidelberg: medhochzwei.

II ANP – die Rolle der Hochschulen

9 APN-Entwicklung aus einer universitären Sicht

Christa Müller-Fröhlich, Stefan Jobst und Christiane Kugler

> **Was Sie in diesem Beitrag erwartet**
>
> Welche Erfahrungen gibt es im universitären Bereich zur Befähigung von APN in Deutschland? Es wird ein Einblick in fünf Jahre Lehrerfahrung an der Universität Freiburg in einem Masterstudiengang Pflegewissenschaft gegeben, der einen Ansatz zur Befähigung von APN fokussiert.

9.1 Einleitung

Dieser Beitrag versteht sich als exemplarische Beschreibung der Qualifikation von Pflegenden für eine noch nicht regulierte APN-Rolle in Deutschland an einer Medizinischen Fakultät. Er erhebt keinen Anspruch auf eine umfassende theoretische Betrachtung der Befähigung zur APN und fokussiert auf Pflege in der Akutversorgung. Eine Perspektive für die Disziplin Hebammenwissenschaft ist denkbar, soll in diesem Beitrag jedoch nicht im Fokus stehen. Vielmehr soll hier auf der Basis einer fünfjährigen Erfahrung in der Lehre eines konsekutiven Studiengangmodells Pflegewissenschaft eingegangen werden, wobei der Schwerpunkt auf dem Masterstudiengang Pflegewissenschaft liegt. Entsprechend sind Pflegende mit einem Doktorat und ihre Befähigung im Kontext von APN in diesem Beitrag nicht adressiert, wenngleich konzeptionell relevant.

Nach einer kurzen Skizzierung der Ausgangslage im Kontext der Akademisierung in Deutschland und der Kriterien und Kompetenzen einer APN wird ausgeführt, wie ein Beitrag zur Befähigung zur APN aktuell am Institut für Pflegewissenschaft der Universität Freiburg umgesetzt wird. Es wird gezeigt, inwieweit dieser Beitrag der Lehre praxis- und forschungsorientiert gestaltet ist.

9.2 Ausgangslage: Akademisierung in Deutschland und die Befähigung zur APN

Seit Anfang des 21. Jahrhunderts haben sich mit dem Bologna-Prozess die Möglichkeiten des Pflegeberufs erweitert (Collins & Hewer, 2014). Ein grundständiges Studium mit einer

Berufsanerkennung in der Pflege nach EU-Recht konnte auf nationaler Ebene konzipiert und implementiert werden. Davor waren in Deutschland Studienabschlussprofile, welche mit einer Rolle in der direkten Pflegepraxis verbunden sind, eine Ausnahme. In Deutschland haben sich in der zweiten Hälfte des 20. Jahrhunderts Studiengänge für Rollen in Leitung/Management, Lehre und Forschung entwickelt (Robert Bosch Stiftung & Kommission zur Hochschulausbildung für Lehr- und Leitungskräfte in der Pflege, 1993). Diese Entwicklung unterstützte die Pflege in Versorgungseinrichtungen im Bereich Management und Qualitätssicherung, insbesondere in Krankenhäusern, in der ambulanten Pflege und in Pflegeheimen. Lehrende Abschlussprofile für Pflegende waren meist spezifisch auf die notwendigen Kompetenzen für die Lehre in der grundständigen beruferechtlich geregelten Ausbildung an Berufsfachschulen bzw. im Fort- und Weiterbildungsbereich der Pflege ausgerichtet. Im Weiterbildungsbereich entwickelte sich im letzten Viertel des 20. Jahrhunderts eine Vielfalt von Fachweiterbildungen und fachspezifischen Qualifikationsmöglichkeiten, welche Pflegende eine Weiterentwicklung auf pflegefachlichem Niveau ermöglichen, wie z. B. Pflege in der Onkologie, im Intensivpflegebereich oder im Bereich der Transplantationspflege. Es lässt sich also festhalten, dass in Deutschland auf den Bedarf einer fachlichen pflegerischen Ausrichtung in der Versorgungspraxis – dem zentralen Entwicklungsanreiz für APNs (Lusk et al., 2019) – reagiert wurde (Bassaucr, 2005). Diese fachpflegerischen Qualifikationen in der direkten PatientInnenversorgung sind aus dem heutigen Versorgungsprofil der Pflege hierzulande, z. B. in hochspezialisierten klinischen Bereichen, unverzichtbar geworden (Deutsche Gesellschaft für Fachkrankenpflege und Funktionsdienste e. V., 2022). Sie endeten jedoch hinsichtlich der Chancen für eine akademische Qualifikation und den damit verbundenen Leistungsprofilen für an der direkten Arbeit mit PatientInnen und deren Familien Interessierte sowie für den Beruf selbst überwiegend in einer Bildungssackgasse (Blanck-Köster et al., 2017).

Als sich die grundständigen Bachelorstudiengänge für Pflegende mit einer damit verbundenen Berufsanerkennung vor allem in den ersten 20 Jahren des 21. Jahrhunderts entwickelten, war die zentrale Aufgabe eine generalistische pflegerische Grundlagenkompetenz zu realisieren, die vor allem auch die Berufsanerkennung im Pflegeberuf und das Abschlussprofil eines Bachelorgrades sichert (Europäisches Parlament & Rat der Europäischen Union, 2005; Deutscher Bildungsrat für Pflegeberufe, 2007; Kultusministerkonferenz, 2022).

Die Entwicklung in Deutschland erklärt, warum aktuelle Qualifikationen im Pflegeberuf ein sehr unterschiedliches »buntes« Bild ergeben. In vielen Ländern ist der erste akademische Grad Bachelor mit einer grundständigen Ausbildung in der Pflege assoziiert, auch weil die berufliche Bildung strukturelle Unterschiede im Vergleich zu Deutschland aufweist. Je nach nationaler Ausgestaltung wird die Berufsanerkennung auf nationaler Ebene durch Berufegesetze mit hochschulischen Qualifikationen verbunden oder auch nicht – wie in Deutschland. In Deutschland ist das Ziel des Wissenschaftsrates (2012), dass 10–20 % der Pflegenden einen Bachelorgrad mit der grundständigen Berufsanerkennung erwerben. Eine Evaluation der Umsetzung dieser Empfehlungen wurde kürzlich in 2022 veröffentlicht (Wissenschaftsrat, 2022).

Im Anschluss nach dem grundständigen Bachelorstudium kann eine APN-Rolle auf Masterniveau entwickelt werden. Auch hier muss für den deutschen universitären Kontext konstatiert werden, dass für solche Masterstudiengänge zwar eine Profilbildung hinsichtlich der Spezialisierung möglich ist, die Abschlussprofile im aktuellen Entwicklungsstadium in Deutschland bei der Vielfalt pflegerischer Handlungsfelder aber nicht entsprechend ausdifferenziert werden können, wie z. B. in den

USA (Schober et al., 2020; Tracy & O'Grady, 2019). Dazu gibt es weder ausreichend InteressentInnen noch die Mittel zur Finanzierung. Die dafür notwendigen klinischen Strukturen in der Praxis sind nur in einzelnen Versorgungseinrichtungen etabliert, eine entsprechende bundesweite Regulierung, vergleichbar zu den USA (Tracy & O'Grady, 2019), besteht nicht.

Konzeptionell fokussiert dieser Beitrag auf internationalen Entwicklungen und deren detaillierte Dokumentation (Schober et al., 2020; Tracy & O'Grady, 2019). Betrachtet man die Definition von Advanced Practice Nursing von Hamric & Tracy (2019), so bilden *der Masterabschluss, die Regulierung der APN-Rollen sowie die direkte Pflegepraxis* die sogenannten drei Primärkriterien.

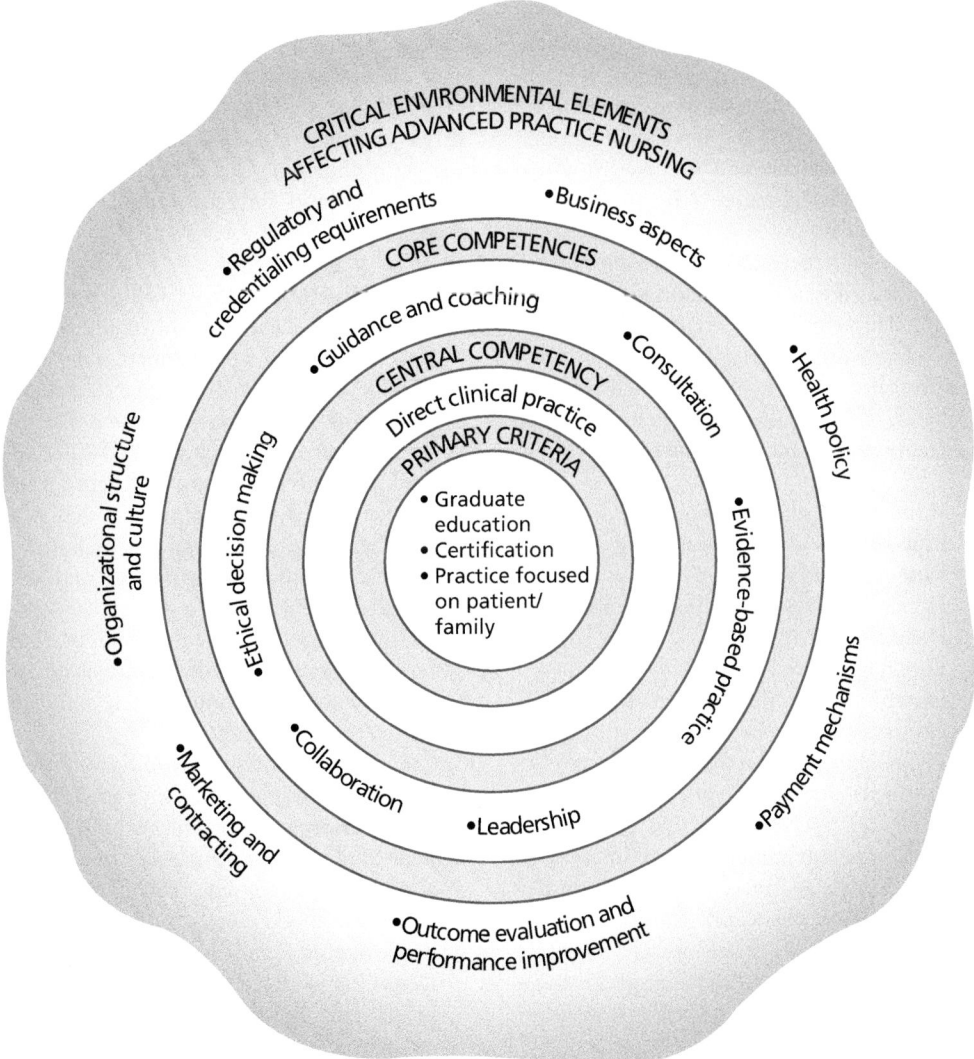

Abb. 9.1: Hamric's model of advanced practice nursing (Hamric & Tracy, 2019, S. 75)

Das erste Kriterium, der *Masterabschluss* (Graduate education), wird mittlerweile als ein zentrales Primärkriterium einer APN gewertet (siehe oben). Eine *Regulierung* (Certification) beinhaltet, so die Richtlinien für APNs des International Council for Nurses (Schober et al., 2020), grundlegende »Gesetze und Richtlinien einer maßgeblichen Stelle oder eine Form von Regulierungsmechanismus, welche explizit für APNs gelten« (Schober et al., 2020, S. 10). Sie ist mit rechtlichen Rahmenbedingungen, welche die öffentliche Sicherheit gewährleisten, verbunden und definiert den Aufgabenbereich und die Standards der Praxis, die Erlaubnis zur entsprechenden Berufsausübung sowie die Legitimation durch entsprechende Nachweise und die Bildungsvoraussetzungen (Bryant-Lukosius & Wong, 2019).

Das dritte Kriterium der *Fokus auf Praxis – Patient und Familie* wird verbunden mit klinischer Glaubwürdigkeit, welche durch klinische Erfahrung einerseits zum Ausdruck kommt (Benner et al., 1992), jedoch bei einer Rolle als APN darüber hinausgeht. Diese ist, so Tracy (2019, S. 147), gekennzeichnet durch:

- »Eine ganzheitliche Perspektive
- Eine therapeutische Beziehung mit der PatientIn/der Familie
- Herausragendes klinisches Denken und Handeln
- Eine reflektierte Praxis
- Forschungsergebnisse als Leitlinien für die Praxis
- Verwendung verschiedener Ansätze des Gesundheits- und Krankheitsmanagements.«

Diese Kompetenz steht als »Erste unter Gleichen« (Hamric & Tracy, 2019, S. 70) in der Reihe weiterer sechs Kernkompetenzen: *Guidance and Coaching, Collaboration, Consultation, Evidence-Based Practice, Clinical, Professional and Systems Leadership sowie Ethical Decision Making.*

Konsequenzen für die Akademisierung in Deutschland und die Befähigung zur APN

Betrachtet man die Entwicklung von Abschlussprofilen für Pflegende in Deutschland in den letzten Jahrzehnten, wird deutlich, dass rein management-betriebswirtschaftlich bzw. pädagogisch orientierte Studienangebote für Pflegende den Bedarf an einem Abschlussprofil für APNs nur ansatzweise beantworten können und wollen.

Vor dem Hintergrund der oben beschriebenen Ausgangslage, den Primärkriterien einer APN sowie dem Element der direkten pflegerischen Praxis ist damit für die hochschulische Qualifikation von APNs in Deutschland derzeit zu konstatieren, dass

1. in einer sich noch entwickelnden wissenschaftlichen Disziplin die Qualifikation auf Masterebene so konzipiert sein muss, dass diese sowohl in die *Praxis mit Fokus auf den kranken Menschen und die Familie* integrierbar ist als auch für die Weiterentwicklung von Forschung und Lehre nutzbar gemacht werden kann, um den Aufbau der Disziplin Pflegewissenschaft im Wissenschaftssystem zu sichern und voranzutreiben.
2. mittlerweile die Möglichkeit besteht, Masterstudiengänge einzurichten, welche auf APN bezogene Kompetenzen im Abschlussprofil beinhalten.
3. ebenso eine Berufsanerkennung als grundlegende Befähigung zur direkten PatientInnenversorgung für eine APN-Rolle bei den Studierenden vorliegen muss, vorzugsweise durch ein Bachelorstudium mit Berufsanerkennung.
4. derzeit keine Regulierungen für APNs in Deutschland etabliert sind und somit diesbezügliche Entwicklungsschritte noch ausstehen – mit Konsequenzen für den aktuellen Status der akademischen Qualifikation.

Diese Ausgangslage ist bei der Konzeption, Implementierung und Evaluation eines Masterstudiengangs, welcher den Anspruch hat, für APN zu befähigen, aus unserer Sicht zu berücksichtigen.

9.3 Wie kann die akademische Ausbildung für Pflegende in Deutschland gestaltet werden, um einen Beitrag zur Entwicklung von »APN« zu leisten?

9.3.1 Fokus auf den kranken Menschen und seine Familie – notwendige Kernkompetenzen

Neben der vertieften Forschungskompetenz, als integraler Bestandteil einer universitären Masterqualifikation, ist der Fokus auf den kranken Menschen und seine Familie im Kontext der direkten pflegerischen Praxis in einem derart ausgerichteten Masterprogramm für das Abschlussprofil somit grundlegend und im Abschlussprofil unseres Studiengangs abgebildet (Albert-Ludwigs-Universität, 2018, S. 1). Ansätze von Prävention und Gesundheitsförderung werden hier eingeschlossen.

Um eine derart ausgerichtete Qualifikation zu ermöglichen, sind Leistungen der Studierenden so zu konzipieren, dass der Fokus auf den kranken Menschen und seine Familie in der direkten Pflegepraxis Gegenstand des Lernprozesses wird. Entsprechende hochschuldidaktisch konzipierte Leistungen der Studierenden werden durch folgende Grundsätze umgesetzt:

- Fallbasiertes Lernen und Simulation
- Situatives Lernen im realen klinischen Kontext
- Erfahrungsorientiertes Lernen
- Reflexion der eigenen praktischen pflegerischen Arbeit
- Lernen mit Lehrinhalten, die in einem Kontext von Praxis und Forschung der Pflegewissenschaft und Bezugsdisziplinen entwickelt sind
- Austausch mit PflegeexpertInnen APN und anderen PraxisexpertInnen aus den Gesundheitsprofessionen im deutschen Akutversorgungskontext und international
- Interprofessionelles Lernen mit Fokus Gesundheitsfachberufe, insbesondere mit der Profession Humanmedizin

(Lave & Wenger, 1991; Wenger, 1999; Kolb et al., 2001; Hammick et al., 2007; Benner et al., 2010; O'Brien et al., 2020)

Im Folgenden sind die sieben Kernkompetenzen (1 + 6) (▶ Abb. 9.1) sowie unser Ansatz der Befähigung zur APN und – beispielhaft – Inhalte und/oder Studierendenarbeiten skizziert.

Tab. 9.1: Ansatz der Befähigung zur APN mit Beispielen im Masterstudiengang Pflegewissenschaft am Institut für Pflegewissenschaft an der Universität Freiburg (eigene Zusammenstellung)

7 Kernkompetenzen APN (Hamric & Tracy, 2019, S. 75)	Ansatz der Befähigung	Exemplarische Auswahl von Inhalten und/oder Studierendenarbeiten
• *Direct clinical practice* Direkte Pflegepraxis	• Praktika und Wahlpflichtbereich • Reflexion der eigenen Pflegepraxis • Wahl der Studierenden: Assessment und Intervention im eigenen klinischen Feld • Klinische Kurse in der Pflegepraxis (▶ Kap. 9.3.2)	• »Delir-Assessment CAM-ICU auf einer operativen Intensivstation« • »Fatigue bei Ankylosierender Spondylitis: Entwicklung literaturgestützter Interventionen und kritische Rückführung auf einen Fall«
• *Guidance and Coaching* Coaching und Begleitung	• Fallbezogene Bearbeitung von Situationen von PatientInnen und deren Familien, konzeptionelle Analyse und Diskussion	• Zielgruppenorientierte Informationsvermittlung im Kontext Coaching und Begleitung (▶ Kap. 9.3.3)
• *Collaboration* Zusammenarbeit • Intra- und interprofessionell	• Fachliche Leitung von interprofessionellen Projektteams • Interprofessionelles Lernen – Bearbeitung von Schwerpunkten der Zusammenarbeit in komplexen Situationen von PatientInnen und deren Familien	• »Verbesserung der Versorgung von geriatrischen PatientInnen – Identifikation von Stärken, Schwächen, Chancen und Risiken in der Versorgung von geriatrischen PatientInnen in der Klinik für Nephrologie und Allgemeinmedizin aus der Sicht des interprofessionellen Behandlungsteams« • Chronisch Kranke als Co-Dozierende in der interprofessionellen Lehre (▶ Kap. 9.3.2)
• *Consultation* Konsultationen/Pflegekonsil	• Durchführung von Pflegekonsilen in der APN-Rolle, definiert über den gewählten klinischen Bereich des Studierenden (Simulation)	• »Pflegekonsil einer Pflegeexpertin APN in einer HNO-Station, auf der sich eine Patientin mit Problemen bei der Einnahme von Immunsuppressiva nach Nierentransplantation befindet; Fokus Förderung des Selbstmanagements«
• *Evidence-based practice* Evidenzbasierte Praxis	• Pflegewissenschaft: – Vertiefung methodologischer und methodischer Grundlagen der Forschung und deren Anwendung – Entwicklung und Durchführung einer empirischen Arbeit/einer Evidenzsynthese	• »Lärmreduzierende Maßnahmen mit dem Fokus der Reduktion des Lärmeinflusses bei Früh- und Reifgeborenen einer neonatologischen Intensivstation« • »Pflegerische Interventionen zur präventiven Begegnung des Post-Intensive Care Syndroms – Ein Scoping Review«

Tab. 9.1: Ansatz der Befähigung zur APN mit Beispielen im Masterstudiengang Pflegewissenschaft am Institut für Pflegewissenschaft an der Universität Freiburg (eigene Zusammenstellung) – Fortsetzung

7 Kernkompetenzen APN (Hamric & Tracy, 2019, S. 75)	Ansatz der Befähigung	Exemplarische Auswahl von Inhalten und/oder Studierendenarbeiten
• Clinical, professional and systems leadership Klinische, berufspolitische und systembezogene Führung	• Praxisentwicklungsprojekte, Schwerpunkt: Klinische Führungskompetenz • Projektmanagement und Implementierung von Innovationen in einer Organisation der Gesundheitsversorgung • Analyse von Versorgungslücken im eigenen klinischen Feld, Entwicklung von Lösungsmöglichkeiten unter Einbeziehung der ökonomischen Rahmenbedingungen	• »Implementierung von Entlassungsgesprächen für Patienten nach operativer Behandlung einer Carotisstenose« • »Behandlung von PatientInnen mit außerklinischer, nicht invasiver Beatmung: Betrachtung der pflegerischen Wirksamkeit unter der Berücksichtigung von strukturellen und gesundheitsökonomischen Aspekten«
• Ethical decision making Ethische Entscheidungsfindung	• Fallbezogene Anwendung ethischer Grundlagen in der Pflegepraxis und deren Anwendung in Forschungs- und Praxisprojekten	• »Begleitung eines schwerkranken jungen Menschen und seiner Familie – pflegerische Rolle bei pflegeethischen Aufgaben: Anwendung auf die Praxis übertragen und fallbasiert anwenden«

9.3.2 Praxisorientierte Lehre

Welche Rahmenbedingungen sind aus unserer Sicht grundlegend für die Anwendung der oben beschriebenen Ansätze der Lehre? Neben der sorgfältigen Auswahl, Konzeption und Evaluation der entsprechenden Lehrformate und des Lehrens müssen Strukturen und Vereinbarungen der Zusammenarbeit mit Pflegenden aus den klinischen Bereichen etabliert werden. Unsere Erfahrungen in diesem Bereich haben sich in einer Gruppe Pflegender aus der Lehre und dem Universitätsklinikum Freiburg – im Sinne der Entwicklung von »Communities of Practice« (Wenger, 1999; Andrew et al., 2008; Morley, 2016) – entwickelt und mittlerweile etabliert. Darüber hinaus sind Lehrsituationen, in denen kranke Menschen und ihre Familien in der Lehre mitwirken, gleichermaßen ein integraler Bestandteil der praxisorientieren Lehre.

Unsere bisherigen erfolgreichen Ansätze in den beiden Bereichen Zusammenarbeit mit qualifizierten Pflegenden aus der Pflegepraxis (in der Regel PflegeexpertInnen APN) sowie mit kranken Menschen und ihren Familien beinhalten:

- klinische Kurse im Universitätsklinikum Freiburg
- Lehrangebote durch klinisch erfahrene Pflegende
- Mitarbeit bei der Begleitung der Studierenden bei Studien- und Prüfungsleistungen
  - im Wahlpflichtbereich
  - im Modul mit Fokus auf Leadership bei der Entwicklung und Umsetzung eines Praxisentwicklungsprojektes
  - bei der Masterarbeit
- chronisch Kranke als Co-Dozierende in interprofessionellen Lehrveranstaltungen

Der Einbezug von Pflegenden aus der Praxis in die Lehre ist über Jahre entwickelt worden und vor allem im Universitätsklinikum Freiburg von Anbeginn entstanden. Somit gehört diese Lehrpraxis zur »Cultural DNA« (Schein, 2018) an unserem Standort und konnte auf weitere Formen der Zusammenarbeit mit Pflegenden aus der Praxis in den Praxiseinrichtungen der Masterstudierenden bundesweit erweitert werden. Diese Lehrpraxis ermöglicht den Studierenden im Masterprogramm ein anspruchsvolles, aktuelles Lernfeld in ihrem eigenen klinischen Bereich zur Entwicklung von oben beschriebenen Kompetenzen. Der Lernprozess jedoch, wie eingangs beschrieben, ist ein individuelles Lernen des Studierenden, konzeptionell geleitet von den Kompetenzen einer APN und der Zusammenarbeit der Lehrenden mit Pflegenden in der Pflegepraxis auf Masterniveau. Qualifikationsziele für eine APN sind hierzulande nicht durch eine externe Institution reguliert, somit auch keine Lehrformate. Dies kann in der aktuellen Situation der Entwicklung von APN in Deutschland nicht nur Nachteil sein, sondern auch Flexibilität und Raum für Lehrende, Lernende und PraxispartnerInnen bedeuten. AbsolventInnen sind häufig gefordert, sich ihr eigenes Handlungsfeld unter Nutzung der im Studium erworbenen Kompetenzen – wenn möglich mit EntscheidungsträgerInnen und KollegInnen in der Praxis, aber auch alleine – zu erarbeiten. Hierzu sind die im Studiengang vermittelten Modelle der Entwicklung von APN und weitere Evidenz im Bereich der Implementierung von Innovationen in die Gesundheitsversorgung als Lerngegenstand ebenso Bestandteil der Lehre wie deren Anwendung in Praxisentwicklungsprojekten.

Aus den oben (▶ Tab. 9.1) aufgeführten Beispielen werden nun im Weiteren von uns entwickelte Lehrpraktiken exemplarisch näher aufgezeigt. Einleitend zum besseren Verständnis: Masterstudierende unseres Programms sind bundesweit in der Regel mit kleinerem Anteil in der Pflegepraxis teilzeitbeschäftigt und absolvieren dort ihre Pflichtpraktika.

Beispiel 1: Klinische Kurse in der Pflegepraxis

Klinische Kurse zur Erhebung der Anamnese, einschließlich einer körperlichen Untersuchung und situativ gewählt, fallbezogenem vertieftem Assessment, wurden im Studiengang entwickelt und implementiert. Der klinische Kurs findet innerhalb von zwei Tagen im Universitätsklinikum Freiburg in Kleingruppen statt. Diese Lehrveranstaltung baut konsekutiv auf Grundlagen im Studiengang Bachelor of Science Pflegewissenschaft auf. Dabei handelt es sich um Basiskompetenzen der Anamnese und körperlichen Untersuchung, vergleichbar mit internationalen Standards von Bachelorstudiengängen in Gesundheitsfachberufen (Bickley et al., 2021). Diese werden im ersten Schritt in der theoretischen Lehre erlernt.

Studierende im Masterstudium setzen im zweiten Schritt in supervidierten Kleingruppen im klinischen Bereich diese Grundlagen um. Im Verlauf dieses Kurses wird von den Studierenden fallbezogen ein relevanter Aspekt der PatientInnen-/Familiensituation identifiziert und ein geeignetes Vorgehen/Instrumentarium in der konkreten PatientInnen-/Familiensituation angewandt.

Die Studierenden werden in den Kleingruppen von jeweils einer MentorIn der klinischen Praxis, einer PflegeexpertIn (APN) und einer hauptamtlichen wissenschaftlichen MitarbeiterIn des Instituts begleitet. Punktuell erfolgt die Begleitung durch eine Ärztin oder einen Arzt des betreffenden klinischen Bereichs, insbesondere bei einer situativ gewählten Anwendung einer körperlichen Untersuchungstechnik. Die Studierenden präsentieren abschließend ihre Ergebnisse vor den Begleitenden und der Kleingruppe in der klinischen Praxis.

Ergebnisse aus qualitativen Evaluationen zeigten, dass sich durch diese intensive Auseinandersetzung mit der Situation von PatientInnen und deren Familien im konkreten klinischen Kontext vielschichtige Lernprozesse ergeben und diese Form des Lernens identitätsfördernd hinsichtlich der Rollenentwicklung für eine mögliche Arbeit als APN sein kann.

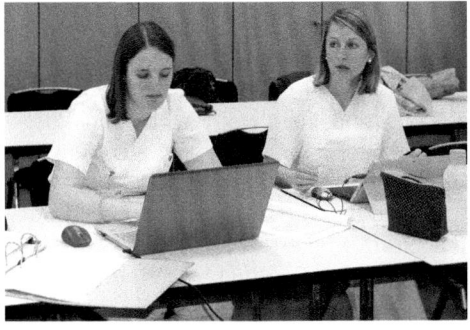
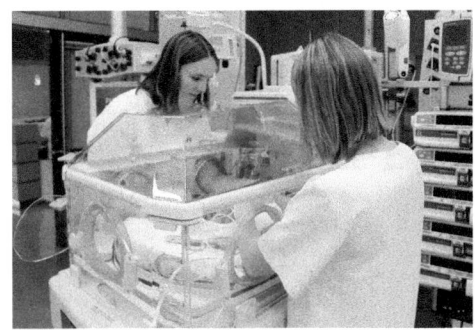

Abb. 9.2 und Abb. 9.3: Klinischer Kurs in der Neonatologie (Institut für Pflegewissenschaft, Universität Freiburg)

Hinsichtlich des direkten Vergleichs mit regulierten APN-Programmen (Schober et al., 2020) und den Standards für eine Weiterentwicklung spezifischer klinischer Kompetenzen findet sich hier ein erster Schritt, den wir als entscheidende Weichenstellung im deutschen Hochschulkontext betrachten.

Das nächste Beispiel für einen Fokus auf direkte klinische Pflegepraxis und auf kranke Menschen und deren Familien zeigt ein zentrales Element zur Befähigung in APN auf: die Befähigung zur Begleitung von chronisch Kranken im interprofessionellen Team.

Beispiel 2: Chronisch Kranke als Co-Dozierende in der interprofessionellen Lehre

Die Einbeziehung von PatientInnen in die Ausbildung in den Gesundheitsfachberufen hat Tradition, wenngleich die Art und Weise, wie PatientInnen sowie Familien einbezogen werden, nicht eindeutig definiert ist (Rowland et al., 2019). Ihre Einbeziehung als aktiv Lehrende im Sinne von »patients as teachers« ist im Kontext der sich entwickelnden interprofessionellen Lehre grundständiger Studiengänge der Gesundheitsfachberufe wenig beschrieben (Towle et al., 2014).

Forschungsergebnisse zeigen, dass eine wirksame Behandlung die Unterstützung des Selbstmanagements und eine kontinuierliche Betreuung die Situation chronisch Kranker verbessert. Entsprechend organisierte Versorgungssysteme sind dabei essentiell (Kugler et al., 2021; Spielmann et al., 2021; World Health Organization, 2002). Da chronisch Kranke in der Versorgungsrealität wenig Aktivierung und Unterstützung ihres Selbstmanagements erfahren und die Kontinuität der Versorgungsprozesse häufig nicht gegeben ist, ist für die zukünftige Zusammenarbeit ein entsprechend kompetentes interprofessionelles Team der beteiligten Gesundheitsfachberufe bereits in grundständigen Studiengängen auszubilden. Klinische Betreuungssituationen von chronisch Kranken sind in der Regel auf Interprofessionalität ausgerichtet. Diese wird verstanden als Zusammenarbeit von verschiedenen Berufsgruppen mit unterschiedlichem beruflichen Hintergrund, auch mit den PatientInnen, deren Angehörigen, Betreuenden sowie der Gemeinschaft, um die bestmögliche Versorgungsqualität zu erreichen. Es braucht, so Kesselring, »die Fähigkeit, miteinander über die konkreten Patientensituationen zu kommunizieren,

Entscheide, wie mit den PatientInnen und ihren Angehörigen gearbeitet werden soll, zu treffen und sich gegenseitig zu befähigen« (Kesselring, 2005, S. 144).

Vor diesem Hintergrund wurde im Masterstudiengang Pflegewissenschaft an der Medizinischen Fakultät der Universität Freiburg seit 2016 gemeinsam mit der Klinik für Neuropädiatrie und Muskelerkrankungen und des Programms Liberal Arts and Sciences am University College Freiburg eine interprofessionelle Lehrveranstaltung im Bereich Chronic Care implementiert. Sie verbindet die Prinzipien interprofessioneller Lehre mit authentischen Berichten chronisch Kranker und ihrer Rolle als aktiv Dozierende. Auch Studierende aus nicht klinischen Fächern (Liberal Arts and Sciences) geben wichtige Impulse in die gemeinsame Erarbeitung und Reflexion in diesem Lehrprojekt. Durch die Interaktion mit chronisch Kranken als Co-Dozierende wird die Relevanz und der Inhalt von Chronic Care von den Studierenden der Pflegewissenschaft und Humanmedizin als zukünftiges interprofessionelles Team vertieft wahrgenommen und reflektiert. Studierende beider Gesundheitsprofessionen schätzen diese Lehre und fordern diese ein.

In dieser Lehrveranstaltung stehen die Kompetenzen »Direct Clinical Practice«, »Collaboration« und auch »Ethical Decision Making« im Vordergrund. Authentisches Lernen wird durch den Ansatz mit Co-Dozierenden mit PatientInnen-/Familienerfahrung in besonderem Maße erreicht – ein Ansatz, der sich für interprofessionelle Lehre als deutlich wirksam erwiesen hat (Hammick et al., 2007).

Nachdem praxisorientierte Lehre im unserem Masterstudiengang konzeptionell und exemplarisch skizziert wurde, wird forschungsorientierte Lehre als integraler Bestandteil der Befähigung zur APN exemplarisch adressiert.

9.3.3 Forschungsorientierte Lehre

Forschungserkenntnisse aus den eigenen Forschungsprojekten des Instituts und solchen, die in Kooperation mit anderen PartnerInnen, wie z. B. dem vom Bundesministerium für Bildung und Forschung geförderten Pflegepraxiszentrum im Universitätsklinikum Freiburg, entstanden sind, stellen wichtige Kenntnisse und Impulse zur Befähigung der Studierenden im Kontext von APN dar. Sie sind in die Lehre integriert und fördern die Kompetenzentwicklung im Bereich Forschungskompetenz, aber auch bei der Anwendung in spezifischen klinischen Aufgabenfeldern einer APN. Dies soll beispielhaft anhand des Moduls »Aktuelle Entwicklungen im Gesundheitsbereich« im Kontext von Innovation und Gesundheitskompetenz veranschaulicht werden.

Vor dem Hintergrund zukünftiger Herausforderungen im Gesundheitsbereich (Douglas, 2011) werden neue Entwicklungen und Prozesse den Pflegeberuf zum Teil grundlegend verändern und umgestalten (Archibald & Barnard, 2018; Porter-O'Grady, 2019; Rubeis, 2021; Thimbleby, 2013). Um dem zu begegnen, ist Innovation für die Sicherung und Weiterentwicklung der Qualität der Pflege von grundlegender Bedeutung (Kaya et al., 2015). Hierbei nehmen APNs eine zentrale Rolle ein (Gray, 2016).

Einen möglichen innovativen Ansatz stellen neue bzw. digitale Technologien dar (Fachinger & Mähs, 2019). Dahingehend benötigen insbesondere APNs Kompetenzen zur Integration und Anwendung neuer digitaler Technologien in ihre berufliche Tätigkeit (Cummings et al., 2020; Fachinger & Mähs, 2019). Innovation und neue digitale Technologien wirken sich somit auch immer mehr auf PatientInnen aus, die neben allgemeiner Gesundheitskompetenz auch digitale Gesundheitskompetenz benötigen (Dunn & Hazzard, 2019). Pflegende nehmen in diesem Prozess eine unterstützende Rolle ein (Johnson, 2015).

Die Inhalte und Kompetenzen, die im Modul »Aktuelle Entwicklungen im Gesundheitsbereich« vermittelt werden, basieren auf internationalen Literaturempfehlungen (u. a. American Nurses Association, 2015; Hübner et al., 2017; Konttila et al., 2019) und orientieren sich an aktuellen Entwicklungen im Pflege- und Gesundheitsbereich und an den Grundlagen der Förderung der Gesundheitskompetenz.

Das Modul ist unterteilt in drei Submodule: Submodul 1 beinhaltet Aspekte der Mensch-Technik-Interaktion (Pflege und Technik; Datenschutz; ethische, rechtliche und soziale Aspekte der Digitalisierung und des Technikeinsatzes). Hinzu kommt ein jährlich wechselndes Schwerpunktthema, das unterschiedliche Themenbereiche bzw. PatientInnenpopulationen im Gesundheitsbereich fokussiert (bspw. Menschen mit Herzunterstützungssystemen, Activity Tracking, nicht invasive Beatmung). Submodul 2 behandelt die Themen Gesundheitskompetenz, PatientInnenedukation, die kritische Analyse von Informationsmedien und Grundlagen der Mediengestaltung. Im Submodul 3 werden diese Themenbereiche im Rahmen eines supervidierten Workshops mit Bezug auf das Schwerpunktthema von den Studierenden in Kleingruppen bearbeitet. Auftrag hierbei ist die Entwicklung eines Prototyps eines evidenzbasierten Informationsmediums mit Bezug auf eine spezifische Zielgruppe (PatientInnen, Angehörige, Pflegende). Beispielsweise entwickelten Studierende der letzten Jahre ein Animationsvideo zur Aufklärung von Angehörigen von Menschen mit Schlafapnoe, eine webbasierte Fortbildungseinheit zum Thema nicht invasive Beatmung, ein App-basiertes Informationsmedium zur Bewegungsförderung während des Klinikaufenthalts oder eine Postkarte zur Sensibilisierung von Männern bezüglich der Beachtung der Gewichtszunahme während der Schwangerschaft ihrer Partnerin.

Abschließend sollen drei Aspekte dieses Moduls, im Sinne der Ausbildung angehender APNs, hervorgehoben werden:

- Neben der breiten thematischen Abdeckung ist die Möglichkeit für Studierende anzuführen, sich Lehrinhalte selbst in Kleingruppen, unter Berücksichtigung von Gruppendynamiken, zu erarbeiten. Damit soll der Erwerb der Fähigkeit gefördert werden, in der Rolle als APN Gruppen zu organisieren und zu leiten (Leadership) (Lamb et al., 2018).
- Es soll die Zielgruppenspezifität der zu entwickelnden Informationsmedien und das Verständnis der Studierenden fördern, dass trotz vieler technologischer Möglichkeiten der Mensch im Zentrum des Handelns der Pflegenden steht und dies eine adressatengerechte Anwendung bzw. Implementierung neuer Technologien erfordert (Weston, 2020; Železnik et al., 2017).
- Das Modul lässt den Studierenden sowohl inhaltlich als auch methodisch die Freiheit, im Lern- und Gestaltungsprozess kreativ zu werden. Diese kreative Freiheit per se fördert Innovation, kann aber auch Problemlösungsprozesse und das Lernen verbessern (Chan, 2013). Vor allem dieser Aspekt wurde in den internen Evaluationen des Moduls seitens der Studierenden immer besonders lobend hervorgehoben.

Durch die Bearbeitung aktueller Themen sowie durch den Einsatz innovativer Lehr-Lernmethoden mit kreativen Freiräumen und einem gleichzeitigen Praxisbezug leistet das Modul einen wertvollen Beitrag zur Ausbildung von APNs.

9.4 Ausblick

Die Entwicklung von APN ist weltweit stark von nationalen Einflussfaktoren geprägt und bedarf in Deutschland einer ständigen Anpassung, Innovation und Weiterentwicklung. Eine Befähigung zu Rollen wie einer APN, insbesondere im Bereich der Akutpflege, kann in einem Kontext von Forschung, Praxis und Lehre, wie an Medizinischen Fakultäten etabliert (Wissenschaftsrat, 2021), erfolgreich gelingen. Vor dem Hintergrund der Tatsache, dass in Deutschland der Zugang zum Beruf nicht identisch mit einem Zugang zu einem Hochschulstudium ist, sind für eine abgestimmte pflegerische Versorgungsleistung Konzepte zu Skill- und Grade-Mix hochrelevant (Bensch, 2018).

Bei der Frage, welche Spezialisierungen sich entwickeln können, sind gesundheitspolitische Entscheidungsprozesse, in welche Pflegende eingebunden sein müssen, gefordert. Die Berufsgruppe und sich entwickelnde APNs benötigen – last but not least – Vision, Ausdauer und gegenseitige Toleranz und Anerkennung, um den Ansatz von APN langfristig weiterzuentwickeln. Der Fokus auf die Bedarfe von PatientInnen und ihren Familien muss dabei richtungsweisend sein.

Literatur

Albert-Ludwigs-Universität (Hrsg.) (2018). *Prüfungsordnung für den Studiengang Master of Science (M.Sc.). Anlage B. Fachspezifische Bestimmungen für die Prüfungsordnung Master of Science (M.Sc.). Pflegewissenschaft.* Nichtamtliche Lesefassung des Dezernats 5 – Recht. Vom 19. August 2005 (Amtliche Bekanntmachungen Jg. 36, Nr. 46, S. 269–293) in der Fassung vom 17. Dezember 2018 (Amtliche Bekanntmachungen Jg. 49, Nr. 64, S. 489–516). Zugriff am 14.02.2022 unter: https://www.jsl.uni-freiburg.de/informationen_fuer_studierende_web/pruefungsordnungen/master_of_science/m_sc_pruefungsordnung_30_06_2016_pflegewissenschafte.pdf

American Nurses Association (ANA) (Hrsg.). (2015). *Nursing: Scope and Standards of Practice.* 3. Aufl. Silver Spring, Maryland: Nursesbooks.org, ANA.

Andrew, N., Tolson, D., Ferguson, D. (2008). *Building on Wenger: communities of practice in nursing.* Nurse Education Today, 28(2), 246–252, doi: 10.1016/j.nedt.2007.05.002

Archibald, M.M. & Barnard, A. (2018). *Futurism in nursing: Technology, robotics and the fundamentals of care.* Journal of Clinical Nursing, 27(11–12), 2473–2480, https://doi.org/10.1111/jocn.14081

Bassauer, D. (2005). *30 Jahre Deutsche Gesellschaft für Fachkrankenpflege und Funktionsdienste e. V. – 40 Jahre Fachweiterbildung in Deutschland – 150 Jahre Narkoseschwestern.* Vortrag zum 2. Europäischen Anästhesiepflegekongress, Weimar.

Benner, P., Sutphen, M., Leonard, V., Day, L. (2010). *Educating nurses: a call for radical transformation.* San Francisco: Jossey-Bass.

Benner, P., Tanner, C., Chesla, C. (1992). *From beginner to expert: gaining a differentiated clinical world in critical care nursing.* Advances in Nursing Science, 14(3), 13–28.

Bensch, S. (2018). *Bottom-Up- und Top-Down-Strategien in der Pflege. Grade- und Skillmix – was steckt dahinter?* Pflegezeitschrift, 71(9), 18–22.

Bickley, L.S., Szilagyi, P.G., Hoffman, R.M., Soriano, R.P. (2021). *Bates' guide to physical examination and history taking.* 13. Aufl. Philadelphia, Baltimore, New York u. a.: Wolters Kluwer.

Blanck-Köster, K., Becker, T., Gaidys, U. et al. (2022). *Wissenschaftliche Weiterentwicklung in der Intensivpflege.* Zugriff am 14.02.2022 unter: https://www.dgf-online.de/wp-content/uploads/Positionspapier_Wiss_Weiterentw_Intensiv_END-1.pdf

Bryant-Lukosius, D. & Wong, F.K.Y. (2019). *International Development of Advanced Practice Nursing.* In: Tracy, M.F. & O'Grady, E.T. (Hrsg.) *Hamric and Hanson's advanced practice nursing: an integrative approach* (S. 129–142). 6. Aufl. St. Louis, Missouri: Elsevier.

Chan, Z.C.Y. (2013). *A systematic review of creative thinking/creativity in nursing education.* Nurse Education Today, 33(11), 1382–1387, https://doi.org/10.1016/j.nedt.2012.09.005

Collins, S. & Hewer, I. (2014). *The impact of the Bologna process on nursing higher education in Europe: A review.* International Journal of Nursing Studies, 51, 150–156.

Cummings, E., Bichel-Findlay, J., Procter, P. et al. (2020). *Nursing Informatics Education: A Global Perspective.* In: Berner, E.S. (Hrsg.) *Informatics Education in Healthcare: Lessons Learned* (S. 153–166). 2. Aufl. Cham: Springer International

Publishing. https://doi.org/10.1007/978-3-030-53813-2_12

Deutsche Gesellschaft für Fachkrankenpflege und Funktionsdienste e. V. (Hrsg.) (2022). Die DGF. Zugriff am 12.02.2022 unter: https://www.dgf-online.de/die-dgf/

Deutscher Bildungsrat für Pflegeberufe (Hrsg.) (2007). *Pflegebildung offensiv*. München: Elsevier, Urban & Fischer.

Douglas, M.R. (2011). *Opportunities and challenges facing the future global nursing and midwifery workforce*. Journal of Nursing Management, 19 (6), 695–699, https://doi.org/10.1111/j.1365-2834.2011.01302.x

Dunn, P. & Hazzard, E. (2019). *Technology approaches to digital health literacy*. International Journal of Cardiology, 293, 294–296, https://doi.org/10.1016/j.ijcard.2019.06.039

Europäisches Parlament & Rat der Europäischen Union (Hrsg.) (2005). *Richtlinie 2005/36/EG des europäischen Parlaments und des Rates vom 7. September 2005 über die Anerkennung von Berufsqualifikationen*. Amtsblatt der Europäischen Union, L 255/22.

Fachinger, U. & Mähs, M. (2019). *Digitalisierung und Pflege*. In: Klauber, J., Geraedts, M., Friedrich, J., Wasem, J. (Hrsg.) *Krankenhaus-Report 2019: Das digitale Krankenhaus* (S. 115–128). Berlin, Heidelberg: Springer, https://doi.org/10.1007/978-3-662-58225-1_9

Gray, A. (2016). *Advanced or advancing nursing practice: What is the future direction for nursing?* British Journal of Nursing, 25(1), 8–13, https://doi.org/10.12968/bjon.2016.25.1.8

Hammick, M., Freeth, D., Koppel, I. et al. (2007). *A best evidence systematic review of interprofessional education: BEME Guide no. 9*. Medical Teacher, 29(8), 735–751.

Hamric, A.B. & Tracy, M.F. (2019). *A Definition of Advanced Practice Nursing*. In: Tracy, M.F. & O'Grady, E.T. (Hrsg.) Hamric and Hanson's advanced practice nursing: an integrative approach (S. 61–79). 6. Aufl. St. Louis, Missouri: Elsevier.

Hübner, U., Egbert, N., Hackl, W. et al. (2017). *Welche Kernkompetenzen in Pflegeinformatik benötigen Angehörige von Pflegeberufen in den D-A-CH-Ländern? Eine Empfehlung der GMDS, der ÖGPI und der IGPI*. GMS Medizinische Informatik, Biometrie und Epidemiologie, 13(1), 1–9, https://doi.org/10.3205/mibe000169

Johnson, A. (2015). *Health literacy: How nurses can make a difference*. Australian Journal of Advanced Nursing, 33(2), 20–27.

Kaya, N., Turan, N., Aydın, G.Ö. (2015). *A Concept Analysis of Innovation in Nursing*. Procedia – Social and Behavioral Sciences, 195, 1674–1678, https://doi.org/10.1016/j.sbspro.2015.06.244

Kesselring, A. (2005). *Interprofessionelle Zusammenarbeit zwischen Medizin und Pflege*. Pflege, 18(3), 143–145, doi: 10.1024/1012-5302.18.3.143

Kolb, D.A., Boyatzis, R.E., Mainemelis, C. (2001). *Experiential learning theory: Previous research and new directions*. In: Sternberg, R.J. & Zhang, L.-F. (Hrsg.) *Perspectives on thinking, learning, and cognitive styles* (S. 227–247). Mahwah, NJ, US: Lawrence Erlbaum Associates Publishers.

Konttila, J., Siira, H., Kyngäs, H. et al. (2019). *Healthcare professionals' competence in digitalisation: A systematic review*. Journal of Clinical Nursing, 28, 745–761, https://doi.org/10.1111/jocn.14710, Epub 2018 Nov 22.

Kugler, C., Spielmann, H., Seemann, M. et al. (2021). *Self-management for patients on ventricular assist device support: a national, multicentre study: protocol for a 3-phase study*. BMJ open, 11(5), e044374, doi: 10.1136/bmjopen-2020-044374

Kultusministerkonferenz (Hrsg.) (2022). *Bachelor und Master erfolgreich eingeführt*. Zugriff am 10.02.2022 unter: https://www.kmk.org/themen/hochschulen/studium-und-pruefungen/bachelor-und-master.html

Lamb, A., Martin-Misener, R., Bryant-Lukosius, D., Latimer, M. (2018). *Describing the leadership capabilities of advanced practice nurses using a qualitative descriptive study*. Nursing Open, 5(3), 400–413, https://doi.org/10.1002/nop2.150

Lave, J. & Wenger, E. (1991). *Situated Learning: Legitimate Peripheral Participation*. Cambridge: Cambridge University Press.

Lusk, B., Cockerham, A.Z., Keeling, A.W. (2019). *Highlights From the History of Advanced Practice Nursing in the United States*. In: Tracy, M.F. & O'Grady, E.T. (Hrsg.) Hamric and Hanson's advanced practice nursing: an integrative approach (S. 1–24). 6. Aufl. St. Louis, Missouri: Elsevier.

Morley, D. (2016). *Applying Wenger's communities of practice theory to placement learning*. Nurse Education Today, 39, 161–162, doi: 10.1016/j.nedt.2016.02.007

O'Brien, B.C. & Battista, A. (2020). *Situated learning theory in health professions education research: a scoping review*. Advances in Health Sciences Education, 25(2), 483–509, doi: 10.1007/s10459-019-09900-w

Porter-O'Grady, T. (2019). *Turning the page: Nursing in the digital age and beyond*. Nursing Management, 50(9), 40–47, https://doi.org/10.1097/01.NUMA.0000579012.32858.2b

Robert Bosch Stiftung & Kommission zur Hochschulausbildung für Lehr- und Leitungskräfte in der Pflege (1993). *Pflege braucht Eliten. Denkschrift der Kommission der Robert-Bosch-Stiftung zur Hochschulausbildung für Lehr- und Leitungskräfte in der Pflege*. 3. Aufl. Gerlingen: Bleicher.

Rowland, P., Anderson, M., Kumagai, A.K. et al. (2019). *Patient involvement in health professionals' education: a meta-narrative review*. Advances In Health Sciences Education: Theory And Practice, 24, 595–617.

Rubeis, G. (2021). *Guardians of humanity? The challenges of nursing practice in the digital age*. Nursing Philosophy, 22, e12331, https://doi.org/10.1111/nup.12331

Schein, E.H. & Schein, P. (2018). *Organisationskultur und Leadership*. 5. Aufl. München: Franz Vahlen.

Schober, M., Lehwaldt, D., Rogers, M. et al. (2020). *Guidelines on advanced practice nursing*. Geneva: International Council of Nurses.

Spielmann, H., Seemann, M., Friedrich, N. et al. (2021). *Self-management with the therapeutic regimen in patients with ventricular assist device (VAD) support – a scoping review*. Heart & Lung, 50(3), 388–396, doi: 10.1016/j.hrtlng.2021.01.019

Thimbleby, H. (2013). *Technology and the Future of Healthcare*. Journal of Public Health Research, 2 (3), e28, https://doi.org/10.4081/jphr.2013.e28

Towle, A., Brown, H., Hofley, C. et al. (2014). *The expert patient as teacher: an interprofessional Health Mentors programme*. The Clinical Teacher, 11, 301–306.

Tracy, M.F. (2019). Direct Clinical Practice. In: Tracy, M.F. & O'Grady, E.T. (Hrsg.) Hamric and Hanson's advanced practice nursing: an integrative approach (S. 143–178). 6. Aufl. St. Louis, Missouri: Elsevier.

Tracy, M.F. & O'Grady, E.T. (Hrsg.) (2019). *Hamric and Hanson's advanced practice nursing: an integrative approach*. 6. Aufl. St. Louis, Missouri: Elsevier.

Wenger, E. (1999). *Communities of Practice: Learning, Meaning, and Identity*: Cambridge: Cambridge University Press.

Weston, M.J. (2020). *Nursing Practice in the Digital Age*. Nurse Leader, 18(3), 286–289, https://doi.org/10.1016/j.mnl.2020.03.004

Wissenschaftsrat (Hrsg.) (2012). *Empfehlungen zu hochschulischen Qualifikationen für das Gesundheitswesen*. Drs. 2411-12, Berlin. Zugriff am 10.2.2022 unter: http://www.wissenschaftsrat.de/download/archiv/2411-12.pdf

Wissenschaftsrat (Hrsg.) (2021). *Empfehlungen zur künftigen Rolle der Universitätsmedizin zwischen Wissenschafts- und Gesundheitssystem*. Drs. 9192-21, Köln. Zugriff am 03.03.2022 unter: https://www.wissenschaftsrat.de/download/2021/9192-21.pdf?__blob=publicationFile&v=

Wissenschaftsrat (Hrsg.) (2022). *HQGplus-Studie zu Hochschulischen Qualifikationen für das Gesundheitssystem – Update. Quantitative und qualitative Erhebungen der Situation in Studium, Lehre, Forschung und Versorgung*. Drs. 9541-22, Berlin. Zugriff am 10.06.2022 unter: https://www.wissenschaftsrat.de/download/2022/9541-22.pdf?__blob=publicationFile&v=13

World Health Organization. Noncommunicable Diseases and Mental Health Cluster. (2002). Innovative care for chronic conditions: building blocks for actions: global report. Geneva: World Health Organization. Zugriff am 14.02.2022 unter: https://apps.who.int/iris/handle/10665/42500

Železnik, D., Kokol, P., Blažun Vošner, H. (2017). *Adapting nurse competence to future patient needs using Checkland's Soft Systems Methodology*. Nurse Education Today, 48, 106–110, https://doi.org/10.1016/j.nedt.2016.0

10 Nachwuchsförderung 2.0 – Das APN Trainee-Programm an der Medizinischen Hochschule Hannover

Regina Schmeer und Lea Kauffmann

> **Was Sie in diesem Beitrag erwartet**
>
> In diesem Beitrag erwartet Sie die Beschreibung und Durchführung des APN-Traineeprogramms an der Medizinischen Hochschule Hannover. Dabei werden Rahmenbedingungen und die Module ausführlich erläutert. Nachfolgend werden Ergebnisse der Evaluation aus der ersten APN-Trainee-Kohorte beschrieben. Abschließend wird ein Ausblick für Veränderungen in den nachfolgenden Kohorten und ein Einblick in neue Überlegungen gegeben.

10.1 Einleitung

Es zeichnet sich in Deutschland eine größere Nachfrage nach Advanced Practice Nurses (APNs) ab (Dittrich et al., 2021). Dies zeigt sich u. a. in den täglich erscheinenden Stellenausschreibungen. Inzwischen ist vielerorts das Bewusstsein vorhanden, dass wir für eine Verbesserung der Gesundheitsversorgung auch APNs verstärkt benötigen. Allerdings gibt es einige Herausforderungen, sowohl auf nationaler Ebene als auch auf Ebene der einzelnen Institutionen.

Das International Council of Nurses (ICN) hat 2020 eine Guideline für Advanced Practice Nursing veröffentlicht. In diesem 38-seitigen Papier werden die Grundpfeiler für die international anerkannten APN-Rollen Clinical Nurse Specialist (CNS) und Nurse Practitioner (NP) beschrieben und gegenübergestellt (International Council of Nursing, 2020). Es ist deutlich zu lesen, dass international zu dem Thema APN ein gleiches Bildungsniveau, Titelschutz und Vorbehaltstätigkeiten gehören. Alle drei Elemente sind derzeit in Deutschland nicht existent. Dieses wird aber von Fachverbänden wie dem Deutschen Berufsverband für Pflegeberufe (DBfK) (DBfK, 2019) und dem Deutschen Netzwerk APN & ANP (Ullmann et al., 2016) gefordert. Der ICN, aber auch deutsche Fachverbände sind sich einig: Advanced Practice Nurses brauchen einen abgeschlossenen Masterabschluss und einschlägige Berufserfahrung mit einer spezifischen Pflegeexpertise.

Der Wissenschaftsrat fordert bereits seit 2012 eine Quote von mindestens 10 % akademisierter Pflegefachpersonen in jedem Ausbildungsgang definierter Gesundheitsfachberufe (Wissenschaftsrat, 2012). Trotzdem zeigt eine Umfrage des Vereins der Pflegedirektorinnen und Pflegedirektoren der Universitätskliniken und Medizinischen Hochschulen Deutschlands e. V., dass die Akademisierungsquote in der direkten PatientInnenversorgung nur sehr langsam wächst (Tannen et al., 2017).

Diese liegt noch weit unter den vom Wissenschaftsrat geforderten 10–20 %, bei aktuell ca. 3 %. Eine Vergleichsbefragung aus 2019 zeigt, dass es lediglich zu einem Wachstum von 1 % in den letzten Jahren gekommen ist (Bergjan et al., 2021).

Ursachen hierfür sind zum einen das ungenügende Angebot an Studienplätzen und die Heterogenität der Studiengänge. Studiengänge existieren in Deutschland über das gesamte Bundesgebiet verteilt als Vollzeit-, Teilzeit- oder Fern-Studiengang. Dabei können sich je nach Studium die inhaltlichen Schwerpunkte stark unterscheiden (Pflegestudium.de, 2021). Einige sind auf die Erwerbung pflegewissenschaftlicher Inhalte ausgerichtet, andere binden auch klinische Untersuchungen und medizinisch ausgerichtete Module mit ein.

Zum anderen stellt der Einsatz von APNs für Führungspersonen unter den derzeitigen Bedingungen eine große Herausforderung dar. Die unterschiedlichen Studiengänge und Inhalte, ein bisher nicht geklärtes Aufgabenfeld, fehlender Titelschutz und fehlende gesetzliche Rahmenbedingungen führen nicht selten zu Verunsicherung.

Daher entwickelte die Medizinische Hochschule Hannover (MHH) auf Basis ihrer APN-Implementierungserfahrung ein APN Trainee-Konzept. Den Führungspersonen ermöglicht das APN Trainee-Programm eine strukturierte und transparente APN-Einführung unter Zuhilfenahme sozialwissenschaftlicher Forschungsmethoden. Den Studierenden eröffnet sich die Gelegenheit, durch die Begleitung von Mentorinnen ihre APN-Rolle bereits während des Studiums zu entwickeln und die gewonnenen Erkenntnisse auch für Prüfungsleistungen nutzen zu können. Zudem erfolgt eine Begleitung während der Masterarbeit.

Im Folgenden wird das APN Trainee-Programm an der MHH mit den Modulen und Rahmenbedingungen beschrieben. Nachfolgend werden Ergebnisse der Evaluation der ersten APN Trainee-Kohorte dargestellt und abschließend ein Ausblick über Veränderungen im Programm gegeben.

10.2 Beschreibung und Durchführung des APN Trainee-Programms

Im folgenden Kapitel werden die Rahmenbedingungen rund um das APN Trainee-Programm in der MHH erläutert. Im zweiten Teil des Kapitels werden die Module dargestellt und beschrieben. Die erste APN Trainee-Kohorte bestand aus drei APN-Trainees. Die Trainees kamen aus den Fachbereichen Hämatologie, Intensivmedizin und Pädiatrie. Alle drei Personen studierten an unterschiedlichen Standorten in Deutschland im gleichen Semester. Die Masterstudiengänge hatten aber bei allen drei Standorten den Schwerpunkt APN.

10.2.1 Rahmenbedingungen

Um eine APN zu implementieren, sind bestimmte Rahmenbedingungen erforderlich. Diese liegen zum einen in den Kompetenzen der zukünftigen APN und zum anderen in der Institution. Die Grundlage für die Teilnahme am APN Trainee-Konzept bilden die Zugangsvoraussetzungen. Interessierte müssen neben der Ausbildung in der Gesundheits- und Krankenpflege/Gesundheits- und Kinderkrankenpflege auch ein grundständiges Bachelorstudium in Pflege absolviert haben. Die Immatrikulation bzw. die Planung einer Immatrikulation in einem Masterstudiengang mit dem Schwerpunkt APN oder verwandtem Schwerpunkt muss ebenfalls vorliegen. Es sollte bereits mehrjährige Erfahrung in der klinischen Pflege vorhanden sein. Da die zukünftige APN fachliche Führungsverantwortung übernimmt, müssen auch Führungskompetenzen und sozialkommunikative Kompetenzen vorhanden sein. Interessierte Mitarbeitende können sich bei ihrer zuständigen Pflegedienstleitung in einem persönlichen Gespräch bewerben. Gleichzeitig können Führungspersonen im Rahmen der Bildung und Förderung von Mitarbeitenden potentielle Trainees gezielt ansprechen und durch das Programm fördern.

Neben den Zugangsvoraussetzungen gibt es auch Anforderungen an den Einsatzort der APN. Der Einsatz von APNs sollte insbesondere in Fachbereichen, in welchen PatientInnen mit komplexen Versorgungsbedarfen behandelt werden, sein. Dieser kennzeichnet sich durch komplexe Gesundheitsstörungen sowie einen damit einhergehenden hohen Beratungs- und Versorgungsbedarf von PatientInnen und Angehörigen. Zudem sollte eine Verweildauer von durchschnittlich mindestens sechs Tagen vorliegen, damit der Einsatz einer APN zu einer Kontinuität der Versorgung der PatientInnen und ihrer Angehörigen beiträgt.

Nicht minder wichtig sind auch die institutionellen Rahmenbedingungen. So muss die Institution auch zeitliche Ressourcen ermöglichen. Ein Umfang von vier Tagen pro Monat über einen Zeitraum von zwei Jahren hat sich als sinnvoll und praktikabel für das APN Trainee-Programm erwiesen. Insgesamt entfallen 25 % der Arbeitszeit auf das APN Trainee-Programm, wobei zwei Tage durch die Mentorinnen inhaltlich gestaltet werden und zwei Selbstlerntage den APN-Trainees zur Verfügung gestellt werden, um Inhalte zu vertiefen.

Auch die Unterstützung der APN-Trainees, besonders durch die Leitungen, ist essentiell. Die meist in Kommunikationsstrukturen außerhalb der Station noch unerfahrenen Trainees benötigen Leitungen, die ihnen helfen, heikle Klippen zu umschiffen. Dabei geht es darum, Kontakt mit wichtigen Stakeholdern zu knüpfen und Hierarchieebenen zu beachten. Die Leitungen müssen hinter der Implementierung stehen und auch die Veränderungen durch die Rollenimplementation im Team moderieren. Daher erfolgt die Bewerbung und Auswahl auch durch die zuständige Pflegedienstleitung mit Unterstützung der Leitung der Stabsstelle Pflegewissenschaft.

Fachlich wird das APN Trainee-Programm von der Leiterin der Stabstelle Pflegewissenschaft geleitet. Den Inhalt gestalten die Leiterin der Stabstelle Pflegewissenschaft und die derzeit tätige APN, welche auch beide im Wechsel Lehrende sind. Die APN Trainee-Tage sind als Ganztagsveranstaltungen geplant und bieten neben der Möglichkeit der Eigenreflexion auch inhaltlichen Input.

10.2.2 Module

Die Module lehnen sich an das anerkannte PEPPA-Framework (Bryant-Lukosius & Di-Censo, 2004) an. Hinzugenommen wurden die bisherigen Erkenntnisse während der APN-Implementierung in 2017 in der MHH (Heuckeroth & Schmeer, 2018; Kauffmann & Schmeer, 2021). Das APN Trainee-Konzept ist in fünf Module aufgebaut, welche in Abbildung 10.1 dargestellt werden (▸ Abb. 10.1). Im Anschluss erfolgt eine genaue Beschreibung der Module.

Modul 1: Grundlagen/Theoretische Konzepte ANP und Fachabteilung

In diesem Modul wird ein grundlegendes Verständnis zum Thema Advanced Nursing Practice (ANP) geprägt. Wichtig sind neben der geschichtlichen Entwicklung von APN im internationalen Kontext natürlich auch die derzeitige Situation in Deutschland sowie aktuelle Entwicklungen. Ein aktueller Reader hilft den Studierenden, einen Überblick über

Implementierungsprojekte, Best-Practice-Modelle sowie Stellungnahmen von Fachgesellschaften zu erhalten. Es werden theoretische, anerkannte Konzepte zur Rollenentwicklung und Implementierung besprochen (Hamric, 2014). Neben dieser Literatur sind auch die Methoden des Projektmanagements (Gächter, 2019), die Methoden der Aktionsforschung (McCormack et al., 1999) sowie die Rollenimplementierung nach dem PEPPA-Framework (Bryant-Lukosius & DiCenso, 2004) Standardwerke für die Trainees.

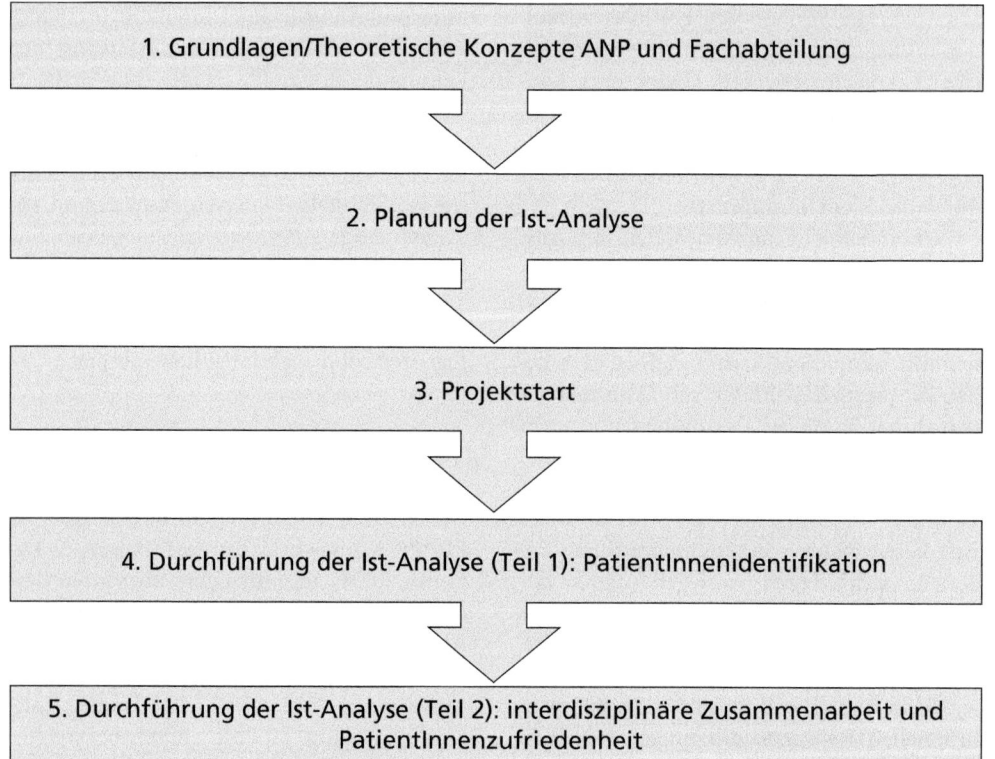

Abb. 10.1: Modulübersicht APN Trainee-Programm MH Hannover (eigene Darstellung)

Neben diesem eher allgemeinen Teil geht es auch um die speziellen pflegerischen Herausforderungen in ihren jeweiligen Fachabteilungen. Dabei wird zunächst eruiert, welche PatientInnen auf der Station betreut werden. Zudem werden erste wichtige AnsprechpartnerInnen für die Implementierung der APN-Rolle sondiert.

Den APN-Trainees wird auch der Zugang zu Literatur innerhalb elektronischer Datenbanken sowie der Bibliothek gewährt. Zudem erhalten sie bei Bedarf Schulungen zu verwendeter Software und einen Zugang zum internen MHH Intranet, auch vom häuslichen PC (zur Recherche in Datenbanken, Bibliotheken etc.).

Modul 2: Planung der Ist-Analyse

Zunächst erfolgt eine Vertiefung der Literaturrecherche in pflegerelevanten Datenbanken wie z. B. Medline, Embase, CINAHL etc.

Durch die unterschiedlichen Studienstandorte, insbesondere im Bachelorstudiengang, herrscht dazu ein heterogenes Vorwissen. Dazu erhalten die Studierenden praktische Übungen sowie ein Handout. Auch das Wissen über Methoden der qualitativen und quantitativen Pflegeforschung wird anhand von Standardwerken aktualisiert (Häder, 2019).

Da innerhalb der Ist-Analyse auch Befragungen mittels Interviews und Fragebogen bei Mitarbeitenden und PatientInnen durchgeführt werden, ist es nach den Vorgaben der wissenschaftlichen guten Praxis notwendig, einen Ethikantrag bei der zuständigen Ethikkommission zu stellen. Innerhalb dieses Moduls wird der Ethikantrag mit den APN-Trainees unter Anleitung erstellt.

Modul 3: Projektstart

In diesem Modul wird zunächst eine Stakeholder-Analyse durchgeführt und identifiziert, welche Personen mit der neuen Rolle in Berührung kommen bzw. welche Schnittstellen sich ergeben. Dazu werden Kick-off-Veranstaltungen von den Studierenden geplant und durchgeführt. Ziel ist es, einen transparenten Implementierungsprozess zu gestalten, um Unklarheiten sowie Vorbehalten aktiv begegnen zu können.

Modul 4: Durchführung der Ist-Analyse, Teil 1 – PatientInnenidentifikation

Nach positivem Ethikvotum können die APN-Trainees mit der Identifikation der PatientInnenzielgruppe starten. Dazu werden leitfadengestützte Interviews mit Pflegefachpersonen der betreffenden Station durchgeführt. Der Fokus liegt darauf, PatientInnen mit einem hohen und bisher wenig gedeckten Versorgungs- und Beratungsbedarf zu identifizieren. Tonträger, Transkriptions- und Auswertungssoftware wird den APN-Trainees zur Verfügung gestellt. Die Auswertung erfolgt mithilfe der qualitativen Inhaltsanalyse in Anlehnung an Kuckartz (2018). In einem zweiten Schritt werden identifizierte Patientnnen interviewt und zu ihren Versorgungs- und Beratungsbedarfen befragt.

Aus beiden Erhebungen werden dann bisherige Versorgungslücken im stationären Behandlungspfad identifiziert. Abschließend werden durch Informationsveranstaltungen die Ergebnisse an die Stakeholder zurückgemeldet.

Modul 5: Durchführung der Ist-Analyse, Teil 2 – Interdisziplinäre Zusammenarbeit und PatientInnenzufriedenheit

In dem letzten Modul steht die interdisziplinäre Zusammenarbeit im Fokus. Es erfolgt eine standardisierte Befragung aller wichtigen Personen im interdisziplinären Team, welche mit der identifizierten PatientInnengruppe zusammenarbeiten. Dazu haben die Studierenden Zugang zu einer entsprechenden Befragungssoftware. Zudem wird die Zufriedenheit der PatientInnen mit der pflegerischen Versorgung erfragt.

Außerhalb der Module wird vonseiten mancher Hochschulen oder Universitäten ein Auslandseinsatz gefordert. Die MHH fördert die Internationalität mit Erasmus+, dem Förderprogramm der Europäischen Union für Bildung, Jugend und Sport. Den Studierenden wird somit die Möglichkeit gegeben, durch ein gefördertes Stipendium und der Freistellung via Dienstreise einen Auslandseinsatz in einem Fachbereich ihrer Wahl zu absolvieren. Die Koordinatorin für Erasmus+ steht den APN-Trainees für alle Fragen rund um den Einsatz im Ausland zur Verfügung (Bledsoe, 2021).

Um das Programm kontinuierlich zu verbessern, erfolgt nach jeder Kohorte eine Evaluation. Die Ergebnisse der bisher abgeschlossenen Kohorte werden im Folgenden dargestellt.

10.3 Evaluation

Nach der Beschreibung des methodischen Vorgehens werden die Ergebnisse der Kompetenzentwicklung und des gesamten APN-Programms dargestellt. Alle Ergebnisse werden jeweils im Anschluss kurz diskutiert.

10.3.1 Methode

Die Evaluation des APN Trainee-Programms wurde im Mixed-Method-Design durchgeführt.
Zur Kompetenzeinschätzung nach Hamric (2014) wurde alle sechs Monate von den Trainees mittels eines Netzdiagramms die Selbstwahrnehmung reflektiert. Zudem wurden nach Beendigung des Trainee-Programms leitfadengestützte Interviews zur Evaluation des gesamten Programms und der Rahmenbedingungen geführt. Diese wurden mittels Tonträger aufgenommen und mithilfe des Transkriptionsservice F4x transkribiert. Eine Korrektur erfolgte händisch mit der dazugehörigen Software F4. Die Auswertung wurde mit der qualitativen Inhaltsanalyse in Anlehnung an Kuckartz durchgeführt. Die Kategorienbildung erfolgte deduktiv (Kuckartz, 2018).

10.3.2 Ergebnisse

Zunächst werden die Kompetenzentwicklung und anschließend die Evaluation des gesamten Programms dargestellt und diskutiert.

Selbsteinschätzung der Kompetenzentwicklung

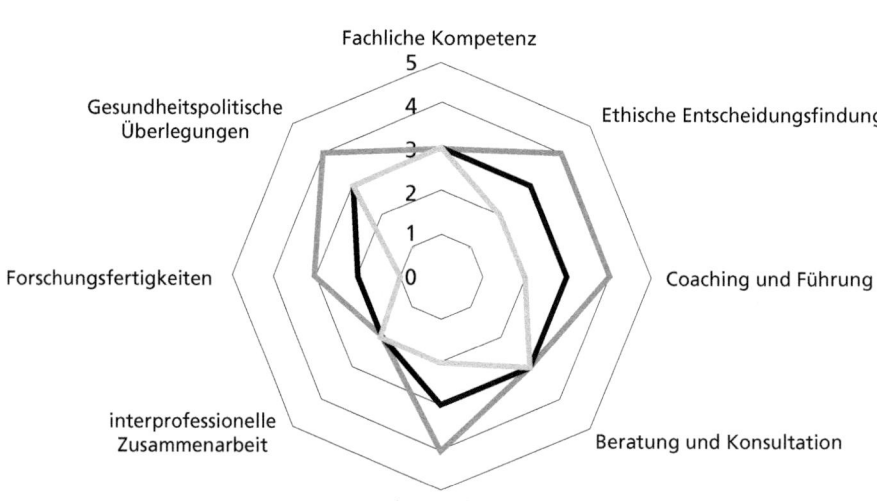

Abb. 10.2: Selbsteinschätzung der Kompetenzentwicklung nach Hamric (2014) (Trainee A) (eigene Darstellung)

10 Nachwuchsförderung 2.0

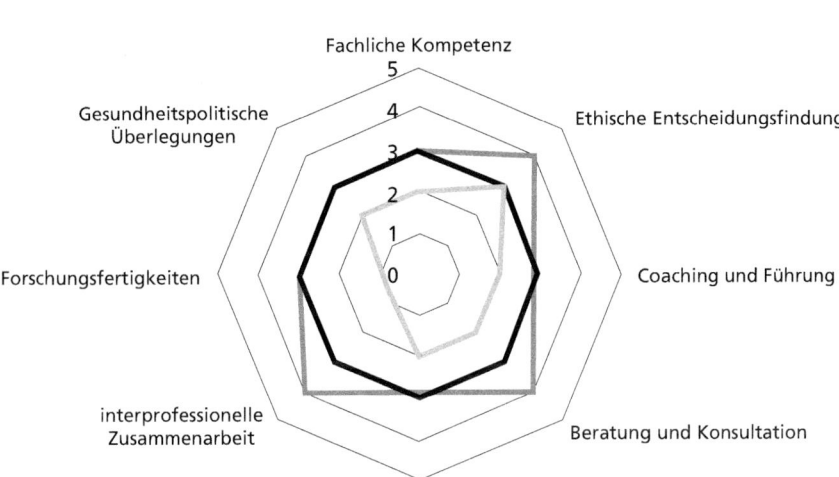

Abb. 10.3: Selbsteinschätzung der Kompetenzentwicklung nach Hamric (2014) (Trainee B) (eigene Darstellung)

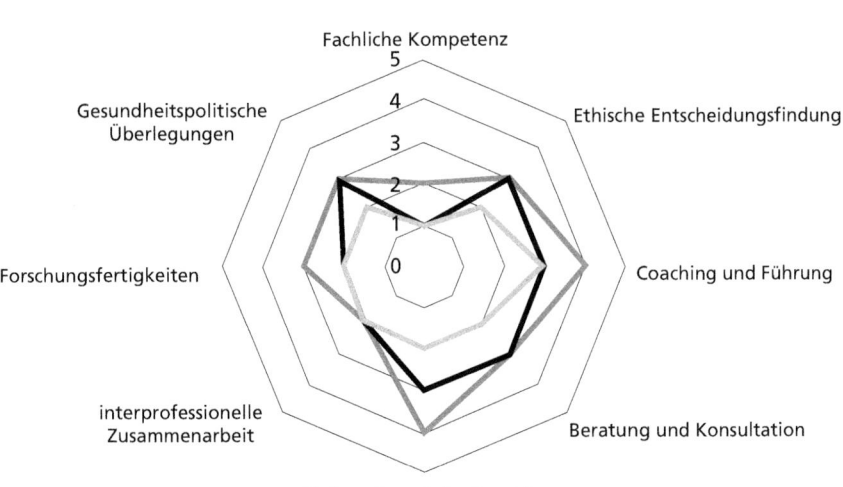

Abb. 10.4: Selbsteinschätzung der Kompetenzentwicklung nach Hamric (2014) (Trainee C) (eigene Darstellung)

Die Netzdiagramme der Abbildungen 10.2 bis 10.4 bilden die Selbsteinschätzung der APN-Trainees zur Kompetenzentwicklung ab. Der Wert 1 steht für höchste Kompetenz und der Wert 5 für niedrigste Kompetenz. Die Abbildungen zeigen, dass alle APN-Trainees reflektieren, dass sie in allen Bereichen schon vor Beginn des Trainee-Programms Kompetenzen erworben hatten. Besonders die fachliche Kompetenz und interprofessionelle Zusammenarbeit sind anfänglich schon ausgeprägt. Jedoch reflektieren alle Trainees am Ende des Programms einen Zuwachs ihrer Kompetenz in fast allen Bereichen. Besonders stark wird der Kompetenzerwerb bezüglich der ethischen Entscheidungsfindung, der Forschungsfertigkeiten und der unternehmerischen Aspekte eingeschätzt.

Eher weniger stark ausgeprägt ist der Zuwachs der fachlichen Kompetenz über den Zeitraum. Einen Kompetenzzuwachs bezogen auf die interprofessionelle Zusammenarbeit wird nur von einer Person reflektiert, die anderen sehen keine Veränderung.

Diskussion der Ergebnisse

Auffällig ist die Einschätzung der Kompetenz bezogen auf die interprofessionelle Zusammenarbeit, hier sehen zwei Trainees keine Veränderung. Vermutlich spielt hier der Kontext eine Rolle, da im Intensivbereich oft eine bessere interprofessionelle Zusammenarbeit vorherrscht.

Bei der fachlichen Kompetenz ist auch eher wenig Kompetenzzuwachs zu sehen. Dies ist zum einen darin begründet, dass die APN-Trainees bereits mit einer hohen Fachkompetenz in ihren Bereichen arbeiteten, und zum anderen fokussierte das APN Trainee-Programm nur marginal die Fachkompetenz, z. B. durch eine Literaturrecherche zu den Bedarfen der PatientInnen.

Der deutliche Kompetenzzuwachs bezüglich der ethischen Entscheidungsfindung und der Forschungsfertigkeiten zeigt, dass das APN Trainee-Programm diese Kompetenzförderung fokussiert und das Ziel erreicht hat. Auch der Zuwachs der unternehmerischen Aspekte ist mit dem Programm, z. B. der Umfeld- und Stakeholderanalyse, erklärbar.

Evaluation des Programms (leitfadengestützte Interviews)

Die Ergebnisse sind thematisch gegliedert in Rahmenbedingungen, Highlights, Inhalt, Nutzen, Kompetenzerwerb, Rollenentwicklung und Kompetenz der MentorInnen.

Rahmenbedingungen

- *Zeitlicher Rahmen*
  Der zeitliche Rahmen wird anfänglich als ausreichend erlebt, allerdings wird deutlich, dass die Selbststudienzeit im Verlauf des Programms deutlich zunahm. Positiv ist die Festlegung auf bestimmte Termine und der Anteil an Input und Selbststudium wird als ausgewogen empfunden.
  - »Mit den 25 Prozent war das erst einmal gut zu regeln…als es um konkrete Schritte ging, fand ich persönlich das bei weitem nicht mehr ausreichend. Also ich würde behaupten, dass ich Minimum noch einmal genauso viel, wenn nicht sogar mehr noch zu Hause verbracht habe, um Dinge aufzuarbeiten.« (Trainee_1_1, Absatz 6)
  - »An sich eine gute Ausgewogenheit, weil ich das per se gut fand zu sagen, wir haben feste Termine, an denen wir uns treffen, wo wir uns rückkoppeln können, wo es auch nochmal Input von euch gab.« (Trainee_1_1, Absatz 10)
- *Leitungen*
  Die Bedeutung der Unterstützung durch die direkten Vorgesetzten der APN-Trainees wird als sehr wichtig wahrgenommen und auch die damit verbundenen regelmäßigen Termine zur Besprechung des aktuellen Standes der Implementierung.

- »Die Termine mit den jeweiligen Vorgesetzten. Einfach, dass die auch mit auf dem Weg sind ist... super, super wichtig.« (Trainee_1_2, Absatz 43)
- *Erasmus+*
Die Möglichkeit einer zweiwöchigen Hospitation im Ausland im Rahmen des Erasmus+-Programms wird sehr positiv reflektiert und hat die Vorstellung der Arbeit einer APN deutlich vorangebracht.
  - »Also ich finde das total überragend und fand das super schön, dass wir da die Möglichkeit bekommen haben, nach Island zu reisen... Und für mich war das dahingehend sehr prägend, als dass ich, glaube ich, für mich nach dem Besuch viel deutlicher für mich klar bekommen habe, so möchte ich gerne arbeiten.« (Trainee_1_1, Absatz 38)
- *Kongresse*
Der Besuch von Kongressen in Verbindung mit der Erstellung und Präsentation eines Posters wird nicht nur wegen des Wissenszuwachses, sondern auch als Möglichkeit des Netzwerkens positiv erlebt.
  - »Ich fand das sehr bereichernd hinzufahren... erst mal natürlich fachlich, um nochmal für sich selber Input zu bekommen, natürlich seine eigene Arbeit auch zu reflektieren und zu schauen, wie macht man das in anderen Kliniken oder aber was haben sie für eine coole Innovation? Und ich finde das als APN super wertvoll, sich auch ein Netzwerk aufzubauen und sich halt auszutauschen.« (Trainee_1_1, Absatz 34)
- *Gruppe*
Die APN Trainee-Gruppe und auch das gemeinsame Arbeiten werden als positiv erlebt, besonders, weil das Gefühl des »Einzelkämpfertums« auf Station im Gegensatz dazu steht. Allerdings wird auch deutlich, dass die Heterogenität im Vorwissen auch eine Herausforderung darstellt.
  - »Insgesamt ist das Highlight, dass man eine Gruppe hat, dass man kein Einzelkämpfer ist auf Station.« (Trainee_1_2, Absatz 48)
  - »Mega unterschiedlich, was wir schon für Hintergrundwissen vom Studium haben.« (Trainee_1_1, Absatz 20)

Highlights

Als Highlights beschreiben die APN-Trainees sowohl den Auslandsaufenthalt als auch die Gruppe und Erfahrungen mit PatientInnen und ärztlichen KollegInnen, bei denen deutlich wird, dass ihre Kompetenz wahrgenommen und geschätzt wird.

- »Der Besuch in Island« (Trainee_1_1, Absatz 66)
- »Dass man eine APN-Gruppe ist. Das ist echt top. Ja, das ist mein Highlight. Megaschön.« (Trainee_1_2, Absatz 48)
- »Das ist so ein bisschen Anerkennung, die eigentlich auf kleiner Ebene [von PatientInnen ausgehend] stattfindet, aber das tut tatsächlich sehr gut. Und auch jetzt, als ich eben angesprochen wurde bei den interdisziplinären Fortbildungen, ob ich mir das vorstellen könnte, ein paar zu übernehmen – fand ich super.« (Trainee_1_2, Absatz 41)

Inhalte

Eine anfängliche Unsicherheit, wie die praktische Tätigkeit einer APN aussieht, und der Zusammenhang mit dem PEPPA-Framework wird geäußert. Allerdings wird auch deutlich, dass diese im Laufe des Programms abnahm und die Rolle und Tätigkeit sich konkretisierten. Gewünscht wird auch eine Wiederholung von Grundlagenwissen, wie z. B. Studienbewertung.

- »Was macht ein APN? Was hat das PEPPA-Framework jetzt eigentlich damit zu tun? Wie führt man das in die Praxis über? Und

an der MHH also, wie sieht es eigentlich konkret in der Praxis quasi aus? Wie kann ich mir das vorstellen, was ich da mal mache? Und ich glaube, das war am Anfang tatsächlich verwirrend.« (Trainee_1_1, Absatz 29)
- »Nachdem man das einmal gecheckt hatte, worum es jetzt geht und wie es ablaufen soll und wie alles funktionieren soll, war das eigentlich ziemlich klar.« (Trainee_1_1, Absatz 24)
- »Da ist so ein Basic refreshing noch mal gar nicht schlecht und allgemein auch Studien lesen und auswerten.« (Trainee_1_2, Absatz 19)

Nutzen

Der Nutzen des Programms wird darin gesehen, dass eine Begleitung während der Rollenimplementation vorhanden ist sowie die Möglichkeit sich auszuprobieren und theoretische Inhalte in die Praxis umzusetzen und auch, dass manche Fehler vermieden werden.

- »Also, weil ich das Gefühl hatte, dass ich sowohl zum Beispiel bei dann dem praktischen Anwenden, der Forschungsmethoden oder vom wissenschaftlichen Arbeiten und dem Forschungsprozess da reinwachsen konnte, das durchführen konnte, auch mal stolpern musste und gemerkt habe, das lief jetzt nicht so gut, immer drei Schritte zurückgehen und nochmal von vorne quasi anfangen. Sowohl quasi in dem wissenschaftlichen Bereich fand ich das super bereichernd als auch natürlich so persönlich für mich. Reinzuwachsen in eine Rolle. Auch wie gehe ich um mit einer neuen Rolle? Was für Kommunikationswege? Kann man geben, oder sollte man gehen? Wie ducke ich mich am besten eigentlich weg? Wie gehe ich mit Hindernissen um? Und deshalb fand ich das an sich komplett bereichernd.« (Trainee_1_1, Absatz 40)

Kompetenzentwicklung

Die APN-Trainees reflektieren ihren Kompetenzzuwachs nach Hamric (2014), zudem aber auch ihre tägliche Arbeit mit einem deutlichen wissenschaftlichen Bezug. Im Umgang mit Problemen sehen sie einen deutlichen Erkenntnisgewinn, indem sie Probleme multidimensional betrachten, z. B. auch die wirtschaftliche Perspektive, und sie ansprechen. Auch ein Zuwachs an persönlicher Kompetenz, z. B. im Umgang mit Vorgesetzten, ist erkennbar.

- »Forschungsfertigkeit und Coaching und Führung… das ist das, wo ich echt am meisten dazugelernt habe.« (Trainee_1_1, Absatz 57)
- »Vor allem für mich so in der persönlichen Entwicklung, meine Kompetenzen und im Umgang mit pflegewissenschaftlichen Inhalten hat es mir immens geholfen.« (Trainee_1_1, Absatz 4)
- »Ich habe verstanden, Probleme multidimensional zu betrachten.« (Trainee_1_1, Absatz 62)
- »Man sieht die Dinge auch mit ganz anderen Augen. Man denkt ganz oft immer schon eine Spur weiter.« (Trainee_1_2, Absatz 27)
- »Ich trete meinen Vorgesetzten anders gegenüber, dass ich formulieren kann, was ich möchte und wo ich mich sehe.« (Trainee_1_2, Absatz 25)
- »Ich [habe] es wahrscheinlich eher gelernt, auch Dinge kritischer zu hinterfragen. Aber ich glaube, ich hätte mich vor drei Jahren nicht … selbstbewusst irgendwie hingestellt und gesagt: sehe ich anders.« (Trainee_1_1, Absatz 55)

Rollenentwicklung

Der Prozess der Rollentwicklung wird wahrgenommen, auch weil z. B. Vorgesetzte mit anderen Aufgaben auf die APN-Trainees zugekommen sind. Aber auch der Umgang mit KollegInnen hat sich verändert. Die APN-Trainees werden hier als fachliche ExpertInnen wahrgenommen.

- »… habe ich natürlich schon irgendwie gemerkt, dass sich meine Rolle schon dahingehend ein bisschen verändert hat … von der Stationsleitungsseite aus kam er so mit Fragen zu mir wie, kannst du mal mit den Hospitanten aus China betreuen? Könntest du in der Pflegeschule mal einen Vortrag über unsere Intensivstation halten?« (Trainee_1_1, Absatz 53)
- »So oft wurde ich noch nie wegen fachlichen Dingen angesprochen wie jetzt. Vielleicht, es soll nicht überheblich klingen, aber wo man vorher so der normale Fisch im Teich mit war, würde man jetzt einfach so ein bisschen rausgepickt und gefragt, kannst du den Patienten jetzt vielleicht übernehmen, weil XY ist vielleicht noch nicht so lange da, aber wir glauben, fachlich brauchen die jetzt einfach ein bisschen mehr Expertise.« (Trainee_1_2, Absatz 37)

Kompetenz der Mentorinnen

Die fachliche und pädagogische Kompetenz der Mentorinnen wird als gut reflektiert. Besonders die Möglichkeit, mit allen Fragen und Problemen eine Ansprechperson zu haben, wird positiv hervorgehoben. Allerdings wird kritisiert, dass es inhaltlich manchmal sehr auf die Umstände vor Ort bezogen war.

- »Habe ich mich fachlich sehr gut aufgehoben gefühlt.« (Trainee_1_2, Absatz 43)
- »Fand ich sehr gut, weil ich immer das Gefühl hatte, dass ich auf einen von euch zukommen konnte, um was zu fragen oder wenn man nicht mehr weiterwusste.« (Trainee_1_1, Absatz 12)

Diskussion der Ergebnisse der Interviews

- *Rahmenbedingungen*
  Besonders der hohe Workload war eine Herausforderung für die APN-Trainees. Hier wird es zukünftig Veränderungen geben. Die Unterstützung der Vorgesetzten und auch der APN Trainee-Gruppe sind positiv hervorgehoben worden. Deutlich wird, wie sehr sich die APN-Trainees in ihrem Alltag allein fühlen und ihre Rolle noch finden, die auch eine gewisse Ablösung vom Team beinhaltet. Der Prozess der Transition, wie ihn Meleis (2010) beschreibt, ist deutlich in den Aussagen erkennbar.
- *Inhalte*
  Die große Unsicherheit über die zukünftige Tätigkeit und Rolle prägt den Anfang des Programms. Dies war zu erwarten, da nur kurze Hospitationen einen Einblick erlaubten. Daher ist erklärbar, dass die Hospitation im Ausland als besonders prägend und positiv für die APN-Rollenentwicklung erlebt wurde.
- *Kompetenzerwerb/Rollenentwicklung*
  Der Kompetenzerwerb geht weit über die Kompetenzen nach Hamric (2014) hinaus. Besonders die Entwicklung der Persönlichkeit und des Selbstbewusstseins wird bei den APN-Trainees deutlich. Im Prozess der Transition ist eine regelmäßige Reflexion des Rollenverständnisses, auch z. B. durch Vergleich mit dem Ausland, förderlich (Meleis, 2010).
- *Kompetenz der Mentorinnen*
  Geschätzt wird besonders die Möglichkeit der Unterstützung. Besonders vor dem Hintergrund des »Einzelkämpfertums« ist dies verständlich.

10.4 Ausblick

Rückblickend ist das APN Trainee-Programm ein gutes Beispiel, wie Studierende in ihrer Rolle als zukünftige APN begleitet werden können. Die Evaluation hat jedoch gezeigt, dass es noch Verbesserungsbedarfe gibt. Daher sind Änderungen im Programm vorgenommen worden. So ist der Workload reduziert worden, indem die Analyse der interprofessionellen Zusammenarbeit zu einem späteren Zeitpunkt durchgeführt wird.

Durch die sehr heterogenen Studienangebote, insbesondere in den Bachelorstudiengängen Pflege, ist das Vorwissen der APN-Trainees sehr unterschiedlich. Deshalb wird im Modul 1 zukünftig mehr Zeit darauf verwandt, das Grundlagenwissen zu Datenbankrecherche und Studienbewertung aufzufrischen.

Die Bedeutung der Hospitationen im Transitionsprozess der Rollenfindung ist größer als erwartet, daher wird zukünftig noch mehr Wert auf die Auswahl der Hospitationsorte gelegt. Durch Kongresse und persönliche Kontakte konnte für die zukünftigen APN-Trainees eine Liste von Hospitationsplätzen erarbeitet werden. An dieser Liste arbeiten die Mentorinnen und die Erasmus+-Koordinatorin gemeinsam, da sie bereits viele bestehende Kontakte im Ausland hat.

Aber nicht nur das Programm wurde geändert, sondern auch Rahmenbedingungen müssen sich dem Änderungsprozess anpassen. So benötigen wir zukünftig auch Vorgesetzte, die APNs als fachliche Leitung gemeinsam mit einer administrativen und pädagogischen Leitung fördern und somit effektive und kompetente Leitungsteams gestalten. Auch dieser Veränderungsprozess ist dringend notwendig und in vielen Einrichtungen schon im Gange.

Dennoch hat das APN Trainee-Programm das Ziel erreicht, dass die Trainees die ersten Schritte des PEPPA-Frameworks begleitet von Mentorinnen durchführen. Zudem konnten sie Erkenntnisse und empirische Erhebungen für ihre abzuleistenden Prüfungen in den Hochschulen bzw. Universitäten verwenden. Alle Trainees der ersten Kohorte haben erfolgreich das Programm abgeschlossen.

Auch der Nutzen für Führungspersonen, durch die Mitgestaltung der Rollenimplementation und damit am Ende einen bedarfsgerechten Einsatz von APNs auf wissenschaftlicher Grundlage zu erhalten, wurde erreicht.

Die zweite Kohorte der APN-Trainees befindet sich noch in Ausbildung und wird voraussichtlich im Sommer 2022 ihren Masterabschluss und den ersten Teil der Ist-Analyse beendet haben. Danach bewerben die APN-Trainees sich offiziell auf die APN-Stelle in ihren Fachbereichen der Herz-Thorax- und Transplantation-Chirurgie und der Psychiatrie.

Inzwischen ist die dritte Kohorte des APN Trainee-Programms gestartet und wir sehen, wie sowohl das APN Trainee-Programm als auch die Wahrnehmung von APN lokal an Bedeutung gewinnen. Dies gibt Anlass zur Hoffnung, dass das Wachstum der Akademisierungsrate in den nächsten Jahren deutlich zunimmt und wir das Ziel von 20 % bis 2030 erreichen.

Literatur

Bergjan, M., Tannen, A., Mai, T. et al. (2021). *Einbindung von Pflegefachpersonen mit Hochschulabschlüssen an deutschen Universitätskliniken: ein Follow-up-Survey [Integrating academic nurses in German university hospitals: a follow-up survey]*. Zeitschrift für Evidenz, Fortbildung und Qualität im Gesundheitswesen, 163, 47–56, https://doi.org/10.1016/j.zefq.2021.04.001

Bledsoe, G. (2021). *Von und mit Europa lernen*. Die Schwester | Der Pfleger, 10, 64–66.

Bryant-Lukosius, D. & DiCenso, A. (2004). *A framework for the introduction and evaluation of advanced practice nursing roles*. Journal of advanced nursing, 48(5), 530–540, https://doi.org/10.1111/j.1365-2648.2004.03235.x

Deutscher Berufsverband für Pflegeberufe (DBfK) (Hrsg.) (2019). *Advanced Practice Nursing: Pflegerische Expertise für eine leistungsfähigere Gesundheitsversorgung.* Zugriff am 09.06.2022 unter: https://www.dbfk.de/media/docs/download/Allgemein/Advanced-Practice-Nursing-Broschuere-2019.pdf

Dittrich, K., Fischer, U., Hosters, B. et al. (2021). *Systemrelevant und innovativ.* Pflegezeitschrift, 74(10), 10–13, https://doi.org/10.1007/s41906-021-1138-z

Gächter, H.P. (2019). *Projektmanagement konkret. Nachschlagen | Verstehen | Umsetzen.* 4. Aufl. (E-Book, Neuauflage). Bern: hep Verlag, https://ebookcentral.proquest.com/lib/kxp/detail.action?docID=6723519

Häder, M. (2019). *Empirische Sozialforschung: Eine Einführung.* 4. Aufl. Springer eBook Collection. Wiesbaden: Springer VS, https://doi.org/10.1007/978-3-658-26986-9

Hamric, A.B., Hanson, C.M., Tracy, M.F., O'Grady, E.T. (Hrsg.) (2014). *Advanced practice nursing: An integrative approach.* 5. Aufl. St. Louis, Missouri: Elsevier.

Heuckeroth, L. & Schmeer, R. (2018). *Schritt für Schritt: Implementierung einer APN auf Station.* Pflegezeitschrift, 71(5), 58–60, https://doi.org/10.1007/s41906-018-0507-8

International Council of Nursing (Hrsg.) (2020). *Guidelines on Advanced Practice Nursing 2020.* Zugriff am 09.06.2022 unter: https://www.icn.ch/system/files/documents/2020-04/ICN_APN%20Report_EN_WEB.pdf

Kauffmann, L. & Schmeer, R. (2021). *Etabliert: APN in der Neurochirurgie.* Pflegezeitschrift, 74(4), 62–65, https://doi.org/10.1007/s41906-020-0977-3

Kuckartz, U. (2018). *Qualitative Inhaltsanalyse. Methoden, Praxis, Computerunterstützung.* 4. Aufl. Grundlagentexte Methoden. Weinheim, Basel: Beltz, http://nbn-resolving.org/urn:nbn:de:bsz:31-epflicht-1138552

McCormack, B., Manley, K., Kitson, A. et al. (1999). *Towards practice development – a vision in reality or a reality without vision?* Journal of nursing management, 7(5), 255–264, https://doi.org/10.1046/j.1365-2834.1999.00133.x

Meleis, A.I. (Hrsg.) (2010). *Transitions theory: Middle-range and situation-specific theories in nursing research and practice.* New York: Springer Publishing Company.

Pflegestudium.de (2021). *Advanced Nursing Practice Studium.* Hrsg. von TarGroup Media GmbH. Zugriff am 09.06.2022 unter: https://www.pflegestudium.de/studiengaenge/advanced-nursing-practice/

Tannen, A., Feuchtinger, J., Strohbücker, B., Kocks, A. (2017). *Survey zur Einbindung von Pflegefachpersonen mit Hochschulabschlüssen an deutschen Universitätskliniken – Stand 2015 [State of development of the role of academic nursing staff at German university hospitals in 2015].* Zeitschrift für Evidenz, Fortbildung und Qualität im Gesundheitswesen, 120, 39–46, https://doi.org/10.1016/j.zefq.2016.11.002

Ullmann, P., Gantschnig, G., Müller, H. (2016). *Deutsches Netzwerk Advanced Practice Nursing & Advanced Nursing Practice g. e. V.* Psych. Pflege Heute, 22(3), 132, https://doi.org/10.1055/s-0042-104677

Wissenschaftsrat (Hrsg.) (2012). *Empfehlungen zu hochschulischen Qualifikationen für das Gesundheitswesen.* Zugriff am 09.06.2022 unter: https://www.wissenschaftsrat.de/download/archiv/2411-12.pdf?__blob=publicationFile&v=3

11 PflegeexpertInnen APN in der Akutpflege und psychiatrischen Pflege und der Stellenwert einer hochschulisch begleiteten ANP-Rollenentwicklung

Susanne Schuster und Christa Mohr

> **Was Sie in diesem Beitrag erwartet**
>
> Der folgende Beitrag beschreibt Qualifikationsvoraussetzungen, Visionen und konkrete Rollenprofile von PflegeexpertInnen APN in der Akutpflege und psychiatrischen Pflege. Zudem wird der Ansatz einer hochschulisch begleiteten ANP-Rollenentwicklung vorgestellt, um aufzuzeigen, wie ANP-Studierende und Praxiseinrichtungen zur Implementierung einer erweiterten und vertieften Pflegepraxis befähigt werden können.

11.1 PflegeexpertInnen APN mit einer wissenschaftlichen Qualifikation auf Masterniveau

Rahmenbedingungen, welche sich maßgeblich auf die Rolle und die Arbeit von PflegeexpertInnen Advanced Practice Nurse (hier als APNs bezeichnet) auswirken, sind im Modell nach Hamric (2014) beschrieben. Als Kriterien zur Umsetzung einer Advanced Nursing Practice (ANP) identifizierte Hamric drei Primärkompetenzen als notwendige Voraussetzungen, welche es jedoch gilt, individuell, angelehnt an die jeweilige ANP-Rolle, zu erweitern (DBfK, 2019). Allen Rollen gleich ist, dass PatientInnen und deren Familien im Mittelpunkt der Betreuung stehen und zur Übernahme von erweiterten Kompetenzen eine Zertifizierung sowie eine universitäre Ausbildung notwendig sind (Schober & Affara, 2008).

Ein Masterabschluss wird nach dem International Council of Nurses (ICN) als adäquates Bildungsniveau gesehen (Schober & Affara, 2008). In Deutschland werden sowohl auf Bachelor- als auch auf Masterniveau ANP-Studiengänge angeboten, bei welchen jedoch »verschiedene Interpretationen von ANP zugrunde liegen. Nicht immer ist zu erkennen, dass es sich um ANP handelt, da es keine einheitliche deutsche Übersetzung von ANP gibt« (Panfil & Meyer, 2010, S. 367). Ein standardisiertes Curriculum bzw. einheitliche Lehrvorgaben fehlen (Maier, 2017, zit. nach Keinath, 2021). Die deutschsprachigen Berufsverbände haben sich bereits 2013 in einem gemeinsamen Positionspapier dafür ausgesprochen, dass die »Qualifizierung der ›PflegeexpertInnen APN‹ [...] perspektivisch in einem konsekutiven Masterprogramm, welches sich an der Bologna Systematik orientiert und einen Bachelorabschluss in Pflege [...] voraussetzt« (DBfK et al., 2013, S. 2), erfolgen sollte. Aufbauend auf pflegewissenschaftlichen Grundlagen aus einem pflegebezogenen Erststudium ist es Ziel in einem Masterstudiengang ANP wissenschaftliche Bezüge zu vertiefen und die nach dem Hamric-Modell geforderten erweiterten Kernkompetenzen zu erwerben sowie idealerweise das für die jeweilige ANP-Spezialisierung notwendige Fachwissen auszubauen (EVHN, 2021).

Angelehnt an die ANP-Primärkriterien wird ein konsekutiver Masterstudiengang in Kooperation zwischen der Evangelischen Hochschule Nürnberg (EVHN) und der Bayerischen Technischen Hochschule Regensburg (OTH) seit dem Sommersemester 2018 angeboten. Bereits zum vierten Mal in Folge werden über dieses Qualifikationsangebot Studierende in Süddeutschland für eine künftige erweiterte und vertiefte Pflegepraxis auf Masterniveau vorbereitet.

11.2 Das Konzept eines kooperativen Masterstudiengangs mit zwei Schwerpunkten

Der Masterstudiengang setzt die Bachelorstudiengänge im Bereich Pflege und Gesundheit fachlich fort und wurde im intensiven Austausch mit den Verantwortlichen in Gesundheitsbereichen der Regionen Regensburg und Nürnberg entwickelt. Ergebnis dieser Auseinandersetzung waren der Bedarf von weiteren Qualifizierungsanboten in den Bereichen »Akutpflege« und »Psychiatrische Pflege«. Demzufolge wurde ein kooperativer Masterstudiengang an zwei Hochschulen mit zwei Schwerpunkten erarbeitet. Die Module des Schwerpunkts »Akutpflege« finden in Nürnberg und die Module des Schwerpunkts »Psychiatrische Pflege« in Regensburg statt. Die Schwerpunkte umfassen jeweils 45 Credits. Die Studienbereiche gliedern sich in Pflegeentwicklung, vertiefte und erweitere Pflegepraxis, Pflegeforschung und evidenzbasierte Pflegepraxis sowie in den jeweiligen Schwerpunkt.

Die Komponenten des Modells im Hinblick auf eine erweiterte Pflegepraxis finden sich in den Modulthemen des Studiengangs wieder: Anthropologie und Ethik, Theorie- und Wissenschaftsentwicklung in der Pflege, Forschung, ANP-Modelle, Gesundheits- und Versorgungssysteme, Technik und neue Technologien, Interaktion und Kommunikation sowie Clinical Leadership (OTH, 2021). Der Schwerpunkt »Psychiatrische Pflege« geht über die Inhalte einer Fachweiterbildung weit hinaus.

Um ein fundiertes medizinisches, pharmakologisches und rechtliches Grundverständnis entwickeln zu können, besuchen ANP-Studierende zusammen mit Studierenden der Humanmedizin den Blockkurs »Psychiatrie und Psychotherapie« der Universität Regensburg. Somit rücken interprofessionelle Zusammenarbeit und interprofessionelles Lernen in den Vordergrund.

Neben Konzepten und Rahmenbedingungen der psychiatrischen Versorgung werden therapeutische Basiskompetenzen vermittelt, um somit z. B. Psychoedukation in Einzel- und Gruppentherapie anbieten zu können. Anhand unterschiedlicher Versorgungssettings erfolgt der Praxistransfer ausgewählter Therapiemethoden. Ein berufsbildender individueller Selbsterfahrungsprozess wird von einer externen Supervision begleitet.

Die Studierenden setzen sich intensiv mit Deeskalations- und Krisenmanagement auseinander. Im Modul »Fallmanagement im Fokus der multiprofessionellen und sektorenübergreifenden Versorgung« erfolgt die Zusammenführung der erworbenen Kompetenzen. Im anschließenden Praxisprojekt »Psychiatrische Pflege« soll ein erweitertes pflegerisches evidenzbasiertes Interventionsangebot zur Deckung eines notwendigen Versorgungsbedarfes einer spezifischen Patientengruppe (oder eines spezifischen Pflegephänomens) auf der Grundlage der ersten sechs Schritte des PEPPA-Frameworks entwickelt werden (Bryant-Lukosius & DiCenso, 2004). Das Thema der Masterarbeit ist die abschließende Erarbeitung der ANP-Rolle (OTH, 2021).

Nach Abschluss des Studiums verfügen die Studierenden über ein evidenzbasiertes breites, detailliertes und kritisches Verständnis, das sich in der Anwendung ihrer erweiterten klinischen Expertise zeigt und sie befähigt, in komplexen pflegerischen Situationen als APNs zu agieren und Verantwortung zu übernehmen sowie klinische Entscheidungen autonom zu treffen. Sie können in ihrem fachspezifischen Bereich die pflegerischen Versorgungsprozesse gezielt steuern und verbessern und besitzen die Fähigkeit, andere zu befähigen und fachlich zu führen (Scheydt & Holzke, 2018).

11.3 PflegeexpertInnen APN in der psychiatrischen Pflege

Ausgelöst durch gesellschaftliche und gesundheitspolitische sowie epidemiologische, versorgungsstrukturelle und ökonomische Veränderungen muss Pflege in einigen Bereichen neu gedacht werden (Robert Bosch Stiftung, 2013; Hahn & Richter, 2014).

Psychische Erkrankungen zählen zu den unterschätzten Volkskrankheiten (DGPPN, 2018). Insgesamt sind psychische Erkrankungen mit 17,1 % zweitwichtigste Ursache für Arbeitsunfähigkeit (Statista, 2021). Bei 26,7 % aller Kinder und Jugendlichen wurde 2017 im Rahmen eines Arztbesuches eine psychische Störung oder Verhaltensauffälligkeit dokumentiert (Statista, 2019).

11.3.1 Was genau ist psychiatrische Pflege?

»Pflege unterstützt Individuen und Gruppen im Rahmen eines Beziehungs- und Problemlösungsprozesses bei der Bewältigung: des Alltags, beim Umgang mit Bedürfnissen und beim Streben nach Wohlbefinden, bei der Erhaltung, Anpassung oder Wiederherstellung von physischen, psychischen und sozialen Funktionen und beim Umgang mit existenziellen Erfahrungen« (Sauter et al., 2011, S. 39).

Im Prozess der partizipativen Entscheidungsfindung ist es Aufgabe der APNs festzustellen, wie sich die Krankheit bzw. die Therapien auf den Alltag der Betroffenen auswirken und wie mit gesundheitlichen Gefährdungen bzw. Vulnerabilität umgegangen werden kann. Die PatientInnen werden dabei unterstützt, ihre eigenen Ressourcen zu erkennen und einzusetzen, mit dem Ziel, so viel Autonomie wie möglich zu erhalten (Sauter et al., 2011).

Die Versorgungssysteme haben sich trotz einiger gesetzlicher Veränderungen, wie dem GKV-Modernisierungsgesetz (2004) mit dem Meilenstein der »Integrierten Versorgung« oder dem Gesetz zur Weiterentwicklung der Versorgung und der Vergütung für psychiatrische und psychosomatische Leistungen (PsychVVG, 2016), in den letzten Jahrzehnten kaum verändert. Die Behandlung ist krankheitszentriert, d. h. Prävention, eigene Gesundheitskompetenz und individuelle Ressourcen spielen kaum eine Rolle (DGPPN, 2018). Eine besondere Herausforderung stellt der ländliche Bereich dar (Finley, 2020).

11.3.2 Wie können psychisch kranke Menschen von APNs profitieren?

Um betroffene Menschen in der Prävention und in der Versorgung erreichen zu können, brauchen wir eine sektorenübergreifende Versorgung mit innovativen Behandlungskonzepten, die sich viel mehr an den Bedürfnissen und der Lebenswelt des Einzelnen orientieren. Dies ist schon bei Prävention und Förderung psychischer Gesundheit umzusetzen. Demzufolge benötigt Pflege erweiterte und vertiefte Kompetenzen in einer aufsuchenden Behandlungsform, wie z. B. das Home Treatment. Je nach Bedarf sollte zwischen Multisystemischer Therapie (MST), Assertive Community Treatment (ACT), Case Management (CM) und Stationsäquivalenter Behandlung (StäB) unterschieden werden (Böge et al., 2019). Bei der Anwendung von intensiver aufsuchender Behandlung zeigten sich kürzere Krankenhausaufenthalte, eine höhere Zufriedenheit der Betroffenen und der Angehörigen und geringere Kosten. Außerdem reduzierte sich selbstverletzendes Verhalten (Kwok et al., 2016; Ougrin et al., 2021).

Neue innovative Wege geht das Zürcher Erstpsychosen Netzwerk (ZEN). Leicht zugängliche und intensive multiprofessionelle Behandlung in den ersten drei Jahren nach Erstbehandlung beeinflusst den Krankheitsverlauf günstig, da durch eine individuelle recovery-orientierte Haltung Behandlungsabbrüche deutlich reduziert werden konnten (Zehnder & Paust, 2018). In England wurden bereits 1954 erste Pflegende in der häuslichen psychiatrischen Pflege eingesetzt (Genge et al., 2013).

Aiken et al. (2021) belegen bei dem Einsatz von Nursing Practitioner positive Auswirkungen auf die PatientInnen und auch auf die Zufriedenheit der Pflegenden. Es kann durch den Einsatz von APNs bei Menschen mit chronischen Erkrankungen die Adhärenz verbessert werden, was zu einer Steigerung der Lebensqualität führt. Es zeigt sich, dass durch den Einsatz von auf Masterebene qualifizierten APNs eine wesentliche Verbesserung der PatientInnenversorgung erreicht werden kann (Müller-Staub et al., 2015; Maier et al., 2017; Zehnder & Paust, 2018; Stiftung Münch, 2019).

Ein weiterer wichtiger Aspekt ist die Notwendigkeit einer engeren Zusammenarbeit zwischen somatischer und psychiatrischer Pflege. Beispielhaft ist hier die Begleitung von PatientInnen in der Onkologie durch eine Psychosomatik Liaison Nurse (Eichenlaub et al., 2017). Im Rettungsdienst, in der Notaufnahme, aber auch auf den Stationen braucht es vertieftes und erweitertes Wissen im Bereich Deeskalations- und Delirmanagement. Ferner benötigen demenzkranke Menschen und deren Angehörige Unterstützung und Begleitung, um z. B. den »durchflussoptimierten Krankenhausaufenthalt« zu überstehen.

In den kurz skizzierten Aufgabenfeldern müssen kundenorientierte und integrierte Konzepte entwickelt, umgesetzt und evaluiert werden. Die dazu notwendigen Kompetenzen sind geprägt von evidenzbasiertem ExpertInnenwissen, Kenntnissen über wissenschaftliche Methoden, der Fähigkeit, andere zu führen und fachlich zu befähigen, interdisziplinär zusammenzuarbeiten und ethische Entscheidungen zu treffen (Hamric, 2014), welche im Masterstudiengang ANP vermittelt werden.

11.4 PflegeexpertInnen APN in der Akutpflege

APNs sind auf eine klar definierte, zumeist hochkomplexe, multimorbide PatientInnenpopulation spezialisiert. Der Einsatz kann in verschiedenen Settings der Gesundheitsversorgung (stationäre und ambulante Akut- bzw. Langzeitpflege) angesiedelt sein (Mahrer-Imhof et al., 2012).

11.4.1 Was genau ist Akutpflege?

In der Agenda Pflegeforschung für Deutschland wird explizit auf die Pflege in akuten Krankheitssituationen verwiesen, denn gerade in diesen Akutphasen werden die Weichen für die weitere Bewältigung der Krankheit gestellt. Primäre pflegerische Aufgaben in akuten Krankheitssituationen bestehen darin, die Situation der PatientInnen und deren Ressourcen einzuschätzen, schnell zu evidenzbasierten Entscheidungen zu gelangen und diese kompetent umzusetzen, die PatientInnen zu stabilisieren und aus der Akutphase herauszuführen. Akutpflege erfordert neben einer hohen klinischen Fachkompetenz zugleich das Vermögen, unter hohem Zeit-, Problem- und Entscheidungsdruck handeln zu können, da Entscheidungen rasch und meist in Abwägung widersprüchlicher Ziele gefällt werden müssen. Eine sichere Kompetenz zur Pflegediagnostik ist dabei ebenso gefordert wie eine ausgewiesene Fähigkeit zur Kooperation und Multidisziplinarität, denn Pflegende sind oft das Bindeglied zwischen den beteiligten Gesundheitsprofessionen und müssen die Koordination der Versorgung sicherstellen (Behrens et al., 2012).

Nach dem Schweizerischen Verein für Pflegewissenschaft (2022, o. S.) richtet sich die Akutpflege »an Menschen mit akuten Gesundheitsbeschwerden und/oder Reaktionen auf gesundheitliche Einschränkungen in allen Lebensphasen und allen stationären, ambulanten und häuslichen Settings«, sodass Akutphasen auch im Verlauf einer chronischen Erkrankung auftreten können.

11.4.2 Wie können akut erkrankte Menschen von APNs profitieren?

Angelehnt an dieses Verständnis von Akutpflege versteht sich auch die Schwerpunktausrichtung Akutpflege im Masterstudiengang ANP, verantwortet durch die EVHN. Dieser Schwerpunkt richtet sich an Pflegende aus allen Settings der Gesundheitsversorgung, wenn sich diese mit akuten Pflegebedarfen konfrontiert sehen. Ziel ist die »Anwendung einer erweiterten Auswahl praktischer, theoretischer und forschungsbasierter Kompetenzen auf Phänomene, die von Patientinnen und Patienten in einem speziellen klinischen Bereich« (Schober & Affara, 2008, S. 60) innerhalb der Akutpflege erlebt werden.

Diese Kompetenzen befähigen die AbsolventInnen des Masterstudiengangs, um in spezifischen sektoralen Versorgungsbereichen autonom agieren zu können (ICN, 2002, zit. nach DBfK et al., 2013). Die ANP-Kernkompetenzen (coaching and guidance, consultation, research, clinical and professional leadership, collaboration, ethical decision-making) ermöglichen es, den Herausforderungen in der Akutpflege begegnen und in komplexen Versorgungssituationen sowie bei zunehmenden Leistungsanforderungen im multidisziplinären Team die Pflegequalität nachweisbar gewährleisten zu können (Hamric et al., 2014). Dabei ist es essentiell, den Pflegeprozess stets weiterzuentwickeln, zu reflektieren und sowohl intra- als auch interdisziplinär zu kommunizieren.

Im Sinne der Taxonomie nach Rosenfield (1992) wäre perspektivisch ein transdisziplinäres Verständnis in der Zusammenarbeit zwischen APNs und anderen Professionen wünschenswert, um sich mit einer gemeinsamen Problemdefinition und in einem gemeinsamen konzeptuellen Rahmen Gedanken zu machen, welche patientenbezogenen Interventionen durch welche Berufsgruppe, ausgerichtet auf die jeweilige ANP-Spezialisierung, sinnvoll angeboten werden sollten.

Laut Definition des ICN erfolgt die Spezialisierung von APNs in einem spezifischen sektoralen Versorgungsbereich (Schober & Affara, 2008). Die fachliche Spezialisierung von Studierenden im Schwerpunkt Akutpflege leitet sich stets aus deren pflegefachlichen Expertise in Kombination mit einrichtungsspezifischen Versorgungsbedarfen ab. Erfahrungen der letzten Jahre zeigen, dass ANP-Spezialisierungen sowohl abteilungsspezifisch als auch pflegephänomenspezifisch definiert wurden. So hat sich ein Teil der Studierenden auf die akutpflegerische Versorgung von

- geriatrischen PatientInnen,
- neonatologischen PatientInnen,
- urologischen PatientInnen oder
- neurologischen PatientInnen spezialisiert.

Deren Rollen und Aufgaben wurden dabei individuell, angelehnt an aktuelle Versorgungsbedarfe in den jeweiligen Praxiseinrichtungen, ausgestaltet.

Daneben hat sich ein anderer Teil auf komplexe akutpflegerische Bedarfe bzw. Pflegephänomene im Zusammenhang mit einer medizinischen Diagnose oder medizinischen Interventionen spezialisiert. Beispiele hierfür sind ANP-Spezialisierungen auf die Versorgung von PatientInnen mit kognitiven Einschränkungen im Rahmen einer chirurgischen, intensivmedizinischen oder anästhesiologischen Versorgung. Zunehmend zeigen sich auch Spezialisierungen im Sektorenübergang von Akutpflege ins häusliche Umfeld. Beispiele hierfür sind die Spezialisierungen auf akutpflegerische Bedarfe von PatientInnen

- mit chronisch entzündlichen Darmerkrankungen,
- mit einer malignen Tumorerkrankung,
- nach einer Knochenmarkstransplantation oder
- im Rahmen einer extrakorporalen Membran-Oxygenierung (ECMO),

wobei eine Angliederung an eine medizinisch geführte Ambulanz zur Umsetzung dieser Rollen zielführend ist.

11.4.3 Welche konkreten Aufgaben können APNs im Bereich der Akutpflege übernehmen?

Die Frage nach einem Stellen- und Aufgabenprofil von APNs in der Akutpflege kann nicht einheitlich beantwortet werden. International ist eine Vielfalt an Titeln, Arbeitsfeldern und Rollenbeschreibungen verbreitet. Diese folgen keiner einheitlichen Definition (Schober & Affara, 2008). Eine erweiterte und vertiefte Pflegepraxis (Advanced Nursing Practice) ist stets zielgruppen- und einrichtungsspezifisch zu definieren.

Auch wenn sich die Etablierung von APNs in Deutschland weiterhin noch in einem frühen Stadium befindet, so wurden im letzten Jahrzehnt zunehmend ANP-Rollen als klinische Karrierewege für akademisch ausgebildete Pflegende, neben dem Management und der Lehre, entwickelt. Diese ANP-Rollen sind meist im Setting der stationären Akutpflege in Kliniken anzutreffen (Keinath, 2021). Eine Einbindung von APNs ist jedoch in allen Settings notwendig, um sektorenübergreifend eine erweiterte und vertiefte Pflegepraxis anbieten zu können. Akutpflegerische Bedarfe treten in allen Lebensphasen und allen Settings der Gesundheitsversorgung auf.

Angelehnt an die angeführten Begriffserläuterungen zur Akutpflege und die Notwendigkeit der setting-übergreifenden Ansiedelung von ANP-Rollen möchte der Schwerpunkt Akutpflege APNs sowohl für die stationäre als auch für die ambulante Akutpflege qualifizieren. Die Ausgestaltung der einzelnen Rollen variiert dabei nach den Verantwortlichkeiten für die direkte klinische Praxis und nach Einsatzgebiet (DBfK et al., 2013). Hierbei wird es als zielführend angesehen, wenn sich diese ANP-Rollen sowohl in einer erweiterten als auch in einer vertieften Pflegepraxis sehen.

Eine *erweiterte Pflegepraxis* wird hierbei in der bereits beschriebenen »Anwendung einer erweiterten Auswahl praktischer, theoretischer und forschungsbasierter Kompetenzen« (Schober & Affara, 2008, S. 60) verstanden. Eine Erweiterung der pflegerischen Praxis ergibt sich u. a. aufgrund der veränderten Bedürfnisse der PatientInnen an die gesundheitliche Versorgung mit dem Ziel einer Stärkung der Selbstkompetenz (DBfK, 2019). Gerade im Setting der Akutpflege werden die Weichen für die Bewältigung einer akuten Erkrankung/Verletzung oder einer verschlechterten chronischen Erkrankung gestellt. Eine Initiierung der Selbstmanagementförderung sollte bereits im Rahmen der Akutpflege erfolgen und kann dabei durch APNs im Sinne des Clinical Leadership fachlich gesteuert werden (Blanck-Köster et al., 2020).

Im Rahmen einer Erweiterung der Pflegepraxis können auch Interventionen angeboten werden, die bislang dem ärztlichen Aufgabenfeld zugeordnet wurden (ICN, 2020). APNs sollten folglich auch in der Lage sein, definierte medizinische Handlungen auszuüben, wenn deren Rollenprofil dies erfordert. Diese Interventionen werden dabei »nicht arzt-ersetzend, sondern ergänzend und kontextabhängig als erweiterte pflegerische Intervention« verstanden (DBfK et al., 2013, S. 3).

Mit der zusätzlichen Fokussierung auf eine *vertiefte Pflegepraxis* sollten verstärkt genuin pflegerische Tätigkeiten mehr Beachtung finden. PatientInnenedukation und Pflegediagnostik sind nur Beispiele für ein APN-Profil. So wird ein Kernauftrag von APNs in der Umsetzung des Advanced Nursing Process gesehen. Der Pflegeprozess bietet den Rahmen für einen eigenständigen Verantwortungsbereich für Pflege, wobei der Advanced Nursing Process mit der Anwendung evidenzbasierter Pflegeklassifikationen APNs die Chance bietet, ihrer Rolle gerecht zu werden und ihre Leistungen nachvollziehbar auszuweisen (Müller-Staub, 2018). Durch ein klinisches Assessment, körperliche Untersuchungen oder Familieninterventionen kann eine vertiefte Pflegepraxis angeboten werden (Spirig & De Geest, 2004, S. 233).

Der Schwerpunkt Akutpflege bereitet die Studierenden auf diese künftigen Aufgabenbereiche einer erweiterten und vertieften Pflegepraxis durch gezielt ausgewählte Module wie »Clinical Assessment« oder »Selbstmanagementförderung« und interdisziplinär angebotene Module mit Medizinstudierenden vor.

11.4.4 Wie ergänzen sich APNs und fachweitergebildete Pflegende in der Akutpflege?

Eine Besonderheit der ANP-Entwicklung in Deutschland stellt die parallel bestehende Fachweiterbildungsstruktur dar. So stehen für definierte pflegerische Bereiche sehr gut etablierte und fachlich exzellente Weiterbildungen für dreijährig ausgebildete Pflegende zur Verfügung. Diese Weiterbildungen fördern die fachliche Expertise von Pflegenden, verbessern die Pflegequalität und sind ein wichtiger Baustein der Professionsentwicklung.

Für APNs wird neben einer Pflegeausbildung und Berufszulassung sowie einem klinischen Masterstudium auch eine pflegerische Expertise, erworben durch eine mehrjährige Berufserfahrung entsprechend der gesetzten ANP-Spezialisierung, vorausgesetzt (Schober & Affara, 2008). Hierbei gehen die nationalen Empfehlungen zum Umfang dieser geforderten Berufserfahrung auseinander. Neben geforderten »mindestens zwei Jahre[n] Berufserfahrung in der Pflegepraxis« (DBfK et al., 2013, S. 2) werden auch Empfehlungen von mindestens fünf bis sieben Jahren (Mendel & Feuchtinger, 2009) ausgesprochen. Zudem sollten zur Verfügung stehende pflegerische Weiterbildungen in Anspruch genommen werden, falls diese zur Ausübung der spezifischen ANP-Rollen notwendig sind und deren fachspezifischen Inhalte im ANP-Masterstudium nicht vermittelt werden (Schober & Affara, 2008).

Entsprechend unterscheiden sich fachweitergebildete Pflegende von APNs mit ähnlicher Spezialisierung auf den ersten Blick nicht. ANP als ergänzendes Modell professioneller Pflege bietet jedoch neben einer Spezialisierung auch eine zusätzliche Erweiterung der klinischen Expertise sowie einen Fortschritt durch eine evidenzbasierte Pflege, was mit einer interdisziplinären Zusammenarbeit verbunden ist (Spirig & De Geest, 2004; DBfK, 2019).

Angelehnt an den ANP-Teamansatz, wie er in der Schweiz entwickelt (Ullmann-Bremi et al., 2011) und am Florence-Nightingale-Krankenhaus in Düsseldorf-Kaiserswerth adaptiert umgesetzt wird (Keinath, 2019), ist es möglich, Pflegende verschiedenster Erfahrungs- und Ausbildungsniveaus in eine erweiterte und vertiefte pflegerische Versorgung zu integrieren. APNs können dabei die Rolle einer transformationalen Führung des Teams aus Pflegenden übernehmen und sind für die Konzeption der erweiterten und vertieften Interventionen verantwortlich (Ullmann-Bremi et al., 2011).

11.5 Stellenwert einer hochschulisch begleiteten ANP-Rollenentwicklung

Die Umsetzung einer pflegerischen Versorgung nach dem ANP-Modell ist in Deutschland komplex. Seit 2000 gibt es Modellprojekte und -konzepte in einzelnen Einrichtungen mit dem Ziel der Implementierung von APNs. Fachverbände sowie der Sachverständigenrat zur Begutachtung der Entwicklung im Gesundheitswesen empfehlen, dass die pflegerische Versorgung im Sinne von ANP evidenzbasiert umzusetzen sei (ICN, 2020).

11.5.1 Wie ist der aktuelle Stand zu ANP in Deutschland?

Aufgrund einer wachsenden Anzahl an ANP-Masterstudiengängen und dem Engagement einzelner APNs, indem diese deren ANP-Rollen als Best-Practice-Beispiele öffentlich präsentieren und diskutieren, wächst zunehmend auch in Deutschland das Wissen zu ANP (Keinath, 2021). Vereinzelt machen sich pflegerische Einrichtungen systematisch auf den Weg hin zu einer erweiterten und vertieften Pflegepraxis in ausgewählten Versorgungsbereichen. Um jedoch eine flächendeckende Umsetzung einer erweiterten und vertieften Pflegepraxis zu ermöglichen, braucht es strukturierte Implementierungen und Evaluationen von ANP-Rollen. So empfiehlt der DBfK (2019) einen systematischen Einführungsprozess. Dabei stellt sich die Frage, wer diesen Prozess initiieren und steuern sollte bzw. kann. Jene pflegerischen Einrichtungen, in welchen künftig eine erweiterte und vertiefte Pflegepraxis angeboten werden soll? Oder sind hier die ANP-Studierenden selbst, die künftigen APNs, in einer Verantwortung?

Erfahrungen zeigen, dass pflegerischen Einrichtungen aktuell das Wissen fehlt, wie eine ANP-Implementierung gelingen kann. Eine alleinige Eigeninitiative von Studierenden kann auch nicht vorausgesetzt werden. So fehlen diesen zum Zeitpunkt eines ANP-Studiums sowohl die entsprechenden Kompetenzen als auch die notwendigen Befugnisse, um eine ANP-Rollenentwicklung eigenständig in deren pflegerischer Einrichtung zu initiieren (Schuster & Wagner, 2020).

11.5.2 Wie kann eine systematische Implementierung und Evaluation von ANP-Rollen gelingen?

Der DBfK empfiehlt: »Kooperationsbeziehungen zwischen Pflegepraxis und Hochschulen mit APN-Studiengängen sind zu knüpfen, damit es gelingt, auch in Deutschland eine erweiterte und vertiefte Pflegepraxis nachhaltig zu implementieren« (DBfK, 2019, S. 33).

An diesem Rollenverständnis von Hochschulen orientiert, hat es sich die fachliche Leitung des Schwerpunktes Akutpflege zum Ziel gesetzt, ANP-Rollenentwicklungen zu initiieren und systematisch zu begleiten. Entscheidend dabei ist, dass sowohl die ANP-Studierenden als auch deren Praxiseinrichtung aktiv bei einer ANP-Rollenentwicklung beteiligt werden. Die Hochschulbegleiterin nimmt dabei einen unterstützenden Part im Sinne eines *Mentorings* und einer befähigenden Begleitung (*Facilitation*) ein. Ziel ist es, pflegerische Versorgungsbedarfe einer definierten PatientInnengruppe zu identifizieren, um mit einem neuen, evidenzbasierten Versorgungsmodell die Versorgungssituation für diese definierte PatientInnengruppe nachhaltig zu verbessern.

Zur ANP-Rollenentwicklung dient das PEPPA-Framework (participatory, evidence-based, patient-centred process, for ANP role developement, implementation, and evaluation) als wissenschaftlicher Bezugsrahmen, welcher die Bedürfnisse und den Bedarf der PatientInnen in den Mittelpunkt stellt (Bryant-Lukosius & DiCenso, 2004). Eine Übersichtsarbeit zeigt, dass das PEPPA-Framework vornehmlich von Forschern und Studierenden im Rahmen von Rollenentwicklungsprozessen zum Einsatz kommt und folglich als geeigneter wissenschaftlicher Bezugsrahmen bewertet werden kann (Boyko et al., 2016). Die Entwicklung und Einführung neuer ANP-Rollen folgt dabei der Logik der Aktionsforschung, iterativ in neun Schritten. Das Konzept sieht die aktive Einbindung von Stakeholdern in den Prozess vor und ermöglicht es, den Bedarf und die Ziele für eine klar definierte ANP-Rolle gemeinsam zu erarbeiten (Bryant-Lukosius & DiCenso, 2004).

Als Stakeholder gelten hierbei »Schlüsselpersonen oder -gruppen […], die für den Veränderungsprozess in der Patientenversorgung eine Rolle spielen (z. B. Pflegende, Stationsleitung, Pflegepädagogen, Mitarbeiter in der Fort-/Weiterbildung, Ärzte, andere Berufsgruppen). Es ist ein wichtiger Erfolgsparameter, all jene Personen im Rahmen einer Lenkungs-, Projekt- oder Beratergruppe in die Planung der Veränderung einzubinden« (Feuchtinger, 2014, S. 14). Durch die effektive Planung der Implementierungsstrategien können Umgebungsbedingungen erzeugt werden, die wichtig für die Entwicklung und den nachhaltigen Einsatz von APNs sind. Zudem bietet das PEPPA-Framework als ein zielgerichteter und auf spezifische Outcomes fokussierter Prozess die Basis für eine ANP-Rollenevaluation und damit verbunden eine kontinuierliche Verbesserung der ANP-Interventionen (Bryant-Lukosius & DiCenso, 2004). PEPPA Plus als expliziter Evaluationsrahmen ermöglicht Ausgangsdaten vor einer Rolleneinführung zu erheben und beeinflussende Faktoren auf das Ergebnis sowie den Beitrag einer APN im Team genauer zu untersuchen (Bryant-Lukosius et al., 2016).

Bei der Übertragung des theoretischen PEPPA-Frameworks in spezifische Settings der Akutpflege und auf konkrete pflegerische Versorgungssituationen zeigt sich die Komplexität und die vorhandenen Wechselbeziehungen der einzelnen Schritte bei der Entwicklung, Implementierung und Evaluierung einer ANP-Rolle. Entsprechend sollte dieser als flexibler Rahmen genutzt werden, um an die Bedürfnisse der jeweiligen Einrichtung angepasste Strategien zu entwickeln (Bryant-Lukosius & DiCenso, 2004). Bei einer aktiven Einbindung des Managements kann das PEPPA-Framework dabei unterstützen, gemeinsam abgestimmte Entscheidungen in Bezug auf die Einführung von ANP in die Praxis, die Definition realistischer Outcomes und die Anwendung geeigneter Implementierungsstrategien zu entwickeln und umzusetzen (Bryant-Lukosius & DiCenso, 2004).

Bisher wurden mehr als 50 Studierende bei einer ANP-Rollenentwicklung hochschulisch durch die EVHN begleitet. Dabei werden diese zu einer Reflexion des eigenen Rollenentwicklungsprozesses angeleitet. Abbildung 11.1 zeigt entwickelte Thesen von Studierenden im Zusammenhang mit deren ANP-Rollenentwicklung. Hierbei konnten sowohl förderliche als auch hemmende Faktoren sowie beeinflussende Rahmenbedingungen identifiziert werden, welche in der zugehörigen Publikation (Schuster & Wagner, 2020) wissenschaftlich belegt werden.

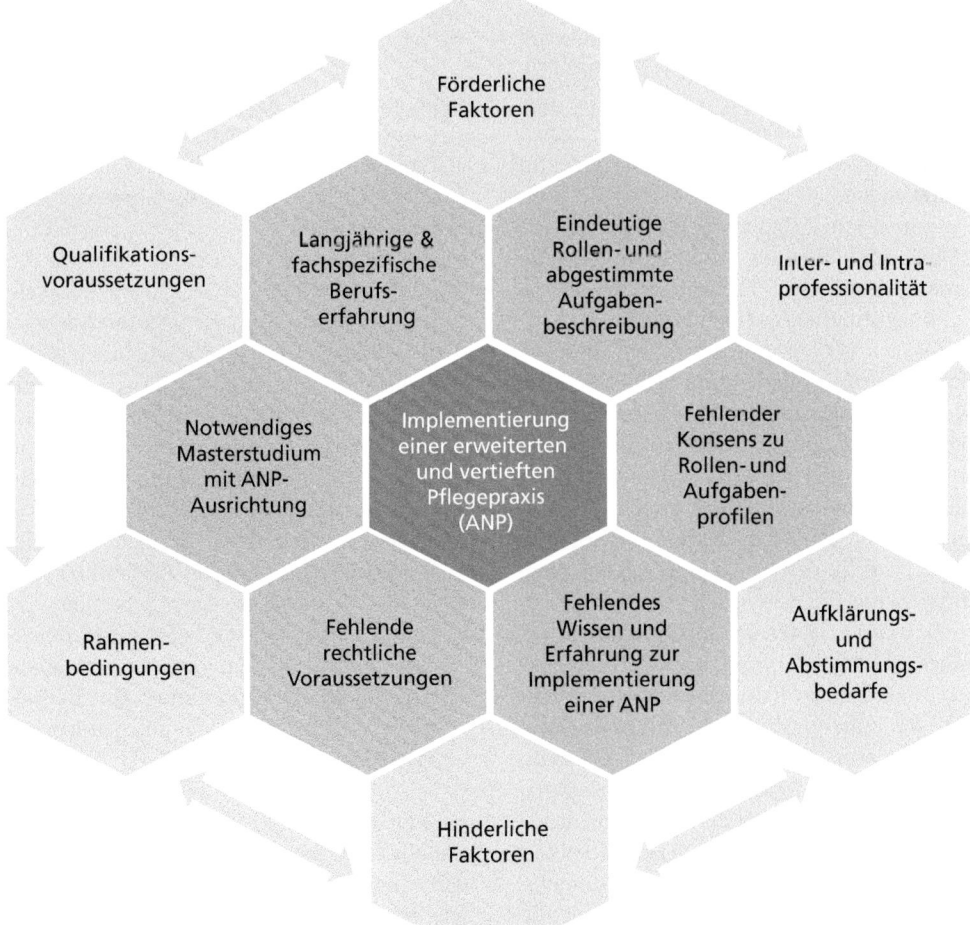

Abb. 11.1: Thesen zur Implementierung einer erweiterten und vertieften Pflegepraxis (eigene Darstellung, in Anlehnung an Schuster & Wagner, 2020)

11.5.3 Welchen konkreten Beitrag kann eine Hochschule zur ANP-Rollenentwicklung leisten?

Alle ANP-Masterstudierenden an der EVHN setzen sich im Schwerpunkt Akutpflege mit einer spezifischen Rollenentwicklung, bezogen auf die eigene pflegerische Versorgungspraxis, auseinander. Ziel dabei ist es, dass

- die Studierenden das PEPPA-Framework und die jeweiligen Schritte zur ANP-Rollenentwicklung sowie zur Implementierung und Evaluation einer erweiterten und vertieften Pflegepraxis kennen und anwenden,
- um dabei die Fähigkeit zu entwickeln, eine Advanced Nursing Practice im eigenen akutpflegerischen Fachbereich transdisziplinär argumentieren zu können.

Die Umsetzung aller neun PEPPA-Schritte allein im Rahmen des Masterstudiums ist dabei utopisch, da das PEPPA-Framework für die Implementierung einer neuen ANP-Rolle allein drei bis fünf Jahre ansetzt (Bryant-Lukosius & DiCenso, 2004). Erfahrungen zeigen, dass für den Erfolg einer ANP-Rollenentwicklung die ersten Schritte des PEPPA-Frameworks (PatientInnenpopulation definieren, aktuelles Versorgungsmodell beschreiben, Stakeholder identifizieren und rekrutieren, Veränderungsbedarfe ermitteln sowie Ziele festlegen) entscheidend sind (Keinath, 2019). Zudem bedarf es einer frühzeitigen Auseinandersetzung mit der Evaluation dieser neuen ANP-Interventionen. Hierbei sollten spezifische Outcomes für alle betroffenen Bereiche der ANP-Rolle und bezogen auf alle betreffenden Veränderungen des Versorgungsmodells identifiziert werden. Zur Verfügung stehende, valide Assessmentinstrumente sowie vorhandene Ressourcen zur Datenerhebung und sinnvolle Strategien zur PatientInnenbeteiligung sollten dabei berücksichtigt werden (Bryant-Lukosius & DiCenso, 2004).

Hochschulische Begleitung als Mentoring

Die hochschulische Begleitung versteht sich als Mentoring für die ANP-Masterstudierenden im Rahmen der Übertragung der ersten PEPPA-Schritte auf deren konkrete pflegerische Praxis. Das Mentoring definiert sich über folgende Schlüsselelemente (Eby et al., 2010, zit. nach Stehling et al., 2018):

- als einzigartige Beziehung zwischen Hochschulbegleiterin (Mentorin) und Studierenden (Mentee), da jede ANP-Rollenentwicklung für sich allein betrachtet und begleitet wird.
- als dynamische Beziehung, die sich im Laufe der Zeit verändert, sie kann beispielsweise intensiver oder weniger intensiv sein.
- als wechselseitige und doch nicht gleich gewichtete Beziehung – wenngleich die hochschulische Mentorin auch von der Mentoring-Beziehung profitiert, gilt es in erster Linie, die Entwicklung des Mentees zu unterstützen.
- als Lernpartnerschaft mit dem Ziel des Wissenserwerbs zum PEPPA-Framework.
- als Prozess, welcher karrierebezogen geprägt ist, um sowohl den Studierenden als auch den betroffenen Praxiseinrichtungen eine berufliche Perspektive zur Einbindung von akademischen Pflegenden auf Masterniveau zu bieten.

So werden die ANP-Masterstudierenden im Hinblick auf eine erste Kontaktaufnahme zu den verantwortlichen »Entscheidern« in den jeweiligen Praxiseinrichtungen (Vorständen, PflegedirektorInnen, PflegedienstleiterInnen oder Stationsleitungen) beraten und unterstützt. In regelmäßigen Gesprächen wird der Rollenentwicklungsstand in einem geschützten Hochschulrahmen präsentiert und analysiert, um mithilfe konkreter Anleitungen weitere Schritte vorangehen zu können. Zudem findet eine hochschulische Begleitung auch in den Praxiseinrichtungen statt. So sieht sich die hochschulische Begleitung in den Lenkungs-, Projekt- oder Beratergruppen mit den identifizierten Stakeholdern als externes Mitglied, welches den Entwicklungsprozess aus einer einrichtungsexternen Perspektive beobachtet, bei Fragen oder strittigen Entwicklungsschritten berät oder Empfehlungen ausspricht sowie fachlichen Input, wenn gewünscht, liefert. Ergänzend bietet die Hochschulbegleitung den Masterstudierenden Kontakt zu bestehenden APNs und wissenschaftlichen Fachgesellschaften, um eine Netzwerkarbeit in der Scientific Community voranzutreiben.

Hochschulische Begleitung als Facilitation

Der Erfolg von Entwicklungsprozessen zur Verbesserung der Pflegepraxis ist maßgeblich von einer ausreichenden Begleitung abhängig (Rycroft-Malone et al., 2002; Kitson et al., 1998). Entsprechend versteht sich die hochschulische Begleitung als Facilitation, um zu einem kontinuierlichen Prozess der Praxisentwicklung anzuregen, der auf Effektivitätssteigerung in der patientenzentrierten Versorgung abzielt (Garbett & McCormack, 2002, zit. nach McCormack et al., 2009). Dabei ist es vorrangiges Ziel der Begleitung »ein Problembewusstsein zu schaffen und Kompetenzen zur eigenständigen Problemlösung zu fördern, anstatt Lösungen zur Erfüllung bestimmter Aufgaben vorzugeben« (Rycroft-Malone, 2009, zit. nach Eberhardt, 2017, S. 17). Im Sinne der Facilitation werden die Masterstudierenden dazu angeleitet und unterstützt, die in den transdisziplinär besetzenden Lenkungs-, Projekt- oder Beratergruppen entstehenden dynamischen Gruppenprozesse zu steuern. Ziel ist es, eine kritische Auseinandersetzung mit einer möglichen Implementierung einer erweiterten und vertieften Pflegepraxis unter allen Beteiligten anzuregen (Rycroft-Malone, 2009, zit. nach Eberhardt, 2017).

Perspektivisch sollte diese Art der befähigenden Begleitung (Facilitation) mit zunehmenden Erfahrungen zu ANP-Rollenentwicklung in den Praxiseinrichtungen immer weniger notwendig sein. Die Hochschule sieht sich jedoch auch über das Masterstudium hinweg als externer Begleiter und Berater bei einer stetigen Weiterentwicklung der jeweiligen ANP-Rollen. Denn mit der notwendigen Evaluation der implementierten neuen ANP-Rollen sowie des neuen Versorgungsmodells (PEPPA Schritt 8) und der kontinuierlichen Beobachtung von Veränderungen im Gesundheitswesen, in den jeweiligen Praxiseinrichtungen und in den PatientInnenbedürfnissen (PEPPA Schritt 9), können Veränderungen in der Ausgestaltung der erweiterten und vertieften Pflegepraxis notwendig werden. Alle Schritte des PEPPA-Frameworks müssten entsprechend neu bewertet und ggf. neu durchlaufen werden, um eine nachhaltige Weiterentwicklung der pflegerischen Versorgung sicherzustellen (Feuchtinger, 2014).

Literatur

Aiken, L.H., Sloane, D.M., Brom, H.M. et al. (2021). *Value of Nurse Practitioner Inpatient Hospital Staffing.* Medical care, 59(10), 857–863, https://doi.org/10.1097/MLR.0000000000001628

Behrens, J., Görres, S., Schaeffer, D. et al. (2012). *Agenda Pflegeforschung für Deutschland.* Halle (Saale): Eigenverlag.

Blanck-Köster, K., Roes, M., Gaidys, U. (2020). *Clinical-Leadership-Kompetenzen auf der Grundlage einer erweiterten und vertieften Pflegepraxis (Advanced Nursing Practice).* Medizinische Klinik – Intensivmedizin und Notfallmedizin, 115, 466–476, https://doi.org/10.1007/s00063-020-00716-w

Böge, I., Schepker, R., Fegert, J.M. (2019). *Aufsuchende Behandlungsformen für psychisch kranke Kinder und Jugendliche. Alternativen zur stationären Aufnahme.* Bundesgesundheitsblatt – Gesundheitsforschung – Gesundheitsschutz, 62(2), 195–204, https://doi.org/10.1007/s00103-018-2874-0

Boyko, J.A., Carter, N., Bryant-Lukosius, D. (2016). *Assessing the spread and uptake of a framework for introducing and evaluating advanced practice nursing roles.* Worldviews on Evidence-Based Nursing, 13(4), 277–284, https://doi.org/10.1111/wvn.12160

Bryant-Lukosius, D. & DiCenso, A. (2004). *A framework for the introduction and evaluation of advanced practice nursing roles.* Journal of advanced nursing, 48(5), 530–540, https://doi.org/10.1111/j.1365-2648.2004.03235.x

Bryant-Lukosius, D., Spichiger, E., Martin, J., Stoll, H., Kellerhals, S. D., Fliedner, M., Grossmann, F., Morag Henry, M., Herrmann, L., Koller, A., Schwendimann, R., Ulrich, A., Weibel, L., Callens, B., & De Geest, S. (2016). *Framework for evaluating the impact of advanced practice nursing roles.* Journal of Nursing Scholarship, 48 (2), 201-209, https://doi.org/10.1111/jnu.12199

Deutscher Berufsverband für Pflegeberufe (DBfK) (Hrsg.) (2019). *Advanced Nursing Practice – Pflegerische Expertise für eine leistungsfähige Gesundheitsversorgung.* Zugriff am 01.06.2022 unter: https://www.dbfk.de/media/docs/download/Allgemein/Advanced-Practice-Nursing-Broschuere-2019.pdf

Deutscher Berufsverband für Pflegeberufe (DBfK), Österreichischer Gesundheits- und Krankenpflegeverband (ÖGKV), Schweizer Berufsverband für Pflegefachfrauen und Pflegefachmänner (SBK) (Hrsg.) (2013). *Advanced Nursing Practice in Deutschland, Österreich und der Schweiz. Eine Positionierung von DBfK, ÖGKV und SBK.* Zugriff am 01.06.2022 unter: https://www.dbfk.de/media/docs/download/DBfK-Positionen/ANP-DBfK-OeGKV-SBK_2013.pdf

Deutsche Gesellschaft für Psychiatrie und Psychotherapie, Psychosomatik und Nervenheilkunde e. V. (DGPPN) (Hrsg.) (2018). *Dossier. Psychische Erkrankungen in Deutschland. Schwerpunkt Versorgung.* Zugriff am 01.06.2022 unter: https://www.dgppn.de/_Resources/Persistent/f80fb3f112b4eda48f6c5f3c68d23632a03ba599/DGPPN_Dossier%20web.pdf

Eberhardt, D. (2017). *Praxisentwicklung als strategischer Rahmen für die Implementierung akademischer Pflegerollen.* Klinische Pflegeforschung, 3, 15–27, https://doi.org/10.6094/KlinPfleg.3.15

Eichenlaub, J., Feuchtinger, J., Schindler, C. et al. (2017). *Psychosomatik Liaison Nurse. Begleitung von Patienten, deren Angehörigen und der Pflegenden in der stationären Onkologie des Universitätsklinikums Freiburg.* Zugriff am 01.06.2022 unter: https://docplayer.org/220492868-Pjohannes-eichenlaub-1-j-feuchtinger-2.html

Evangelische Hochschule Nürnberg (EVHN) (Hrsg.) (2021). *Advanced Nursing Practice (M.Sc.). Spezialisten für die Pflegepraxis.* Zugriff am 01.06.2022 unter: https://www.evhn.de/studieninteressierte/masterstudiengaenge/advanced-nursing-practice

Feuchtinger, J. (2014). *Integration von akademisch ausgebildeten Pflegenden.* CNE. Fortbildung, 4, 12–16.

Finley, B.A. (2020). *Psychiatric mental health nurse practitioners meeting rural mental health challenges.* Journal of the American Psychiatric Nurses Association, 26(1), 97–101, https://doi.org/10.1177/1078390319886357

Hahn, S. & Richter, D. (2014). *Die Psychiatrische Pflege im Jahr 2030. Schlussfolgerungen aus einem Zukunftsprojekt.* Psychiatrische Pflege heute, 20(05): 268-274, http://doi.org/10.1055/s-0034-1390259

Hamric, A.B. (2014). *A Definition of Advanced Practice Nursing.* In: Hamric, A.B., Hanson, C. M., Tracy, M.F., O'Grady, E.T. (Hrsg.) *Advanced Nursing Practice. An integrative approach* (S. 67–85). 5. Aufl. St. Louis, Missouri: Elsevier.

International Council of Nurses (ICN) (Hrsg.) (2020). *Guidelines on Advanced Practice Nursing.* Zugriff am 01.06.2022 unter: https://www.icn.ch/system/files/documents/2020-04/ICN_APN%20Report_EN_WEB.pdf

Keinath, E. (2019). *Start it up! – Implementation von ANP im akutstationären Setting.* In: Kures, C. & Sittner, E. (Hrsg.) *Advanced Nursing Practice: Die pflegerische Antwort für eine bessere Gesundheitsversorgung* (S. 32–46). Wien: Facultas.

Keinath, E. (2021). *CNS Role and Practice in Germany.* In: Fulton, J.S. & Holly, V.W. (Hrsg.) *Clinical Nurse Specialist Role and Practice. An International Perspective* (S. 159–168). Cham: Springer Nature Switzerland AG, https://doi.org/10.1007/978-3-319-97103-2

Kitson, A., Harvey, G., McCormack, B. (1998). *Enabling the implementation of evidence based practice: a conceptual framework.* BMJ Quality & Safety, 7(3), 149–158, http://dx.doi.org/10.1136/qshc.7.3.149

Kwok, K.H.R., Yuan, S.N.V., Ougrin, D. (2016). *Alternatives to inpatient care for children and adolescents with mental health disorders.* Child and Adolescent Mental Health, 21(1), 3–10, https://doi.org/10.1111/camh.12123

Mahrer-Imhof, R., Eicher, M., Frauenfelder, F. et al. (2012). *Expertenbericht APN.* Bern: Schweizerischer Verein für Pflegewissenschaft. Zugriff am 01.06.2022 unter: https://docplayer.org/11602973-Expertenbericht-apn-expertengruppe-schweizerischer-verein-fuer-pflegewissenschaft-vfp.html

Maier, C., Aiken, L., Busse, R. (2017). *Nurses in advanced roles in primary care: policy levers for implementation.* OECD Health Working Paper No. 98. Paris: OECD Publishing, https://doi.org/10.1787/18152015

McCormack, B., Manley, K., Garbett, R. (Hrsg.) (2009). *Praxisentwicklung in der Pflege*. Deutschsprachige Ausgabe herausgegeben von Frei, I.A. & Spirig, R. Bern: Huber.

Mendel, S. & Feuchtinger, J. (2009). *Aufgabengebiete klinisch tätiger Pflegeexperten in Deutschland und deren Verortung in der internationalen Advanced Nursing Practice*. Pflege, 22(3), 208–216, https://doi.org/10.1024/1012-5302.22.3.208

Müller-Staub M., Zigan, N., Handler-Schuster, D. et al. (2015). *Umsorgt werden und umsorgen: Leben mit mehreren Langzeiterkrankungen (Leila) – Eine qualitative Studie zum Beitrag von APN in integrierter Versorgung*. Pflege, 28(2), 79–91, doi.org/10.1024/1012-5302/a000410

Müller-Staub, M. (2018). *Kernauftrag von APNs: Den Advanced Nursing Process anwenden*. Advanced Practice Nurses MAGAZIN, 32–44.

Ostbayerische Technische Hochschule Regensburg (OTH) (Hrsg.) (2021). *Master Advanced Nursing Practice (ANP)*. Zugriff am 26.11.2021 unter: https://www.oth-regensburg.de/fakultaeten/angewandte-sozial-und-gesundheitswissenschaften/studiengaenge/master-advanced-nursing-practice-anp.html

Ougrin, D., Corrigall, R., Stahl, D. et al. (2021). *Supported discharge service versus inpatient care evaluation (SITE): a randomised controlled trial comparing effectiveness of an intensive community care service versus inpatient treatment as usual for adolescents with severe psychiatric disorders: self-harm, functional impairment, and educational and clinical outcomes*. European Child & Adolescent Psychiatry, 30(9), 1427–1436, https://doi.org/10.1007/s00787-020-01617-1

Panfil, E.M. & Meyer, G. (2010). *Advanced Nursing Practice in Deutschland: Fokussierung auf die juristischen Grenzen statt auf die Gestaltung des Möglichen*. Pflege, 23(6), 367–369, https://doi.org/10.1024/1012-5302/a000075

Robert Bosch Stiftung (Hrsg.) (2013). *Gesundheitsberufe neu denken, Gesundheitsberufe neu regeln. Grundsätze und Perspektiven – Eine Denkschrift der Robert Bosch Stiftung*. Zugriff am 26.11.2021 unter: https://www.bosch-stiftung.de/sites/default/files/publications/pdf_import/2013_Gesundheitsberufe_Online_Einzelseiten.pdf

Rosenfield, P.L. (1992). *The potential of transdisciplinary research for sustaining and extending linkages between the health and social sciences*. Social science & medicine, 35(11), 1343–1357, https://doi.org/10.1016/0277-9536(92)90038-R

Rycroft-Malone, J., Kitson, A., Harvey, G. et al. (2002). *Ingredients for change: revisiting a conceptual framework*. BMJ Quality & Safety, 11(2), 174–180, http://dx.doi.org/10.1136/qhc.11.2.174

Sauter, D., Abderhalden, C., Needham, I., Wolff, S. (Hrsg.) (2011). *Lehrbuch Psychiatrische Pflege*. 3. vollst. überarb. und erw. Aufl. Bern: Huber.

Scheydt, S. & Holzke, M. (2018). *Spezialisierte Rollenprofile in der psychiatrischen Pflege*. Pflegezeitschrift, 71(12), 48–51, https://doi.org/10.1007/s41906-018-0813-1

Schober, M. & Affara, F. (2008). *Advanced Nursing Practice (ANP)*. Deutschsprachige Ausgabe herausgegeben von Spirig, R. & De Geest, S. Bern: Hans Huber.

Schuster, S. & Wagner, M. (2020). *ANP: Erweiterte und vertiefte Pflegepraxis implementieren*. Pflegezeitschrift, 73(4), 55–58, https://doi.org/10.1007/s41906-020-0669-z

Schweizerischer Verein für Pflegewissenschaft (Hrsg.) (o. J.). *Akutpflege*. Zugriff am 24.11.2021 unter: https://www.vfp-apsi.ch/afgs/akutpflege/

Spirig, R. & De Geest, S. (2004). »*Advanced Nursing Practice*« *lohnt sich!* Pflege, 17(4), 233–236, https://doi.org/10.1024/1012-5302.17.4.233

Statista (Hrsg.) (2019). *Psychischer Erkrankungen bei Kindern & Jugendlichen. Kinder- und Jugendreport 2019*. Zugriff am 26.11.2021 unter: https://de.statista.com/infografik/20041/psychische-erkrankungen-bei-kindern-jugendlichen/

Statista (Hrsg.) (2021). *Anteile der zehn wichtigsten Krankheitsarten an den Arbeitsunfähigkeitstagen in Deutschland in den Jahren 2013 bis 2019*. Zugriff am 26.11.2021 unter: https://de.statista.com/statistik/daten/studie/77239/umfrage/krankheit--hauptursachen-fuer-arbeitsunfaehigkeit/

Stehling, V., Westerholt, N., Lenz, L. (2018). *Begriffsklärung*. In: Westerholt, N., Lenz, L., Stehling, V., Isenhardt, I. (Hrsg.) Beratung und Mentoring im Studienverlauf. Ein Handbuch (S. 15–19). Münster, New York: Waxmann, https://doi.org/10.25656/01:16563

Stiftung Münch (Hrsg.) (2019). *Pflege in anderen Ländern: Vom Ausland lernen?* Heidelberg: Medhochzwei.

Ullmann-Bremi, A., Schlüer, A.B., Finkbeiner, G., Huber, Y. (2011). »*Wie ein ANP-Team laufen lernt« – Herausforderungen und Chancen von ANP-Teams am Universitätskinderspital Zürich*. Pflege, 24(1), 21–28, https://doi.org/10.1024/1012-5302/a000088

Zehnder P. & Paust T. (2018). *Zürcher Erstpsychosennetzwerk (ZEN)*. Zugriff am 26.11.2021 unter: https://www.universimed.com/ch/article/psychiatrie/das-zuercher-erstpsychosen-netzwerk-zen-2128707

III APNs in ihren spezifischen Rollen

12 Sektorenübergreifende Versorgung onkologischer PatientInnen durch eine Advanced Practice Nurse Onkologie

Laura Hellmuth, Markus Graf und Karin Horneber

> **Was Sie in diesem Beitrag erwartet**
>
> Seit Mai 2021 erfolgt eine systematische Implementierung einer Advanced Practice Nurse (APN) in der Onkologie in der Sozialstiftung Bamberg. Anhand von international anerkannten Konzepten und Modellen als theoretischem Hintergrund und mit Einbindung aller Stakeholder in den Ausgestaltungsprozess soll eine sektorenübergreifende Stelle entstehen, die onkologischen PatientInnen stationär und ambulant die Behandlung erleichtern, Outcomes verbessern und zu deren Selbstbestimmung in der Therapie beitragen soll.

12.1 Theoretischer Hintergrund

Die Implementierung einer Advanced Practice Nurse (APN) in der Onkologie in der Sozialstiftung Bamberg, einem Krankenhaus der Maximalversorgung in Oberfranken, bedarf einer systematischen Planung und Durchführung. Basis bilden hier verschiedene Modelle und Konzepte, welche sich schon international zur Implementierung von Advanced-Nursing-Practice (ANP)-Rollen bewährt haben: das PEPPA-Framework (Bryant-Lukosius & DiCenso, 2004), Qualifikationen und Kompetenzen einer APN nach Hamric (Hamric et al., 2009) und die Definition von APN nach den Berufsverbänden aus Deutschland, der Schweiz und Österreich (DBfK et al., 2013).

12.2 Anfänge und erste Gespräche

Die Sozialstiftung Bamberg hat bereits mit dem Beginn des Hochschulstudiums ANP, der zukünftigen APN Onkologie im März 2019, die strategische Entscheidung getroffen, Advanced Practice Nursing in der Onkologie zu implementieren. Im März 2020 wurden vom Pflegedirektor alle relevanten Stakeholder zu einem gemeinsamen Gespräch eingeladen. Teilnehmende an diesem Gespräch waren: Pflegedirektor (PD), Pflegedienstleitung (PDL) der internistischen Stationen (Onkologie mitinbegriffen), Pflegedienstleitung Palliativ und spezialisierte ambulante Palliativversorgung (SAPV), Gesamtpflegedienstleitung Altenpflege, Projektleitung Pflegewissenschaft, Fachverantwortliche Pflegefachperson und zukünftige APN Onkologie (internistische Onkologie und Hämatologie), Geschäftsführer Medizinisches Versorgungszentrum (MVZ), Geschäftsführerin Zentrum für Senioren (ZfS), Pflegedienstleitung für Qualität in der Altenhilfe sowie Pflegedienstleitung Rehabilitation.

Es war der Wunsch, eine sektorenübergreifende Position zu schaffen, um onkologische PatientInnen über den stationären Aufenthalt und darüber hinaus kontinuierlich und individuell weiter zu versorgen. Interesse besteht vor allem bei den Leitungen des Zentrums für Senioren und auch des MVZs. Es wird von allen Stakeholdern gefordert, dass im Vorhinein eine gezielte Bedarfserhebung bei PatientInnen stattfindet, welche von der APN durchgeführt wird. Beispiele, wie eine onkologische Sprechstunde für PatientInnen oder Einzel-/ Gruppenschulungen zu bestimmten Themen der Onkologie (Fatigue, Mukositis, Ernährung, Nebenwirkungen der Chemotherapie), werden von den Anwesenden positiv bewertet. Ebenso wird die Idee zu einer Selbstmanagementschulung für onkologische PatientInnen auf Grundlage ihrer Perspektiven vorgestellt. Die Stakeholder zeigen auch hier deutliches Interesse. Probleme werden in der Finanzierung gesehen, wie die Möglichkeit der Abrechnung gestaltet werden kann, insbesondere in der Verbindung von stationärer und ambulanter Abrechnung. Zu klären gilt, wer der eigentliche Kostenträger sein wird. Außerdem wird ein gewisses Konfliktpotential mit den HausärztInnen oder auch Beratungsstellen der Bayrischen Krebsgesellschaft oder ähnlichen Institutionen gesehen, welche teilweise ähnliche Beratungen anbieten.

Es wurden nach diesem ersten gemeinsamen Treffen, initiiert von der APN, weitere Einzelgespräche mit den einzelnen Stakeholdern vereinbart. Diese Gespräche fanden im Zeitraum von Juni 2020 bis Dezember 2020 statt.

Es stellte sich früh heraus, in welchen Sektoren der höchste Bedarf besteht bzw. wo eine APN Onkologie gezielt zur Verbesserung der Betreuung der onkologischen PatientInnen und deren Angehörigen eingesetzt werden kann. Vor allem das Zentrum für Senioren und der ambulante Pflegedienst sehen Potenzial, z. B. über den ambulanten Pflegedienst, Hausbesuche und onkologische Beratungen/Schulungen für PatientInnen und Angehörige anzubieten und MitarbeiterInnen des ambulanten Pflegedienstes und des Zentrums für Senioren in Bezug auf fachspezifische onkologische Themen zu schulen. Das erweiterte Angebot des Leistungskataloges durch die APN könnte zur KundInnenakquise beitragen. Ebenso betonte die Gesamtpflegedienstleitung der Altenpflege, dass die fachliche und professionelle Kommunikation mit den HausärztInnen verbessert werden sollte und so auch gezielte Einweisungen im Krankenhaus erfolgen können. Zu einem geringen Anteil wäre die evidenzbasierte Überarbeitung von Pflegestandards eine Aufgabe der APN.

Die PDL für Qualität der Altenhilfe empfiehlt eine gezielte Bedarfsermittlung im Voraus. Folgende Indikatoren sollten gezielt gemessen bzw. erhoben werden: onkologische Fallzahlen, Anzahl der Stammzelltransplantationspatientinnen, Aufnahmediagnose »reduzierter Allgemeinzustand«, Häufigkeit von Diarrhoen nach Chemotherapie mit Isolation, Anzahl der Anrufe auf Station durch PatientInnen/Angehörige sowie aktuelle Zahlen zu ambulanten Pflegediensten, die onkologische Pflege anbieten. Die PDL für Qualität der Altenhilfe betont ebenso, dass es wichtig ist, dass die Pflegeexpertin APN Onkologie unabhängig von einem Dienstplan ist und sie übergeordnet im gesamten Unternehmen tätig sein sollte. Diese Entscheidung ist zu diesem Zeitpunkt noch nicht gefällt und obliegt der Pflegedirektion der Sozialstiftung Bamberg.

Auch die Gesamtpflegedienstleitung der stationären Altenhilfe zeigt sich interessiert und schlägt im Gespräch, neben schon genannten Aspekten, zusätzlich die Möglichkeit von Vorträgen mit onkologischen Inhalten in den Quartiersbüros vor. Die Abrechnung der Leistungen der APN Onkologie im ambulanten Pflegedienst muss noch geklärt werden. Beratung und Schulung ließen sich momentan nur mit einem entsprechenden Pflegegrad abrechnen, aber auch onkologische PatientInnen ohne Pflegegrad zeigen Bedarf an Schulung/Beratung und Hausbesuchen, was auch die Ergebnisse der Masterarbeit der APN Onkologie deutlich gemacht haben. Die Gesamtpflegedienstleitung der Altenhilfe kann sich vorstellen, dass die Pflegeexpertin APN zu 20 % im Zentrum für Senioren mitangestellt werden und so ihre Leistungen für onkologische PatientInnen anbieten kann.

Weitere Interessensgruppen sind die Spezialisierte ambulante Palliativversorgung (SAPV) und die Palliativstation des Unternehmens. Im Gespräch mit der Pflegedienstleitung der SAPV und Palliativstation wurden v. a. notwendige Schulungen der MitarbeiterInnen im ambulanten Pflegedienst betont sowie die evidenzbasierte Überarbeitung von Pflegestandards. Vergleiche und gezielte Datenerhebungen zu erarbeiten, wäre ein Wunsch der Pflegedienstleitung, z. B., ob es Unterschiede bei der Versorgung von PatientInnen im städtischen Bereich im Vergleich zu den ländlichen Regionen gibt bzw. ob die Häufigkeit der Hausbesuche der SAPV Einfluss auf die Behandlung und Zufriedenheit der PatientInnen hat.

12.3 Die Masterarbeit

Im Zuge der Master-Thesis von Laura Hellmuth wurden auch Aspekte benannt, die die zukünftige Entwicklung von ANP in der Onkologie im Bamberg beeinflussen.

Onkologische PatientInnen durchlaufen eine komplexe Therapie und haben häufig den Wunsch, selbstständiger mit ihrer Erkrankung umzugehen. Um das Selbstmanagement zu fördern, können gezielte Schulungsprogramme helfen. Diese Schulungsprogramme sollen neben einer theoretischen Fundierung auch auf Grundlage von Aussagen der PatientInnen entwickelt werden. Es wurden qualitative Interviews mit onkologischen PatientInnen durchgeführt und mit Hilfe der Transkriptionsregeln und Inhaltsanalysetechniken nach Kuckartz (Kuckartz, 2010) und MAXQDA ausgewertet. Theoretische Grundlagen der Datenerhebung sind die PatientInnenedukation in der Pflege (Abt-Zegelin, 2002), Selbstmanagementförderung (Lorig & Holman, 2003) und Hermeneutik (Gadamer, 1975). Es wurden elf qualitative, leitfadengestützte Interviews durchgeführt. Die Erhebung fand über den Zeitraum Mai 2020 bis Juli 2020 statt. Aus den Inhalten der Interviews ergaben sich 13 Kategorien: Wissen und Informationen über die Erkrankung, Gesundheit erhalten und verbessern, Symptommanagement, Umgang mit Komorbiditäten, Medikamentenmanagement, Körperbildstörungen, Interesse an einer pflegegeleiteten Schulung, Desinteresse an Schulungen, telefonische AnsprechpartnerIn, sektorenübergreifende Betreuung (stationär/ambulant), hausärztliche und ambulante Versorgung, Operationen und Verlauf der Therapie sowie Familie.

Wichtig für die weitere Planung und Entwicklung der APN-Stelle ist ebenso, dass ein Interesse an Schulungen zur Selbstmanagementförderung besteht. Das Interesse an Schulungen wurde in den Interviews von den Teilnehmenden klar zum Ausdruck gebracht. Es gibt zahlreiche Ideen für die Inhalte dieser Schulungen. Ein regelmäßiger Hausbesuch durch eine APN Onkologie wurde von den Teilnehmenden genannt, zusammengefasst wurde dies unter der Kategorie »Sektorenübergreifende Betreuung«. Mögliche zukünftige Schulungsangebote oder sektorenübergreifende pflegerische Angebote sollten gut durchdacht und an die PatientInnengruppe angepasst sein. Hausbesuche nach der Chemotherapie werden als hilfreich angesehen und können entstehende Ängste abfangen und unnötige Wiedereinweisungen in das Krankenhaus verhindern. Internationale Studien haben sich mit dieser Thematik bereits beschäftigt (Mayer, 2012; McInness et al., 2016; Post et al., 2017; Saltbæk et al., 2019).

12.4 Planung der Implementierung

Durch die Pflegedirektion wurde Ende 2020 die Stelle für eine Advanced Practice Nurse ausgeschrieben. Gemeinsam mit der Projektleitung Pflegewissenschaft und dem Pflegedirektor ging die APN in die Planung der Advanced-Practice-Nurse-Rollenentwicklung, welche im Rahmen eines Projektes initiiert wurde. Der zeitliche Rahmen wurde vom Pflegedirektor und dem Vorstand der Institution auf vier Jahre angesetzt. Die daran beteiligten Sektoren waren: Stationäres Setting (internistische Onkologie/Hämatologie), Palliativstation, SAPV, ambulanter Pflegedienst und das Zentrum für Senioren.

Das Projektleitungsteam, bestehend aus der Projektleitung Pflegewissenschaft, der APN Onkologie und dem Pflegedirektor, hat in gemeinsamen Terminen einen Zeitplan und einen Projektsteckbrief erstellt, um Arbeitspakete und genaue Schritte in der Implementierung festzuhalten und zu dokumentieren. Ebenso ist es wichtig, schon am Anfang Evaluationskriterien festzulegen, um entsprechende Outcomes darstellen zu können.

Das Projekt besteht aus folgenden Phasen:

1. Phase: Entwicklung der Stellenbeschreibung
2. Phase: Erprobung und ggf. Modifikation der Stellenbeschreibung
3. Phase: Implementierung, Zwischenergebnisse und Adaption

Im Mai 2021 wurde die Stelle der Advanced Practice Nurse Onkologie angetreten und es wurde mit der Bearbeitung der ersten Arbeitspakete aus der Projektplanung begonnen, dazu gehörten die Erhebung des Ist-Standes und die Analyse. Dies beinhaltete eine systematische Literaturrecherche im internationalen Kontext zu bisherigen Aufgaben und Interventionen durch APNs, Nurse Practitioner (NP) und Clinical Nurse Specialists (CNS) in der Onkologie und die Effektivität der Interventionen. Auch der deutschsprachige Raum sollte mit derselben Suchstrategie noch einmal genau betrachtet werden. Nach einer Synthese der Ergebnisse aus der Recherche sollte eine Festlegung der Interventionen und der zu messenden Outcomes erfolgen. Anschließend erfolgt die Sollermittlung unter Einbezug der Stakeholder, welche ihre Interessen und Bedarfe miteinfließen lassen sollten.

Folgende Schritte sind bereits geplant, aber noch nicht durchgeführt, z. B. eine von dem Projektteam initiierte wissenschaftliche Bedarfserhebung in den einzelnen Sektoren, die

Festlegung und Umsetzung der Stellenbeschreibung sowie Zwischen- und Abschlussevaluation und ggf. eine Anpassung der Stellen- und Aufgabenbeschreibung der APN-Rolle in der Onkologie nach der Abschlussevaluation.

Wenn nach den ersten Arbeitspaketen eine Aufgabenbeschreibung der Pflegeexpertin APN festgelegt ist, soll diese in einer Testphase umgesetzt werden. Im Anschluss erfolgt eine Evaluation. Je nach Festlegung der Outcome-Indikatoren können diese in einer Zwischenevaluation nach wenigen Monaten oder zum Langzeit-Monitoring der APN-Rolle genutzt werden. Es sind immer wieder enge Rücksprachen mit den Leitungen der einzelnen Sektoren geplant. Auch bestimmte Änderungen oder Adaptionen der APN-Rolle sind während des Projektes möglich und werden zeitnah umgesetzt.

12.5 Aktueller Stand

Zum jetzigen Zeitpunkt befinden wir uns noch im ersten Arbeitspaket der Projektplanung. Die Literaturrecherche wurde durchgeführt. Es wurden Hospitationen in den einzelnen Sektoren durchgeführt: Stationäre palliative Versorgung, Spezialisierte Ambulante Palliativversorgung (SAPV), stationäre onkologische Versorgung sowie Altenpflege/Ambulanter Pflegedienst.

Die Entwicklung einer APN-Rolle in der Onkologie mit Hilfe des PEPPA-Frameworks wurde begonnen. Gezielte Bedarfserhebungen in den einzelnen Sektoren befinden sich in der Planung. Ideen dafür wären: Fokusgruppeninterview, Befragungen der Pflegefachpersonen, Befragungen der PatientInnen und der Angehörigen und Befragungen der Stakeholder.

Neben der direkten klinisch-praktischen Tätigkeit (als Zentralkompetenz einer Pflegeexpertin APN) (Hamric et al., 2009) finden bereits die folgenden ANP-Kernkompetenzen Anwendung:

- Fachberatung und Coaching (u. a. durch die fachliche Beteiligung in diversen Projekten)
- Anwendung wissenschaftlicher Fertigkeiten (u. a. in der Umsetzung von diversen Projekten)
- Fachliche Führung (u. a. durch die Übernahme von stationsinternen Fortbildungen/Schulungen, Erarbeitung von Aufgabenbeschreibungen und die Rolle als pflegefachliche Qualitätsmanagementbeauftragte)
- Ethische Entscheidungsfindung (u. a. durch die Übernahme von ethischen Fallbesprechungen)

Bisher wurden bereits kleine Projekte und Aufgaben von der APN Onkologie übernommen: Evidenzbasierte Überarbeitung von Pflegestandards, wie z. B. Mukositisprophylaxe, Low-Level-Lasertherapie, Initiierung eines Projekts »Düfte helfen heilen« Aromapflege und Mitwirkung bei verschiedenen Projekten, wie z. B. »Bettseitige Übergabe«.

Zukünftige Ideen und Aufgabegebiete für die Pflegeexpertin APN Onkologie:

- Beratungen und Schulungen von onkologischen PatientInnen und deren Angehörigen im häuslichen Umfeld (Schwerpunkt: Nebenwirkungen der Chemotherapie, Symptommanagement, Advanced Care Planning etc.), evtl. in Verbindung mit dem ambulanten Pflegedienst und der SAPV

- Coaching: Pflegende v. a. im ambulanten Setting befähigen, PatientInnen gezielt bei onkologischen Problemstellungen zu beraten
- Fortbildungen für Pflegende in allen Sektoren anbieten
- Evidenzbasierte Überarbeitung von Pflegestandards und Verfahrensanweisungen
- Publizieren von wissenschaftlichen Arbeiten und Projekten in Zusammenarbeit mit der Projektleitung Pflegewissenschaft
- Klinisch relevante Fragestellungen bearbeiten
- Gesellschaftlicher Auftrag für Stadt und Landkreis: Beratungen/Schulungen in den Gemeinden, Schulbesuche und Vorträge
- Telefonische Ansprechpartnerin bei Problemen von Betroffenen im häuslichen Umfeld

Aktuell ist die Pflegexpertin APN zu einem Großteil in der direkten klinischen Versorgung im stationären Setting der internistischen Onkologie tätig und zu einem geringeren Anteil für Theoriezeit, für Hospitationen, für die Mitbetreuung der weiteren Sektoren (amb. Pflegedienst, SAPV, Palliativstation) und für die weiteren geplanten Aufgaben. Evtl. kommt es in Zukunft noch zu einer Umverteilung der Arbeitszeiten, der prozentuale Anteil der einzelnen Sektoren wird dann nach ihrem Bedarf an APN-Unterstützung bemessen.

Literatur

Abt-Zegelin, A. (2002). *Patienten- und Familienedukation in der Pflege.* Zugriff am 06.07.2020 unter: https://patientenedukation.de/sites/default/files/downloads/content/patienten-undfamilienedukation.pdf

Bryant-Lukosius, D. & DiCenso. A. (2004). *A framework for the introduction and evaluation of advanced practice nursing roles.* Journal of Advanced Nursing, 48(5), 530–540.

Deutscher Berufsverband für Pflegeberufe (DBfK), Österreichischer Gesundheits- und Krankenpflegeverband (ÖGKV), Schweizer Berufsverband der Pflegefachfrauen und Pflegefachmänner (SBK) (Hrsg.) (2013). *Advanced Nursing Practice in Deutschland, Österreich und der Schweiz. Eine Positionierung von DBfK, ÖGKV und SBK.* Zugriff am 07.07.2022 unter: https://www.dbfk.de/media/docs/download/DBfK-Positionen/ANP-DBfK-OeGKV-SBK_2013.pdf

Gadamer, H.-G. (1975). *Wahrheit und Methode. Grundzüge einer philosophischen Hermeneutik.* 4. Aufl., unveränd. Nachdruck der 3., erw. Aufl. Tübingen: Mohr.

Hamric, A.B., Spross, J.A., Hanson, C.M. (Hrsg.) (2009). *Advanced practice nursing. An integrative approach.* 4. Aufl. St. Louis: Saunders/Elsevier.

Kuckartz, U. (2010). *Einführung in die computergestützte Analyse qualitativer Daten.* Lehrbuch, 3., aktualisierte Aufl. Wiesbaden: VS Verlag für Sozialwissenschaften, https://doi.org/10.1007/978-3-531-92126-6

Lorig K.R. & Holman H.R. (2003). *Self-Management education: History, definition, outcomes, and mechanisms.* Annals of Behavioral Medicine, 26 (1), 1–7.

Mayer, E.L., Gropper, A.B., Neville, B.A. et al. (2012). *Breast cancer survivors' perceptions of survivorship care options.* Journal of Clinical Oncology, 30(2), 158–163, https://doi.org/10.1200/JCO.2011.36.9264

McInness, D., Belun-Vieira, I., Sheriff, M.K. (2016). *In the case of prostate cancer patients, are there advantages in cancer nurse-led follow-up?* International Journal of Urological Nursing, 10(3), 154–166, https://doi.org/10.1111/ijun.12112

Post, K.E., Moy, B., Furlani, C. et al. (2017). *Survivorship Model of Care: Development and Implementation of a Nurse Practitioner-Led Intervention for Patients With Breast Cancer.* Clinical Journal of Oncology Nursing, 21(4), E99–E105, https://doi.org/10.1188/17.CJON.E99-E105

Saltbæk, L., Karlsen, R.V., Bidstrup, P.E. et al. (2019). *MyHealth: specialist nurse-led follow-up in breast cancer. A randomized controlled trial – development and feasibility.* Acta Oncologica, 58 (5), 619–626, https://doi.org/10.1080/0284186X.2018.1563717

13 Entwicklung einer APN-Rolle durch das Projekt »Sicherheit in der Versorgung von PatientInnen mit Tracheostoma«

Lisa Keller

> **Was Sie in diesem Beitrag erwartet**
>
> In diesem Kapitel wird die Rollenentwicklung einer Pflegeexpertin APN im Rahmen eines Projektes zur Optimierung der Versorgung tracheotomierter PatientInnen am Universitätsklinikum Freiburg (UKF) unter Begleitung einer Pflegeexpertin APN als Mentorin dargestellt. Es werden einzelne Projektschritte erläutert und der Einsatz von PflegeexpertInnen APN im politischen Rahmen diskutiert. Die Darstellung der Rolle soll als Best-Practice-Beispiel zur Entwicklung weiterer spezialisierter Rollen dienen.

13.1 Hintergrund

2020 wurden bundesweit 33.016 temporäre sowie 15.144 permanente Tracheotomien und 1.112 Laryngektomien durchgeführt (Statistisches Bundesamt (Destatis), 2021). In der Hals-, Nasen- und Ohrenheilkunde (HNO) am UKF wurden 2020 alleine 102 permanente Tracheotomien und 10 Laryngektomien durchgeführt (Medizincontrolling UKF Interne Kommunikation, 2021). Die Tracheotomie kann in der HNO-Heilkunde als Routineeingriff bezeichnet werden und ist aus medizinischer Sicht mittlerweile komplikationslos möglich (Spataro, Durakovic, Kallogjeri, & Nussenbaum, 2017). In Bereichen abseits der HNO-Heilkunde zeigen sich jedoch in der pflegerischen Versorgung immer wieder Unsicherheiten bis hin zu lebensbedrohlichen Komplikationen (Wilkinson, Freeth, & Martin, 2015). Die Versorgung von tracheotomierten PatientInnen wird als eine »high risk – low incidence«-Tätigkeit bezeichnet (Paul, 2010; Smith-Miller, 2006). Das bedeutet, dass sie im Vergleich zu anderen pflegerischen Aufgaben sehr selten vorkommt, aber viele Risiken auftreten können. Die Risiken sind vermeidbar, vor allem, weil durch Untersuchungen deren Ursachen erkannt wurden (Wilkinson u. a., 2015). Häufig treten die Risiken in Zusammenhang mit der Infrastruktur, der Ausstattung und den Kompetenzen der involvierten Personen auf (McGrath u. a., 2017; McGrath & Thomas, 2010).

Auch am UKF zeigen klinikinterne Untersuchungen Versorgungsbedarfe auf. Daher wurde das klinikumsweite multimethodische Projekt zur sicheren und fachlich korrekten Versorgung tracheotomierter PatientInnen in Auftrag gegeben. Zentraler Teil des Projektes ist die Entwicklung einer PflegeexpertInnenrolle APN (DBfK, 2013) aus dem Projekt heraus. Die Entwicklung dieser Rolle wird im folgenden Kapitel genauer dargestellt.

Das UKF beschäftigt bereits seit 1995 PflegeexpertInnen APN und nimmt damit eine Vorreiterrolle ein (Feuchtinger, 2016). Die Pflegedirektion des UKF entwickelt die Rollen kontinuierlich weiter und vertieft sie. Die zunehmende Anzahl akademisierter Pflegefachpersonen in der klinischen Versorgung eröffnet neue Möglichkeiten, um die Qualität der pflegerischen Versorgung vertieft anzuheben. Die in diesem Kapitel dargestellte Trainee-Rolle entwickelt sich bereits seit 2016. Während des Bachelorstudiums in Pflegewissenschaft wurden Fragestellungen zur Versorgung von PatientInnen mit Tracheostoma für das Praxisentwicklungsprojekt und die Bachelorarbeit beantwortet. Im Masterstudium wurde der Wissenskontext weiter vertieft. Mentorin während des Studiums und für die Trainee-Phase ist die Pflegeexpertin APN der HNO- und Augenheilkunde des UKF.

Nach Hanson und Hamric (2003) besteht die APN-Rolle aus Primär-, Zentral- und Kernkompetenzen. Dabei sollen die APN einen Spagat zwischen direkter klinischer Praxis, Konsultationen, Forschungstätigkeiten, Coaching und Führung (sowohl im klinischen als auch im berufspolitischen Bereich) sowie ethischen Entscheidungsfindungen meistern. All diesen Aufgaben gerecht zu werden, stellt eine Herausforderung im Alltag dar. Die Entwicklung von spezialisierten PflegeexpertInnen APN bietet eine Chance, alle Kompetenzen nach Hanson und Hamric (2003) mit dem Fokus auf eine Krankheit bzw. ein Symptom bei Betroffenen einzusetzen.

13.2 Einzelne Projektschritte

Das Projekt »Sicherheit in der Versorgung von PatientInnen mit Tracheostoma« wurde anhand eines Projektauftrages bei der Pflegedirektion eingereicht. Das Arbeiten mit Projektaufträgen ist im UKF das etablierte Vorgehen zu Praxisentwicklungsprojekten. Nach Zustimmung der Pflegedirektion wurde das Projekt gestartet. Hierzu wurden die Teilprojekte Prozessevaluation, Fortbildung und der pflegerische Konsildienst als Aufgaben der Pflegeexpertin APN-Trainee definiert. Die Teilprojekte sind den oben beschriebenen Gefährdungssituationen (Wilkinson et al., 2015) (siehe unterer Kasten). Als gemeinsames Teilprojekt mit der Mentorin wurde die transparente Darstellung des Projektes innerhalb der Organisation definiert. Im Folgenden werden die Teilprojekte dargestellt.

Definierte Gefährdungsaspekte nach Wilkinson et al. (2015) mit Teilprojekten des UKF

Kompetenz

- Netzwerk
- Medizinisch-pflegerischer Fachstandard
- Fortbildungskonzept/Prozessevaluation

Ausstattung

- Materialversorgung
- Dokumentationssystem

Struktur

- Zugang zu den Informationen (roXtra, Intranet)
- Pflegerischer Konsildienst
- Pflegeexpertin APN

13.3 Prozessevaluation

Ziel: Ein klinikumsweit einsetzbares Evaluationsinstrument zur Überprüfung der Pflegequalität in der Versorgung von PatientInnen mit Tracheostoma ist entwickelt.

Um qualitative Verbesserungen sichtbar zu machen, soll durch ein Assessmentinstrument die Umsetzung von den klinikinternen Standards erfasst werden. Anhand der kontinuierlichen Erfassung sollen Maßnahmen zur Qualitätssteigerung abgeleitet werden. Zur Erfassung wurden in diesem Teilprojekt zwei Schwerpunkte festgelegt:

- Fokus 1: Material, Versorgung und Dokumentation
- Fokus 2: Mitarbeitendensicherheit

Zur Erfassung des ersten Fokus wird eine retrospektive Dokumentationsanalyse durchgeführt. Erfasst wurden dabei die Daten aus der pflegerischen Dokumentation von 50 PatientInnen aus der HNO-Heilkunde im Jahr 2020. Zur Erfassung des Materials und der Versorgung wird eine prospektive Begehung der PatientInnenzimmer durchgeführt. Mit diesem »Bettplatzcheck« soll erfasst werden, ob alle notwendigen Materialien zur Versorgung von PatientInnen mit Tracheostoma nach Standard vorhanden sind.

Der Fokus 2 wird mit einer Befragung von Pflegefachpersonen geplant. Hierbei soll erfasst werden, wie sicher sie sich in der Versorgung von PatientInnen mit Tracheostoma fühlen.

Diskussion: Die Auswertung der erhobenen Daten ist zum aktuellen Zeitpunkt noch ausstehend.

13.4 Fortbildung

- *Ziel:* Bereiche, die regelmäßig PatientInnen mit Tracheostoma versorgen, haben Zugriff auf ein evidenzbasiertes Schulungskonzept. Das Fortbildungsangebot ist mit dem Bedarf abgeglichen und methodisch angepasst bzw. erweitert.
- *Vorgehen:* Teil des Fortbildungsprojektes ist die Erfassung und Entwicklung von neuen Fortbildungsmethoden für Pflegefachpersonen.
- *Methode:* systematische Literaturrecherche

Es wurde am 21.07.2021 in den Datenbanken Pubmed, Cinahl und Ovid nach Literatur zu Schulungsmethoden in Bezug auf die Tracheostoma-Versorgung für Pflegefachpersonen inklusive Outcome-Messung gesucht. Nach Sichtung der relevanten Artikel wird eine Übersicht aus relevanten neuen Methoden erstellt und diese an das Setting der HNO-Heilkunde Freiburg angepasst. Diese sollen Fortbildungseinheiten, sowohl Online- als auch Präsenz-Kurzfortbildungen, One-Minute-Wonder, Beipackzettel und Videos, beinhalten.

Relevante Themen in der Versorgung tracheotomierter PatientInnen sind folgende: Basiswissen (z. B. Anatomie und Physiologie, Umgang im Alltag), Hautpflege, Sekretionsmanagement (Absaugen, Inhalationen), Cuff-Druck, Kanülenreinigung, Kanülenwechsel sowie Komplikations- und Notfallmanagement. Diese wurden in einzelne Module unterteilt und sollen für das Fortbildungsangebot einzeln aufbereitet werden (Gabriel, 2020).

Online-Schulungen

Für das Modul Sekretionsmanagement wurde für den Schwerpunkt Absaugen bereits eine Online-Fortbildung geplant. Inhalt ist die Wissensvermittlung zum endotrachealen Absaugen bei erwachsenen, nicht beatmeten PatientInnen über eine Trachealkanüle laut klinikumsweitem Standard, einschließlich Schulungsvideo zur praktischen Durchführung und Diskussion.

Video

Für die Online-Schulung zum Absaugen wurde ein Schulungsvideo gedreht. Das Verbot von Zusammenkünften in Präsenz hat das Format der Online-Schulung und die Erstellung eines Schulungsvideos beschleunigt. Geplant sind für jedes Modul ein Kurzfilm mit einer maximalen Länge von vier Minuten. Die Videos werden nach den klinikinternen Vorgaben an einer Demopuppe durch eine Pflegefachperson gedreht. Das bereits gedrehte Video wurde von den Teilnehmenden sehr gut angenommen. In einem nächsten Projekt sollen Edukationsfilme für PatientInnen gedreht werden.

Beipackzettel

Häufig wird von Pflegefachpersonen nachgefragt wie Materialien, z. B. Trachealkanülen, Sprechventile oder feuchte Nasen, genutzt werden. Ähnlich wie bei Beipackzetteln und Gebrauchsanweisungen sollen für die gängigsten Trachealkanülentypen, Inhalationsgeräte oder neu einzuführende Produkte »Beipackzettel« erstellt werden. Diese bieten die Möglichkeit, sich bei Bedarf über die Nutzung zu informieren. Ebenso dienen die Beipackzettel neuen Mitarbeitenden und Auszubildenden als Einstiegsinformation. Sie sind im Intranet einsehbar.

One-Minute-Fortbildungen

Ziel der One-Minute-Fortbildungen, ist es »Informationen und Wissen schnell, einfach, zielgerichtet und möglichst effizient mit vielen [KollegInnen] zu teilen […] (Eppler, Monninger, Schempf, Stock, & Häske, 2019, S. 642). Diese sollen erstellt werden, wenn Fortbildungsbedarfe bestehen. Sie sind schnell erstellt und sollten innerhalb von einer Minute gelesen werden können. In Absprache mit zwei weiteren PflegeexpertInnen APN sollen die One-Minute-Poster in der HNO-Heilkunde in einem definierten Rhythmus auf-/umgehängt werden.

13.5 Zugang zu den Informationen

Ziel des Projektes ist es ebenfalls, Pflegende dafür zu sensibilisieren, dass es spezifische Pflegethemen gibt, die klinikübergreifend relevant sind. Um dieses Ziel zu verfolgen, soll eine transparente Darstellung des Projektes aufgebaut werden. So können Bereiche gebündelt auf Informationen zurückgreifen.

Das UKF verfügt über ein Qualitätsmanagement-Portal (roXtra). Über dieses wurde eine »Navigationsseite« für das Tracheostoma-Projekt eingerichtet. In dem Projekt entwickelte Fortbildungsmaterialien, bestehende Standards und Informationen sind auf dieser zu finden.

13.6 Konsildienst

> *Ziel:* Bereiche, die selten PatientInnen mit Tracheostoma versorgen, haben eine AnsprechpartnerIn, welche vor Ort Unterstützung geben kann.

Wie eingangs erwähnt, ist die Versorgung von PatientInnen mit Tracheostoma mit vielen Risiken verbunden. Nicht nur in Deutschland, sondern auch in anderen Ländern ist die Versorgung von PatientInnen mit Tracheostoma auf einzelne, spezielle Bereiche fokussiert, was abseits davon zu Unsicherheiten führt (Paul, 2010). Es zeigt sich, dass durch den Einsatz von spezialisierten Tracheostoma-Pflegefachpersonen die Komplikationsrate sowie die Wiederaufnahme auf Intensivstation signifikant reduziert werden können (Sodhi, Shrivastava, & Singla, 2014). Aus diesem Grund wird im UKF ein pflegerischer Konsildienst für PatientInnen mit Tracheostoma eingerichtet.

Der pflegerische Tracheostoma-Konsildienst bietet Bereichen, die selten PatientInnen mit Tracheostoma versorgen, die Möglichkeit, Unterstützung durch Pflegende mit viel Erfahrung einzuholen. Durch diesen Konsildienst soll die Sicherheit in der PatientInnenversorgung gewährleistet werden.

Vorgehen

Der pflegerische Konsildienst steckt in Deutschland noch in den Kinderschuhen. Es fehlt an gesetzlichen Vorgaben und Regelungen zur Finanzierung. Zwar ist im Pflegeweiterentwicklungsgesetz 2008 in § 63 Abs. 3b und 3c die Etablierung einer erweiterten Pflegepraxis festgehalten. Sie werden in der Heilkundeübertragungsrichtlinie des Gemeinsamen Bundesausschusses (GBA) konkretisiert, doch hindern die vielen formalen und bürokratischen Hürden eine flächendeckende Umsetzung (DBfK, 2019).

Das Konsilteam mit dem Fokus auf tracheotomierte PatientInnen besteht aus vier Pflegefachpersonen mit unterschiedlichen Kompetenzniveaus. Eine Pflegende hat eine Weiterbildung in onkologischer Fachpflege mit einer über zehnjährigen Berufserfahrung. Eine andere Pflegende hat eine Fortbildung als Pflegeprozessverantwortliche (PV) und ist seit ebenfalls über zehn Jahren für das Entlassungsmanagement und somit die PatientInnenedukation tätig. Die Pflegeexpertin APN der HNO- und Augenheilkunde ist als Wundexpertin primär für die Wundbeurteilung des Tracheostomas zuständig. Die Leitung und Organisation des Konsilteams übernimmt die Pflegeexpertin APN-Trainee. So wurde von März bis September 2021 ein Konsilteam gebildet und erste Strukturen zur Umsetzung geschaffen.

Anmeldung

Das Konsilteam wird über E-Mail angemeldet. Um einen Überblick über die PatientIn zu erhalten, werden folgende Informationen benötigt:

- Konkrete Frage-/Problemstellung zur pflegerischen Versorgung
- Tracheostoma-Art und Kanülenart der PatientIn
- Station und Name der Pflegefachperson/Ansprechperson sowie Telefonnummer

Kontaktaufnahme

Beantwortet werden Konsilanfragen innerhalb der ersten 48 Stunden. Nach Bearbeitung der eingegangenen Konsilanfrage setzt sich der Konsildienst mit der angegebenen Ansprechperson in Verbindung und vereinbart einen Termin oder berät, ggf. telefonisch. Das Konsilteam ist Montag bis Freitag zwischen 8/9 Uhr bis 16/17 Uhr erreichbar.

Konsil

- Bei Bedarf kommt ein Mitglied des Konsilteams auf Station und meldet sich bei der zuständigen Pflegefachperson.
- Unterstützung der Pflegefachpersonen in der Versorgung von PatientInnen mit Tracheostoma können durch Anleitungen, Beratungen, Begleitungen und Kurzschulungen sowie Mentoring und kollegiale Beratung angeboten werden.
- Die Beziehung zwischen BeraterIn und Ratsuchenden gestaltet sich auf Augenhöhe und in Zusammenarbeit.
- Das Konsilteam fungiert in empfehlender Funktion, es besteht keine Weisungsbefugnis im Hinblick auf die Pflege der PatientInnen.
- Empfehlungen für die Therapie und Pflege werden durch die betreuende Pflegende und/oder ÄrztIn der PatientIn in der Dokumentation angeordnet/geplant.
- Bei Bedarf kann ein erneuter Termin vereinbart werden.

Fazit

Schon vor dem offiziellen Start des pflegerischen Tracheostoma-Konsildienstes gingen auf den Stationen der HNO-Heilkunde vereinzelt Anrufe von Pflegenden ein, um Hilfe einzuholen. Seit September 2021 ist im Intranet der Uniklinik das Tracheostoma-Projekt mit Kontaktdaten zu finden. Weiterhin ist eine Veröffentlichung in der Mitarbeitendenzeitung geplant, um mehr Pflegefachpersonen auf das Unterstützungsangebot aufmerksam zu machen. Das Einfordern von pflegerischen Hilfsangeboten ist immer auf Multiplikatoren angewiesen. Auffällig ist, dass, seitdem Pflegefachpersonen in der onkologischen Fachweiterbildung einen HNO-Einsatz haben, häufiger Anfragen aus anderen Bereichen eingehen. Aktuell wird die Möglichkeit der Anforderung über die E-Mail kaum genutzt, dafür wird auf den Stationen angerufen, um nach dem Konsildienst zu fragen. Als weiterer Weg wird die Anmeldung eines ärztlichen HNO-Konsils, mit der Bitte um das Pflegekonsil, genutzt.

Es zeigt sich, dass die ärztlichen KollegInnen der HNO-Klinik die Idee eines pflegerischen Konsildienstes als sehr erleichternd beschreiben. Die durchgeführten Konsile waren bisher sehr vielfältig: von der Wundbeurteilung über Materialberatung, Unterstützung bei der PatientInnenedukation bis hin zum Kanülenwechsel. Ebenso vielfältig waren die Haltungen der Pflegefachpersonen. Einige wollten eine reine Übernahme der Tätigkeiten, andere waren sehr interessiert daran, die Kompetenzen selbst zu erlernen. Die Akzeptanz des Konsildienstes kann, vorsichtig bewertet, als Erfolg bezeichnet werden. Sowohl die Pflegefachpersonen als auch die ärztlichen KollegInnen und die PatientInnen scheinen das Angebot gut anzunehmen.

Eine Problematik des Konsildienstes stellt die Schnittstelle zwischen ärztlichen und pflegerischen Aufgabengebieten dar. Tätigkeiten wie z. B. der Kanülenwechsel und das Absaugen sind ärztliche Tätigkeiten, welche delegiert werden können. Abzuwarten bleibt die zukünftige Entwicklung der Konsilanfragen, die an das pflegerische Konsilteam gestellt werden. Wichtig ist hier, einen interprofessionellen und interdisziplinären Austausch zu schaffen. Auf lange Sicht bleibt dies eine berufspolitische Aufgabe und kann nur durch eine Entwicklung und Reformierung des Pflegeberufegesetzes geändert werden. Gleiches gilt für die Abrechnung von pflegerischen Konsilen und deren Rolle in der Berechnung des Stellenpools. In anderen Bereichen sind spezifische Fachpersonen, wie z. B. eine StomatherapeutIn, gesetzlich vorgeschrieben, um die Anerkennung als Zentrum, wie z. B. eines Darmzentrums, führen zu dürfen.

Die Anmeldung des Konsilteams stellt eine der größten Hürden im pflegerischen Alltag dar. Während eines stressigen Dienstes wird erfahrungsgemäß viel häufiger zum Telefon gegriffen als sich in das Mailprogramm einzuloggen und eine Konsilanfrage zu stellen. Zudem ist die Anmeldung über E-Mail nicht in der elektronischen PatientInnenkurve sichtbar, was eine zusätzliche Dokumentation notwendig macht. Hier bedarf es weiterer Entwicklung.

Die positive Annahme des Konsilteams durch Pflegefachpersonen, ärztliche KollegInnen sowie PatientInnen zeigt den großen Bedarf an pflegerischer Unterstützung.

13.7 Diskussion

Der Einsatz von akademisierten Pflegefachpersonen nimmt von Jahr zu Jahr zu. Am UKF herrschen gute Voraussetzungen, um das gelernte Wissen ein- und umzusetzen. Die Bereitschaft der Pflegedienstleitung und der Pflegedirektion erleichtert die Entwicklung von APN-Rollen. Als vorteilhaft zeigte sich die Unterstützung und das Mentoring der Pflegeexpertin APN in der HNO-Heilkunde. Auch Bryant-Lukosius und DiCenso (2004) empfehlen eine erfahrene APN zur Unterstützung der Rollenentwicklung.

Das Projekt zur sicheren Versorgung von PatientInnen mit Tracheostoma stellt den letzten Schritt der Entwicklung der Pflegeexpertin APN mit dem Schwerpunkt auf PatientInnen mit Tracheostoma dar. Der Weg zur Pflegeexpertin APN begann bereits im Bachelorstudiengang Pflegewissenschaft und wurde nach Abschluss des Masters in Gesundheitspädagogik konkretisiert. Durch die Entwicklung der PflegeexpertInnen APN-Rolle war es möglich, die hochschulisch erworbenen Kompetenzen für die Entwicklung, Implementierung und Evaluation von pflegewissenschaftlichen und gesundheitspädagogischen Interventionen durch unterschiedliche Forschungsmethoden anzuwenden und zu erweitern. Der Bezug zur pflegerischen Praxis ermöglichte es, die erlangten Erkenntnisse direkt zu nutzen und Pflegeforschung sichtbar zu machen.

Besonders an der hier beschriebenen PflegeexpertInnen APN-Rolle ist die Entwicklung aus dem Projekt heraus. Die PflegeexpertInnen APN-Rolle wurde vom Management als geeignete Intervention zur Qualitätsentwicklung angesehen. Gleichzeitig bietet eine spezialisierte PflegexpertInnen APN-Rolle die Möglichkeit, die Entwicklung der Pflegequalität bei der Versorgung von PatientInnen mit Tracheostoma systematisch zu evaluieren. Eine Evaluation des Projektes wird im Verlauf geplant.

Dieses Projekt zeigt u. a., dass die Praxis bereit für den Einsatz von PflegeexpertInnen APN ist. Die Strukturen eines Klinikums sind aktuell stark an die gesetzlichen Vorgaben und Rahmenbedingungen gebunden. Es wird Zeit, die Akademisierung im Pflegebereich durch gesetzliche Änderungen zu unterstützen. Es sollten klare Vorgaben über eine Mindestbesetzung von PflegeexpertInnen APN bestehen und feste Stellen für diese geschaffen werden. Denn solange es keine national klaren und einheitlichen Richtlinien in der Vergütung, im Tätigkeitsgebiet und der Rollenbeschreibung gibt, wird die Entwicklung der APN-Rollen weiterhin sehr langsam vorangehen.

Literatur

Bryant-Lukosius, D. & DiCenso, A. (2004). *A framework for the introduction and evaluation of advanced practice nursing roles*. Journal of advanced nursing, 48(5), 530–540.

Deutscher Berufsverband für Pflegeberufe (DBfK), Österreichischer Gesundheits- und Krankenpflegeverband (ÖGKV), Schweizer Berufsverband der Pflegefachfrauen und Pflegefachmänner (SBK) (Hrsg.) (2013). *Advanced Nursing Practice in Deutschland, Österreich und der Schweiz. Eine*

Positionierung von DBfK, ÖGKV und SBK. Zugriff am 17.12.2021 unter: https://www.dbfk.de/media/docs/download/DBfK-Positionen/ANP-DBfK-OeGKV-SBK_2013.pdf

Deutscher Berufsverband für Pflegeberufe (DBfK) (Hrsg.) (2019). *Advanced Practice Nursing – Pflegerische Expertise für eine leistungsfähige Gesundheitsversorgung.* 4. Aufl. Zugriff am 27.10.2021 unter: https://www.dbfk.de/media/docs/download/Allgemein/Advanced-Practice-Nursing-Broschuere-2019.pdf

Eppler, F., Monninger, M., Schempf, B. et al. (2019). *One Minute Wonder – Fachwissen to go.* Notfall + Rettungsmedizin, 22(7), 642–644.

Feuchtinger, J. (2016). *ANP – Studiert und doch nah an der Praxis.* Heilberufe, 68(6), 48–49, https://doi.org/10.1007/s00058-016-2226-0

Gabriel, L. (2020). »Machbarkeit des Manuals zur Schulung von tracheotomierten Patient*Innen und deren Angehörigen zum Selbstmanagement in der Tracheostomaversorgung aus Sicht der pflegerischen Praxis – Eine formative Evaluation« Unveröffentlichtes Manuskript. Freiburg: Pädagogische Hochschule, Albert-Ludwigs-Universitätsklinikum.

Hanson, C.M. & Hamric, A.B. (2003). *Reflections on the continuing evolution of advanced practice nursing.* Nursing Outlook, 51(5), 203–211, https://doi.org/10.1016/S0029-6554(03)00158-1

McGrath, B., Lynch, J., Bonvento, B. et al. (2017). *Evaluating the quality improvement impact of the Global Tracheostomy Collaborative in four diverse NHS hospitals.* BMJ Open Quality, 6(1), bmjqir.u220636.w7996, doi: 10.1136/bmjquality.u220636.w7996

McGrath, B. & Thomas, A. (2010). *Patient safety incidents associated with tracheostomies occurring in hospital wards: A review of reports to the UK National Patient Safety Agency.* Postgraduate medical journal, 86(1019), 522–525.

Medizincontrolling UKF (Hrsg., intern) (2021). *Fälle mit Tracheotomie, permanent angelegtes Tracheostoma (OPS 5-312.-) und Fälle mit Laryngektomie OPS 5-303.-.* Unveröffentlichte Daten.

Paul, F. (2010). *Tracheostomy care and management in general wards and community settings: Literature review.* Nursing in critical care, 15(2), 76–85.

Smith-Miller, C. (2006). *Graduate nurses' comfort and knowledge level regarding tracheostomy care.* Journal for Nurses in Professional Development, 22(5), 222–229.

Sodhi, K., Shrivastava, A., Singla, M.K. (2014). *Implications of dedicated tracheostomy care nurse program on outcomes.* Journal of anesthesia, 28(3), 374–380.

Spataro, E., Durakovic, N., Kallogjeri, D., Nussenbaum, B. (2017). *Complications and 30-day hospital readmission rates of patients undergoing tracheostomy: A prospective analysis.* The Laryngoscope, 127(12), 2746–2753.

Statistisches Bundesamt (Destatis) (Hrsg.) (2021). *Fallpauschalenbezogene Krankenhausstatistik (DRG-Statistik). Operationen und Prozeduren der vollstationären Patientinnen und Patienten in Krankenhäusern (4-Steller) 2020.* Zugriff am 07.12.2021 unter: https://www.destatis.de/DE/Themen/Gesellschaft-Umwelt/Gesundheit/Krankenhaeuser/Publikationen/Downloads-Krankenhaeuser/operationen-prozeduren-5231401207014.pdf;jsessionid=3D8B51FF2FC64BF9F56EAC58757C0FDB.live732?__blob=publicationFile

Wilkinson, K.A., Freeth, H., Martin, I.C. (2015). *Are we ›on the right trach?' The National Confidential Enquiry into Patient Outcome and Death examines tracheostomy care.* The Journal of Laryngology & Otology, 129(3), 212–216.

14 Neue Wege in der Pflege – meine ersten Schritte als Pflegeexpertin APN

Claudia Ohlrogge

> **Was Sie in diesem Beitrag erwartet**
>
> Seit einigen Jahren arbeite ich als Pflegeexpertin APN im Universitätsklinikum Heidelberg. Ich schätze an meiner Tätigkeit die enge Verbindung zwischen direkter Pflege und Pflegewissenschaft und genieße die fruchtbare Zusammenarbeit mit traditionell und hochschulisch ausgebildeten KollegInnen. Der folgende Bericht schildert meine persönliche Erfahrung beim Hineinwachsen in die neue Rolle.

Der 6. Internationale Kongress Advanced Practice Nursing & Advanced Nursing Practice stand 2021 unter dem Motto »Wege entstehen dadurch, dass man sie geht« (DNAPN, 2021). Ein gut gewählter Ausspruch, um die Situation von Advanced Practice Nurses (APNs) im deutschsprachigen Raum zu beschreiben. APNs oder PflegeexpertInnen APN (DBfK et al., 2013) vollbringen Pionierleistungen (Stephanow, 2020). Sie betreten unbekanntes Terrain. Es mag ein Ziel am Horizont geben – der Weg dorthin ist jedoch noch nicht bekannt.

14.1 Ein Rückblick

Das Gefühl eines noch unbekannten Weges, eines Aufbruchs ins Ungewisse, begleitete mich, als ich im Oktober 2018 als Pflegeexpertin APN an die Chirurgische Klinik des Universitätsklinikums Heidelberg (UKHD) wechselte. Nach 18 Jahren pflegerischer Tätigkeit im Bereich der Onkologie und Palliativpflege und einem berufsbegleitenden Masterstudium in Pflege- und Gesundheitswissenschaften hatte ich für diese Position einen Sprung in ein neues Fachgebiet gewagt.

Das Universitätsklinikum Heidelberg ist ein Krankenhaus der Maximalversorgung mit 1.991 Betten an sieben medizinischen Zentren. Im Jahr 2020 wurden dort mehr als 84.000 Patientinnen und Patienten stationär behandelt. Ich war eine der ersten Pflegeexpertinnen APN am Universitätsklinikum und die erste in dieser Funktion an der Chirurgischen Klinik. Neben meiner Berufsbezeichnung »Gesundheits- und Krankenpflegerin« stand auch das Kürzel »APN« auf meinem Namensschild, aber die berechtigte Frage von KollegInnen nach dem Inhalt meiner Tätigkeit konnte ich zu Beginn nur unzureichend beantworten. Selbstverständlich kannte ich die Definition von Advanced Practice Nursing als erweiterte und vertiefte klinische Praxis (DBfK, 2020). Es gab die Zielvorstellung einer stärkeren Verbindung von Pflegewissenschaft und -praxis, praxisnaher pflegerischer Forschungstätigkeit und der Implementierung wissenschaftlicher Erkenntnisse in den pflegerischen Alltag. Wie genau das vonstattengehen sollte, wusste ich jedoch zu Anfang noch nicht.

Der Wechsel von einer erfahrenen Pflegefachperson zu einer unerfahrenen APN kann schwierig sein (Keinath, 2010). Tatsächlich brachte mich die neue Rolle mit noch unklaren Aufgaben »ins Schwimmen«. Ich hätte gern einen »Wegweiser« zur Verfügung gehabt, besser noch einen Ortskundigen. Es war eine Erleichterung, über das Netzwerk Erweiterte Pflegepraxis des Deutschen Berufsverbands für Pflegeberufe (DBfK) mit weiteren APNs in Kontakt zu treten und feststellen zu dürfen: Es geht anderen ebenso. Die Tätigkeiten von Advanced Practice Nurses sind vielfältig (Feuchtinger, 2016). Modelle aus anderen Ländern lassen sich nur eingeschränkt auf das deutsche Gesundheitssystem übertragen. Welche Tätigkeiten und Aufgaben in einer bestimmten Einrichtung am besten von PflegeexpertInnen APN übernommen werden, muss sich im Prozess der Implementierung herauskristallisieren.

14.2 Stations- und »Wissenschaftszeit«

Am Universitätsklinikum Heidelberg haben wir uns dafür entschieden, dass PflegeexpertInnen APN sowohl in der direkten Pflege tätig sind als auch erweiterte Aufgaben erfüllen. Die Hälfte meiner Arbeitszeit verbringe ich also auf einer viszeralchirurgischen Allgemeinstation mit der Pflege meiner PatientInnen, mit Schichtarbeit, Wochenenddiensten und allem, was dazu gehört. Die andere Hälfte ist »Wissenschaftszeit« und gehört der Forschung, Projektarbeit, Tätigkeit in Arbeitsgruppen und dergleichen mehr. Im Dienstplan ist anhand der Schichtzeitenkürzel erkennbar, wann ich wie tätig bin. Für patientenferne und administrative Aufgaben steht mir ein eigener Bildschirmarbeitsplatz zur Verfügung.

Als ich unser arbeitsteiliges Modell einmal auf einem APN-Kongress erwähnte, äußerte eine Teilnehmerin Kritik: Ihr missfiel, dass ich nur an einigen Tagen Advanced Practice Nurse, an anderen Tagen Gesundheits- und Krankenpflegerin »sei«, wie sie es ausdrückte. Aber so empfinde ich meine Arbeitsweise gar nicht. Laut dem Positionspapier des Deutschen Netzwerks für ANP und APN (2011) erfüllen Advanced Practice Nurses sieben verschiedene Rollen: die der Praktikerin, der Expertin, der Lehrerin, der Leiterin, der Forscherin, der Beraterin und der Vertreterin (DNAPN, 2011). An meinen Arbeitstagen auf Station steht die Rolle der Praktikerin im Vordergrund, während der Wissenschaftszeit die der Forscherin, Beraterin oder Leiterin, aber sie alle erfüllen die Tätigkeitsmerkmale einer Pflegeexpertin APN.

Die unterschiedlichen Rollen der APN lassen sich meiner Ansicht nach auch nicht trennscharf voneinander abgrenzen. Einerseits fließen meine in Studium und Wissenschaftszeit erlangten Kenntnisse in die praktische Tätigkeit ein, andererseits bringt mich die Arbeit dort auf Ideen für Studien oder Projekte, für deren Verwirklichung ich die Wissenschaftszeit nutzen kann. So bemerkte ich z. B. während der Tätigkeit auf Station, wie mühsam es sein kann, PatientInnen nach der Operation zu regelmäßiger Bewegung zu motivieren – auch dann, wenn sie dabei keine Unterstützung mehr benötigen. Ich schlug deshalb die Einrichtung eines Klinikspaziergangs vor, um einen Anreiz zur Bewegung zu schaffen. Das Projekt wird derzeit gemeinsam mit KollegInnen aus Pflege und Physiotherapie umgesetzt. Die Idee von Spaziergängen zur Bewegungsförderung stammt jedoch ursprünglich von der bekannten Pflegewissenschaftlerin Angelika Zegelin (2019), deren Arbeiten mir durch meine Tätigkeit in der Pflegeforschung bekannt waren. Welche Rolle der APN-Tätigkeit hatte nun den entscheidenden Part? Ich kann es nicht beurteilen.

Die praktische Tätigkeit in der direkten PatientInnenversorgung hat einen weiteren, in meinen Augen nicht zu unterschätzenden Vorteil: den engen Kontakt zu den KollegInnen. Die ersten drei Monate nach meiner Einstellung wurden zur Einarbeitung ins neue Fachgebiet, der Allgemein- und Viszeralchirurgie, genutzt. Dies bot die Gelegenheit, beim neuen Arbeitgeber anzukommen und nicht nur die PatientInnenklientele, sondern auch die Beschäftigten kennenzulernen.

In Deutschland arbeiten vergleichsweise wenige akademisierte Pflegende in der direkten Pflege (Bergjan et al., 2021). Obgleich in Heidelberg seit einigen Jahren der Studiengang »Interprofessionelle Gesundheitsversorgung« als duales Studium angeboten wird, sind die meisten Pflegefachpersonen am UKHD traditionell dreijährig ausgebildet.

Das Verhältnis zwischen akademisiertem und dreijährig ausgebildetem Pflegepersonal ist nicht immer einfach (Bartholomeyczik, 2021). Auch mir sind Ressentiments gegenüber PflegewissenschaftlerInnen bekannt (»Schreibtischtäter« und »Elfenbeinturm« sind noch die harmloseren Ausdrücke); im direkten Umfeld wurde ich jedoch – bisher jedenfalls – nicht einmal aus diesem Grund angefeindet. Dass ich sowohl während meines berufsbegleitenden Studiums als auch jetzt als Pflegeexpertin APN stets in der direkten Pflege gearbeitet habe, mag dabei eine Rolle gespielt haben.

Ich sehe mich als Gesundheits- und Krankenpflegerin, die zwar durch ihr Studium bestimmte Fähigkeiten erworben hat und diese auch nutzen sollte, betrachte mich meinen KollegInnen gegenüber aber nicht als überlegen. Die meisten von ihnen sind mir an Berufserfahrung auf dem Gebiet der chirurgischen Pflege weit voraus, viele haben zusätzlich Fachweiterbildungen oder -qualifikationen vorzuweisen. Sie verfügen über einen wahren Schatz an Erfahrung und Fachwissen und stellen damit auch ohne eine akademische Qualifikation eine unschätzbar wertvolle Ressource dar.

14.3 Die Evaluation der präoperativen PatientInnenschulung – PREPARE

Bedenken bezüglich des berühmten Gegenwinds aus den eigenen Reihen kamen mir, als das erste Etappenziel meiner APN-Tätigkeit in der Rolle der Forscherin in Sichtweite kam – die Evaluation der kollektiven PatientInnenschulung. Dabei handelt es sich um eine präoperative Gruppenschulung, die bereits seit 2010 an jedem Aufnahmetag für chirurgische PatientInnen angeboten wird (Schmidt, 2016). Präsentiert wird sie von Pflegefachpersonen oder PhysiotherapeutInnen. Inhalt sind die wichtigen Informationen rund um die Operation: Schmerzerfassung und -therapie, prophylaktische Maßnahmen, Händehygiene und Ähnliches mehr. Den Teilnehmenden wird ausreichend Raum für Fragen geboten. Ziele der Schulung sind ein besseres Verständnis der postoperativ nötigen Maßnahmen und dadurch eine bessere Mitarbeit während der Rekonvaleszenz (Schmidt, 2016; Ohlrogge & Grün, 2019).

Ich hatte die Gruppenschulung als neue Mitarbeiterin besucht und war begeistert gewesen. Im pflegerischen Alltag bleibt bei vielen wechselnden Aufgaben nur wenig Zeit für die Unterweisung der PatientInnen. Ich konnte mir gut vorstellen, dass die ca. 60-minütige Gruppenschulung bessere Effekte erzielen würde als kurze Informationsgespräche zwischen Tür und Angel. Pflegende, die in der Schulung tätig waren, berichteten mir von ihrer Beobachtung, geschulte PatientInnen legten eine höhere Adhärenz an den Tag. Letzteres war jedoch noch nicht systematisch erfasst worden.

Mein Auftrag war nun die Evaluation der kollektiven PatientInnenschulung – nicht mit der Idee, sie abzuschaffen, jedoch eventuell zu überarbeiten und zu verbessern. Präoperative Schulungen können Wissenslücken schließen und Ängste reduzieren (Klas, 2011). Eine Diskrepanz zwischen den Schulungsinhalten und den Themen, die PatientInnen beschäftigen, kann jedoch deren Aufmerksamkeit und damit den Effekt der Schulung verringern (Dye & Kennedy, 2008; Wimmer, 2016). Es sollte also eine Evaluation aus Sicht derjenigen werden, für die die Schulung angeboten wurde.

Im Rahmen einer Besprechung der gesamten Arbeitsgruppe stellte ich mich und meine Tätigkeit vor und unterbreitete den KollegInnen mein Vorhaben einer Evaluationsstudie. Innerlich wappnete ich mich gegen die Befürchtung, jemand würde sich über die »Studierte« aufregen, die ihr die Arbeit erklären wolle. Meine Sorge erwies sich jedoch als unbegründet: Das Gegenteil war der Fall. Die regelmäßige Überarbeitung der Schulung war für die Arbeitsgruppe selbstverständlich. Dabei waren bereits inhaltliche Diskussionen aufgekommen. War die Menge und Vielfalt der Themen angemessen? Sollte die Gefahr des postoperativen Delirs angeschnitten werden? Dass solche Fragen jetzt von den PatientInnen und Angehörigen selbst beantwortet werden konnten und dass sie als Pflegefachpersonen die Gelegenheit bekommen sollten, sich an dieser Studie zu beteiligen, ihre Fragen und Wünsche dort einfließen zu lassen, wurde als Wertschätzung ihrer Arbeit empfunden.

Über einen Zeitraum von drei Monaten (August bis Oktober 2019) wurden 278 Fragenbögen mit Likert-Skalen und Freitext-Feldern verteilt und fünf Leitfadeninterviews geführt. Geschulte Personen wurden unmittelbar nach der Schulung und zwischen dem dritten und achten postoperativen Tag befragt. Wer die präoperative PatientInnenschulung nicht besucht hatte, erhielt den Fragebogen ebenfalls postoperativ (Holzinger & Golek, 2019; Ohlrogge, 2020). 138 vollständig ausgefüllte Fragebögen gelangten in verschlossenen Umschlägen zurück, was einer Rücklaufquote von 49,6 % entsprach (Ohlrogge, 2020). Die quantitativen Daten wurden mit Hilfe des Statistik- und Analyseprogramms IBM SPSS Statistics 25 ausgewertet, die qualitativen Daten aus den Freitextfeldern und den Interviews mittels der qualitativen Inhaltsanalyse nach Mayring (2007).

Das Engagement der Arbeitsgruppe »Kollektive PatientInnenschulung« war beeindruckend (Ohlrogge, 2020). Die KollegInnen beteiligten sich an der Erstellung der Fragebögen, animierten die BesucherInnen der Schulung zur Studienteilnahme und halfen bei der Verteilung der Bögen zur postoperativen Befragung auf den Stationen. Sie stellten die präoperative PatientInnenschulung auf Kongressen vor (Holzinger & Golek, 2019; Ohlrogge et al., 2019a) und eine von ihnen wurde meine Mitautorin bei einem Fachartikel (Ohlrogge & Grün, 2019). Ein Kollege kam zudem auf das schöne Akronym »PReoperative Education for PAtients and Relatives« – kurz PREPARE.

Belohnt wurde die Leistung der Gruppe durch die überaus positiven Rückmeldungen der SchulungsteilnehmerInnen. So gab ein Großteil der Befragten (92,3 %) an, mit der Schulung zufrieden bis sehr zufrieden zu sein (Ohlrogge et al., 2019b). 83,3 % fühlten sich unmittelbar danach gut auf ihre Operation vorbereitet und mehr als drei Viertel (77,1 %) hatten keine offenen Fragen mehr (Ohlrogge et al., 2019b). Besonders gelobt wurden die praktischen Übungen zum Umgang mit dem

Atemtrainer oder der bauchdeckenschonenden Mobilisation aus dem Bett (Ohlrogge, 2020). Auch ergaben sich Hinweise darauf, dass durch die Schulung die Bedeutung von Prophylaxen erkannt werden konnte (Ohlrogge, 2020)

Als Nebenergebnis der PREPARE-Studie fiel auf, dass ein nicht geringer Anteil der PatientInnen nicht an der Studie (und der Gruppenschulung) teilnehmen konnte, da ihre Deutschkenntnisse dafür nicht ausgereicht hätten. Hierbei handelte es zum Großteil um Personen, die aus dem Ausland stammten, jedoch für den chirurgischen Eingriff die Universitätsklinik Heidelberg gewählt hatten, sowie um Menschen mit Migrationshintergrund. Andere häufig genannte Gründe waren zeitgleich stattfindende Untersuchungen (22,4 %), ein Besuch bei einem früheren Aufenthalt (12,1 %) und – leider – ein Mangel an Informationen über das Angebot (53,4 %) (Ohlrogge, 2020).

Bevor die präoperative PatientInnenschulung anhand der Ergebnisse von PREPARE angepasst werden konnte, musste sie aufgrund der Coronapandemie zeitweise ausgesetzt werden; Zusammenkünfte von PatientInnen in Gruppen waren nicht gestattet. Als Reaktion darauf wurden neue Wege der Edukation gesucht und gefunden: Die Mitglieder der AG »Kollektive PatientInnenschulung« entwickelten kurze Lehrfilme zu Schmerztherapie, Hygiene und Prophylaxen, jenen Themen, die von den Teilnehmenden der PREPARE-Studie als besonders wichtig erachtet wurden. Zwei der Filme wurden 2021 fertig gestellt, weitere werden noch gedreht. Sie sollen auf den Bettplatzmonitoren der Chirurgischen Klinik möglichst einfach abrufbar sein und die Schulung ergänzen (Auer & Polzer, 2021). Synchronisiert in verschiedenen Fremdsprachen werden sie erstmals auch die Möglichkeit bieten, PatientInnen ohne ausreichende Deutschkenntnisse zu unterweisen (Auer & Polzer, 2021). Das Projekt wurde bei der Verleihung des 4. Heidelberger Pflegepreises 2021 mit dem 1. Platz ausgezeichnet (Universitätsklinikum Heidelberg, 2021a). Auch für diese Form der PatientInnenedukation ist eine Evaluationsstudie angedacht.

14.4 Weitere Aufgaben

Seit meinem Start haben sich auf dem Weg, der bei meinen ersten Schritten als APN entstand, weitere Abschnitte aufgetan. Neue Aufgaben sind entstanden. Viele von ihnen waren zu Beginn meiner Tätigkeit als Pflegeexpertin APN noch nicht absehbar.

An anderen Kliniken des UKHD haben weitere APNs ihre Arbeit aufgenommen. Über Arbeitsgruppen sind wir miteinander sowie mit den übrigen akademisierten Pflegenden in der direkten PatientInnenversorgung vernetzt und können uns bei unserer Arbeit unterstützen. Wir APNs gehören außerdem zur Kerngruppe des UKHD bei der Teilnahme an der europaweiten Studie Magnet4Europe (Universitätsklinikum Heidelberg, 2021b)

Vier weitere akademisierte Gesundheits- und Krankenpflegerinnen in der Chirurgischen Klinik haben sich mit mir zum Team »Pflegeentwicklung« zusammengeschlossen. Wir alle praktizieren das beschriebene Modell der Arbeitsaufteilung zwischen der direkten Pflege auf Station und der Wissenschaftszeit. Gemeinsam haben wir zwei weitere pflegewissenschaftliche Studien durchgeführt (Ohlrogge & Glaß, 2020; Glaß & Tack, 2021). Derzeit sind noch mehrere in Planung. Viele befassen sich mit der Implementierung neuer Technologien in den pflegerischen Alltag.

Unsere Arbeit wurde wiederholt in hausinternen Veranstaltungen präsentiert und war Thema im Podcast des UKHD (Krüger & Glaß, 2021). Auch konnten wir Studien oder Projekte auf zahlreichen Kongressen veröffentlichen.

Das Team unterstützt und betreut zudem Studierende aus dem Studiengang »Interprofessionelle Gesundheitsversorgung« bei Projekten im Rahmen des Studiums. Ebenso wurden Pflegefachpersonen in einer Fachweiterbildung beraten oder KollegInnen dazu ermutigt, ihre eigenen Projektideen zu verwirklichen oder zu veröffentlichen.

Des Weiteren leite ich die Arbeitsgruppe Pflege, die ausdrücklich auch den KollegInnen ohne akademischen Abschluss offensteht: Jede Pflegefachperson mit Interesse an Pflegewissenschaft und Praxisentwicklung ist willkommen. Hier stehen Projekte zur rascheren Rekonvaleszenz von PatientInnen, wie die Sofortmobilisation im Aufwachraum, die Implementierung kürzerer präoperativer Nüchternzeiten oder der oben erwähnte Klinikspaziergang, auf unserer Agenda.

14.5 Resümee

Ich schließe mich Ulrich et al. (2010) an, die Advanced Practice Nursing als »eine der spannendsten klinischen Karrieremöglichkeiten für Pflegende« bezeichneten (Ulrich et al., 2010, S. 408). Es ist eine ideale Möglichkeit für PflegeakademikerInnen, in der direkten Pflege tätig zu werden (Keinath, 2010), gleichzeitig jedoch ihre Fähigkeiten in Pflegewissenschaft und -forschung gewinnbringend einzusetzen (Krüger & Glaß, 2021; Ohlrogge, 2021). Wege entstehen dadurch, dass man sie geht. Ich bin gespannt, wohin der Weg der APNs führen wird.

Literatur

Auer, S., Polzer, J. (2021). *Lehrfilme für die präoperative Patientenschulung in mehreren Sprachen*. AG Kollektive Patientenschulung. Präsentation anlässlich der Verleihung des 4. Heidelberger Pflegepreises, 12.11.2021.

Bartholomeycik, S. (2021). *Ein langer, steiniger Weg. Historische Entwicklung der Pflegewissenschaft*. Die Schwester | Der Pfleger, 6, 46–51.

Bergjan, M., Tannen, A., Mai, T. et al. (2021). *Einbindung von Pflegefachpersonen mit Hochschulabschlüssen an deutschen Universitätskliniken: ein Follow-up-Survey*. Zeitschrift für Evidenz, Fortbildung und Qualität im Gesundheitswesen, 163(6), 47–56.

Deutscher Berufsverband für Pflegeberufe (DBfK), Österreichischer Gesundheits- und Krankenpflegeverband (ÖGKV), Schweizer Berufsverband für Pflegefachfrauen und Pflegefachmänner (SBK) (Hrsg.) (2013). *Advanced Nursing Practice in Deutschland, Österreich und der Schweiz. Eine Positionierung von DBfK, ÖGKV und SBK*. Zugriff am 11.12.2021 unter: https://www.dbfk.de/media/docs/download/DBfK-Positionen/ANP-DBfK-OeGKV-SBK_2013.pdf

Deutscher Berufsverband für Pflegeberufe (DBfK) (Hrsg.) (2020). *Positionspapier Advanced Practice Nursing*. Zugriff am 28.11.2021 unter: https://www.dbfk.de/media/docs/download/DBfK-Positionen/Positionspapier-DBfK_Advanced-Practice-Nursing_2020-06.pdf

Deutsches Netzwerk ANP & APN (Hrsg.) (2011). *Positionspapier Deutschland. Die kopernikanische Wende. Advanced Practice Nursing, Advanced Nursing Practice, Advanced Practice Nurse*. Zugriff am 07.02.2019 unter: http://www.dnapn.de/wp-content/uploads/Positionspapier-des-Deutschen-Netzwerkes-APN-und-ANP%20off.pdf

Deutsches Netzwerk ANP & APN (Hrsg.) (2021). *Der 6. Internationale Kongress Advanced Practice Nursing & Advanced Nursing Practice*. Zugriff am 16.11.2021 unter: https://dg-pflegewissenschaft.de/wp-content/uploads/2021/08/2021_08_10-DNAPN-Kongress-Programm.pdf

Dye, J. & Kennedy, R. (2008). *Peri-operative patient education: What Methods of Patient Education Will*

Better Prepare Patients for Their Surgical Experience; and Will Better Preparation Result in Increased Patient Satisfaction. Thesis, University of Michigan.

Feuchtinger, J. (2016). *ANP – Studiert und doch nah an der Praxis*. Heilberufe, 68(6), 48–49.

Glaß, F. & Tack, A.K. (2021). *Personalbedarfsmessung für die Intensivstation*. Pflegezeitschrift, 74, 21–23, doi: https://doi.org/10.1007/s41906-021-1068-9

Holzinger, G. & Golek, K. (2019). *Die präoperative Patientenschulung. Eine Innovation der chirurgischen Universitätsklinik Heidelberg*. Vortrag auf der 35. Jahrestagung der Deutschen Gesellschaft für Gefäßchirurgie und Gefäßmedizin, 18.10.2019.

Keinath, E. (2010). *Advanced Nursing Practice in Großbritannien – eine persönliche Schilderung*. Pflege, 23(6), 417–423.

Klas, K. (2011). *Der Patientenpass – ein multiprofessionelles Medium zur perioperativen Begleitung von Patientinnen und Patienten, exemplarisch am Beispiel der vorderen Kreuzbandplastik*. Diplomarbeit, Universität Wien.

Krüger, R. & Glaß, F. (2021). *Zum Verbandwechsel auf den Bodensee*. Podcast UKHD Pflege, Folge 1/ Wir sind intensiv. Zugriff am 28.11.2021 unter: https://wir-sind-intensiv.de/podcast/

Mayring, P. (2007). *Qualitative Inhaltsanalyse. Grundlagen und Techniken*. Weinheim: Deutscher Studien Verlag.

Ohlrogge, C. (2020). *PREPARE oder: Welchen Effekt haben präoperative Patientenschulungen?* Vortrag in der Chirurgischen Klinik des UKHD, 24.09.2020.

Ohlrogge, C., Auer, S., Geikowski, B. et al. (2019a). *Die präoperative Patientenschulung aus Sicht der Betroffenen – die PREPARE-Studie*. Posterpräsentation beim 5. Internationalen Kongress Advanced Practice Nursing & Advanced Nursing Practice, 05.–06.09.2019.

Ohlrogge, C., Auer, S., Geikowski, B. et al. (2019b). *Aufgaben einer Pflegeexpertin APN am Beispiel der PREPARE-Studie zur Evaluation der präoperativen Patientenschulung*. Posterpräsentation beim 1. VPU-Kongress, 15.–16.11.2019.

Ohlrogge, C. & Glaß, F. (2020). *Virtual Reality in der Schmerztherapie*. Pflegezeitschrift, 73(6), 52–55.

Ohlrogge, C. & Grün, P. (2019). *Präoperative Patientenedukation*. Heilberufe, 71(12), 34–35.

Schmidt, J. (2016). *Gut vorbereitet für die Zeit nach der OP. Präoperative Patientenschulung*. Die Schwester | Der Pfleger, 4, 46–49.

Stephanow, V. (2020). *Advanced Practice Nurses: Pionierarbeit am Patienten. Pflegeexperten als Bindeglied zwischen Wissenschaft und Praxis*. Pflegezeitschrift, 73(4), 10–13.

Ulrich, A., Hellstern, P., Kressig, R.W. et al. (2010). *Advanced Nursing Practice (ANP) im direkten Pflegealltag: Die pflegerische Praxisentwicklung eines akutgeriatrischen ANP-Teams*. Pflege, 23(6), 403–410.

Universitätsklinikum Heidelberg (Hrsg.) (2021a). *Ausgezeichnete Pflegeprojekte am Universitätsklinikum Heidelberg: Innovativ. Kreativ. Proaktiv. Verleihung des 4. Heidelberger Pflegepreises*. Zugriff am 16.11.2021 unter: https://www.klinikum.uni-heidelberg.de/newsroom/ausgezeichnete-pflegeprojekte-am-universitaetsklinikum-heidelberg-innovativ-kreativ-proaktiv/

Universitätsklinikum Heidelberg (Hrsg.) (2021b). *Der erste Schritt in Richtung Magnet-Krankenhaus!* Zugriff am 17.12.2021 unter: https://www.klinikum.uni-heidelberg.de/organisation/pflege/pflegedienst-am-ukhd

Wimmer, N., Grande, G., Heil, A.M. et al. (2016). *Die präoperative Aufklärung: Was wünschen sich Patienten? (Preoperative Information: What Do Patients Want to Know?)*. Zentralblatt für Chirurgie, 141(1), 31–36, doi: 10.1055/s-0033-1350928

Zegelin, A. (2019). *»Spaziergänge« durch die Einrichtungen*. In: Schlesselmann, E. (Hrsg.) *Bewegung und Mobilitätsförderung. Praxishandbuch für Pflege- und Gesundheitsberufe* (S. 301–303). Bern: Hogrefe.

15 Geriatrische sehbeeinträchtigte PatientInnen als Herausforderung im klinisch-akademischen Handlungsfeld der Pflege – Implementierung einer APN in der Augenklinik

Marie Rohini Raatz-Thies, Inke Zastrow und Birgit Vogt

> **Was Sie in diesem Beitrag erwartet**
>
> Die Qualifizierung und Einbindung einer PflegeexpertIn APN in der direkten PatientInnenversorgung in der Augenklinik im Universitätsklinikum Hamburg-Eppendorf (UKE) hat gezeigt, wie erfolgreich die Personalentwicklung in Verbindung mit einer erhöhten PatientInnensicherheit und -orientierung aussehen kann. Der folgende Buchbeitrag zeigt Ihnen die Rahmenbedingungen, die Implementierungsschritte wie auch die zu erwartenden Ergebnisse in der spezifischen Rollenentwicklung auf.

15.1 Einführung

Das UKE vereint als Krankenhaus der Maximalversorgung 13 medizinische und wissenschaftliche Zentren mit über 80 interdisziplinär zusammenarbeitenden Kliniken, Polikliniken und Instituten mit ca. 13.500 MitarbeiterInnen. Jährlich werden mehr als 104.000 stationäre und 402.000 ambulante PatientInnen behandelt, davon sind über 128.000 Notfälle. Die Qualität in der Krankenversorgung, Forschung und Lehre wird durch interdisziplinäre Zusammenarbeit und moderne Versorgungskonzepte sowie über kontinuierliche Aus-, Fort- und Weiterbildung sichergestellt.

Die Rollen- und Karriereentwicklung in der Pflege im UKE ist vielfältig. Die Grundlage bildet das UKE-Kompetenzmodell. Anhand der transparenten Darstellung aller pflegerischen Qualifikationen in der direkten PatientInnenversorgung bietet dieses sechsstufige Modell die Möglichkeit, Kompetenzen, Aufgabenbereiche und Karrierewege für nicht akademisierte und akademisierte Pflegefachpersonen aufzuzeigen. Die Akademisierung in der Pflege, insbesondere die wissenschaftliche Kompetenz, wird in allen Qualifikationsstufen, von der BerufsanfängerIn bis hin zur PflegeexpertIn Advanced Practice Nurse (APN) mit Promotion, abgebildet.

Für die spezifische Rollenentwicklung einer APN wurden zusätzlich zum Kompetenzmodell sogenannte Basistätigkeiten entwickelt (siehe unterer Kasten). Die Basistätigkeiten sind auf der Grundlage der Kernkompetenzen einer APN nach Hamric et al. (2014) sowie aus einem UKE-internen ExpertInnengremium heraus entwickelt worden. Die Basistätigkeiten bilden das Grundgerüst der Arbeit einer APN ab und geben Orientierung bei der individuellen (Aus-)Gestaltung der APN-Rolle in der Praxis.

Basistätigkeiten einer PflegeexpertIn APN, Universitätsklinikum Hamburg-Eppendorf (2019)

1. Direkte, spezialisierte Patientenversorgung
   a) Durchführung hochkomplexer, fachspezifischer Pflegemaßnahmen zur exzellenten Patientenversorgung unter Berücksichtigung einer holistischen Perspektive
   b) Anwendung klinischer, bereichsspezifischer Untersuchungsmethoden
   c) Koordination des interprofessionellen Schnittstellenmanagements zwischen Gesundheitsfachberufen und Patienten/Angehörigen
   d) Eigenverantwortliche, individuelle Beratung/Edukation von hochkomplexen Patienten und deren An- und Zugehörigen, u. a. im Sinne der Familialen Pflege/Entlassungsmanagement
2. Leitung, Sicherstellung und Evaluation der exzellenten Pflegefachentwicklung
   a) Entwicklung und Implementierung von evidenzbasierten Standards und Richtlinien
   b) Leitung und Durchführung von fachspezifischen Praxisentwicklungsprojekten (Evidenzbasierte Pflege/Best Practice)
   c) Entwicklung und Anwendung von Schulungskonzepten zur Sicherung und Förderung evidenzbasierter Pflegepraxis
   d) Leitung/Teilnahme an Expertengruppen/Fachkommissionen (intern/extern)
3. Fachliche Unterstützung und Beratung
   a) Bedarfsorientierte Beratung und Unterstützung der Mitarbeiterinnen und Mitarbeiter in der komplexen Patientenversorgung sowie in der ethischen Entscheidungsfindung
   b) Aufgaben in der Anleitung und Einführung neuer Mitarbeiter
   c) Mentor für wissenschaftlichen Nachwuchs
   d) Beratung und Unterstützung des Managements zur strategischen Prozessentwicklung sowie bei Zertifizierungen
4. Anwendung wissenschaftlicher Methoden
   a) Datenerhebung, Analyse und interne Datensicherung (u. a. Sturz, Dekubitus) sowie Ableitung von spezifischen Interventionen
   b) Eigenverantwortliche Anwendung gängiger wissenschaftlicher Methoden (bei komplexen Methoden u. U. unter Einbezug von Fachpersonen)
5. Aufgaben in Forschung und Lehre, Aus-, Fort- und/oder Weiterbildung
   a) Eigenverantwortliche Erstellung von nationalen/internationalen Publikationen sowie Teilnahme und Mitwirken an Kongressen/Symposien/etc. (einmal jährlich mindestens ein Journal Artikel und/oder Vortrag und/oder Poster)
   b) Initiierung/Mitarbeit in Studien, Evaluationen und/oder quantitativen/qualitativen Befragungen
   c) Gestaltung von Unterrichten und Schulungen/Fortbildungen

15.2 Rollenentwicklung und Implementierung einer Advanced Practice Nurse in der Augenklinik

Komplexer werdende Anforderungen in der PatientInnenversorgung sowie der demografische und epidemiologische Wandel führen dazu, dass akademische Qualifikationen in der Pflege benötigt werden, um den komplexen Herausforderungen in Zukunft gerecht werden zu können (Schüler et al., 2013; Wissenschaftsrat, 2012). Insbesondere die Versorgung von chronisch kranken, multimorbiden und geriatrischen PatientInnen wird für die interprofessionelle Versorgung und die professionell Pflegenden in Zukunft eine wachsende Herausforderung darstellen. Die Versorgung von geriatrischen PatientInnen ist ganzheitlich geprägt und hat neben der fachspezifischen Betreuung eines Symptoms auch das Ziel der Berücksichtigung der Stärkung und Förderung der Gesamtgesundheit (Freund, 2013; Nau et al., 2016).

In der Altersspanne der 65- bis 85-Jährigen gehören Sehbeeinträchtigungen und Augenerkrankungen mit 55,5 % zu den am häufigsten vorhandenen Beeinträchtigungen (Statistisches Bundesamt (Destatis), 2019). Je älter die Menschen werden, desto höher ist das Risiko, eine Sehbeeinträchtigung zu erwerben (Wong et al., 2014). Herausfordernd ist für diese Betroffenen, ihren Alltag selbstbestimmt, eigenständig und eigenverantwortlich zu bewältigen (Seifert & Schelling, 2017). Eine moderate bis mittelschwere Sehbeeinträchtigung liegt bei 80 % der PatientInnen ab dem 50. Lebensjahr vor (Bourne et al., 2017). Als Ursache für die Beeinträchtigungen werden altersbedingte Makuladegeneration und diabetische Retinopathie benannt. Bedingt durch Herzkreislauf- und Muskelskeletterkrankungen haben 75 % der Betroffenen zusätzlich eine eingeschränkte Mobilität (Van Nispen et al., 2009). In Deutschland sind über 52 % aller blinden und sehbehinderten Menschen 75 Jahre und älter (Pfau et al., 2017).

Die Klinik und Poliklinik für Augenheilkunde im UKE verfügt über drei Stationen mit insgesamt 65 stationären Betten. Jährlich werden über 5.000 PatientInnen in der Augenklinik stationär versorgt, wobei rund 85 % einen operativen Eingriff erhalten. Der Altersdurchschnitt der PatientInnen, welche einen Eingriff am Auge haben, beträgt dabei 78 Jahre. Dieser liegt deutlich höher als der allgemeine Altersdurchschnitt aller PatientInnen in der Augenklinik (57 Jahre). Die durchschnittliche Aufenthaltsdauer in der stationären Versorgung ist mit 2,8 Tagen gering, was jedoch einen großen Einfluss auf den gesamten Versorgungsprozess hat und ebenfalls zu Herausforderungen führt.

In der täglichen Arbeit mit sehbeeinträchtigten PatientInnen wurde der damaligen Bachelor-Absolventin ein wachsender Bedarf an professioneller, pflegerischer Begleitung, Assistenz und psychosozialer Betreuung sichtbar. Dies hat sie dazu bewogen, mit ihren Vorgesetzten über das Masterstudium und den späteren Einsatz als Pflegeexpertin APN zu sprechen. Eine Beratung bei der Pflegewissenschaftlerin in der Direktion für Patienten- und Pflegemanagement (DPP) führte zur Bewerbung auf ein intern ausgeschriebenes Stipendium für den Masterstudiengang an der Hamburger Hochschule für angewandte Wissenschaften.

Der Rollenentwicklungsprozess zur APN beginnt bereits mit dem Start des Studiums. Die Studierenden werden in das bestehende APN-Netzwerk des UKE integriert, welches sich monatlich zum gemeinsamen Austausch und zweimal im Jahr zu einem ganztägigen Workshop trifft. Zusätzlich werden mit der betreuenden Pflegewissenschaftlerin pro Jahr mindestens vier beratende Gespräche durchgeführt, welche der aktiven und individuellen Rollenentwicklung und

Unterstützung während des Studiums dienen. Die Rollenentwicklung wird anhand des PEPPA-Framework (Bryant-Lukosius & DiCenso, 2004) durchgeführt. Innerhalb des Studiums wurden die ersten sechs Schritte bearbeitet. Ziel ist es, mit Beendigung des Masterstudiums, die Grundlage für die Umsetzung der spezialisierten APN-Rolle erarbeitet zu haben. Nachfolgend werden die Rollenentwicklungsschritte der Pflegeexpertin APN in der Augenklinik näher beschrieben.

15.3 Beschreibung der Rolle und Umsetzung in die klinische Praxis

15.3.1 Definition der PatientInnenpopulation und Beschreibung des Versorgungsmodells

Zu Beginn der Rollenentwicklung in der Augenklinik wurde eine Ist-Analyse durchgeführt, um die bestehende PatientInnenpopulation näher beschreiben zu können. Diese Sekundärdatenanalyse beinhaltete sowohl die Gesamtzahl der behandelten PatientInnen als auch die ICD-10-GM-Daten (BfArM, 2020) zu den Haupt- und Nebendiagnosen sowie weitere Sekundärdaten wie die Aufenthaltsdauer, Geschlechterverteilung und Altersspannen. Zusätzlich zu der Sekundärdatenanalyse fand ein interprofessioneller ExpertInnenaustausch statt, um spezifische PatientInnengruppen identifizieren zu können, welche eine komplexe Versorgung benötigen und bei denen es häufig zu Komplikationen kommt. Eine Literaturrecherche und eine externe Hospitation bei einer APN in einer Augenklinik im Ausland (Schweiz) ergänzten die Definition der PatientInnenpopulation. In der Literaturrecherche wurde ersichtlich, dass es aktuell noch keine Daten dazu gibt, wie Pflegefachpersonen die Herausforderungen von sehbeeinträchtigten PatientInnen in der Versorgung einschätzen. Diese Befragung wurde daher im Rahmen der Masterarbeit der Studierenden durchgeführt und die Ergebnisse für die weitere Rollenentwicklung miteinbezogen, um die Versorgungsqualität durch den Einsatz als APN zukünftig verbessern zu können.

In den Analysen konnten PatientInnen mit einem komplexen Versorgungsbedarf identifiziert werden, welche akute oder chronisch progrediente Augenerkrankungen durch Diabetes mellitus oder aufgrund einer Niereninsuffizienz haben, Hornhautverletzungen bzw. -dekompensationen sowie Katarakt oder Glaukom aufwiesen. Es zeigt sich, dass die pflegerischen Herausforderungen bei der Betreuung von PatientInnen mit Sehbeeinträchtigungen insbesondere in der Sturzprävention, dem Medikamentenmanagement, dem Umgang mit kognitiv eingeschränkten Menschen, in der individuellen psychosozialen Begleitung sowie dem Entlassungsmanagement liegen.

15.3.2 Stakeholderanalyse

Im Rahmen der Stakeholderanalyse wurden alle Berufsgruppen identifiziert, welche an der Versorgung der betreffenden PatientInnengruppen beteiligt sind. Diese Auflistung reichte von den Pflegefachpersonen auf der Station über die behandelnden ÄrztInnen bis hin zu den Sozialdienstmitarbeitenden. Das Ziel in diesem Schritt war es, bereits so früh wie möglich die beteiligten Stakeholder über das Vorhaben der Implementierung einer APN in der Augenklinik zu informieren sowie Bedarfe und Bedürfnisse der beteiligten Berufsgruppen für die weitere Entwicklung der APN-Rolle aufzunehmen. Die Perspektive der PatientInnen wird in einer künftigen Ist-Analyse zusätzlich erfasst.

15.3.3 Bedarf für ein neues Versorgungsmodell/ Probleme und Ziele identifizieren

Die Begleitung von sehbeeinträchtigten PatientInnen erfordert eine ganzheitliche Betreuung. Aufgrund der kurzen Aufenthaltsdauer (Ø 2,8 Tage) in der Augenklinik ist es jedoch häufig eine Herausforderung in der Zusammenarbeit aller beteiligten Akteure, die Aspekte einer patientenorientierten Versorgung zu berücksichtigen. Jeder betrachtet die jeweilige PatientInnensituation aus einer anderen Sichtweise, weshalb es hier ein verbessertes Schnittstellenmanagement braucht, um die unterschiedlichen Blickwinkel zu einem Ganzen zusammenfügen zu können.

Sehbeeinträchtigte PatientInnen, insbesondere mit einem Glaukom, haben häufig einen hohen Gesprächs- und Beratungsbedarf sowie Ängste, zu erblinden. Zusätzlich besteht bei dieser PatientInnengruppe aufgrund des häufig höheren Alters und der individuellen eingeschränkten Kognition das Risiko von Rehospitalisierungen. Aufgrund der Risikofaktoren, wie z. B. Sehbeeinträchtigung, Multimorbidität und hohes Alter, ist die PatientInnengruppe besonders gefährdet, ein Delirium zu entwickeln, welches zu weiteren Komplikationen im Versorgungsprozess führen kann. Ein unzureichendes Medikamentenmanagement bei PatientInnen mit Sehbeeinträchtigungen, insbesondere nach ophtalmologisch-operativen Eingriffen, kann zu Infektionen und weiteren Einschränkungen in der Sehfähigkeit oder zu eigenständigen Fehleinnahmen führen.

Mit der APN-Rolle in der Augenklinik soll das Ziel verfolgt werden, die Förderung der Kontinuität in der Versorgung und die Koordination im Hinblick auf die Verbesserung der individuellen Pflegesituation der PatientInnen sicherzustellen (Bryant-Lukosius & Di-Censo, 2004).

Eine Krisenintervention bei Familienangehörigen, welche mit einer palliativen Versorgung oder einer demenziellen Erkrankung und Pflegebedürftigkeit konfrontiert werden, zeigt sich in diesem Zusammenhang als genauso wichtig wie ein kontinuierliches (poststationäres) und patientenorientiertes Entlassungsmanagement sowie die Anbindung an weitere Versorgungsanbieter oder die Überleitung in ein Pflegeheim.

15.3.4 Neues Versorgungsmodell und Rolle der APN definieren

Die Entwicklung des neuen Versorgungsmodells und mögliche Zugangswege für den Einsatz der spezifischen Kompetenz der APN (▶ Abb. 15.1) sowie die Definition der APN-Rolle erfolgen in regelmäßigem Austausch mit den Stakeholdern, um die gegenseitigen Erwartungen und Bedürfnisse berücksichtigen zu können. Als Basis für die neuen Tätigkeiten der APN werden die Basistätigkeiten verwendet und diese auf das jeweilige Spezialgebiet angepasst.

Direkte und spezialisierte PatientInnenversorgung

Die Versorgung von PatientInnen mit einer Keratoplastik oder einem Glaukom sowie die Entlassung von alleinstehenden multimorbiden, sehbeeinträchtigten PatientInnen in das nächste Setting, wie z. B. in die Häuslichkeit, wird als besonders komplex angesehen. In der Zusammenarbeit mit weiteren Fachdisziplinen wird das Versorgungsangebot für diese PatientInnen ausgebaut und im Rahmen des strukturierten Entlassungsmanagements eine poststationäre Versorgungsstrategie entwickelt. Hierzu gehören u. a. individuelle Beratungs- und Schulungsangebote für PatientInnen sowie deren Angehörige.

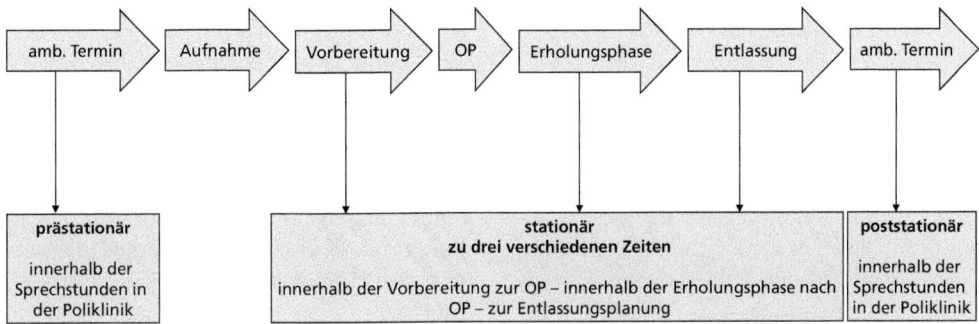

Abb. 15.1: UKE Augenklinik: Kontaktmöglichkeiten mit einer APN für spezifisches PatientInnenklientel (PatientInnen mit Glaukom oder Keratoplastik) (eigene Darstellung)

Leitung, Sicherstellung und Evaluation der exzellenten Pflegefachentwicklung

Der Aufbau eines eigenen Kompetenznetzwerkes für die Augenklinik bildet die Basis eines ExpertInnenaustauschs und der spezifischen Informationsweitergabe von Neuerungen innerhalb der Augenklinik. Die Netzwerkmitglieder dienen als MentorInnen und unterstützen die APN aktiv in der Erstellung, Umsetzung und Evaluation neuer evidenzbasierter pflegerischer Prozesse. Die Teilnahme an den übergreifenden APN-Netzwerktreffen unterstützt die APN der Augenklinik in der eigenen Rollenfindung und bietet einen wissenschaftlichen Austausch.

Fachliche Unterstützung und Beratung

Die APN der Augenklinik übernimmt im Rahmen ihrer Tätigkeit die bedarfsorientierte Beratung und Unterstützung ihrer KollegInnen in komplexen Versorgungssituationen. Sie kann ihre Teammitglieder in belastenden Situationen, wie z. B. bei großen Tumorresektionen und im Rahmen der ethischen Entscheidungsfindung, unterstützen. Das Fachwissen, welches sie sich im Rahmen der Qualifikation als pädagogische Mentorin und Praxisanleiterin erworben hat, fließt insbesondere bei der Einarbeitung neuer Mitarbeitenden sowie in der Begleitung von Studierenden in ihre tägliche Arbeit mit ein.

Die APN übernimmt zudem eine weitere zentrale Schlüsselrolle, indem sie die Stations- und Zentrumsleitung (operatives und strategisches Management) in fachlichen und pflegerischen Prozesssteuerungsangelegenheiten berät und unterstützt. Anliegen und Visionen werden im regelmäßigen Austausch besprochen und die nächsten Umsetzungsschritte geplant.

Anwendung wissenschaftlicher Methoden

Zur Ableitung spezifischer Interventionen ist die APN der Augenklinik u. a. dafür verantwortlich, mit vorhandenen pflegesensitiven Ergebnisindikatoren, wie z. B. der Sturzinzidenz und der Dekubitusrate (im Krankenhaus erworbene Dekubitalulcerationen), innerhalb ihrer Klinik zu arbeiten. Des Weiteren erfasst sie die für ihre Tätigkeit definierten Outcome-Parameter und leitet daran spezifische Prozessveränderungen ab. Grundlegende wissenschaftliche Methoden werden in diesem Zusammenhang durch die APN eigenverantwortlich angewendet, es besteht jedoch Unterstützung durch den DPP-Bereich Pflegeentwicklung und -wissenschaft sowie dem Institut für Biometrie des UKE.

Aufgaben in Forschung und Lehre, Aus-, Fort- und/oder Weiterbildung

Im Rahmen der Umsetzung der Rolle als APN ist es verpflichtend, regelmäßig eigene Erkenntnisse auch in der Öffentlichkeit, z. B. in Form von Vorträgen, Publikationen oder als Poster, zu präsentieren. Das interne Kompetenznetzwerk der Augenklinik bietet die Möglichkeit, Schulungen für die weiteren MitarbeiterInnen der Klinik zu erstellen und somit Informationen weiterzugeben. Dieses Vorgehen trägt zu einer Qualitätssicherung in der Pflege bei. Die Initiierung eigener Studien und Erhebungen zum spezifischen PatientInnenklientel ist in Zusammenarbeit mit weiteren Fachdisziplinen geplant.

15.3.5 Umsetzungsstrategien planen

Die in Stufe 5 entwickelten möglichen Interventionen werden in Schritt 6 priorisiert und mit allen beteiligten Stakeholdern besprochen und diskutiert. Zusätzlich werden Outcome-Parameter identifiziert, welche im weiteren Verlauf der Implementierung regelmäßig erhoben werden.

Es wurde ein Datum definiert, zu welchem die Umsetzung in der Praxis beginnen soll. Vorgängig wurden Informationsveranstaltungen geplant bzw. im Rahmen einer MitarbeiterInnenbesprechung über die geplante Umsetzung informiert. Erwartungen aller Beteiligten an die Rolle bzw. an das Behandlungsteam wurden besprochen und festgehalten.

Innerhalb einer schriftlichen Vereinbarung wurden die APN-Aufgaben offiziell delegiert. Mit dem Startdatum der Umsetzung der Rolle erhält die APN das neue Namensschild mit dem Titel »Pflegeexpertin APN«. Die Pflegeexpertin APN ist zu 100 % als APN beschäftigt und wird zu 50 % ihrer Tätigkeit über den Schichtplan geführt, die anderen 50 % können individuell durch die APN geplant werden. Damit die APN ihren Aufgaben nachkommen kann, ist es zwingend erforderlich, dass im Unternehmen eine entsprechende Infrastruktur geschaffen wird. Dies beinhaltet einen Arbeitsplatz für die Erarbeitung benötigter Unterlagen, Hard- und Softwareausstattung zur Bearbeitung der Outcome-Parameter sowie ein Telefon für die Erreichbarkeit. Innerhalb einer Kommunikationsstrategie werden die Erreichbarkeiten sowohl für PatientInnen mit ihren Angehörigen als auch für die KollegInnen im interdisziplinären Team und die Zeiten für regelmäßige Austauschtermine festgelegt. Zur Identifizierung von fördernden und hemmenden Faktoren bietet sich eine Kraftfeldanalyse an (Haeske-Seeberg, 2010; Klaffke, 2012).

15.3.6 Implementierung

Die priorisierten Umsetzungsschritte werden sukzessive in der Praxis umgesetzt und durch die Pflegewissenschaftlerin der DPP unterstützt. Im weiteren Verlauf werden die für die Implementierung benötigten Standards, Checklisten und Schulungsunterlagen überarbeitet oder entwickelt. Eine enge Zusammenarbeit mit dem ärztlichen Dienst unterstützt die erweiterte akademische Kompetenz der APN bei der Versorgung und Beratung von PatientInnen mit einem Glaukom oder einer Keratoplastik.

15.3.7 Evaluation (Ausblick)

Im Rahmen der Evaluation ist geplant, regelmäßig die gegenseitigen Erwartungen des Managements und der APN an die Rolle abzugleichen. Hierfür finden regelmäßige

Treffen mit den Beteiligten statt. Zusätzlich findet ein Austausch mit den ärztlichen Verantwortlichen statt, um die APN-Rolle zusätzlich weiterentwickeln zu können und die Zusammenarbeit zu stärken. Kontinuierlich werden die definierten Outcome-Parameter überprüft, um Veränderungen frühzeitig festzustellen.

15.4 Fazit

Sehbeeinträchtigte, insbesondere ältere PatientInnen zeigen weitreichende Beeinträchtigungen in ihrem täglichen Leben. Diese wirken sich auf die stationäre Versorgung aus, indem es zu einem höheren postoperativen Betreuungsbedarf kommt. Ängste vor einer drohenden Erblindung, ein erhöhtes Sturzrisiko, ein fehlerhaftes Medikamentenmanagement sowie bestehende chronische Erkrankungen führen zu einem hohen Beratungs- und Unterstützungsbedarf für die PatientInnen und deren Angehörige. Nach Einschätzung der Pflegefachpersonen in der Augenklinik ist die Entlassung älterer alleinstehender Menschen in die Häuslichkeit die häufigste Ursache für die notfallmäßige stationäre Wiederaufnahme. Eine strukturierte Weitergabe der Informationen kann die Qualität des pflegerischen Entlassungsmanagements positiv beeinflussen.

Das pflegerische Profil im Handlungsfeld der Ophthalmologie ist gekennzeichnet durch die Komplexität der zu betreuenden pflegebedürftigen Personen. In Zukunft wird die Anzahl der chronisch, co- und multimorbid erkrankten Menschen mit Sehbeeinträchtigung und einer kognitiven Einschränkung im stationären Setting weiter ansteigen. Der Einsatz einer Pflegeexpertin APN in der Augenklinik stellt eine zusätzliche, akademisch-erweiterte Kompetenz in der Versorgung dar, welche die Qualität der Versorgung und das Outcome der PatientInnen verbessern kann.

Literatur

Bourne, R.R., Flaxman, S.R., Braithwaite, T. et al. (2017). *Magnitude, temporal trends, and projections of the global prevalence of blindness and distance and near vision impairment: a systematic review and meta-analysis.* The Lancet Global Health, 5(9), e888–e897, https://www.thelancet.com/pdfs/journals/langlo/PIIS2214-109X(17)30293-0.pdf

Bryant-Lukosius, D. & DiCenso, A. (2004). *A framework for the introduction and evaluation of advanced practice nursing roles.* Journal of advanced nursing, 48(5), 530–540, https://onlinelibrary.wiley.com/doi/full/10.1111/j.1365-2648.2004.03235.x?sid=nlm%3Apubmed

Bundesinstitut für Arzneimittel und Medizinprodukte (BfArM) im Auftrag des Bundesministeriums für Gesundheit (BMG) unter Beteiligung der Arbeitsgruppe ICD des Kuratoriums für Fragen der Klassifikation im Gesundheitswesen (KKG) (Hrsg.) (2020). *ICD-10-GM Version 2021, Systematisches Verzeichnis, Internationale statistische Klassifikation der Krankheiten und verwandter Gesundheitsprobleme. 10. Revision.* Zugriff am 03.12.2021 unter: https://www.dimdi.de/static/de/klassifikationen/icd/icd-10-gm/kode-suche/htmlgm2021/

Freund, H. (2013). *Das geriatrische Assessment in der Praxis.* Erfahrungsheilkunde, 62(6), 327–330.

Haeske-Seeberg, H. (2010). *Projektgruppenmoderation im Krankenhaus: Techniken – Umsetzung – Praxisbeispiele.* Stuttgart: Kohlhammer.

Hamric, A.B., Hanson, C.M., Tracy, M.F., O'Grady, E.T. (Hrsg.) (2014). *Advanced practice nursing: An integrative approach.* 5. Aufl. St. Louis, Missouri: Elsevier.

Klaffke, M. (2012). *Erfolgsfaktor Change Management.* In: Korff, U. (Hrsg.) *Patient Krankenhaus: Wie Kliniken der Spagat zwischen Ökonomie und medizinischer Spitzenleistung gelingt* (S. 193–209). Wiesbaden: Springer Gabler, https://doi.org/10.1007/978-3-8349-7189-0_17

Nau, R., Djukic, M., Wappler, M. (2016). *Geriatrie – eine interdisziplinäre Herausforderung*. Der Nervenarzt, 87(6), 603–608, https://link.springer.com/content/pdf/10.1007/s00115-016-0114-0.pdf

Pfau, N., Kern, A.O., Wolfram, C. et al. (2017). GBE-Themenheft. Blindheit und Sehbehinderung. Hrsg. vom Robert Koch-Institut, Gesundheitsberichterstattung des Bundes. Gemeinsam getragen von RKI und Destatis, Berlin. Zugriff am 03.12.2021 unter: https://edoc.rki.de/bitstream/handle/176904/3265/239jC362XNHU.pdf?sequence=1

Schüler, G., Klaes, L., Rommel, A. et al. (2013). *Zukünftiger Qualifikationsbedarf in der Pflege*. Bundesgesundheitsblatt – Gesundheitsforschung – Gesundheitsschutz, 56, 1135–1144, https://link.springer.com/content/pdf/10.1007/s00103-013-1754-x.pdf

Seifert, A. & Schelling, H.R. (2017). *Im Alter eine Sehbehinderung bewältigen – Synthesebericht zur Studie COVIAGE*. Zürcher Schriften zur Gerontologie, 12, 53, https://www.zora.uzh.ch/id/eprint/147853/1/COVIAGE_Synthesebericht.pdf

Statistisches Bundesamt (Destatis) (Hrsg.) (2019). *Gesundheit*. Statistisches Jahrbuch Deutschland 2019. Zugriff am 03.12.2021 unter: https://www.destatis.de/DE/Themen/Querschnitt/Jahrbuch/jb-gesundheit.pdf;jsessionid=65459C97EC781193293AD9662D435BB2.live741?__blob=publicationFile

Van Nispen, R.M., De Boer, M.R., Hoeijmakers, J.G. et al. (2009). *Co-morbidity and visual acuity are risk factors for health-related quality of life decline: five-month follow-up EQ-5D data of visually impaired older patients*. Health and quality of life outcomes, 7(1), 1–9.

Wissenschaftsrat (Hrsg.) (2012). *Empfehlungen zu hochschulischen Qualifikationen für das Gesundheitswesen*. Zugriff am 02.12.2021 unter: https://www.wissenschaftsrat.de/download/archiv/2411-12.pdf?__blob=publicationFile&v=1

Wong, W.L., Su, X., Li, X. et al. (2014). *Global prevalence of age-related macular degeneration and disease burden projection for 2020 and 2040: a systematic review and meta-analysis*. The Lancet Global Health, 2(2), e106–e116, https://www.thelancet.com/pdfs/journals/langlo/PIIS2214-109X(13)70145-1.pdf

16 ANP-Rollenentwicklung in der Anästhesie-Pflege

Rita Zöllner

Was Sie in diesem Beitrag erwartet

Die ANP-Rollenentwicklung für die Anästhesie-Pflege ist aufgrund der Herausforderungen der Folgen des demographischen Wandels von großer Bedeutung. Mit der Annahme einer Sicherung und Verbesserung der Qualität sowie Quantität der zukünftigen pflegerischen Versorgung ist es notwendig, die Veränderungen an die pflegerische Versorgung zu erkennen und sich diesen durch eine evidenzbasierte pflegerische Praxis anzupassen.

In diesem Beitrag werden die Bedeutung, der Bedarf, die Implementierung und deren Vorgehensweise sowie die anschließende Evaluation der neuen ANP-Rolle in der Anästhesie und des dazugehörigen Pflegemodells dargestellt. Der Fokus ist dabei auf die Versorgung der Menschen mit Demenz im perioperativen Bereich gerichtet. Mit Blick auf die Zukunft werden die für eine erfolgreiche Realisierung der ANP-Rolle in der Anästhesie notwendige finanzielle, personelle und ideelle Unterstützung sowie die Forschung und die Vernetzung betont.

16.1 Die Bedeutung einer erweiterten pflegerischen Praxis

Der demographische Wandel, die dadurch steigende Multimorbidität der alternden Bevölkerung und die daraus resultierenden Erfordernisse an die pflegerische Versorgung stellen die Gesellschaft, das Gesundheitssystem und die Pflege vor große Herausforderungen. Um die Herausforderungen dieser demographischen Entwicklung zu stemmen und die qualitative pflegerische Versorgung der alternden Gesellschaft zu gewährleisten, haben sich zahlreiche Länder der Organisation für wirtschaftliche Zusammenarbeit und Entwicklung (OECD) zum Ziel gesetzt, erweiterte Rollen für Pflegende in der Primärversorgung zu implementieren (Maier et al., 2017).

Für die zukünftigen Anforderungen des Managements chronischer Erkrankungen sowie für die dazu erforderlichen Fähigkeiten und Kompetenzen ist es notwendig, dass Pflegefachpersonen auf akademischer Ebene ausgebildet werden (Maier et al., 2017). Durch die daraus resultierende evidenzbasierte pflegerische Praxis werden die Sicherung und Verbesserung der Qualität sowie Quantität der gesundheitlichen Versorgung der PatientInnen erwartet (Maier et al., 2017).

Im internationalen Vergleich ist die Akademisierung der Pflege in Deutschland noch durchaus ausbaufähig (Wagner, 2008, S. 15), dennoch wird der Einsatz akademisch qualifizierten Pflegefachpersonals in den Bereichen der direkten PatientInnenversorgung gewünscht und weiterentwickelt (Robert Bosch Stiftung, 2018, S. 6 ff.). An die Pflegenden werden im Kontext des erweiterten pflegerischen Interagierens hohe Anforderungen gestellt (Thomsen, 2019, S. 9 ff.).

Als Teil des Gesundheitssystems ist im klinischen Bereich die Funktionsabteilung der Anästhesie direkt von diesen Entwicklungen betroffen. In diesem spezialisierten Bereich ist eine qualitativ hochwertige und evidenzbasierte pflegerische Versorgung der PatientInnen essenziell (Behrens & Langer, 2016, S. 25 ff.). Der Bedarf einer erweiterten klinischen Praxis und der ANP-Rolle in der Anästhesie entsteht somit aus der direkten klinischen Praxis. In Zusammenarbeit mit dem Universitätsklinikum Erlangen (UKER) steht im Mittelpunkt der Konzeption der hier beschriebenen ANP-Rolle für die Anästhesie-Pflege der Mensch mit Demenz.

16.2 Bedarf von Advanced Practice Nurses (APNs) in der klinischen Praxis

Die Qualität der pflegerischen Versorgung kann durch den Einsatz von PflegeexpertInnen APN[1] und der von ihnen gebotenen wissenschaftlich fundierten erweiterten Pflege gesichert und gesteigert werden (Spirig & De Geest, 2004). Dies erfolgt durch die Befähigung akademischer Pflegefachpersonen zu wissenschaftlichen Erkenntnissen, Umgang mit komplexen Fragestellungen und Transfer der Ergebnisse in die Praxis (Friedrichs & Schaub, 2011, S. 2 f.). Laut Hollweg et al. (2016, S. 38) muss die Akademisierung der Gesundheitsberufe in Deutschland voranschreiten und die APNs mit Masterabschluss müssen als PflegeexpertIn APN in der direkten Praxis für eine Steigerung der pflegerischen Qualität eingesetzt werden.

Am Beispiel der Anästhesie kann die Reduktion des Delirs im Zusammenhang mit einer Narkose als Ziel dienen (Kirchen-Peters & Krupp, 2019). Die dadurch verkürzte Liegedauer und die Verbesserung des Outcomes auf Betroffene wirken sich in einer Kosten-Nutzen-Analyse positiv aus. Somit könnte die Refinanzierung einer APN über einen verbesserten Outcome der PatientInnen, einer nachhaltigen Sicherstellung der Effektivität und Effizienz der Pflege und durch eine kontinuierlich qualifizierte Versorgung argumentiert werden (DBfK et al., 2013; Pichler, 2019).

Die Implementierung der ANP-Rolle bietet zudem für engagierte Pflegefachpersonen eine Karrieremöglichkeit in der direkten pflegerischen Praxis als APN und steigert dadurch die Attraktivität des Arbeitsplatzes (Hollweg et al., 2016, S. 38). Pflegefachpersonen mit langjähriger Praxiserfahrung und einem fundierten Fachwissen können eine attraktive klinische Pflegekarriere aufbauen und für definierte PatientInnengruppen und deren Angehörige eine evidenzbasierte Pflege anbieten (Bryant-Lukosius & DiCenso, 2004; Schober & Affara, 2008).

---

1 Im Folgenden wird die Advanced Practice Nurse/Advanced Nurse Practitioner (die Person der Pflegeexpertin APN/des Pflegeexperten APN) als »APN« bezeichnet (Schober et al., 2008, S. 67).

16.3 Besondere Bedürfnisse von Menschen mit Demenz in der Anästhesie

Als Zielgruppe für die APN in der Anästhesie wurden die Menschen mit Demenz gewählt, da zusammenhängend mit dem demographischen Wandel aktuell in Deutschland 1,6 Millionen Menschen von Demenz, mit zu erwarteter steigender Tendenz, betroffen sind (Bickel, 2020). Somit ist auch die Anästhesie als klinischer Versorgungsbereich von diesen Entwicklungen betroffen.

Die Notwendigkeit für eine vertiefte und erweiterte Pflege der Menschen mit Demenz ist in der Literatur beschrieben und wird zudem politisch gefordert (Alzheimer Gesellschaft Baden-Württemberg e. V. | Selbsthilfe Demenz, 2020). In der pflegerischen Praxis der Anästhesie ist somit eine Person mit speziellen Fähigkeiten notwendig, um die Ziele einer Praxisentwicklung für die Bedarfe von Menschen mit Demenz zu erreichen (Schober & Affara, 2008, S. 57). Eine APN kann durch ihre Spezialisierung eine Erweiterung und einen Fortschritt in der pflegerischen Versorgung, sowohl basierend auf wissenschaftlichen Erkenntnissen als auch auf Erfahrungswissen, sicherstellen (Hamric et al., 1996). Aufbauend auf eine inter-, intra- und transprofessionelle, wertschätzende Arbeitsweise profitieren von ihrer Arbeit Einzelpersonen, Familien oder Gruppen mit spezifischen gesundheitlichen Problemen (Spirig & De Geest, 2004, S. 233). Durch die Auswertung von Forschungsergebnissen und deren systematischer Anwendung unter Beachtung der Präferenzen der betroffenen Menschen unterstützt ihre Expertise die klinische Praxis zugunsten der Menschen mit Demenz und deren Angehörigen sowie durch den Theorie-Praxis-Transfer der Erkenntnisse den pflegewissenschaftlichen Fortschritt (Spirig & De Geest, 2004, S. 233).

16.4 Aufgabenfelder für die APN in der Anästhesie

Aufgabenfelder der APN in der Anästhesie können die professionelle Kommunikation nach Krupic et al. (2016), die Angehörigenintegration nach Loughlin und Brown (2015) und die Umgebungsgestaltung nach Edis (2017), die neben der optimalen Raumgestaltung den mobilen Hilfsmittelwagen, die Musik- und Beschäftigungstherapie und die Biographiearbeit beschreibt, sein.

Aktuell entwickeln sich Gesundheitsberufe dynamisch und beeinflussen das gesamte Behandlungs- und Pflegeangebot in der pflegerischen Versorgung der Menschen mit Demenz (Spirig & De Geest, 2004, S. 233).

Diesen Fortschritt unterstützen die von Krupic et al. (2016) und Edis (2017) geforderten baulichen und räumlichen Rahmenbedingungen, aber auch die personellen Entwicklungen durch die Angehörigenintegration nach Loughlin und Brown (2015). Die Gefahr eines Delirs im Zusammenhang mit einer Narkose führt in der Folge zu einer Belastung für die Menschen mit Demenz und ihre Angehörigen (Kirchen-Peters & Krupp, 2019). Die Abwendung dieses Risikos sollte von der APN unter Beachtung der Verfügbarkeit, der Zugänglichkeit, der Akzeptanz, der personellen Ressourcen und der Bezahlbarkeit der Gesundheitsleistungen analysiert und priorisiert werden (Bryant-Lukosius & DiCenso, 2004).

Der Angehörigeneinbezug kann z. B. eine Optimierung der zeitlichen Rahmenbedingungen, der lückenlosen Informationsverteilung sowie eines suffizienten Schnittstellenmanagements erwirken und kann von der APN in der Anästhesie bereits im präoperativen, aber auch in den intra- (bei Regionalanästhesie) und postoperativen Bereichen implementiert werden (Loughlin & Brown, 2015).

Die APN in der Anästhesie kann zudem Schulungen des Pflegefachpersonals über die Hintergründe der Demenz sowie für die Pflege von Menschen mit Demenz anbieten und dabei u. a. die wichtigen Aspekte der Kommunikation und der Vorteile weniger gezielt ausgesuchter Bezugspersonen vermitteln (Krupic et al., 2016).

16.5 Wie gelingt die Implementierung der ANP-Rolle?

ANP-Rollen werden für die Praxisentwicklung als parallel ergänzende pflegerische Ebene angesehen, welche die Wissenschaft und die Praxis verbindet und weiterentwickelt (BMG, 2019, S. 22). Praxisentwicklung und Forschung besitzen besonders für die Struktur von Universitätskliniken einen starken Stellenwert (AWMF, 2005; Wissenschaftsrat, 2021 S. 20 ff.) Die Notwendigkeit, eine erweiterte Pflege in der Praxis zu etablieren, ergibt sich einerseits aus der Fähigkeit der APN, die Praxis mit der Wissenschaft zur Steigerung der Qualität der pflegerischen Versorgung zu verknüpfen und andererseits aus der Möglichkeit, Anschluss an internationale Erkenntnisse zu finden sowie nationale Bemühungen zu unterstützen (Kures & Sittner, 2019; Maier et al., 2017; Mendel & Feuchtinger, 2009; Robert Bosch Stiftung, 2018; Spirig & De Geest, 2004; Tracy & O'Grady, 2019).

Im Vorfeld der Implementierung einer ANP-Rolle ist eine genaue Rollenbeschreibung notwendig (Bryant-Lukosius & DiCenso, 2004). Wichtig ist dabei der effektive Einsatz der APN und ihre Autonomie, die über die Traditionen der Pflegepraxis hinausgeht (Bryant-Lukosius & DiCenso, 2004).

16.6 ANP-Rollenentwicklung in der Anästhesie-Pflege

Im Rahmen des Masterstudiums ANP an der Evangelischen Hochschule Nürnberg wurde in Zusammenarbeit mit dem UKER exemplarisch eine ANP-Rolle entwickelt. Eine Spezialisierung erfolgte auf die Gruppe der Menschen mit Demenz im Aufgabenbereich des Pflegedienstes der Anästhesiologischen Klinik (Bryant-Lukosius & DiCenso, 2004).

Um Barrieren in der Rollenimplementierung durch eine korrekte Vorgehensweise zu reduzieren, wird die Strategie der Implementierung in direkter Anlehnung an das PEPPA-Framework, ein partizipativer, evidenzbasierter, patientenorientierter Prozess zur Steuerung der Entwicklung, Implementierung und Evaluation von Advanced Practice Nursing, erstellt (Bryant-Lukosius & DiCenso, 2004).

Die Einbindung von Stakeholdern bereits in die Anfänge des Entwicklungsprozesses der ANP-Rolle stellt eine Möglichkeit dar, praxisbezogene Bedarfe zu ermitteln und gemeinsame Ziele für eine klar definierte Rolle zu erstellen sowie die Rollenentwicklung und deren Implementierung zu unterstützen (Bryant-Lukosius & DiCenso, 2004).

Bei der hier beschriebenen ANP-Rollenentwicklung für die Anästhesie wurden folgende Stakeholder ausgewählt:

- Menschen mit Demenz und ihre Familien sowie die PatientInnenfürsprecherInnen (RepräsentantInnen seitens der Betroffenen)
- Pflegedirektion und die Pflegedienstleitung sowie die ärztliche Klinikleitung (RepräsentantInnen seitens des Managements)
- Stationsleitung und Vertretung der Anästhesie, die Fachpflegepersonen, Pflegepersonen, Anästhesie-Technische-AssistentInnen und die OberärztInnen der Anästhesie (RepräsentantInnen seitens des Gesundheitsteams)
- Praxisanleitende sowie die MitarbeiterInnen einer angebundenen Akademie (RepräsentantInnen seitens der Pädagogik)
- Mitglieder des Qualitätsmanagements und des Forschungs-Komitees Demenz (RepräsentantInnen seitens der Organisation)

Zudem wurden Vertretende der Alzheimer Gesellschaft und der Gesundheitspolitik eingeschlossen, da das Thema Demenz einen immer höheren gesellschaftlichen Stellenwert bekommt (BMG, 2016).

Die APN sollte im Rahmen der Rollenentwicklung ebenso an den Sitzungen des Forschungskomitees wie an der Sitzung des Managements teilnehmen, um die Richtlinien für die vertiefte, erweiterte Pflegepraxis zu verfestigen (Bryant-Lukosius & DiCenso, 2004). Definierte Zuständigkeiten sollten schriftlich im Vertrag der APN fixiert werden (Bryant-Lukosius & DiCenso, 2004).

16.7   Die konkrete ANP-Rolle in der Anästhesie-Pflege

Bei der Definition des aktuellen Pflegemodells der Anästhesie wurde die Funktionspflege in Kombination mit der Gruppenpflege identifiziert (Larsen, 2007, S. 593). Das Modell der Gruppenpflege wurde gewählt, da in der Anästhesie am UKER eine verantwortliche Pflegefachperson für die durchzuführende Arbeit für eine bestimmte Anzahl an PatientInnen in einem definierten OP-Saal zuständig ist (Schewior-Popp et al., 2021, S. 123). Die Funktionspflege wurde diskutiert, da die Anästhesie zu den Funktionsabteilungen der Klinik zählt und von oft wechselnden PatientInnen und personellen Zuständigkeiten sowie akuten Situationen mit geringer Vorhersehbarkeit geprägt ist (Schewior-Popp et al., 2021, S. 123).

Die pflegerische Versorgung der identifizierten PatientInnengruppe erfordert eine hohe Fachkompetenz mit einem personenspezifischen Abwägen der Situation (Kirchen-Peters & Krupp, 2019, S. 95), denn für die Menschen mit Demenz sollte sie ganzheitlich ausgerichtet sein und ohne Versorgungsbrüche angeboten werden (Bickel et al., 2019, S. 68). Die APN strebt dabei den multidisziplinären Fokus an und fungiert als Bindeglied und Koordinator (Spirig et al., 2019, S. 27). Für die Zukunft wird in der Anästhesie ein patientenorientiertes und ganzheitliches Pflegemodell für die Menschen mit Demenz angestrebt, da sie spezielle pflegerische Bedürfnisse aufweisen (Stehling & Büscher, 2020). Die

Gestaltung von Beziehungen in Zusammenhang mit der Beachtung gesundheitlicher Aspekte ist ein zentraler Faktor für die Versorgung von Menschen mit Demenz (Kitwood, 2019, S. 103 ff.).

Für die pflegerischen Versorgungsbereiche der Anästhesie, fokussiert auf den Aufwachraum und die Anästhesie-Vorbereitung, wurden folgende Ziele für die entwickelte ANP-Rolle erarbeitet (Zöllner, 2021):

- Das Anbieten pflegebezogener Interventionen in der direkten klinischen Versorgung, wie ein Angehörigeneinbezug im Rahmen der Anästhesie-Pflege oder individuell situative Maßnahmen (wie das Anbieten von Hilfsmitteln zur auditiven und visuellen Unterstützung auch im prä-, peri- und postoperativen Bereich) (Edis, 2017)
- Das Steigern der Wertstellung und die Beachtung der Bedürfnisse von Menschen mit Demenz sowie die daraus resultierende pflegerische Versorgung als Kulturwandel in der Anästhesie-Pflege (Loughlin & Brown, 2015)
- Das Anbieten von Schulungen und Coaching für Mitarbeitende zum Themenkomplex Demenz (Schober & Affara, 2008, S. 58)
- Das Übernehmen einer Anwaltschaft für Menschen mit Demenz und deren Bedürfnisse in einer interprofessionellen Zusammenarbeit, inkl. der Entwicklung von Problemlösungsstrategien (Schober & Affara, 2008, S. 58)
- Das Anbieten von Konsultation und Beratung bei komplexen Pflegesituationen sowie bei komplexen ethischen Entscheidungsfindungsprozessen (Schober & Affara, 2008, S. 58)

All diese Ziele und die damit verbundenen Maßnahmen können im perioperativen Bereich zu einer Verbesserung der Pflege von Menschen mit Demenz führen (Bryant-Lukosius & DiCenso, 2004).

Des Weiteren ist für eine optimale Versorgung der Menschen mit Demenz ein settingspezifisches Screening und Assessment sowie die Anpassung der pflegerischen und räumlichen Begebenheiten von Bedeutung (Kirchen-Peters & Krupp, 2019; Stehling & Büscher, 2020). Die Umgebungsgestaltung soll mit den Pflegemaßnahmen und Standards zusammengeführt werden, um potentielle Gesundheitsprobleme wie Delir, herausforderndes Verhalten oder eine akute Verwirrung zu vermeiden (Kirchen-Peters & Krupp, 2019; Stehling & Büscher, 2020).

16.8 Benefit der ANP-Rolle in der Anästhesie

Es besteht ein klarer Zusammenhang zwischen weniger postoperativen Komplikationen, der Reduktion der Mortalität sowie verkürzter Krankenhausaufenthalte und weniger stationären Wiederaufnahmen durch evidenzbasierte Arbeit (Pichler, 2019, S. 33) und der Wissenssteigerung sowie Sensibilisierung des Personals (Kirchen-Peters & Krupp, 2019).

Delir oder die Fehlinterpretation des herausfordernden Verhaltens können bei Menschen mit Demenz zu verlängerten Krankenhausaufenthalten und Genesungszeit und somit zu höheren Kosten und zusätzlicher Bettenbelegung führen (Bickel, 2020). Die APN generiert Verbesserungsstrategien und betrachtet die pflegerische Situation aus unterschiedlichen Blickwinkeln (Schober & Affara, 2008, S. 58 f.). Für die Menschen mit Demenz ergibt sich durch die neue Rolle eine evidenzbasierte patientenorientierte

Versorgung, für die Mitarbeitenden ein Informationsfluss über die neuesten pflegewissenschaftlichen Erkenntnisse und für ArbeitgeberInnen eine positive öffentliche Darstellung der jeweiligen Klinik bezogen auf die Versorgung der Menschen mit Demenz in der Anästhesie (Schober & Affara, 2008, S. 58 f.).

16.9 Evaluation der APN-Rolle und des Pflegemodells

Neben einer fortlaufenden Selbstevaluation findet eine interne Evaluation auf Basis erhobener Daten als formative und als summative Evaluation statt (Döring & Bortz, 2016, S. 990). Bei der formativen Evaluation werden die einzelnen Schritte der Implementierung sowie der zugeordneten Projekte untersucht und die gesammelten Erkenntnisse von den Teilnehmenden genutzt, um die Vorgänge im laufenden Projekt im Sinne einer Aktionsforschung zu optimieren (Döring & Bortz, 2016, S. 990).

Die ANP-Rolle an sich, die inter- und intraprofessionelle Kommunikation sowie die Qualität der Pflege, gemessen an Parametern wie der Lebensqualität oder der PatientInnengesundheit, können mit eigenen Instrumenten evaluiert werden (ANP, 2021).

Im Rahmen der Evaluation der ANP-Rolle wird das neue Pflegemodell in Zusammenhang mit den Handlungen der APN sowie deren Auswirkungen reflektiert (Bryant-Lukosius & DiCenso, 2004). Die Leistungen der APN werden transparent dargestellt und dabei betrachtet, wie sich die Rollen, Strukturen, Zusammenhänge und Ressourcen auf die Ergebnisse auswirken (Bryant-Lukosius & DiCenso, 2004). Die Dokumentation der Interventionen wird beurteilt und ausgewertet (Bryant-Lukosius & DiCenso, 2004). Für das langfristige Monitoring des Versorgungsmodells und der ANP-Rolle werden die kontinuierlichen Veränderungen des Pflegemodells, bezogen auf die PatientInnensicherheit, -zufriedenheit und Nachhaltigkeit der Rolle, beobachtet (Bryant-Lukosius & DiCenso, 2004).

16.10 ANP-/APN-Profil in der Anästhesie

Für die Berufsbezeichnung wird PflegeexpertIn APN in der Anästhesie angedacht (DBfK et al., 2013). Die formale Qualifikation der APNs für die Anästhesie orientiert sich an den Primärkriterien des Modells nach Hamric (in Schober & Affara, 2008, S. 58) mit einem Masterabschluss ANP und zusätzlich mindestens zwei Jahren Berufserfahrung in dem Handlungsfeld der Anästhesie-Pflege sowie eine zweijährige Zusatzqualifikation als Fachpflegende für Anästhesie und Intensivpflege (DBfK et al., 2013). Durch die universitäre Ausbildung auf Masterniveau sind die notwendigen speziellen Fähigkeiten und Fertigkeiten als ExpertIn in spezifischen Bereichen der Pflege, für eine fachliche Leitung sowie für eine interdisziplinäre Zusammenarbeit vorhanden (Schober & Affara, 2008, S. 58).

Die Funktion der APN wird in der fachlichen Leitungsebene angesiedelt mit dem Ziel, die definierten Versorgungsbedarfe innerhalb der Anästhesie wissenschaftlich fundiert, wirksam und nachhaltig zu begleiten sowie erweiterte pflegerische Interventionen im interprofessionellen und interdisziplinären Versorgungsprozess zu verankern (Schober & Affara, 2008, S. 58). Auch eine fachspezifische Vernetzung innerhalb der Klinik, auf nationaler und internationaler Ebene, Öffentlichkeitsarbeit, Publikationen und die Zusammenarbeit mit Hochschulen in Form von Forschungsprojekten gehören zu den Aufgaben (Schober & Affara, 2008, S. 58).

16.11 Fazit

Die ANP-Rolle in der Anästhesie ist von Bedeutung, um den Herausforderungen der Zukunft gerecht zu werden. Insbesondere, da Universitätskliniken für Forschung und Vernetzung zuständig sind und sich im Bereich der Pflegeforschung aktiv einbringen sollten (AWMF, 2005). Es ist wichtig, Entwicklungstrends frühzeitig zu erkennen, in die Angebote der Versorgung aufzunehmen und das Outcome der Menschen mit Demenz durch evidenzbasiertes Handeln in der Pflege zu verbessern (Pichler, 2019) sowie die Entwicklung pflegewissenschaftlich zu begleiten.

Um die ANP-Rollenimplementierung erfolgreich zu gestalten, ist es wichtig, diese strukturiert nach den Schritten von PEPPA zu entwickeln und zu implementieren (Bryant-Lukosius & DiCenso, 2004). Für den Erfolg ist die Unterstützung durch die Stakeholder sowie die Bereitstellung von Ressourcen, Richtlinien und regulatorischen Mechanismen eine Voraussetzung (Bryant-Lukosius & DiCenso, 2004; Torrens et al., 2020).

Des Weiteren ist das Thema aufgrund der aktuellen politischen Diskussionen präsent und für die Förderung einer kontinuierlichen, koordinierten Pflege zur Verbesserung der gesundheitlichen Versorgung der Menschen mit Demenz von Bedeutung. Diese würden von einer ANP-Rolle in der Anästhesie mit dem Zuständigkeitsbereich Demenz profitieren, da die APN eine evidenzbasierte Verbesserung der pflegerischen Situation im Sinne der PatientInnenorientierung anbieten kann.

Literatur

Alzheimer Gesellschaft Baden-Württemberg e. V. | Selbsthilfe Demenz (Hrsg.) (2020). *Herausforderung Demenz*. Zugriff am 29.06.2021 unter: https://www.alzheimer-bw.de/

ANP (Hrsg.) (2021). *ANP-Data Collection Toolkit*. Zugriff am 31.10.2021 unter: http://apntoolkit.mcmaster.ca/index.php?option=com_content&view=section&id=9&Itemid=71

AWMF (Hrsg.) (2005). *Thesen der AWMF zu Aufgaben von Universitätskliniken*. Zugriff am 31.10.2021 unter: https://www.awmf.org/fileadmin/_migrated/content_uploads/thesen-uk.pdf

Behrens, J., Langer & G. (2016). *Evidence-based nursing and caring. Methoden und Ethik der Pflegepraxis und Versorgungsforschung – Vertrauensbildende Entzauberung der »Wissenschaft«*. Unter Mitarbeit von Gabriele Bartoszek, Doris Eberhardt, Astrid Finke et al. 4. Aufl. Bern: Hogrefe.

Bickel, H. (2020). *Die Häufigkeit von Demenzerkrankungen*. Hrsg. von der Deutschen Alzheimer Gesellschaft e. V. | Selbsthilfe Demenz, Berlin. Informationsblatt 1. Zugriff am 25.05.2021 unter: https://www.deutsche-alzheimer.de/fileadmin/Alz/pdf/factsheets/infoblatt1_haeufigkeit_demenzerkrankungen_dalzg.pdf

Bickel, H., Schäufele, M., Hendlmeier, I. Heßler-Kaufmann, J.B. (2019). *Demenz im Allgemeinkrankenhaus – Ergebnisse einer epidemiologischen Feldstudie. General Hospital Study (GHoSt)*. Stuttgart: Robert Bosch Stiftung.

Bryant-Lukosius, D. & DiCenso, A. (2004). *A framework for the introduction and evaluation of advanced practice nursing roles*. Journal of Advanced Nursing, 48(5), 530–540.

Bundesministerium für Gesundheit (BMG) (Hrsg.) (2016). *Zukunftswerkstatt Demenz*. Berlin. Zugriff am 27.12.2020 unter: https://www.bundesgesundheitsministerium.de/themen/pflege/online-ratgeber-demenz/zukunftswerkstatt-demenz.html

Bundesministerium für Gesundheit (BMG) (Hrsg.) (2019). *Konzertierte Aktion Pflege. Vereinbarungen der Arbeitsgruppen 1 bis 5*. Zugriff am 27.12.2020 unter https://www.bundesgesundheitsminister ium.de/fileadmin/Dateien/3_Downloads/K/Kon zertierte_Aktion_Pflege/0619_KAP_Vereinba rungstexte_AG_1-5.pdf

Deutscher Bundesverband für Pflegeberufe (DBfK), Österreichischer Gesundheits- und Krankenpflegeverband (ÖGKV), Schweizer Berufsverband der Pflegefachfrauen und Pflegefachmänner (SBK) (Hrsg.) (2013). *Advanced Nursing Practice in Deutschland, Österreich und der Schweiz, Eine Positionierung von DBfK, ÖGKV und SBK*. Berlin, Wien, Bern. Zugriff am 15.12.2020 unter: https://www.dbfk.de/media/docs/download/DBfK-Posi tionen/ANP-DBfK-OeGKV-SBK_2013.pdf

Döring, N. & Bortz, J. (2016). *Forschungsmethoden und Evaluation in den Sozial- und Humanwissenschaften*. Unter Mitarbeit von Sandra Pöschl-Günther. 5. Aufl. Berlin, Heidelberg: Springer.

Edis, H. (2017). *Improving care for patients with dementia in the recovery room*. British Journal of Nursing, 26(20), 1102–1108.

Friedrichs, A. & Schaub, H.-A. (2011). *Academisation of the health professions – achievements and future prospects*. GMS Zeitschrift für medizinische Ausbildung, 28(4), 1–7.

Hamric, A.B., Spross, J.A., Hanson, C.M. (Hrsg.) (1996). *Advanced nursing practice. An integrative approach*. Philadelphia [u. a.]: Saunders.

Hollweg, W., Beck, E.-M., Schulenburg, K. et al. (2016). *Interprofessional health care – field of study with future and challenges/Interprofessionelle Versorgung – Ein Studiengebiet mit Zukunft und Herausforderungen*. International Journal of Health Professions, 3(1), 37–46.

Kirchen-Peters, S. & Krupp, E. (2019). *Praxisleitfaden zum Aufbau demenzsensibler Krankenhäuser*. Stuttgart: Robert Bosch Stiftung.

Kitwood, T. (2019). *Demenz. Der person-zentrierte Ansatz im Umgang mit verwirrten Menschen*. 8., ergänzte Aufl. Aus dem Englischen von Michael Herrmann. Deutschsprachige Ausgabe herausgegeben von Christian Müller-Hergl und Helen Güther. Bern: Hogrefe.

Krupic, F., Eisler, T., Sköldenberg, O., Fatahi, N. (2016). *Experience of anaesthesia nurses of perioperative communication in hip fracture patients with dementia*. Scandinavian journal of caring sciences, 30(1), 99–107.

Kures, C. & Sittner, E. (Hrsg.) (2019). *Advanced Nursing Practice: Die pflegerische Antwort für eine bessere Gesundheitsversorgung*. Wien: Facultas.

Larsen, R. (2007). *Anästhesie und Intensivmedizin für die Fachpflege*. Empfohlen von der DFG. 7., vollständig überarbeitete Aufl. Heidelberg: Springer Medizin.

Loughlin, D. & Brown, M. (2015). *Improving surgical outcomes for people with dementia*. Nursing Standard, 29(38), 50–58.

Maier, C.B., Busse, R., Aiken, L.H. (2017). *Nurses in advanced roles in primary care: Policy levers for implementation*. OECD Health Working Papers, No. 98. Paris: OECD Publishing, https://doi.org/10.1787/a8756593-en

Mendel, S. & Feuchtinger, J. (2009). *Aufgabengebiete klinisch tätiger Pflegexperten in Deutschland und deren Verortung in der internationalen Advanced Nursing Practice*. Pflege, 22(3), 208–216.

Pichler, I. (2019). *Der Einfluss universitär ausgebildeter Pflegepersonen auf die Pflegepraxis*. Graz: Medizinische Universität Graz, Institut für Pflegewissenschaft.

Robert Bosch Stiftung (Hrsg.) (2018). *Mit Eliten pflegen – 360 Grad. Für eine exzellente, zukunftsfähige Gesundheitsversorgung in Deutschland*. Stuttgart: Robert Bosch Stiftung.

Schewior-Popp, S., Sitzmann, F., Ullrich, L., Anton, W. (2021). *Thiemes Pflege. Das Lehrbuch für Pflegende in Ausbildung*. 15. Aufl. Stuttgart, New York: Thieme.

Schober, M. & Affara, F. (2008). *Advanced Nursing Practice (ANP)*. Deutschsprachige Ausgabe herausgegeben von Spirig, R. & De Geest, S. Bern: Huber.

Spirig, R. & De Geest, S. (2004). *»Advanced Nursing Practice« lohnt sich!* Pflege, 17(4), 233–236.

Spirig, R., Staudacher, D., Bretscher, B., Liem, E., Steinbrüchek-Boesch, C. (2019). *Advanced Nursing Practice ist Führungssache. Leadership-Support für Advanced Practice Nurses im Rahmen von »Shared Governance«*. In: Kures, C. & Sittner, E. (Hrsg.) *Advanced Nursing Practice: Die pflegerische Antwort für eine bessere Gesundheitsversorgung* (S. 22–31). Wien: Facultas.

Stehling, H. & Büscher, A. (2020). *Die modellhafte Implementierung des Expertenstandards »Beziehungsgestaltung in der Pflege von Menschen mit Demenz«: Was befördert eine gelingende Beziehungsgestaltung?* Pflege & Gesellschaft, 25(1), 5–19.

Thomsen, M. (2019). *Fallgeschichten Demenz. Praxisnahe Beispiele einer erlebensorientierten Demenzpflege im Sinne des Expertenstandards*. Berlin: Springer.

Torrens, C., Campbell, P., Hoskins, G. et al. (2020): *Barriers and facilitators to the implementation of the advanced nurse practitioner role in primary care settings: A scoping review*. International Journal of Nursing Studies, 104, S. 103443.

Tracy, M.F. & O'Grady, E.T. (Hrsg.) (2019). *Hamric and Hanson's advanced practice nursing. An inte-

grative approach. 6. Aufl. St. Louis Missouri: Elsevier.

Wagner, F. (2008). *Geleitwort zur deutschsprachigen Ausgabe*. In: Schober, M. & Affara, F. *Advanced Nursing Practice (ANP)*. Deutschsprachige Ausgabe herausgegeben von Spirig, R. & De Geest, S. Bern: Huber. S. 15–16.

Wissenschaftsrat (Hrsg.) (2021). *Empfehlungen zur künftigen Rolle der Universitätsmedizin zwischen Wissenschafts- und Gesundheitssystem*. Drs. 9192-21. Köln: Geschäftsstelle des Wissenschaftsrats. Zugriff am 11.12.2021 unter: https://www.wissenschaftsrat.de/download/2021/9192-21.html

Zöllner, R. (2021). *Pflegerische Versorgung der Menschen mit Demenz im Bereich der Anästhesie. Angehörigenintegration im Aufwachraum*. Praxisprojekt im Schwerpunkt (Modul 13) Projektarbeit – Fallbearbeitung. Nürnberg. Unveröffentlichte Hausarbeit als Studienleistung.

17 Da kommt was auf uns zu

Anke Kampmann

> **Was Sie in diesem Beitrag erwartet**
>
> Angelehnt an bewährte internationale Modelle zum Einsatz von Advanced Practice Nurses (APN) ist es am Herzzentrum Trier gelungen, eine Pflegeexpertin APN Herzinsuffizienz zu etablieren. Im Team mit einer Oberärztin der Kardiologie konnte in nur zwei Jahren ein individuell an die Klinik angepasstes Versorgungskonzept mit einer erweiterten und vertieften Pflegepraxis für PatientInnen im stationären und ambulanten Bereich aufgebaut werden.

17.1 »Unbekannte Volkskrankheit« Herzinsuffizienz erfordert neue pflegerische Konzepte

Im Herbst 2021 fand eine Online-Veranstaltung mit namhaften ReferentInnen zum Thema »Herzinsuffizienz« statt. Ein Vortrag hatte das Thema: »Ausbildung zur Herzinsuffizienz-Nurse – wie geht es?« Referentin war nicht, wie etwa durch den Titel zu erwarten, eine Pflegende mit entsprechender Expertise, von denen es mittlerweile einige gibt, sondern eine bekannte Chefärztin der Kardiologie.

Es kann als Fortschritt angesehen werden, wenn MedizinerInnen sich für spezialisierte Pflegende aussprechen. Aber wie es in dieser Veranstaltung geschehen ist, sagt meiner Meinung nach viel über das immer noch vorherrschende Rollenverständnis in der Kardiologie aus. Es liegt sicherlich nicht nur an den MedizinerInnen, sondern auch an den Pflegenden selbst. Sie müssen lernen, sich zu emanzipieren und ihre wichtige Rolle weg vom Assistenzpersonal hin zu einem wichtigen, gleichberechtigten und unverzichtbaren Mitglied in den multiprofessionellen Versorgungsteams wahrzunehmen. Akademisierte Pflegende, insbesondere APNs, können im Klinikalltag aufgrund ihrer Qualifikation und Expertise eine wichtige Schlüssel- und Vermittlerrolle einnehmen. Pflegerische bzw. multiprofessionelle Versorgungskonzepte in Deutschland stehen im Gegensatz zum Ausland, trotz der großen Anzahl an Herzinsuffizienz-Erkrankten und der daraus resultierenden Belastungen für das Gesundheitssystem, im Herbst 2021 noch in den Anfängen. Seit ca. 10 Jahren gibt es zwar entsprechende Weiterbildungsangebote, aber der Einsatz dieser weitergebildeten Pflegenden (Herzinsuffizienz-Schwester/-Pfleger (Deutsches Zentrum für Herzinsuffizienz) oder PflegexpertIn für Menschen mit Herzinsuffizienz (Deutsche Gesellschaft für Gesundheits- und Pflegewissenschaft mbH)) beginnt sich erst langsam zu etablieren. Zum Einsatz akademisierter Pflegender im Bereich Herzinsuffizienz gibt es noch kein festes Konzept. Es ist abhängig insbesondere von der Person und deren klinischem Umfeld, den Vorgaben und individuellen Schwerpunkten.

17.1.1 Die unbekannte Epidemie

Herzinsuffizienz (Herzschwäche) ist in Deutschland die häufigste Einzeldiagnose für eine stationäre Behandlung (DKG, 2020).

> »Bei der Herzinsuffizienz ist das Herz nicht mehr in der Lage, die Gewebe mit genügend Blut und damit genügend Sauerstoff zu versorgen, um den Gewebestoffwechsel in Ruhe oder unter Belastung sicherzustellen […]« (Hoppe et al., 2001, S. 4).

Eine Erklärung für die große Anzahl an Erkrankten sind paradoxerweise die Fortschritte in der Kardiologie. Immer mehr Menschen überleben einen Herzinfarkt, erkranken aber später an einer Herzschwäche. Der demografische Wandel trägt zusätzlich dazu bei, dass sich der Krankheitsbeginn ins höhere Lebensalter verschiebt (DKG, 2020). Es handelt sich oftmals um hochaltrige (> 75 Jahre) Menschen mit bis zu sieben Begleiterkrankungen (Störk, 2019). Gleichzeitig hat die Erkrankung eine schlechtere Prognose als die meisten Tumorerkrankungen (Ohlmeier, 2015). Eine Herzinsuffizienz im NYHA (New York Heart Association) Stadium IV (BÄK et al., 2019, S. 15) hat ein Mortalitätsrisiko von mehr als 50 % innerhalb eines Jahres und somit eine schlechtere Prognose als die meisten Tumorerkrankungen. Die Fünf-Jahres-Überlebensrate bei der Erkrankung liegt bei 40 % (Ohlmeier, 2015). Herzschwäche ist demnach eine schwerwiegende, progrediente Erkrankung, verläuft in Phasen und ist in der Regel chronisch, von lebenslanger Dauer bzw. unheilbar. Gleichzeitig zieht sie auch eine andauernde bzw. wiederkehrende Inanspruchnahme des Gesundheitssystems nach sich (Scheidt-Nave, 2010, 2e1).

> »Eine chronische Krankheit zwingt viele Betroffene, die emotionalen und praktischen Veränderungen des Krankseins langfristig in ihr Leben zu integrieren« (Mahrer-Imhof, 2005, S. 342).

Damit dies gelingt, benötigen die erkrankten Menschen eine multiprofessionelle, langfristige Betreuung und Begleitung (Ponikowski et al., 2016).

17.1.2 Die Therapie

Die nationale Versorgungsleitlinie zur chronischen Herzinsuffizienz (BÄK et al., 2019) beschreibt verschiedene Therapiemaßnahmen und Ziele (▶ Abb. 17.1).

Die nicht medikamentöse Therapie ist eine gleichberechtigte Maßnahme bei der Behandlung der Betroffenen zur Erreichung der Therapieziele. In bereits vorhandenen multiprofessionellen Teams werden die Inhalte zum angemessenen, krankheitsbezogenen Leben mit einer Herzinsuffizienz am häufigsten von Pflegenden vermittelt (Deckwart & Hartner, 2019).

17.1.3 Spezialisierte Pflege

Zu Beginn der 1990er Jahre entstand in Schweden die erste pflegegeleitete Herzinsuffizienzambulanz in Europa (Strömberg, 2004) mit entsprechend qualifizierten und spezialisierten Pflegenden. Voraussetzung für Pflegepersonen, um dort tätig zu sein, ist eine spezielle Schulung und mindestens fünf Jahre kardiologische Erfahrung. Die Basisqualifikation ist ein Bachelorabschluss in Pflege. In der Regel liegt jedoch ein Masterabschluss mit kardiologischer Zusatzqualifikation vor. In eigenen Sprechstunden führen Pflegende neben der Nachsorge nach dem Krankenhausaufenthalt körperliche Untersuchungen inklusive Auskultation sowie Ultraschalluntersuchungen des Herzens durch. Einen großen Raum nehmen Aufklärung, Schulung und

Beratung sowie die Überprüfung und Optimierung der medikamentösen Therapie ein (Strömberg, 2004). Strömberg et al. (2003) konnten die positiven Effekte des »schwedischen Modells« auf Morbidität, Mortalität und die Selbstpflege der Betroffenen im Rahmen einer Studie beweisen (Deckwart & Hartner, 2019).

Kausale Therapie	Nicht-medikamentöse Therapie	Medikamentöse Therapie	Apparative und operative Therapie
KHK Vitien Arrythmien Anämie …	Schulungen Körperliches Training Modifikation des Lebensstils	prognoseverbessernd symptomorientiert	CRT ICD VAD/TAH Herztransplantation

- Beachtung, ggf. Behandlung von Komorbiditäten
- regelmäßige Verlaufskontrollen
- Beachtung psychosozialer Aspekte
- Selbstmanagement/Selbstfürsorge
- palliativmedizinische Versorgungsplanung

Abb. 17.1: Therapieoptionen bei chronischer Herzinsuffizienz (© ÄZQ, BÄK, KBV und AWMF, 2019, Quelle: Bundesärztekammer (BÄK), Kassenärztliche Bundesvereinigung (KBV), Arbeitsgemeinschaft der Wissenschaftlichen Medizinischen Fachgesellschaften (AWMF) (Hrsg.) (2019). Nationale VersorgungsLeitlinie Chronische Herzinsuffizienz – Langfassung. 3. Aufl. Version 3. Zugriff am 23.11.2021, doi: 10.6101/AZQ/000482, S. 33)

Die Ergebnisse aus Schweden führten zur Einführung von Herzinsuffizienzambulanzen vor allem in Großbritannien, den Niederlanden und den USA. Weitere Studien bewiesen die wichtige Rolle spezialisierter Pflegender in der Versorgung dieser PatientInnengruppe (McAllister et al., 2004). Riley (2015, S. 126) äußert sich folgendermaßen:

»Patients with acute heart failure benefit from early diagnosis, close monitoring and management provided by skilled heart failure teams that include a heart failure nurse specialist and cardiologie ward nurses with sufficient education to support safe practice.«

In den USA gründeten Pflegende 2004 die American Association of Heart Failure Nursing (AAHFN, 2022). Sie stellen insbesondere die ganzheitliche Betreuung der Betroffenen in den Mittelpunkt. Diese ist nicht an einen bestimmten Ort gebunden und kann sowohl im stationären Setting als auch ambulant bzw. zuhause stattfinden.

17.1.4 »Heart Failure Nurses are everywhere« (AAHFN, 2022)

Die AAHFN hebt insbesondere die Schlüsselrolle spezialisierter Pflegender im Bereich der Prävention und des Risikomanagements hervor. Gleichzeitig untermauert sie die wichtige Funktion der individuellen PatientInnenedukation zur Verringerung von Wiedereinweisungen, der Verschlechterung des körperlichen Zustands und der Verbesserung der Lebensqualität. Die Kompetenzen der Pflegenden richten sich dabei nach ihrem Bildungsniveau (AAHFN, 2022).

Ein Transfer der etablierten ausländischen Pflegekonzepte bzw. die Einführung pflegegeleiteter Herzinsuffizienzambulanzen nach Deutschland ist, aufgrund der verschiedenen Gesundheitssysteme und der Qualifikationsvoraussetzungen der Pflegeberufe, nicht so einfach möglich. Es gibt, wie eingangs erwähnt, berufsbegleitende, an das Curriculum der Europäischen Gesellschaft für Kardiologie angelehnte Weiterqualifizierungen im Bereich Herzinsuffizienz (Riley et al., 2016).

Der Abschluss soll Pflegende befähigen, ihre PatientInnen eigenständig zu betreuen und deren Interessen im multiprofessionellen Team zu vertreten bzw. zu koordinieren (Deckwart & Hartner, 2019). Die Einbindung spezialisierter Pflegefachpersonen in die Versorgung von Menschen mit Herzinsuffizienz wurde in Deutschland 2017 erstmals empfohlen und in die leitliniengerechte Versorgung aufgenommen (BÄK et al., 2017). Insbesondere das evaluierte Krankheitsmanagementprogramm HeartNetCare-HF^{TM}, das auch in Deutschland erstmals die Auswirkungen der Versorgung durch spezialisierte Pflegefachpersonen auf den Verlauf der Herzinsuffizienz bewies, trug zur Leitlinienempfehlung bei. Das Programm zeigte, dass innerhalb von sechs Monaten ca. 40 % weniger Erkrankte im Vergleich zu jenen der Regelversorgung (ohne spezialisierte Versorgung) verstarben. Die Forschenden konnten bestätigen, dass die enge Bindung der Betroffenen an »ihre« Pflegeperson ausschlaggebend war für diese Entwicklung (Ertl et al., 2016).

Die optimale Betreuung der Menschen mit Herzinsuffizienz verlangt ein hohes Maß an Kompetenzen. Bei der Komplexität der durch die Erkrankung erforderlichen Informations-, Schulungs- und Beratungsanforderungen können hier Pflegende mit einem akademischen Abschluss und ihre dadurch erworbenen zusätzlichen Fähigkeiten das Versorgungsteam sinnvoll ergänzen.

17.2 Das »Trierer Modell«

Dass ich als Pflegeexpertin APN für Menschen mit Herzinsuffizienz am Herzzentrum Trier arbeite, hat sich aus meiner beruflichen Entwicklung (siehe Vita) und zusätzlich vielleicht auch aus meiner Hartnäckigkeit ergeben.

Vita Anke Kampmann, Pflegeexpertin APN für Menschen mit Herzinsuffizienz am Herzzentrum Trier (Jahrgang 1968)

- 1987 Abitur
- 1991 Krankenpflegeexamen am Krankenhaus der Barmherzigen Brüder Trier
- 1991–2002 Elternzeit (drei Kinder)
- 2002 Wiedereinstieg, zunächst im Verwaltungsbereich des Ausbildungskrankenhauses
- 2006–2019 Tätigkeit als Krankenschwester mit 50–70 % Beschäftigungsumfang auf einer kardiologischen Station
- 2011/12 Weiterbildung zur Pflegeexpertin für Menschen mit Herzinsuffizienz (DGGP – Deutsche Gesellschaft für Gesundheit und Pflegewissenschaft mBH in Essen)
- 2014–2017 Bachelorstudium »Angewandte Pflegewissenschaft« (berufsbegleitend) an der Dualen Hochschule Baden-Württemberg (DHBW) in Stuttgart
    - Bachelorarbeit: Patientenedukation in der Kardiologie – Erarbeitung einer schriftlichen Patienteninformation als Bestandteil eines Beratungskonzeptes für Menschen mit implantiertem Defibrillator (ICD) und ihre Angehörigen
- 2017–2019 Masterstudium »Advanced Practice Nursing« (berufsbegleitend)

an der Frankfurt Universitiy of Applied Sciences (FraUAS)
- Masterarbeit: Psychokardiologische Pflege – Ihre Bedeutung im Kontext einer ganzheitlichen Herzmedizin
- Seit November 2019 80%-Stelle als Pflegeexpertin APN Herzinsuffizienz

Sonstiges:

- 2016 Fünf-Tage-Hospitation in der Defibrillator- und Schrittmacher-Ambulanz an der Uniklinik Linköping, Schweden, im Rahmen des Hospitations- und Fortbildungsprogramms »Care for chronic condition« der Robert Bosch Stiftung
- 2018 Intensive Week an der Karls-Universität Prag zum Erasmus Projekt Docman – Thema: Managementkompetenzen in immer komplexer werdenden Versorgungssettings
- 2019 Vierwöchige Hospitation an der Uniklinik Southampton, England in der pflegeleiteten Heart Failure Unit, mit Einblicken in verschiedene Versorgungswege (u. a. Gemeinde, Palliativ Care) von Menschen mit Herzinsuffizienz
- Seit September 2021 Mitglied des Expertengremiums Defibrillator und Herzschrittmacher beim IQTIG

Ich habe in dieser Klinik meine Ausbildung absolviert, immer dort gearbeitet, auch während meiner Weiterbildungs- und Studienzeiten. In der gesamten Zeit habe ich von meinen KollegInnen und Vorgesetzten Unterstützung erfahren. Nach Abschluss meiner Weiterbildung (2012) habe ich von meinem damaligen Pflegedirektor einen Tag in der Woche zur Beratung von PatientInnen zur Verfügung gestellt bekommen. In dieser Zeit ging es vor allem um die Vermittlung von Selbstmanagementfähigkeiten. Es war sicher ein Vorteil, dass meine Klinik schon früh sehr viel Wert auf pflegerische PatientInneneduka-

tion gelegt hat und wir schon damals ein gut aufgestelltes, pflegerisch geleitetes PatientInneninformationszentrum (PIZ) hatten, mit dem ich heute noch eng zusammenarbeite, insbesondere wenn es um die Erstellung von schriftlichen PatientInnenmaterialien geht.

2018 wurde die kardiologische Abteilung erstmals als Heart Failure Unit (HFU) (Ertl et al., 2016) zertifiziert. Mit mir als spezialisierter Pflegefachperson und einer Kollegin in der Weiterbildung zur Herzinsuffizienzschwester erfüllten wir die vorgeschriebenen Kriterien (DGK, 2022). Diese Zertifizierung führte damals noch nicht zur Ausdehnung meiner eintägigen Beratungstätigkeit. Ich arbeitete während meines Masterstudiums weiter auf meiner Heimatstation.

Mit dem Chefarztwechsel in der Kardiologie im Frühjahr 2019 kam es zu einer Fokussierung von Betroffenen mit Herzinsuffizienz. In Absprache mit meinem Pflegedirektor begann ich im Herbst 2019, entsprechend meines Masterstudienabschlusses, als Pflegeexpertin APN für PatientInnen mit Herzinsuffizienz zu arbeiten, auch wenn es hausintern bislang nur Konzepte zum Einsatz von BachelorabsolventInnen gab. Der Auftrag für mich hieß: »Optimierung der Versorgung von PatientInnen mit Herzinsuffizienz im Herzzentrum der Barmherzigen Brüder Trier«.

Parallel zur Einführung meiner Stelle wurde im Januar 2020 eine Kardiologin als Oberärztin und Schwerpunktleitung Herzinsuffizienz eingestellt. Als Team sollten wir je nach Schwerpunkt unsere Rolle ausfüllen und so sowohl eine leitliniengerechte medizinische als auch eine pflegerische Versorgung implementieren (BÄK et al., 2019). Wir haben in dieser Konstellation einige Zeit gebraucht, um zusammenzuwachsen, da es für beide Seiten etwas völlig Neues war. Mittlerweile arbeiten wir auf Augenhöhe und profitieren von der gegenseitigen Expertise. Der Beginn der Coronapandemie im Frühjahr 2020 veränderte vieles. Pläne mussten verworfen, angepasst und verändert werden. Wir haben es aber dennoch gemeinsam geschafft, in zwei

Jahren eine strukturierte Versorgung für Menschen mit Herzinsuffizienz aufzubauen. Sie beginnt während des stationären Aufenthaltes. Die medizinische Therapie und meine pflegerischen Interventionen gehen Hand in Hand. Die von uns betreuten PatientInnen werden mit meinen Kontaktdaten entlassen, so dass sie die Möglichkeit erhalten, bei Unsicherheiten nachzufragen. Außerdem ermöglicht uns die Eröffnung des Medizinischen Versorgungszentrums (MVZ) Herzinsuffizienz am Krankenhaus, dass insbesondere PatientInnen, die mit der Erstdiagnose Herzinsuffizienz stationär aufgenommen werden, mit einem ambulanten Termin bei uns nach Hause gehen. Dies garantiert die nahtlose Fortführung der bisherigen Therapie und wird im Weiteren noch ausführlicher dargestellt.

Während der Aufbauarbeit haben mir insbesondere meine Erfahrungen aus der Hospitation am University Hospital Southampton im Frühjahr 2019 geholfen. Die Möglichkeit, vier Wochen mit den Heart Failure Nurses (HFN) zusammenzuarbeiten und deren seit langem etablierte Strukturen kennenzulernen, war sehr bereichernd.

17.2.1 Tägliche Präsenz auf den Stationen

Ich habe täglich Kontakt zu PatientInnen, den Pflegeteams und den AssistenzärztInnen der Stationen. Dort bin ich direkt ansprechbar für Fragen und Probleme zu PatientInnen mit Herzinsuffizienz, was mittlerweile von allen Seiten gerne in Anspruch genommen wird. Wie schon beschrieben, findet die stationäre Betreuung der PatientInnen immer in enger Abstimmung zwischen der Ärztin und mir statt. Häufig visitieren wir die PatientInnen gemeinsam. Mein medizinisches Fachwissen profitiert sehr von dieser Zusammenarbeit. Auf der anderen Seite fließen meine Einschätzungen der PatientInnen immer in die weitere Planung der Therapie ein. Hier profitiert die Medizinerin u. a. von den Informationen, die ich in meinen Beratungsgesprächen erhalte, insbesondere was die kognitive und soziale Situation der Betroffenen und die Einordnung der psychischen Situation angeht: Ist der/die Erkrankte in der Lage, die vermittelten Inhalte umzusetzen und den eigenen Anteil zu einem Gelingen der Therapie beizutragen? Gibt es Unterstützung durch Angehörige oder muss ggf. ein ambulanter Pflegedienst eingeschaltet oder eine Rehabilitationsmaßnahme beantragt werden? Die Koordination dieser Maßnahmen läuft häufig über mich, in enger Kooperation mit den jeweiligen pflegerischen Teams.

Mein Schwerpunkt liegt im Bereich der PatientInnenedukation, d. h. im ersten Schritt versuche ich die Erkrankung und die Therapiemöglichkeiten zu erklären. Danach folgt die Vermittlung von Fähigkeiten und Fertigkeiten zur Unterstützung eines angemessenen Selbstmanagements (Kontrolle und Dokumentation von Blutdruck, Puls, Gewicht, Umgang mit Beschwerden und Symptomatik und mit den Medikamenten). Die psychosozialen Aspekte spielen ebenfalls eine Rolle während der Beratungen, d. h. der Umgang mit der Herzschwäche im Alltag. Im Mittelpunkt steht die Steigerung der Selbstpflegekompetenzen. In der Regel habe ich mindestens zwei persönliche Kontakte mit den PatientInnen. Die wichtige Einbeziehung der Angehörigen wird durch die Corona-Einschränkungen erschwert, oftmals ergibt sich ein Kontakt bei den ambulanten Terminen.

17.2.2 MVZ gewährleistet nahtlosen Übergang

Die interprofessionelle Zusammenarbeit geht im MVZ nahtlos weiter. Hier erweist sich die persönliche Beziehung, die während des stationären Aufenthaltes entstanden ist, als positiv. In der Regel habe ich mit den PatientInnen direkt wieder eine gemeinsame Gesprächsbasis. Es besteht die Möglichkeit, Fragen zu klären und inhaltliche Themen nochmals zu wiederholen. Ich konnte feststellen, dass die überwiegende Anzahl der PatientInnen die von mir vermittelten Inhalte umsetzt und in ihren Alltag integriert hat, was auch häufig zu einer Verbesserung ihres körperlichen Befindens und ihrer Lebensqualität führt. Die physische und psychische Situation wird in unserem gemeinsam entwickelten Ambulanzbogen schriftlich dokumentiert. Das ausführliche Anamnesegespräch ermöglicht es mir häufig, Empfehlungen zum weiteren Verlauf der Therapie vorzuformulieren, die mit der Kardiologin, die anschließend hinzukommt, besprochen werden. Ich begleite die PatientInnen während des gesamten Termins, d. h. ich bleibe bei der ärztlichen Untersuchung dabei. Das Abschlussgespräch führen wir zu dritt. Ergeben sich aus dem Besuch medikamentöse Änderungen oder beispielsweise die Empfehlung zur Defibrillatorimplantation, fasse ich dies im Anschluss für die PatientIn und die Angehörigen nochmals in Ruhe zusammen. Ich informiere zum Leben mit dem Defibrillator und stehe für Fragen zur Verfügung. Für diese Zeit und meine Kompetenz erhalte ich viele positive Rückmeldungen.

Im Anschluss erhalten die PatientInnen einen erneuten Kontrolltermin oder wir verweisen sie bei einer Verbesserung ihrer Herzleistung an eine niedergelassene FachärztIn. Mittlerweile habe ich eine SOP (Standard Operating Procedure) zur spezialisierten pflegerischen Versorgung von PatientInnen mit Herzinsuffizienz und ein digitales Anforderungsformular zur Pflegevisite erstellt, welches den kardiologischen Stationen zur Verfügung steht.

> **Tagesablauf**
>
> - *7:15 Uhr* Sichtung der aktuellen Patientinnen auf den kardiologischen Stationen (digital)
>   – Sind über Nacht neue PatientInnen mit Herzinsuffizienz aufgenommen worden?
>   – Gibt es PatientInnen mit Befund Herzinsuffizienz nach Herzkatheter am Vortag?
>   – Screening der Befunde: Ultraschall, Laborwerte, Herzkatheter, Vorbefunde, Arztbriefe
>   – Hat sich etwas Neues bei bekannten PatientInnen vom Vortag ergeben?
> - *8:15 Uhr* Telefonat mit der Kardiologin: kurzer Austausch, Vorstellung neuer PatientInnen und gegenseitige Information
> - *8:30–10:30 Uhr* Pflegevisite auf den Stationen, Gespräche je nach individuellem Bedarf – mindestens zweimaliges Aufsuchen der PatientInnen im Aufenthalt
> - *10:30–12:30 Uhr* Ambulanztermine im MVZ Herzinsuffizienz
> - *12:30–ca. 15:30 Uhr* Weitere PatientInnenvisiten, Dokumentation, Terminplanung, Telefonate, u. a. mit StudienpatientInnen, Beantwortung von E-Mails, ausführliche Teamgespräche mit der Kardiologin, Vorbereitung von Fortbildungen, Vorträgen, Veranstaltungen

17.2.3 Leben mit dem Defibrillator

Während meines Bachelorstudiums habe ich begonnen, mich wissenschaftlich mit einer besonderen Gruppe der HerzinsuffizienzpatientInnen auseinanderzusetzen: den Menschen mit einem implantierten Defibrillator (Implantierter Cardioverter Defibrillator (ICD)) (Kampmann, 2018).

Erkrankte mit einer Herzleistung unter 35 % erhalten gemäß der Leitlinienempfehlung primärprophylaktisch häufig einen ICD. Im Rahmen meiner Beratungen fiel mir schon früh auf, dass Betroffene und Bezugspersonen viele Fragen bezüglich des Implantats, insbesondere zur Bewältigung ihres neuen Alltags haben. Belastungssituationen (hier: Implantation) sind für diese Menschen und ihr Umfeld oft mit Stress und Anpassungsleistungen verbunden. Dies erfordert die Unterstützung von Bezugspersonen und allen Mitgliedern des multiprofessionellen Versorgungsteams. Werden ihre Bedürfnisse missachtet, steigt die Prävalenz, eine psychische Störung zu entwickeln. Ein Fünftel der Erkrankten leidet unter Symptomen wie Angst, Depressionen oder im weiteren Verlauf an einer posttraumatischen Belastungsstörung (Albus et al., 2018). Dies wirkt sich negativ auf Morbidität und Mortalität aus (Ladwig et al., 2013).

Die Suche nach deutschsprachigen, pflegewissenschaftlich fundierten Unterstützungskonzepten, mit dem Ziel meine Beratungen zu professionalisieren sowie den Bedarfen der Betroffenen besser gerecht zu werden, führten zur wissenschaftlichen Auseinandersetzung mit der Thematik. Mit Hilfe von wissenschaftlichen Literaturrecherchen belegte ich zwar die positiven Effekte einer speziellen pflegerischen Beratung von Menschen mit ICD, fand jedoch keine bereits bestehenden Modelle in Deutschland. International hingegen existieren seit langem pflegerische Konzepte. Als erstes Hilfsmittel für ein pflegerisches Beratungskonzept für Menschen mit ICD traf ich die Entscheidung, eine schriftliche PatientInneninformation zu erstellen. Orientiert an den Qualitätskriterien der »Leitlinie evidenzbasierte Gesundheitsinformation« (Lühnen et al., 2017) entstand die erste Fassung der Broschüre. Sie wurde von einer heterogenen Gruppe (u. a. Pflegefachpersonen, MedizinerInnen, LaiInnen) gegengelesen und mit deren Rückmeldung wurde eine Pilotversion erstellt. Abschließend wurde diese von Betroffenen mit einem ICD beurteilt und final konzipiert.

Die Broschüre »Mein Leben mit dem Defibrillator« (Kampmann, 2021) steht Betroffenen, Pflegenden und Interessierten seit 2018 (2. Auflage 2021) online und gedruckt zur Verfügung. Insbesondere PatientInnen nach Erstimplantation erhalten von mir während des stationären Aufenthaltes ein ausführliches Beratungsgespräch. Das Herzinsuffizienz-MVZ ermöglicht es PatientInnen, die eine Empfehlung zur Implantation erhalten, sich während des Termins schon vorab zum Defibrillator zu informieren, so dass diese eine informierte Entscheidung treffen können.

In Fortbildungen, Vorträgen und Lehrveranstaltungen versuche ich auf das Thema aufmerksam zu machen und habe dafür bisher quer durch alle Berufsgruppen nur positive Rückmeldungen erhalten. Die Broschüre wird häufig nachgefragt und bundesweit versendet. Sehr gefreut hat mich, dass der Bundesverband der Selbsthilfegruppen (Defibrillator Deutschland e. V.) sich entschieden hat, sie inhaltlich zu übernehmen und zu drucken, so dass noch mehr Betroffene erreicht werden können. Seit Herbst 2021 bin ich Mitglied des Expertengremiums Defibrillator und Herzschrittmacher beim Institut für Qualität und Transparenz im Gesundheitswesen (IQTIG). Dort kann ich die Interessen meiner Berufsgruppe und die der PatientInnen vertreten.

17.2.4 »Herz geht immer mit Psyche einher«

Diesen Satz formulierte eine Patientin im Rahmen eines Interviews für den Forschungsteil meiner Masterarbeit. Sie sprach meine subjektiven Wahrnehmungen aus: Kardiologische PatientInnen entwickeln häufig neben ihrer Erkrankung eine psychische Komorbidität. Die wissenschaftliche Auseinandersetzung, die ich zum Teil im Rahmen der Bachelorarbeit begonnen hatte, intensivierte ich in der Masterarbeit und wählte »Psychokardiologie« und insbesondere eine »psychokardiologische Pflege« als deren Hauptthema. Psychokardiologie befasst sich mit den Wechselwirkungen zwischen Herzerkrankungen und Psyche. Die Behandlung umfasst sowohl psychische Beschwerden, die durch die Auseinandersetzung mit der Herzerkrankung entstehen, als auch Herzkrankheiten, die durch psychischen Stress gefördert wurden (Herzstiftung, 2022).

Die weitere Erarbeitung ergab, dass ein Fünftel bis ein Viertel aller Erkrankten unter psychischen Begleiterkrankungen (Agelink et al., 2004) leidet. Als Konsequenz haben diese PatientInnen eine deutlich herabgesetzte Lebensqualität, ebenso werden sie häufiger wieder ins Krankenhaus aufgenommen. Außerdem erhöht sich das Risiko eines frühen Versterbens. Für Pflegende bedeutet die Zunahme der Krankheitsfälle, dass sie sich immer häufiger mit Betroffenen und deren psychischen Begleiterkrankungen auseinandersetzen müssen.

Ein Ergebnis der orientierenden Literaturrecherche im Rahmen der Masterarbeit war, dass psychokardiologische Pflege in Deutschland nicht etabliert ist. Sie wird in Ausbildungsinhalten und der Fachliteratur kaum bis gar nicht vermittelt. Die Pflegenden selbst scheinen ihre Bedeutung in diesem Handlungsfeld noch nicht wahrgenommen zu haben, die pflegewissenschaftliche Forschung befindet sich in den Anfängen. International existiert der Begriff »psychocardiological care« nicht, aber Pflegende sind als ForscherInnen und in der Umsetzung von Interventionen tätig (Thomas et al., 2008; Jiang et al., 2018). Ergänzend zur wissenschaftlichen Literatur ermöglichten mir die Erkenntnisse aus narrativen Interviews mit Betroffenen die erste Formulierung von Handlungsempfehlungen zur Einführung einer psychokardiologischen Pflege. In einem ersten Schritt sollte eine Integration des Themas Psychokardiologie vor allem in die Pflegausbildung und die akademische Lehre erfolgen. Ob und wie Pflegende durch Weiterqualifizierungen dazu befähigt werden, selbst Interventionen durchzuführen, könnte Inhalt weiterer Forschungsvorhaben sein. Langfristig bestünde damit die Möglichkeit, dass sich dies in der Kardiologie zu einem neuen Handlungsfeld für akademisierte Pflegfachpersonen entwickelt.

Bei der zukünftigen Entwicklung von Konzepten kann man sich an einer Vielzahl von Forschungsergebnissen aus dem Ausland und an bewährten Pflegemodellen zu anderen chronischen Erkrankungen (z. B. Onkologische Pflege, Palliative Care) orientieren.

In meinem Arbeitsalltag kann ich regelmäßig auf dieses erarbeitete Wissen zurückgreifen. Ich achte während meiner PatientInnenkontakte immer auch auf die psychologischen Aspekte. So ist es möglich, frühzeitig und nach Absprache mit meiner ärztlichen Kollegin, professionelle Unterstützung hinzuzuziehen. Ähnlich wie bei meinem Bachelorthema versuche ich die Psychokardiologie, wo es mir möglich ist, vorzustellen und in Lehrinhalte zu integrieren.

17.3 Fazit

Rückblickend auf die vergangenen zwei Jahre kann ich feststellen, dass ich als APN einiges erreicht habe. Mein Handlungsfeld entspricht meinen Vorstellungen. Ich habe meinen Platz im Herzzentrum gefunden. Der tägliche PatientInnenkontakt ist mir dabei das Wichtigste, weil er die Möglichkeit bietet, direkt und individuell Wissen weiterzugeben, was sich erfahrungsgemäß auf den weiteren Verlauf der Therapie der Betroffenen positiv auswirkt (Ertl et al., 2016). Meine beiden Studiengänge haben mich sehr gut auf die vielen Aspekte der APN (Ullmann et al., 2011) vorbereitet. Dort habe ich die Kompetenzen erworben, um den vielseitigen Anforderungen gerecht zu werden. Zusätzlich haben meine langjährige

Erfahrung und mein Organisationstalent dazu beigetragen, dass wir als Team (Medizin und Pflege) sehr gut funktionieren und so ein Versorgungskonzept etablieren konnten. Ein nicht zu unterschätzender Punkt war sicherlich auch, dass der Chefarzt und der Pflegedirektor dem Konzept positiv gegenüberstanden.

Dabei möchte ich nicht stehenbleiben, sondern habe mir als nächstes Ziel die Einführung eines Gesprächskreises für unsere PatientInnen gesetzt. Gemeinsam mit einer Kollegin entwickeln wir ein Konzept, aus dem langfristig eine Selbsthilfegruppe entstehen soll. Ein weiterer Punkt ist sicherlich auch noch der Ausbau des Tele-Nursings, d. h. der strukturierten telefonischen Nachbetreuung der PatientInnen nach der Entlassung. Die Coronapandemie und die daraus resultierenden zusätzlichen Belastungen meiner KollegInnen auf den Stationen haben mich bisher daran gehindert, weitere Pläne umzusetzen, wie z. B. die Einführung regelmäßiger Fortbildungen und multiprofessioneller Fallbesprechungen.

Die Tatsache, dass ich hier trotz zweier weitergebildeter Kolleginnen und einer Medizinischen Fachangestellten momentan die meiste Zeit als »Einzelkämpferin« unterwegs bin und als »Mädchen für alles« fungiere, d. h. alles relativ alleine organisiere, geht sicherlich zu Lasten meiner (Pflege-)Wissenschaftlichkeit. Die Rolle der Forscherin fülle ich aktuell am wenigsten aus. Forschungsthemen würden sich aus meiner Bachelor- und Masterarbeit und meinem Arbeitsalltag viele ergeben, aber meine zeitlichen Ressourcen lassen dies aktuell nicht zu. Personelle Unterstützung und ein sich daraus entwickelndes ANP-Team wären hier ein weiteres Ziel.

Wo es mir möglich ist, versuche ich in Vorträgen und Fortbildungen über meine Themen zu sprechen, zu sensibilisieren und »Werbung« sowohl für ANP-Konzepte als auch für meine Fachrichtung zu machen. Es gibt so viele Möglichkeiten, hier etwas Neues aufzubauen und zu entwickeln. Die steigende Anzahl an Anfragen zu Hospitationsmöglichkeiten machen mir Hoffnung, Wissen weitergeben zu können.

Was mir hier in Trier häufig fehlt, ist der Austausch mit Gleichgesinnten. Wenn man lange in einem festen Team gearbeitet hat, ist es oft etwas einsam. Dies scheint sich aber gerade zu ändern, da es auch hier hausintern mittlerweile ANP-Studierende gibt, die alle vor den gleichen Herausforderungen stehen wie ich und mit denen sich hoffentlich eine Regelkommunikation ergibt, von der wir alle profitieren.

Akademisierten Pflegenden, insbesondere APNs, gehört die Zukunft, davon bin ich überzeugt. Sie werden aufgrund ihrer Qualifikation und Expertise die multiprofessionellen Teams ergänzen und unverzichtbar sein. Insbesondere für Menschen mit Herzinsuffizienz hoffe ich langfristig auf weitere Unterstützung.

Literatur

AAHFN (American Association of Heart Failure Nurses) (Hrsg.) (2022). *Heart failure nurse fact sheet.* Zugriff am 07.01.2022 unter: https://www.aahfn.org/page/hf_nurses/heart-failure-nursing.htm

Agelink, M.W., Baumann, B., Sanner, D. et al. (2004). *Komorbidität zwischen kardiovaskulären Erkrankungen und Depression.* psychoneuro, 30(10), 541–547, Zugriff am 12.11.2021 unter: https://www.thieme-connect.com/products/ejournals/pdf/10.1055/s-2004-836000.pdf

Albus, C., Waller, C., Fritzsche, K. et al. (2018). *Bedeutung von psychosozialen Faktoren in der Kardiologie – Update 2018.* Der Kardiologe, 12, 312–331, doi: https://doi.org/10.1007/s12181-018-0271-4, Zugriff am 12.11.2021 unter: https://leitlinien.dgk.org/2018/bedeutung-von-psychosozialen-faktoren-in-der-kardiologie-update-2018-positionspapier-der-deutschen-gesellschaft-fuer-kardiologie/

Bundesärztekammer (BÄK), Kassenärztliche Bundesvereinigung (KBV), Arbeitsgemeinschaft der Wissenschaftlichen Medizinischen Fachgesellschaften (AWMF) (Hrsg.) (2017). *Nationale VersorgungsLeitlinie Chronische Herzinsuffizienz – Langfassung.* 2. Aufl. Version 3. Zugriff am 23.11.2021, doi: 10.6101/AZQ/000405.

Bundesärztekammer (BÄK), Kassenärztliche Bundesvereinigung (KBV), Arbeitsgemeinschaft der

Wissenschaftlichen Medizinischen Fachgesellschaften (AWMF) (Hrsg.) (2019). *Nationale VersorgungsLeitlinie Chronische Herzinsuffizienz – Langfassung*. 3. Aufl. Version 3. Zugriff am 23.11.2021, doi: 10.6101/AZQ/000482.

Deckwart, O. & Hartner, G. (2019). *Spezialisierte Pflege für Menschen mit Herzinsuffizienz*. Zugriff am 23.11.2021 unter: https://cne.thieme.de/cnewebapp/r/training/learningunits/details/

DKG (Deutsche Gesellschaft für Kardiologie – Herz- und Kreislaufforschung e. V.) (Hrsg.) (2020). *Deutscher Herzbericht: Herzerkrankungen weiterhin häufigste Todesursache*. Pressetext DGK 11/2020. Zugriff am 02.01.2022 unter: https://dgk.org/daten/dgk-pm_herzbericht_final.pdf

DKG (Deutsche Gesellschaft für Kardiologie – Herz- und Kreislaufforschung e. V.) (Hrsg.) (2022). *HFU: Zertifizierung von Heart Failure Units*. Zugriff am 07.01.2022 unter: https://hfu.dgk.org

Ertl, G., Störk, S., Börste, R. (2016). *Kompetenznetz Herzinsuffizienz – Gemeinsam gegen Herzschwäche*. Bundesgesundheitsblatt Gesundheitsforschung Gesundheitsschutz, 59(4), 506–513.

Ertl, G., Angermann, C., Bekeredjian, R. et al. (2016). *Aufbau und Organisation von Herzinsuffizienz-Netzwerken (HF-NETs) und Herzinsuffizienz-Einheiten (»Heart Failure Units«, HFUs) zur Optimierung der Behandlung der akuten und chronischen Herzinsuffizienz*. Kardiologe, 10, 222–235, doi: 10.1007/s12181-016-0072-6

Herzstiftung (Hrsg.) (2022). *Psychokardiologie: Therapie für Herz und Psyche*. Zugriff am 11.01.2022 unter: https://www.herzstiftung.de/ihre-herzgesundheit/leben-mit-der-krankheit/psychokardiologie

Hoppe, U.C., Böhm, M., Dietz, R. et al. (2001). *Leitlinien zur Therapie der chronischen Herzinsuffizienz*. Herausgegeben vom Vorstand der Deutschen Gesellschaft für Kardiologie – Herz- und Kreislaufforschung e. V. Bearbeitet im Auftrag der Kommission für Klinische Kardiologie in Zusammenarbeit mit der Arzneimittelkommission der Deutschen Ärzteschaft. Zugriff am 08.06.2022 unter: https://leitlinien.dgk.org/files/2001_Leitlinie_Therapie_der_chronischen_Herzinsuffizienz.pdf

Jiang, Y., Shorey, S., Seah, B. et al. (2018). *The effectiveness of psychological interventions on self-care, psychological and health outcomes in patients with chronic heart failure – A systematic review and meta-analysis*. International Journal of Nursing Studies, 78, 16–25.

Kampmann, A. (2018). *Mein Leben mit dem Defibrillator. Eine schriftliche Patienteninformation für ein neues pflegerisches Beratungskonzept*. Zugriff am 12.01.2022 unter: https://dgk.org/kongress_programme/ht2018/aP789.html

Kampmann, A. (2021). *Mein Leben mit dem Defibrillator. Patientenbroschüre*. Hrsg. vom Krankenhaus der Barmherzigen Brüder Trier. Zugriff am 08.01.2022 unter: https://www.bk-trier.de/media-bkt/docs/PIZ/BKT_Defi.pdf

Ladwig, K.H., Lederbogen, F., Albus, C. et al. (2013). *Positionspapier zur Bedeutung psychosozialer Faktoren in der Kardiologie. Update 2013*. Der Kardiologe, 7, 7–27.

Lühnen, J., Albrecht, M., Mühlhauser, I., Steckelberg, A. (2017). *Leitlinie evidenzbasierte Gesundheitsinformation*. Zugriff am 02.01.2022 unter: http://www.leitliniegesundheitsinformation.de/

Mahrer-Imhof, R. (2005). *Selbstmanagement der Patientinnen und Patienten: Ein Konzept des Empowerments oder der Entsolidarisierung unserer Gesellschaft*. Pflege, 18, 342–344.

McAlister, F.A., Stewart, S., Ferrua, S., McMurray, J. J. (2004). *Multidisciplinary strategies for the management of heart failure patients at high risk for admission: a systematic review of randomized trials*. Journal of the American College of Cardiology, 44(4), 810–819.

Ohlmeier, C. (2015). *Incidence, prevalence and 1-year all-cause mortality of heart failure in Germany: a study based on electronic healthcare data of more than six million persons*. Clinical research in cardiology, 104(8), 688–696.

Ponikowski, P., Voors, A., Anker, S. et al. (2016). *2016 ESC Guidelines for the diagnosis and treatment of acute and chronic heart failure: The Task Force for the diagnosis and treatment of acute and chronic heart failure of the European Society of Cardiology (ESC). Developed with the special contribution of the Heart Failure Association (HFA) of the ESC*. European Heart Journal, 37 (27), 2129–2200, Zugriff am 02.01.2022 unter: https://academic.oup.com/eurheartj/article/37/27/2129/1748921

Riley, J. (2015). *The key role for the nurse in acute heart failure management*. Cardiac failure Review, 1(2), 123–127.

Riley, J.P., Astin, F., Crespo-Leiro, M.G. et al. (2016). *Heart Failure Association of the European Society of Cardiology heart failure nurse curriculum*. European Journal of Heart Failure, 18, 736–743.

Scheidt-Nave, C. (2010). *Chronische Erkrankungen – Epidemiologische Entwicklung und die Bedeutung für die öffentliche Gesundheit*. Public Health Forum, 18(1), 2e1–2e4.

Störk, S. (2019). *Herzinsuffizienz – Volkskrankheit des 21. Jahrhunderts*. Zugriff am 12.11.2021 unter: https://cne.thieme.de/cne-webapp/r/training/learningunits/details/10.1055_s-0038-1676742/herzinsuffizienz?fastReadModeOn=false

Strömberg, A., Martensson, J., Fridlund B. et al. (2003). *Nurse-led heart failure clinics improve survival and self-care behaviour in patients with heart failure: results from a prospective, randomised trial.* European Heart Journal, 24, 1014-1023.

Strömberg, A. (2004). *Von Pflegepersonen geleitete Herzinsuffizienzambulanzen: Die zehnjährigen Erfahrungen in Schweden.* Pflege, 17, 237–242.

Thomas, S.A., Friedmann, E., Durden, C. et al. (2008). *Depression in patients with heart failure: prevalence, pathophysiological mechanisms, and treatment.* Critical Care Nurse, 28(2), 40–55.

Ullmann, P., Thissen, K., Ullmann, B. et al. (2011). *Positionspapier Advanced Practice Nursing, Advanced Nursing Practice, Advanced Practice Nurse – die kopernikanische Wende.* Witten: Deutsches Netzwerk Advanced Practice Nursing & Advanced Nursing Practice g.e.V.

18 Advanced Practice Nursing in der Sicherung der Versorgungssituation von späten Frühgeborenen

Simone M. Hock

> **Was Sie in diesem Beitrag erwartet**
>
> Frühgeborene sind die größte PatientInnengruppe innerhalb der Pädiatrie. Der überwiegende Anteil dieser Kinder bedarf keiner intensivmedizinischen Behandlung, jedoch einer speziellen Betreuung und Pflege. Dieser Beitrag beschreibt ein Praxisentwicklungsprojekt zur Sicherstellung der Versorgungssituation von späten Frühgeborenen. Die einzelnen Projektschritte und der Einsatz von Hebamme/Pflegeexpertin APM und Pflegeexpertin APN werden dargestellt.

18.1 Hintergrund

Ein Frühgeborenes ist ein Kind, das vor der vollendeten 37. Schwangerschaftswoche (SSW) geboren wird. Als »Moderate-Preterm« wird ein Kind bezeichnet, das zwischen der 32 0/7 und 33 6/7 SSW geboren wurde. Erfolgt die Geburt zwischen der 34 0/7 und 36 6/7 SSW, so wird dieses Kind als »Late-Preterm« (spätes Frühgeborenes) bezeichnet (WHO, 2018).

In Deutschland wurden im Jahr 2016 8,4 % aller Kinder zu früh geboren. Auch wenn sich die Wahrnehmung primär auf die Frühgeborenen richtet, die unter der 32. SSW als Extremely Preterm (22 0/7–27 6/7 SSW) und Very Preterm (28 0/7–31 6/7 SSW) geboren werden, so stellen diese Kinder nur 17 % der Frühgeborenen dar. Der weitaus größere Anteil der Kinder (83 %) ist bei den Moderately (32 0/7–33 6/7 SSW) und Late Preterm zu verzeichnen (Klein & Kribs, 2018).

Als Risikofaktoren für eine späte Frühgeburt zählen das mütterliche Alter (< 20 und > 40 Jahre), mütterliche Vorerkrankungen, Schwangerschaftskomplikationen, wie beispielsweise eine Präeklampsie, eine Plazentainsuffizienz bzw. eine fetale Wachstumsretardierung, und eine Mehrlingsschwangerschaft (Klein & Kribs, 2018). In Deutschland sind zudem weitere, allgemeine Risikofaktoren für eine Frühgeburt wie der sozioökonomische Status der Mutter/Familie sowie der ethnische Hintergrund beschrieben. So treten vermehrt Frühgeburten in Familien auf, die ursprünglich aus der Türkei, dem mittleren Osten oder aus Nordafrika stammen (Weichert et al., 2015). Ursachen für eine späte Frühgeburt sind sowohl durch mütterliche Indikatoren (z. B. hypertensive Erkrankungen), kindliche Indikatoren (z. B. kritische Versorgungssituation) und einer Kombination aus beiden Indikatoren (z. B. Plazenta praevia) zu finden (Klein & Kribs, 2018).

Häufig besteht bei diesen Kindern eine Größe und ein Gewicht, das annähernd dem von Kindern gleicht, die nach einer Schwangerschaftsdauer von mehr als 37 0/7 Wochen geboren wurden und somit als Reifgeborene gelten (Engle et al., 2007). Lange Zeit wurde diesem PatientInnenkollektiv ein ähnliches Risiko für Morbidität und Mortalität zugeschrieben wie Kindern, die zum Geburtstermin geboren wurden. Jedoch sind diese Kinder trotz der zeitlichen Nähe zum errechneten Geburtstermin als unreif zu betrachten. Daher werden sie inzwischen als eine Risikogruppe im Bereich der Neonatologie angesehen, was auch eine dementsprechende Behandlung und Betreuung erfordert (Bubl et al., 2017). Späte Frühgeborene sind vulnerable PatientInnen, die im Vergleich zu Reifgeborenen vielfach erhöhte Risiken von Anpassungsstörungen im Sinne einer neonatalen Morbidität aufweisen. Überproportional gehäuft treten bei diesen Kindern respiratorische Anpassungsstörungen (15-fach), Apnoen und Bradykardien, Instabilität der Körpertemperatur, Trinkschwäche sowie damit einhergehende Hypoglykämien (11-fach) und Hyperbilirubinämien (14-fach) auf. Späte Frühgeborene werden häufiger auf eine Intensivstation verlegt (3-fach), häufiger nach Entlassung erneut hospitalisiert (2,5-fach) und haben einen längeren stationären Aufenthalt (2-fach). Dazu ist die Mortalitätsrate um mehr als das Dreifache erhöht (Nelle et al., 2018).

18.2 Die späten Frühgeborenen in der klinischen Praxis

In der Praxis zeigt sich bei der Gruppe der späten Frühgeborenen, dass die Versorgung, Betreuung und Pflege dieser Kinder und ihrer Eltern z. T. große Einschränkungen erfahren. Die Begrenzungen bedingen sich durch eine Schnittstellenproblematik zwischen den beteiligten AkteurInnen. In der Wahrnehmung der Pflegenden der beteiligten Abteilungen werden späte Frühgeborene sehr unterschiedlich betrachtet. Während die Pflegenden der Geburtshilfe eine PatientIn mit einem hohen Maß an notwendiger Zuwendung, Überwachung und Unterstützungsbedarf sehen, für den neben allen anderen Mutter-Kind-Paaren kaum Zeit bleibt, stellt sich diese PatientIn im Setting der Neonatologie vollkommen anders dar. Die Pflegenden hier sehen, im Vergleich zu den dort hospitalisierten Kindern, keinen erhöhten pflegerischen Bedarf und können aus dieser Sicht wenig Verständnis für die Situation der Geburtshilfe aufbringen. Das interdisziplinäre Team der geburtshilflichen und der neonatologischen Abteilung befindet sich in einem Spannungsfeld zwischen ganzheitlicher, familienzentrierter Pflege und Behandlung und den baulichen und personellen Gegebenheiten der einzelnen Bereiche.

Auf der neonatologischen Intensivstation sind die personellen Ressourcen gegeben und ausreichend vorhanden, um diese Kinder medizinisch und pflegerisch zu betreuen. Allerdings ist es baulich nicht möglich, dass die Mütter/Eltern kontinuierlich anwesend sein können. Diese Trennung wirkt sich auf körperliche und psychische Aspekte sowie auch auf das Stillverhalten der Mütter aus. Bei einem frühen Hautkontakt von Frauen mit ihrem Neugeborenen stillen diese post partum nach ein bis vier Monaten noch. Bei diesen Frauen konnte auch eine längere Stilldauer verzeichnet werden. Die Neugeborenen hatten zudem eine höhere Wahrscheinlichkeit für einen erfolgreichen ersten Stillversuch und es konnten höhere Blutzuckerwerte als bei den Kindern der Kontrollgruppe gemessen werden (Moore et al., 2016).

In der geburtshilflichen Abteilung ist eine konstante Anwesenheit der Mütter/Eltern möglich. Hier wiederum stehen nur begrenzte personelle Ressourcen im Zuständigkeitsbereich der Pflege zur Verfügung. Aus diesen Gründen kommt es entweder zu einer frühen Trennung von Mutter/Eltern und Kind durch die Aufnahme des Kindes auf der neonatologischen Intensivstation oder das Kind wird auf der Wochenstation bei der Mutter belassen und muss im Nachhinein sekundär in der neonatologischen Abteilung aufgenommen werden. Im klinikinternen Critical Incident Reporting System (CIRS) wurden in der Zeit von April 2018 bis Februar 2021 elf kritische Ereignisse gemeldet, welche die Versorgung dieser PatientInnen auf den Stationen Geburtshilfe und des Wochenbetts thematisieren. Die betreffenden Kinder wurden kurzzeitig nach der Aufnahme (< 24 Stunden) auf der Wochenstation auf die neonatologische Intensivstation mit behandlungsbedürftigen Problemen übernommen. Es zeigten sich relevante Hypoglykämien, Hypothermien, Zyanoseepisoden sowie Apnoen und Bradykardien, die im Verlauf eine weitere Diagnostik und Therapie erforderten. Die perinatologische Betreuung dieser Risikogruppe wurde in den vergangenen Jahren mehrfach zwischen den ärztlichen und pflegerischen Verantwortlichen der Frauenklinik und der Neonatologie besprochen. Es konnte jedoch keine für alle Seiten zufriedenstellende Lösung der Situation gefunden werden. Kriterien für eine Aufnahme bzw. Übernahme auf eine neonatologische Station wurden im Rahmen gemeinsamer Besprechungen informell festgelegt, es wurde jedoch kein gemeinsames, übergreifendes, für alle verbindliches Konzept erarbeitet. Auch nach informeller Einigung zu Aufnahmekriterien in der neonatologischen Abteilung wurden weitere kritische Ereignisse im CIRS berichtet (sieben von elf Fällen). Um diesen kritischen Situationen in der Zukunft entgegenwirken zu können, wurde ein Projekt zur Sicherung der Versorgungssituation von späten Frühgeborenen entwickelt.

18.3 Das Projekt »späte Frühgeborene«

Das Projekt zur Sicherung der Versorgungssituation von späten Frühgeborenen ist als ein interprofessionelles und interdisziplinäres Projekt geplant. Im Folgenden folgt eine ausführliche Beschreibung des Projektplans. Aktuell befindet sich das Projekt noch in der Planungs- und Umsetzungsphase, weshalb hier keine endgültigen Lösungen und Ergebnisse des Projektes dargestellt werden können.

18.3.1 Vorgaben und Rahmenbedingungen

Das Projekt wird von der Pflegeexpertin APN der Neonatologie und der Hebamme/Pflegeexpertin APM (Advanced Practice Midwife) der Frauenklinik unter gemeinschaftlicher Leitung im Auftrag der Pflegedirektion durchgeführt.

Das hier dargestellte Projekt konzentriert sich ausschließlich auf die ärztliche und pflegerische Betreuung, Behandlung und Versorgung von späten Frühgeborenen (»Moderate« und »Late-Preterm«). Die Betreuung, Behandlung und Versorgung von hypotrophen Reifgeborenen ist nicht Teil dieses Projektes.

18.3.2 Ziel des Projektes

Das Ziel des vorliegenden interdisziplinären und interprofessionellen Projekts ist es, die Versorgung von späten Frühgeborenen (»Moderate« und »Late-Preterm«) zu optimieren und die PatientInnensicherheit zu gewährleisten. Zum Abschluss des Projektes sollen die strukturellen Voraussetzungen für die Sicherung der Betreuung von späten Frühgeborenen identifiziert sein. Es sollen verbindliche Kriterien für die Verlegung bzw. die Aufnahme dieser Kinder auf die neonatologische Abteilung im interdisziplinären Team festgelegt sein. Wichtig ist aber auch eine verbindliche Definition von Kriterien für die Aufnahme auf der Wochenbettstation. Diese Ziele sollen durch die Erarbeitung eines gemeinsamen interdisziplinären und interprofessionellen klinikinternen Standards zur Versorgung dieser PatientInnen gesichert werden, welcher auf die besondere Vulnerabilität dieser PatientInnengruppe abgestimmt ist. Damit soll die PatientInnensicherheit gewährleistet werden.

18.3.3 Projektstruktur und Methode

Auf Grundlage einer durchgeführten Ist-Analyse der aktuellen Gegebenheiten und Strukturen der neonatologischen und der geburtshilflichen Stationen konnte ein Veränderungs- und Verbesserungspotential in der Versorgung von späten Frühgeborenen identifiziert werden. Die Reorganisation und gezielte, individualisierte Anpassung der Versorgungsstrukturen auf die Bedarfe dieser PatientInnengruppe lässt sich durch die Schritte in einem Praxisentwicklungsprojekt sehr gut realisieren. Als Praxisentwicklung definieren Garbett & McCormack (2009, S. 39) »[…] einen kontinuierlichen Prozess, der auf Steigerung der Effektivität in der personenzentrierten Versorgung abzielt, indem Pflegende und Gesundheitsteams in die Lage versetzt werden, die Kultur und den Kontext der Versorgung zu verändern. Der Prozess wird in die Wege geleitet und unterstützt von Begleitern, die sich einem systematischen, kontinuierlichen und emanzipatorischen Veränderungsprozess verpflichtet fühlen«. Somit können als Praxisentwicklung auch Aktivitäten zusammengefasst werden, die für das Anbieten von Dienstleistungen in einer hohen Qualität notwendig sind. Die Unterstützung und Förderung von Innovationen ist hier ebenfalls miteingeschlossen (Garbett & McCormack, 2009).

In der Praxisentwicklung, bei Qualitätsverbesserungen und Forschungsprojekten konnten für die erfolgreiche Implementierung in die Praxis Faktoren identifiziert werden, die diese unterstützen. Diese sind im PARIHS-Bezugsrahmen (Promoting Action on Reserch Implementation in Health Services) zusammengefasst und zeigen die Komplexität des Theorie-Praxis-Transfers (Garbett & McCormack, 2009; Kitson et al., 2008). Eine erfolgreiche Implementierung der gewonnenen Erkenntnisse basiert demnach auf den drei Elementen Evidenz, Kontext und Begleitung, die auf einem Kontinuum von »hoch/stark« bis »niedrig/schwach« beeinflussend wirken. Die Qualität der Evidenz, der Kontext, in dem die Praxisentwicklung vorgenommen werden soll, und die Art und Weise der Begleitung sollten somit im Vorfeld identifiziert werden (Garbett & McCormack, 2009).

Bezogen auf den PARIHS-Bezugsrahmen wurden Fragestellungen definiert, die dem Projekt zugrunde liegen und die Elemente des Bezugsrahmens erfassen:

1. Welche strukturellen Voraussetzungen sind für die Versorgung von späten Frühgeborenen notwendig?
2. Wie viele Kinder der Gruppen »Moderate-Preterm« und »Late-Preterm« wurden in der Einrichtung in den letzten zwei Jahren behandelt?
3. Auf welchen Stationen/Einheiten wurden diese Kinder betreut?
4. Welche Qualifikationen und Kompetenzen in Bezug auf die Betreuung und Versorgung dieser Kinder liegen beim Personal dieser Stationen/Einheiten vor?

5. Welche Frühwarnsysteme für die Risikoeinschätzung dieser Kinder sind vorhanden und zum Einsatz geeignet?
6. Welche pflegerische Eingruppierung (PPR-Pflegepersonalregelung, INPULS®-Leistungserfassung in der Intensivpflege) wurde vorgenommen?
7. Wie bilden sich diese Kinder im DRG-System (Diagnosis Related Groups) ab?
8. Wie ist die Betreuung und Versorgung dieser Kinder in anderen Kliniken (national und international) gestaltet (stationär, pflegerisch, ärztlich)?
9. Welche nationalen/internationalen Leitlinien existieren bereits zu diesem Thema?
10. Wie kann eine einheitliche Umsetzung der definierten Kriterien gesichert werden?
11. Welche Versorgungsoptionen während des stationären Aufenthaltes könnten in der Einrichtung möglich sein?
12. Welche dieser Versorgungsoptionen soll an der Einrichtung umgesetzt werden?

Die Bearbeitung und Beantwortung dieser Fragen erfolgen in einer interdisziplinären und interprofessionellen Arbeitsgruppe.

18.3.4 Projektorganisation

Dieses Praxisentwicklungsprojekt wurde durch die Pflegedirektion in Auftrag gegeben. Der Lenkungsausschuss setzt sich aus einem, für das Projekt, beschlussfassenden Gremium zusammen. Mitglieder sind: der Pflegedirektor und seine Vertreterin, die Stabstelleninhaberin für Qualität und Entwicklung in der Pflege, die Pflegedienstleiter der Frauenklinik und des Zentrums für Kinder- und Jugendmedizin sowie der ärztliche Direktor der Frauenklinik und die ärztliche Direktorin des Zentrums für Kinder- und Jugendmedizin. Die Projektleitungen sind die Pflegeexpertin APN der Neonatologie und die Hebamme/Pflegeexpertin APM der Frauenklinik. Die Projektgruppe ist interdisziplinär und interprofessionell ärztlich und pflegerisch mit je drei VertreterInnen aus dem Bereich der Frauenklinik und drei VertreterInnen aus der Neonatologie besetzt (▶ Abb. 18.1). Diese Projektgruppenmitglieder werden mit der Bearbeitung und Erledigung von identifizierten Aufgaben beauftragt, um die Projektziele zu erreichen (Kilian et al., 2008). Für spezielle Fragestellungen und Probleme werden bei Bedarf KollegInnen mit spezieller Expertise in beratender Funktion in die Gruppe aufgenommen.

Die Kommunikation zwischen dem Lenkungsausschuss und den Projektleiterinnen erfolgt vierteljährlich via E-Mail in Form eines Sachstandberichtes. Bei anstehenden, projektbezogenen Entscheidungen werden persönliche Treffen geplant. Die Kommunikation der Projektleiterinnen mit der Projektgruppe erfolgt in persönlichen Treffen, Online-Meetings und über E-Mail. Im Rahmen der vierteljährlich stattfindenden Regelkommunikation zwischen den Verantwortlichen der Frauenklinik und der Neonatologie erfolgt ein Sachstandsbericht, um auch nicht direkt im Projekt Beteiligte über den aktuellen Stand zu informieren.

18.3.5 Zeitplan und Meilensteine

Der Zeitplan für dieses Projekt startet mit der Freigabe des Projektauftrags durch den Pflegedirektor. Insgesamt ist das Projekt über einen Zeitraum von 18 Monaten angelegt. Dieser zeitliche Ablauf wurde in einem Gantt-Chart dargestellt. Die Meilensteine wurden definiert: Kick-Off-Veranstaltung mit der Projektgruppe, die Ist-Analyse zum Stand der Versorgung liegt vor (interne Leistungszahlen, Literaturrecherche, nationale und internationale Leitlinien, nationale und internationale Best-Practice-Beispiele), die Abbildung der pflegerischen Leistungen in der PPR (Pflegepersonalregelung), INPULS® (*In*tensiv*P*flege *u*nd *L*eistungserfassungs*S*ystem) und DRG (Diagnosis Related Groups) sind beschrieben. Es sind verschiedene Möglichkeiten der Strukturierung/Gestaltung der Behandlung und Versorgung von späten Frühgeborenen ermittelt, auf deren Grundlage die Kriterien für die Aufnahme der Kinder in der Frauenklinik oder in der Neonatologie in Form eines Standards/Toolkits für die Versorgung dieser Kinder festgelegt werden. In beiden Bereichen sind die Mitarbeitenden (ärztlich und pflegerisch) über die Regelungen und Kriterien informiert und der neue Versorgungsstandard ist implementiert. Die letzten sechs Monate des Projektes dienen der Verfestigung der neuen Strukturen, bevor das Projekt abgeschlossen sein wird. Hiermit ist ein klarer Endzeitpunkt definiert, um ein endloses Andauern des Projekts verhindern zu können (Gächter, 2015).

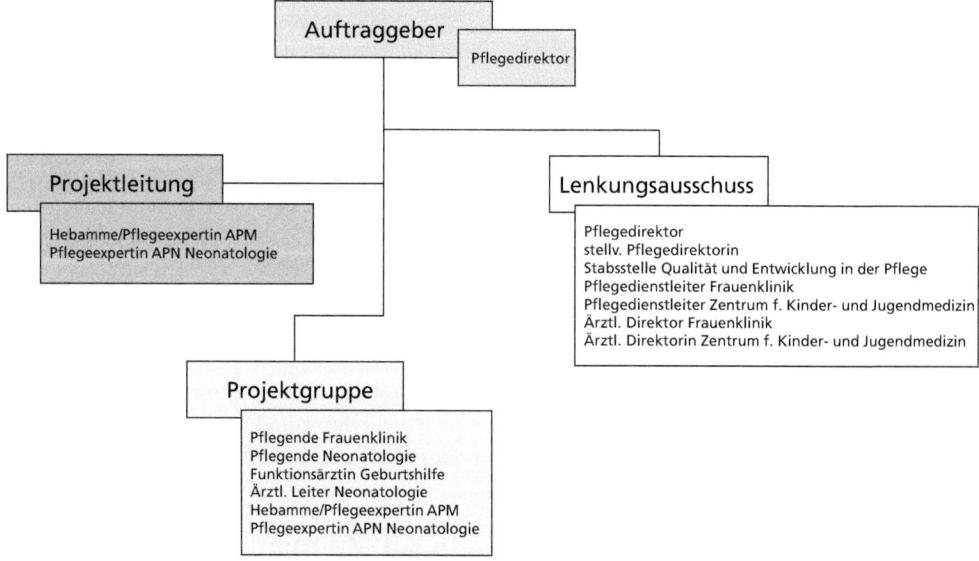

Abb. 18.1: Organigramm der Projektorganisation (eigene Darstellung)

Im Rahmen der Evaluation werden die Anzahl der späten Frühgeborenen in den Abteilungen, die Verlegungen dieser Kinder von der geburtshilflichen auf die neonatologische Station, die gemeldeten CIRS-Fälle und die Rehospitalisierungsrate dieser PatientInnen erhoben. Auf Grundlage dieser Zahlen ist eine Erfolgsmessung der getroffenen Maßnahmen möglich.

18.3.6 Finanzen und Wirtschaftlichkeit

Der jeweilige Arbeitsaufwand der Beteiligten bei der Mitarbeit in der Projektgruppe wird im Rahmen der Arbeitszeit geleistet und wurde im Vorfeld mit den direkten Vorgesetzten besprochen und genehmigt, bevor die Genehmigung des Projektauftrags durch den Pflegedirektor erfolgte. Es konnten keine finanziellen oder wirtschaftlichen Interessen der am Projekt Beteiligten identifiziert werden. Zu Beginn des Projektes ist nur eine grobe, unvollständige Kostenkalkulation möglich (Gächter, 2015). Dies ist auch bedingt durch die Ergebnisoffenheit in der Bearbeitung der Fragestellungen und Lösungsmöglichkeiten.

18.3.7 Risiken, Machbarkeit und Nutzen

Wie bei jedem Projekt, so können auch in diesem Chancen und Risiken im Vorfeld identifiziert werden. Eine genaue Einschätzung der tatsächlich auftretenden Risiken ist in der Planungsphase nicht immer gegeben. Eine Beurteilung der Machbarkeit des Projektes erfolgt anhand der Projektstruktur, indem jeder einzelne Punkt eingeschätzt wird (Gächter, 2015). Die Chancen/der Nutzen des Projekts lässt sich in die Bereiche der PatientInnenorientierung, der MitarbeiterInnenorientierung und des monetären Nutzens unterteilen.

Aus der PatientInnenperspektive ist das Projekt eine Chance, die Versorgung und Betreuung der Kinder und ihrer Familien zu verbessern. Das Risiko für Komplikationen im Verlauf des Krankenhausaufenthaltes wird durch eine frühzeitige Identifikation der behandlungsbedürftigen späten Frühgeborenen minimiert. Neben der Gewährleistung der PatientInnensicherheit durch adäquate Interventionen bietet eine Veränderung und bedürfnisorientierte Anpassung des Konzeptes großes Potenzial in Bezug auf die Zufriedenheit der Familien während des Aufenthaltes in der Klinik.

Die Mitarbeitenden der ärztlichen und pflegerischen Teams der Bereiche erhalten Unterstützung in der Umsetzung der neuen Vorgaben. Das spezielle Wissen und die Fähigkeiten für die familienzentrierte Pflege und Betreuung dieser Familien wird bei den MitarbeiterInnen vertieft und gefestigt und somit entsteht ein Kompetenzgewinn in den Teams. Es wird so ein Wissensmanagement zum Thema etabliert. Das Projekt trägt zur interprofessionellen und interdisziplinären Zusammenarbeit zwischen dem Bereich der Geburtshilfe und der Neonatologie bei. Es ist eine Verbesserung des gegenseitigen Verständnisses der Arbeitsweise und der Arbeitsabläufe des jeweils anderen Arbeitsbereiches zu erwarten.

Durch eine Etablierung eines neuen Konzeptes, das auf Best-Practice-Modellen basiert, ist das Risiko der stationären Wiederaufnahme reduziert. Die Eltern erlangen im Verlauf der Hospitalisierung die Kompetenzen zur Versorgung des Kindes, sie können die Bedürfnisse des Kindes erkennen und darauf adäquat reagieren. Dieser Kompetenzzuwachs trägt zu einem Sicherheitsgefühl der Eltern im Umgang mit ihrem Kind bei. Schwerwiegende Ereignisse, die mit einer Schädigung des Kindes einhergehen können, werden im Vorfeld identifiziert und es kann so eine Gegensteuerung eingeleitet werden. Für die Einrichtung und das Gesundheitssystem entsteht ein monetärer Vorteil, der sich in der Vermeidung von Folgekosten begründet.

Ein Risiko dieses Projektes wird in der fehlenden Bereitschaft gesehen, die verbindlich vereinbarten Vorgaben umzusetzen. Eine fehlende Unterstützung durch die unterschiedlichen pflegerischen und ärztlichen Teams der Bereiche wäre vorstellbar. Ein nicht zu unterschätzendes Risiko für den Erfolg des Projektes wird auch in den unterschiedlichen Interessen, Sozialisierungen und Kulturen der einzelnen AkteurInnen gesehen. Die internen Interessen und Ziele der beteiligten Abteilungen könnten zu einer Uneinheitlichkeit führen, die letzten Endes einen tragfähigen Kompromiss von allen Beteiligten erfordert. Durch die gemeinsame Erarbeitung des neuen Vorgehens, durch eine detaillierte Vorstellung der Ergebnisse des Projekts in den interprofessionellen und interdisziplinären Teams, der transparenten Darstellung des Nutzens und der Ziele des Projektes kann dies bereits im Vorfeld minimiert werden.

18.4 Fazit und Ausblick

Das Projekt der Sicherung der Versorgungssituation von späten Frühgeborenen ist eine umfassende und einschneidende Veränderung, die sowohl die internen Versorgungsstrukturen als auch die Arbeitsweisen von allen Beteiligten in der Versorgung und Behandlung dieser Kinder betrifft. Die Hebamme/Pflegeexpertin APM und die Pflegeexpertin APN arbeiten in diesem Praxisentwicklungsprojekt gemeinsam im Sinne eines Clinical Leadership (Tracy & Hanson, 2014). Die pflegespezifischen Probleme der PatientInnengruppe wurden identifiziert. Auf Grundlage dieser Erkenntnisse wird ein Konzept entwickelt, das die Versorgung und Begleitung dieser Familien in den Mittelpunkt des Handelns stellt. Durch diese Verbesserung und Anpassung des bereits bestehenden Behandlungsweges wird die Qualität der erbrachten pflegerischen Leistungen gesteigert. Eine Gewährleistung der Sicherheit der späten Frühgeborenen und eine Sicherstellung der erbrachten Qualität des pflegerischen Handelns sind die obersten Ziele. Durch verbindliche Absprachen über alle Bereiche und AkteurInnen hinweg können diese erreicht werden. Für die Eltern frühgeborener Kinder bietet eine optimierte, individuelle und familienzentrierte Versorgung und Betreuung die Möglichkeit durch gezielte Unterstützungsangebote in der ersten Phase der Elternschaft bestehende Ängste und Unsicherheiten im Umgang mit ihrem Kind abzubauen.

Literatur

Bubl, B.T., Bubl, M.S., Gerull, R., Nelle, M. (2017). *Late-Preterm-Kinder. Die späte Frühgeburt vermeiden.* Deutsche Hebammen Zeitschrift, 1(69), 53–57.

Engle, W.A., Tomashek, K.M., Wallman, C. and the Committee on Fetus and Newborn (2007). »Late-Preterm« *Infants: A Population at Risk.* PEDIATRICS, 120(6), 1390–1401, https://doi.org/10.1542/peds.2007-2952

Gächter, H.P. (2015). *Projektmanagement.* 4. Aufl. aeB Schweiz: Akademie für Erwachsenenbildung. Bern: hep Verlag.

Garbett, R. & McCormack, B. (2009). *Analyse des Konzepts Praxisentwicklung.* In: McCormack, B., Manley, K., Garbett, R. (Hrsg.) *Praxisentwicklung in der Pflege* (S. 27–41). Deutschsprachige Ausgabe herausgegeben von Frei, I.A. & Spirig, R. Bern: Hans Huber.

Kilian, D., Mirski, P., Hauser, M., Weigl, M. (Hrsg.) (2008). *Projektmanagement: Praxis, Theorie, Werkzeuge.* Wien: Linde internat.

Kitson, A.L., Rycroft-Malone, J., Harvey, G. et al. (2008). *Evaluating the successful implementation of evidence into practice using the PARiHS framework: Theoretical and practical challenges.* Implementation Science, 3(1), 1, https://doi.org/10.1186/1748-5908-3-1

Klein, R. & Kribs, A. (2018). *Das späte Frühgeborene – unterschätzte Morbidität.* Pädiatrie up2date, 13(1), 15–40, https://doi.org/10.1055/s-0043-114847

Moore, E.R., Bergman, N., Anderson, G.C., Medley, N. (2016). *Early skin-to-skin contact for mothers and their healthy newborn infants.* Cochrane Database of Systematic Reviews, 11, https://doi.org/10.1002/14651858.CD003519.pub4

Nelle, M., Leone, A., Pfister, R. (2018). *Späte Frühgeborene (late preterms) – Risikogeborene!* Paediatrica, 29(2), 20–23.

Tracy, M.F. & Hanson, C.M. (2014). *Leadership.* In: Hamric, A.B., Hanson, C.M., Tracy, M.F., O'Grady, E.T. (Hrsg.) *Advanced Practice Nursing. An Integrative Approach.* 5. Aufl. (S. 266–298). Missouri, St. Louis: Elsevier.

Weichert, A., Weichert, T., Bergmann, R. et al. (2015). *Factors for Preterm Births in Germany – An Analysis of Representative German Data (KiGGS).* Geburtshilfe und Frauenheilkunde, 75(8), 819–826, https://doi.org/10.1055/s-0035-1557817

WHO (World Health Organization) (Hrsg.) (2018). *Preterm birth.* Zugriff am 03.06.2022 unter: https://www.who.int/news-room/fact-sheets/detail/preterm-birth

19 Versorgungskonzept »Stillen bei Gestationsdiabetes« durch die Hebamme und Pflegeexpertin AMP

Ina Waterstradt

> **Was Sie in diesem Beitrag erwartet**
>
> Bei einer zunehmenden Anzahl von Frauen wird in der Schwangerschaft ein Gestationsdiabetes diagnostiziert. Gesundheitsförderung und Prävention durch einen gelungenen Stillbeginn bedeutet insbesondere für diese Frauen, dass sie ihr erhöhtes Risiko, in späteren Jahren an einem Diabetes Typ II zu erkranken, durch ein mindestens sechs Monate langes und möglichst ausschließliches Stillen ihres Kindes, wie es von der WHO (Victora et al., 2016) für alle Kinder empfohlen wird, senken können.
>
> Wie erreichen wir diese Frauen schon in der Schwangerschaft, um sie über die Vorteile des Stillens und die Ernährung des Kindes mit Muttermilch zu informieren, mit ihnen über das Stillen in den ersten Stunden nach der Geburt zu sprechen und sie entsprechend vorzubereiten? Mit diesen Fragen haben wir unser Praxisentwicklungsprojekt »Stillen bei diabetischer Stoffwechsellage in der Schwangerschaft« 2018 gestartet.

19.1 Einführung

Versorgungsleistungen von klinisch tätigen Hebammen finden in der Schwangerschaft, bei der Geburt und im Wochenbett statt. Betreuungs- und Behandlungsabläufe in deutschsprachigen Kliniken sind im Hinblick auf eine umfassende originäre Hebammentätigkeit fragmentierend organisiert (Sayn-Wittgenstein, 2007).

Um aber der Komplexität der Versorgung von Frauen, ihren Neugeborenen und ihren Familien durch ein multidisziplinäres Team sowohl im ambulanten als auch stationären Bereich gerecht zu werden, werden neue Versorgungskonzepte entwickelt. So sieht beispielsweise die Universität Basel, Schweiz, auch in der Zunahme chronischer Erkrankungen in der Perinatalphase eine epidemiologische Begründung, Hebammen mit einer erweiterten und vertieften Pflegepraxis auf MSc-Niveau zu qualifizieren, die während ihres Studiums ihre Advanced-Practice-Midwifery-Rolle entwickeln. Als chronische Erkrankungen werden neben psychischen Erkrankungen, Adipositas und rheumatischen Erkrankungen der Gestationsdiabetes genannt (Cignacco & Ikhilor, 2020).

Praxisentwicklungsprojekte aus dem Bereich der Geburtshilfe unter der Leitung der Hebamme/Pflegexpertin Advanced Practice Midwife (APM) in der Klinik für Frauenheilkunde des Universitätsklinikums Freiburg waren in der Vergangenheit: eine Erhebung der Bedürfnisse und Bedarfe der Frauen im frühen Wochenbett, Bonding bei Sectiones, Begleitung von Paaren mit Fehl- und Totgeburten und Schwangerschaftsabbruch.

Die *Versorgung später Frühgeborener* ist ein aktuelles Praxisentwicklungsprojekt der Geburtshilfe gemeinsam mit der Neonatologie. Ein weiteres aktuelles Projekt, das *Betreuungsnetz Pränataldiagnostik*, wurde 2019 initiiert. Es beinhaltet die interprofessionelle Zusammenarbeit der ÄrztInnen der Pränataldiagnostik, der ÄrztInnen, Hebammen und Pflegenden der Geburtshilfe und Neonatologie, des Palliativteams der Kinderklinik sowie der psychosozialen Beratung und Seelsorge. Ziel des Projekts ist es, den Eltern, die ein Kind mit einer nicht mit dem Leben zu vereinbarenden Erkrankung erwarten, Raum und Zeit zu geben für eine umfassende medizinische, psychosoziale und ihre Werte berücksichtigende Beratung. Auf diesem Weg möchten wir den Eltern die Möglichkeit geben, neben einem Schwangerschaftsabbruch auch den Weg einer palliativen Geburt wählen zu können. Im Folgenden wird das Projekt »Stillen bei diabetischer Stoffwechsellage in der Schwangerschaft« vorgestellt.

19.1.1 Definition und Prävalenz des Gestationsdiabetes

Ein Gestationsdiabetes mellitus (GDM, ICD-10-GM Version 2022: O24.4 (BfArM, 2021)) ist definiert als eine Glukosetoleranzstörung, die erstmals in der Schwangerschaft diagnostiziert wird. Die Diagnose findet unter standardisierten Bedingungen mit einem 75 g oralen Glukosetoleranztest (oGTT) und Glukosemessung aus venösem Plasma statt (Schäfer-Graf et al., 2020).

Die Prävalenz in Deutschland lag laut Institut für Qualität und Transparenz im Gesundheitswesen (IQTIG) 2016 bei 5,38 %, und ist stetig gestiegen. 2019 lag sie bei 8,58 %, 2020 bei 9,49 % (IQTIG, 2021). Die Prävalenz des Gestationsdiabetes bei den gebärenden Frauen im Universitätsklinikum Freiburg lag laut der internen Statistik 2016 bei 10,24 % und 2019 bereits bei 20,15 % der Geburtenzahl (Medizincontrolling UKF, 2020). Die Screeningverfahren wurden verbessert und neue diagnostische Grenzwerte eingeführt. Außerdem haben wesentliche Risikofaktoren zugenommen, wie beispielsweise das steigende mütterliche Alter und die Adipositas (Hummel et al., 2020; Stupin et al., 2020).

19.1.2 Screening und Diagnostik des Gestationsdiabetes

Seit 2012 sind Screening und Diagnostik des Gestationsdiabetes mittels Blutglukose Bestandteil der gesetzlich verbindlichen Mutterschaftsrichtlinie (G-BA, 2022). Ein Gestationsdiabetes (GDM) ist mit einer erhöhten fetomaternalen Morbidität sowie Langzeitkomplikationen bei Mutter und Kind assoziiert (Stupin et al., 2020).

19.1.3 Langzeitfolgen Gestationsdiabetes

Das Risiko nach einem Gestationsdiabetes in den folgenden Jahren kardiovaskuläre Erkrankungen, ein metabolisches Syndrom (Abou-Dakn, 2018; Harreiter & Kautzky-Willer, 2020) oder einen Diabetes Typ II (Abou-Dakn, 2018; Aune et al., 2014; Gunderson et al., 2018; Harreiter & Kautzky-Willer, 2020) zu entwickeln, ist im Vergleich zu stoffwechselgesunden Frauen erhöht. Weitere Einflussfaktoren wie ein erhöhter BMI lassen das Risiko der Erkrankung zunehmen (Song et al., 2017).

19.1.4 Stillen als Prävention bei Frauen mit diabetischer Stoffwechsellage

Die metabolischen Veränderungen des Stoffwechsels während der Stillzeit wirken sich protektiv auf die Entwicklung eines Diabetes Typ II aus. Die Effekte treten dosisabhängig auf, d. h. sie sind abhängig von der Stillintensität (ausschließliches Stillen, vorwiegend Stillen oder vorwiegend Säuglingsnahrung) und der Dauer des ausschließlichen Stillens (Abou-Dakn, 2018; Aune et al., 2014; Gunderson et al., 2018). Im Vergleich zum Nichtstillen sinkt bei einer ausschließlichen Stilldauer von mindestens sechs Monaten das potentielle Risiko nach einem Gestationsdiabetes einen Diabetes Typ II zu entwickeln. »Senkung des Risikos« bedeutet, dass die Entwicklung eines Typ II Diabetes durch eine Phase des ausschließlichen Stillens von mindestens sechs Monaten deutlich hinausgezögert wird (Abou-Dakn, 2018; Aune et al., 2014; Gunderson et al., 2018; Ma et al., 2019; Much et al., 2014, 2016; Rameez et al., 2019).

19.2 Stillen

19.2.1 Verzögertes Eintreten der Laktogenese II und Stillbeginn

In der klinischen Praxis wird eine kürzere Gesamtstilldauer bei Frauen mit einer diabetischen Stoffwechsellage beschrieben (Finkelstein et al., 2013; Hummel et al., 2020; Hummel et al., 2008; Much et al., 2014, 2016). Kolostrum wird bereits in der Schwangerschaft gebildet. Postpartal setzt nach 48–72 Stunden die Laktogenese II ein. Insulin spielt eine bedeutende Rolle bei der Synthese von Muttermilch (Stupin et al., 2020). Stoffwechselstörungen, wie ein Gestationsdiabetes, ein Diabetes Typ I und II, ein hoher Blutdruck, Präeklampsie usw., bergen das Risiko einer verspäteten (oder ausbleibenden) Laktogenese II und geringerer Milchmenge (Hernández-Aguilar et al., 2018; Much et al., 2014, 2016).

Die Angst, nicht genügend Milch für das Kind zur Verfügung stellen zu können, ist neben Schmerzen beim Stillen der Hauptgrund für vorzeitiges Abstillen (Parker et al., 2015). Das Initiieren der Laktation in der ersten Stunde postnatal durch Stimulation der Brust ist assoziiert mit einer größeren Milchmenge und einer längeren Periode des ausschließlichen Stillens im Gegensatz zu einer späteren Stimulation (Parker et al., 2015). Wenn das Neugeborene postnatal Nahrung benötigt, jedoch mangels Muttermilch auf Formulanahrung zurückgegriffen werden muss und auch in den ersten Lebensstunden mangels Muttermilch weiterhin Formulanahrung gegeben wird, kann das zu einer Verzögerung zwischen Geburt und erstem Stillen führen. Diese frühe und vermehrte Gabe von Formulanahrung ist assoziiert mit nicht ausschließlichem Stillen und frühzeitigem Abstillen (Parker et al., 2015; Perrine et al., 2012).

19.2.2 Gefahr der Hypoglykämie

Die Neugeborenen von Müttern mit einer diabetischen Stoffwechsellage sind gefährdet, postnatal Hypoglykämien zu entwickeln (Schäfer-Graf et al., 2020; Stichtenoth et al., 2022; Wight et al., 2021).

Um Hypoglykämien zu vermeiden, wird Haut-zu-Haut-Kontakt und frühes Stillen an der Brust empfohlen. Wenn die Neugeborenen noch nicht bereit sind zu saugen und die Aufnahme einer ausreichenden Menge von Kolostrum nicht zu erwarten ist, sollen diese Kinder im Alter von 30 Minuten eine Frühfütterung erhalten. Weiterhin ist darauf zu achten, dass diese Neugeborenen nach der ersten Nahrungsaufnahme in kurzfristigen Abständen (z. B. zweistündlich) gestillt werden oder Muttermilch erhalten, bis sich die Stillbeziehung eingespielt hat (Stichtenoth et al., 2022; Wight et al., 2021). Die Neugeborenen werden entweder gestillt oder sie erhalten das präpartal oder unmittelbar postpartal gewonnene Kolostrum oder aber es muss auf Formulanahrung zurückgegriffen werden.

Um Hypoglykämien zu vermeiden, zu erkennen und zu behandeln werden diese Neugeborenen auf klinische Anzeichen einer Hypoglykämie beobachtet und es werden systematisch Bestimmungen der Blutglukosewerte durchgeführt. Dafür steht ein Überwachungsalgorithmus zur Verfügung (Stichtenoth et al., 2022; Wight et al., 2021).

19.2.3 Konsequente Stillberatung bereits in der Schwangerschaft, direkt nach der Geburt und im frühen Wochenbett

Bereits in der Schwangerschaft sollen Frauen bzgl. des Stillens beraten werden (Stichtenoth et al., 2022; Schäfer-Graf et al., 2020). Die Neugeborenen sollen in Haut-zu-Haut-Kontakt gelegt werden. Hautkontakt stabilisiert u. a. den Blutzuckerspiegel und fördert die Initiierung der Laktation (Moore et al., 2016; Widström et al., 2019; Wight et al., 2021). Eine Frühfütterung zur Prävention einer Hypoglykämie soll erfolgen, wenn keine ausreichende Aufnahme von Kolostrum durch Saugen an der Brust zu erwarten ist (Stichtenoth et al., 2022; Wight et al., 2021). Idealerweise sollte eine ausschließliche Ernährung mit Muttermilch erfolgen (Perrine et al., 2012). Die antepartale Gewinnung von Kolostrum/Muttermilch kann die Versorgung unmittelbar postpartum sichern (Forster et al., 2017). Viele Neugeborene trinken innerhalb der ersten 30 Minuten noch nicht an der Brust. Sie benötigen zur Stabilisierung ihrer Blutglukosewerte idealerweise frisches oder antepartal gewonnenes Kolostrum oder aber Formulanahrung. Wenn das Neugeborene noch nicht bereit ist zu saugen, kann eine Verzögerung zwischen Geburt und erstem Stillen durch das manuelle Gewinnen von Kolostrum vermieden werden. Eine Zufütterung mit stillfreundlichen Methoden wird empfohlen, d. h. nach Möglichkeit sollte das Trinken mit einem Flaschensauger vermieden werden (Kellams et al., 2017). Zur Stabilisierung des Blutglukosespiegels der Neugeborenen sollen häufige kleine Gaben Kolostrum gegeben werden (Csont et al., 2014; East et al., 2014; Forster et al., 2017; Tozier, 2013; Wight et al., 2021). Hypoglykämien müssen behandelt werden, z. B. mit einmalig Glukose Gel buccal 40 %, 0,5 ml/kg (200 mg/kg) und zusätzlich häufigen Gaben von Kolostrum oder Formulanahrung (Stichtenoth et al., 2022; Wight et al., 2021).

19.2.4 Antenatale Kolostrumgewinnung

Die erste Muttermilch, das Kolostrum, wird in der Schwangerschaft ab der 20. Schwangerschaftswoche gebildet. Kolostrum kann bereits präpartal durch eine manuelle Technik gewonnen werden. Forster et al. (2017) konnten zeigen, dass Frauen mit einem Gestationsdiabetes (ohne weitere Schwangerschaftsrisiken) durch die manuelle Gewinnung von Kolostrum ab der 37. Schwangerschaftswoche kein erhöhtes Risiko aufweisen, dass das Neugeborene postpartal auf eine neonatologische Abteilung verlegt werden muss. In der englischsprachigen Literatur ist die präpartale Kolostrumgewinnung als antenatale Breastmilk Expression (aBME) (Foudil-Bey et al., 2021) oder Antenatal Milk Expression (AME) beschrieben (Demirci et al., 2019).

Das Kolostrum kann ab der 37. Schwangerschaftswoche durch eine manuelle Technik zweimal täglich für bis zu 10 Minuten von Hand gewonnen (Forster et al., 2017), keimarm in Spritzen aufgezogen und bis zur Geburt eingefroren werden (ELACTA, 2019). Vorzeitige, geburtswirksame Wehen sind nicht zu erwarten. Möglich ist das Auftreten kurzer Kontraktionen, die jedoch unbedenklich sind (Forster et al., 2017). Beim Auftreten schmerzhafter Kontraktionen sollte die Maßnahme abgebrochen werden. Wenn die Frauen diese manuelle Technik bereits in der Schwangerschaft erfolgreich angewendet haben, werden sie – wenn das Neugeborene postnatal nicht direkt an der Brust trinkt – ihrem Neugeborenen Kolostrum zur Verfügung stellen können. Auf diese Weise sind die Frauen bereits in der Schwangerschaft in ihrer Motivation und Selbstwirksamkeit gestärkt (Scholler-Sachs, 2018). Sie sind bestätigt in dem Wissen, dass bereits Kolostrum zur Verfügung steht, wenn sie das Kind nach der Geburt stillen. Sie haben bereits in der Schwangerschaft eine Technik gelernt, um das Kind bei Bedarf selbstständig mit manuell auf einen Löffel gewonnenem Kolostrum zu versorgen (Morton, 2016).

Frauen beschreiben ihre positiven Erfahrungen mit der antepartalen Kolostrumgewinnung, sie fühlen sich z. T. sehr motiviert, gut vorbereitet auf das Stillen, sie beschreiben ihr auf diese Weise gewonnenes Vertrauen in ihre Fähigkeit zu stillen. Sie fühlen sich bestätigt, dass Milch da sein wird für das Neugeborene. Aber sie berichten auch negative Erfahrungen, wie z. B. ein unangenehmes bis schmerzhaftes Gefühl, die Schwere der Brüste, Erfolgsdruck, Gefühl von Verschwendung der Muttermilch oder Ängste, nicht genug Kolostrum abstreichen zu können. Auch wurde das unangenehme Gefühl berichtet, die manuelle Technik vor den Augen einer anderen Person anzuwenden (Brisbane & Giglia, 2015; Casey et al., 2019; Demirci et al., 2019; Forster et al., 2017; Foudil-Bey et al., 2021).

19.3 Projektbeschreibung

19.3.1 Fragestellung und Ziel des Praxisentwicklungsprojekts

Gemeinsam haben ÄrztInnen der Geburtshilfe und der Endokrinologie, Hebammen, Pflegende und die Ernährungsberatung die Versorgung von Frauen mit diabetischer Stoffwechsellage und das bestehende Versorgungskonzept evaluiert, um es ggf. zu verbessern. Im Rahmen dieser Evaluation wurde die Frage gestellt, wie insbesondere die Beratung und Anleitung zum Stillen als Prävention für Frauen mit diabetischer Stoffwechsellage verbessert werden kann. Ziel war es u. a., das bestehende Konzept der Stillrichtlinien zu optimieren und entsprechende Implikationen für die Praxis zu entwickeln und umzusetzen.

19.3.2 Methode PARIHS-Bezugsrahmen

Für die erfolgreiche Implementierung von Forschungsergebnissen in die Praxis müssen die Elemente Evidenz, Kontextbedingungen und die Begleitung des Projekts berücksichtigt werden (Rycroft-Malone, 2009). Der PARIHS-Bezugsrahmen zeigt die verschiedenen Dimensionen dieser Elemente auf und wie die Berücksichtigung der Dimensionen die erfolgreiche Implementierung beeinflusst. Bei der Analyse der Evidenz fließen sowohl die Forschungsergebnisse aus den passgenauen

Fragestellungen wie auch die klinischen Erfahrungen und die Expertise der Pflegenden und Hebammen und die Erfahrungen der Patientinnen mit ein (Behrens & Langer, 2010; Rycroft-Malone, 2009). Im Rahmen der Analyse der Kontextbedingungen werden die Dimensionen Kontext, Kultur, Führung und Evaluation mitbedacht. Bei der Analyse des Elements Begleitung spielen die Dimensionen Ziele der Begleitung, die Rolle der begleitenden Person und deren Fähigkeiten und Eigenschaften eine Rolle.

Die Analyse der Situation fand in einer Arbeitsgruppe 2018/2019 statt. Diese setzte sich aus der Hebamme/Pflegeexpertin APM, Pflegenden und Hebammen mit pflegefachlicher, pflegepädagogischer und organisatorischer Verantwortung und den Stillberaterinnen IBCLC zusammen.

Im Rahmen der Analyse der Dimension Evidenz wurde es als wichtig erachtet, neben den Forschungserkenntnissen auch die Expertise der Pflegenden und Hebammen und die Haltung des Teams zu der Methode der manuellen antepartalen Kolostrumgewinnung zu reflektieren. Da es sich bei Beratungsleistungen im Rahmen einer Elternschulung zum Stillen um eine unentgeltliche Serviceleistung des Universitätsklinikums Freiburg handeln würde, wurden bei der Analyse der Kontextbedingungen u. a. die Ressourcen (z. B. Arbeitszeit der Stillberaterinnen, Material zur Gewinnung und Aufbewahrung von Kolostrum) und die Organisationsstrukturen (z. B. Dienstplangestaltung) diskutiert. Die Konzeption und fachliche Begleitung des Projekts sowie die geplante Evaluation findet durch die Hebamme/Pflegeexpertin APM statt.

19.4 Ergebnisse

Die bestehenden Stillrichtlinien sollen erweitert werden. Es soll eine Schulung der werdenden Mütter/Eltern geplant werden. Die MitarbeiterInnen sollen für die Beratung der Frauen mit diabetischer Stoffwechsellage in der Schwangerschaft sensibilisiert und bzgl. der Technik der manuellen Kolostrumgewinnung und deren Anwendung in den ersten Stunden nach der Geburt intensiv geschult werden.

Um den Frauen bereits in der Schwangerschaft die notwendigen Informationen zu geben, wurde die Konzeption und Implementierung einer Elternschulung als Gruppenschulung geplant, implementiert und einmal im Monat durchgeführt. Auf diese Weise erhalten Eltern frühzeitig in der Schwangerschaft Informationen zum Stillen. Inhalte der Schulung sind Informationen über die gesundheitsfördernden Aspekte der Muttermilchernährung für Kind und Mutter, die Rahmenbedingungen des Stillbeginns bei diabetischer Stoffwechsellage und die Praxis der präpartalen manuellen Gewinnung von Kolostrum. Frauen mit diabetischer Stoffwechsellage bekommen Informationen bzgl. der Notwendigkeit, ihren Neugeborenen früh, im besten Fall direkt nach der Geburt, Muttermilch zur Verfügung stellen zu können. Es werden mündliche Informationen gegeben, die in einer Stillbroschüre der Klinik für Frauenheilkunde des UKF (2016) und in Informationsmaterialien (ELACTA, 2019) zuhause nachzulesen sind. Medien von Global Health (Global Health Media, 2022) und der Universität Stanford (Morton, 2016) werden zur Schulung der Schwangeren in der Elternschulung, der Frauen unmittelbar postpartal und der MitarbeiterInnen eingesetzt. Bei Bedarf melden sich die Frauen nach der Elternschulung für eine individuelle Einzelberatung noch in der Schwangerschaft an.

Wir möchten den Frauen durch unsere Schulung eine informierte Entscheidung ermöglichen. Wir nehmen an, dass die Frauen durch die Aufklärung zum Stillbeginn und durch das Kennenlernen der manuellen Technik zur Kolostrumgewinnung informiert in die Klinik kommen. In diesem Zusammenhang ist es wichtig, den Frauen zu vermitteln, dass es keinen Rückschluss auf den späteren Stillerfolg zulässt, wenn (antenatal) kein Kolostrum gewonnen werden kann (ELACTA, 2019).

Um Pflegende und Hebammen für die Beratung der Frauen mit diabetischer Stoffwechsellage zu sensibilisieren, wurde im Rahmen des in der Klinik für Frauenheilkunde bestehenden Kurzfortbildungskonzepts die Methode der manuellen Kolostrumgewinnung und deren Bedeutung für den Stillbeginn, u. a. für Frauen mit diabetischer Stoffwechsellage, wiederholt geschult.

Es handelt es sich bei der Elternschulung um ein kostenloses Angebot der Klinik für Frauenheilkunde. Es wird über die Homepage der Klinik für Frauenheilkunde veröffentlicht sowie über Postkarten mit QR-Code, welche die Frauen mit diabetischer Stoffwechsellage bei der Anmeldung zur Geburt in der Schwangerenambulanz erhalten. Das Angebot wurde zudem über ein kleines Poster an die FrauenärztInnen in Freiburg und Umland bekannt gemacht. Die Eltern können von diesem Angebot von Hebammen in den Geburtsvorbereitungskursen, von den niedergelassenen ÄrztInnen oder auch bei der Anmeldung zur Geburt in der Klinik erfahren.

Um das Angebot allen Frauen besser zugänglich zu machen, ist es notwendig, die Vernetzung der beteiligten Berufsgruppen intern, aber auch mit den zuweisenden ÄrztInnen, Hebammen, DiabetesberaterInnen und anderen an der Versorgung beteiligten Berufsgruppen zu fördern. Um die Methode der präpartalen Kolostrumgewinnung klinikübergreifend und berufsübergreifend bekannter zu machen, hat die Klinik für Frauenheilkunde 2018 im Rahmen einer öffentlichen Stillfortbildung einen Workshop zum Thema angeboten.

19.5 Ausblick

Eine Evaluation der Elternschulung findet durch die Hebamme/Pflegexpertin APM statt. Das Angebot der Schulung wird weiterhin über die Homepage des UKF aktualisiert und veröffentlicht. Die Schulung, ursprünglich als Gruppenschulung in Präsenz geplant und durchgeführt, musste an die aktuellen Bedingungen der Coronapandemie angepasst werden. Zunächst werden seit 2020 Einzelberatungen und telefonische Beratungen durchgeführt. Ein Onlineformat ist geplant.

Für die Stillberaterinnen, welche die Schulung durchführen, braucht es die Rückmeldung, wie die Frauen die Schulung der präpartalen manuellen Gewinnung von Kolostrum erleben, ob sie die manuelle Technik zuhause umsetzen können, ob das Angebot als hilfreich erlebt wird, welche Herausforderungen es gibt und ob die Frauen ihr neugeborenes Kind von Geburt an mit Muttermilch versorgen können. Ziel ist es, die Schulung und die Methoden an die Bedürfnisse der Frauen anzupassen und ggf. zu verbessern. Es findet ein regelmäßiges pflegefachliches Coaching der MitarbeiterInnen durch die Hebamme/Pflegexpertin APM statt, um Probleme frühzeitig durch Präsenz zu identifizieren und kontinuierlich klinische Verbesserungsprozesse zu ermöglichen.

»We do not need more evidence to show that breastfeeding should be a priority, but we do need good research to learn how to achieve it in different settings« (Rollins & Doherty, 2019, e293).

Es ist unser Auftrag, in der interprofessionellen und sektorenübergreifenden Zusammenarbeit Strukturen und Ressourcen zu schaffen, um die betroffenen Frauen mit einem individuell ausgerichteten und passgenauen Angebot zu erreichen. Wir streben eine weitere Vernetzung mit ZuweiserInnen an, um z. B. im Rahmen einer interdisziplinären Online-Fortbildung zu diabetischer Stoffwechsellage in der Schwangerschaft das Angebot der Elternschulung bekannter und in Folge auch für die betroffenen Frauen besser zugänglich zu machen.

Die betroffenen Frauen werden durch ein Screening in der Schwangerschaft als Risikokollektiv erkannt und behandelt. Im Rahmen der Forderung nach Strategien für eine optimierte Nachsorge der betroffenen Frauen soll auch die Bedeutung der peripartalen Beratung und Unterstützung des Stillens als Prävention für Mutter und Kind gestärkt werden (Adamczewski & Hummel, 2020; Hummel et al., 2020).

Literatur

Abou-Dakn, M. (2018). *Gesundheitliche Auswirkungen des Stillens auf die Mutter.* Bundesgesundheitsblatt – Gesundheitsforschung – Gesundheitsschutz, 61(8), 986–989, https://doi.org/10.1007/s00103-018-2776-1

Adamczewski, H. & Hummel, M. (2020). *Deutscher Gesundheitsbericht Diabetes 2021.* Zugriff am 28.01.2022 unter: https://www.deutsche-diabetes-gesellschaft.de/fileadmin/user upload/06_Gesundheitspolitik/03_Veroeffentlichungen/05_Gesundheitsbericht/20201107_Gesundheitsbericht2021.pdf

Aune, D., Norat, T., Romundstad, P., Vatten, L.J. (2014). *Breastfeeding and the maternal risk of type 2 diabetes: A systematic review and dose–response meta-analysis of cohort studies.* Nutrition, Metabolism and Cardiovascular Diseases, 24(2), 107–115, https://doi.org/10.1016/j.numecd.2013.10.028

Behrens, J. & Langer, G. (2010). *Evidence-based nursing and caring: Methoden und Ethik der Pflegepraxis und Versorgungsforschung.* 3., überarb. und erg. Aufl. Bern: Huber.

Bundesinstitut für Arzneimittel und Medizinprodukte (BfArM) im Auftrag des Bundesministeriums für Gesundheit (BMG) unter Beteiligung der Arbeitsgruppe ICD des Kuratoriums für Fragen der Klassifikation im Gesundheitswesen (KKG) (Hrsg.) (2021). *ICD-10-GM Version 2022, Systematisches Verzeichnis, Internationale statistische Klassifikation der Krankheiten und verwandter Gesundheitsprobleme, 10. Revision.* Zugriff am 06.06.2022 unter: https://www.dimdi.de/static/de/klassifikationen/icd/icd-10-gm/kode-suche/htmlgm2022/block-o20-o29.htm#O24

Brisbane, J.M. & Giglia, R.C. (2015). *Experiences of expressing and storing colostrum antenatally: A qualitative study of mothers in regional Western Australia.* Journal of Child Health Care, 19(2), 206–215, https://doi.org/10.1177/1367493515103586

Casey, J.R.R., Mogg, E.L., Banks, J. et al. (2019). *Perspectives and experiences of collecting antenatal colostrum in women who have had diabetes during pregnancy: A North Queensland semistructured interview study.* BMJ Open, 9(1), e021513, https://doi.org/10.1136/bmjopen-2018-021513

Cignacco, E. & Ikhilor, P. (2020). *Entwicklung neuer Gesundheitsversorgungsmodelle durch »Advanced Practice« Hebammen: Der MSc Hebamme an der Berner Fachhochschule (BFH) – ein Bildungskonzept für die Zukunft.* Kongressbeitrag: 5. Internationale Konferenz der DGHWi e. V.

Csont, G.L., Groth, S., Hopkins, P., Guillet, R. (2014). *An Evidence-Based Approach to Breastfeeding Neonates at Risk for Hypoglycemia.* Journal of Obstetric, Gynecologic & Neonatal Nursing, 43 (1), 71–81, https://doi.org/10.1111/1552-6909.12272

Demirci, J.R., Glasser, M., Fichner, J. et al. (2019). *»It gave me so much confidence«: First-time U.S. mothers' experiences with antenatal milk expression.* Maternal & Child Nutrition, 15(4), https://doi.org/10.1111/mcn.12824

East, C.E., Dolan, W.J., Forster, D.A. (2014). *Antenatal breast milk expression by women with diabetes for improving infant outcomes.* Cochrane Database of Systematic Reviews, https://doi.org/10.1002/14651858.CD010408.pub2

Europäische Laktationsberaterinnen Allianz (ELACTA) (Hrsg.) (2019). *Kolostrum gewinnen – in der Schwangerschaft und nach der Geburt.* Laktation & Stillen, 1, Zugriff am 28.01.2022 unter: https://cdn.website-editor.net/fbecae35f0d04078b90baf90c3032ed5/files/uploaded/Handout_2019-1_DE_Kolostrum-gewinnen-Schwangerschaft-und-Geburt_Web.pdf

Finkelstein, S.A., Keely, E., Feig, D.S. et al. (2013). *Breastfeeding in women with diabetes: Lower rates despite greater rewards. A population-based study.*

Diabetic Medicine, 30(9), 1094–1101, https://doi.org/10.1111/dme.12238

Forster, D.A., Moorhead, A.M., Jacobs, S.E. et al. (2017). *Advising women with diabetes in pregnancy to express breastmilk in late pregnancy (Diabetes and Antenatal Milk Expressing [DAME]): A multicentre, unblinded, randomised controlled trial.* Lancet (London, England), 389(10085), 2204–2213, https://doi.org/10.1016/S0140-6736(17)31373-9

Foudil-Bey, I., Murphy, M.S.Q., Dunn, S. et al. (2021). *Evaluating antenatal breastmilk expression outcomes: A scoping review.* International Breastfeeding Journal, 16(1), 25, https://doi.org/10.1186/s13006-021-00371-7

Gemeinsamer Bundesausschuss (G-BA) (Hrsg.) (2022). *Richtlinien des Gemeinsamen Bundesausschusses über die ärztliche Betreuung während der Schwangerschaft und nach der Entbindung. (»Mutterschafts-Richtlinien«).* Zugriff am 06.06.2022 unter: https://www.g-ba.de/downloads/62-492-2676/Mu-RL_2021-09-16_iK-2022-01-01.pdf

Global Health Media (2022) (Hrsg.) *How to Express Your First Milk.* Zugriff am 06.06.2022 unter: https://globalhealthmedia.org/videos/how-to-express-your-first-milk/

Gunderson, E.P., Lewis, C.E., Lin, Y. et al. (2018). *Lactation Duration and Progression to Diabetes in Women Across the Childbearing Years: The 30-Year CARDIA Study.* JAMA Internal Medicine, 178(3), 328, https://doi.org/10.1001/jamainternmed.2017.7978

Harreiter, J. & Kautzky-Willer, A. (2020). *Langzeitprognose Mutter.* In: Stupin, J.H., Schäfer-Graf, U., Hummel, M. (Hrsg.) *Diabetes in der Schwangerschaft: Praxisorientiertes Wissen zu Gestationsdiabetes, Diabetes mellitus Typ 1 und 2, MODY* (S. 265–274). Berlin, Bosten: Walter de Gruyter.

Hernández-Aguilar, M.-T., Bartick, M., Schreck, P. et al. (2018). *ABM Clinical Protocol #7: Model Maternity Policy Supportive of Breastfeeding.* Breastfeeding Medicine, 13(9), 559–574, https://doi.org/10.1089/bfm.2018.29110.mha

Hummel, M., Kleinwechter, H., Laubner, K., Füchtenbusch, M. (2020). *Gestationsdiabetes – aktuelle Entwicklungen.* DMW – Deutsche Medizinische Wochenschrift, 145(9), 609–616, https://doi.org/10.1055/a-0983-0419

Hummel, S., Hummel, M., Knopff, A. et al. (2008). *Stillverhalten bei Frauen mit Gestationsdiabetes.* DMW – Deutsche Medizinische Wochenschrift, 133(5), 180–184, https://doi.org/10.1055/s-2008-1017493

IQTIG (Hrsg.) (2016). *Bundesauswertung zum Erfassungsjahr 2016. Geburtshilfe, Qualitätsindikatoren und Kennzahlen.* Zugriff am 29.01.2022 unter: https://iqtig.org/downloads/auswertung/2017/16n1gebh/QSKH_16n1-GEBH_2017_BUAW_V02_2018-08-01.pdf

IQTIG (Hrsg.) (2021). *Bundesauswertung zum Erfassungsjahr 2020. Geburtshilfe, Qualitätsindikatoren und Kennzahlen.* Zugriff am 06.06.2022 unter: https://iqtig.org/downloads/auswertung/2020/16n1gebh/QSKH_16n1-GEBH_2020_BUAW_V01_2021-08-10.pdf

Kellams, A., Harrel, C., Omage, S. et al. (2017). *ABM Clinical Protocol #3: Supplementary Feedings in the Healthy Term Breastfed Neonate.* Breastfeeding Medicine, 12(4), 188–198, https://doi.org/10.1089/bfm.2017.29038.ajk

Ma, S., Hu, S., Liang, H. et al. (2019). *Metabolic effects of breastfeed in women with prior gestational diabetes mellitus: A systematic review and meta-analysis.* Diabetes/Metabolism Research and Reviews, 35(3), https://doi.org/10.1002/dmrr.3108

Medizincontrolling Universitätsklinikum Freiburg (Hrsg.) (2020). *Interne Statistik.* Nicht veröffentlichte Daten, hausintern.

Morton, J. (2006). *Hand Expression of Breastmilk, Stanford Medicine, Newborn nursery.* Zugriff am 28.01.2022 unter: https://med.stanford.edu/newborns/professional-education/breastfeeding/hand-expressing-milk.html

Much, D., Beyerlein, A., Kindt, A. et al. (2016). *Lactation is associated with altered metabolomic signatures in women with gestational diabetes.* Diabetologia, 59(10), 2193–2202, https://doi.org/10.1007/s00125-016-4055-8

Much, D., Beyerlein, A., Roßbauer, M. et al. (2014). *Beneficial effects of breastfeeding in women with gestational diabetes mellitus.* Molecular Metabolism, 3(3), 284–292, https://doi.org/10.1016/j.molmet.2014.01.002

Parker, L.A., Sullivan, S., Krueger, C., Mueller, M. (2015). *Association of Timing of Initiation of Breastmilk Expression on Milk Volume and Timing of Lactogenesis Stage II Among Mothers of Very Low-Birth-Weight Infants.* Breastfeeding Medicine, 10(2), 84–91, https://doi.org/10.1089/bfm.2014.0089

Perrine, C.G., Scanlon, K.S., Li, R. et al. (2012). *Baby-Friendly Hospital Practices and Meeting Exclusive Breastfeeding Intention.* Pediatrics, 130(1), 54–60, https://doi.org/10.1542/peds.2011-3633

Rameez, R.M., Sadana, D., Kaur, S. et al. (2019). *Association of Maternal Lactation With Diabetes and Hypertension: A Systematic Review and Meta-analysis.* JAMA Network Open, 2(10), e1913401, https://doi.org/10.1001/jamanetworkopen.2019.13401

Rollins, N. & Doherty, T. (2019). *Improving breastfeeding practices at scale.* The Lancet Global Health, 7(3), e292–e293, https://doi.org/10.1016/S2214-109X(18)30557-6

Rycroft-Malone, J. (2009). *Implementation von Erkenntnissen aus wissenschaftlichen Untersuchungen: Evidenz, Kontext und Begleitung – der PARIHS-Bezugsrahmen*. In: McCormack, B., Manley, K., Garbett, R. (Hrsg.) *Praxisentwicklung in der Pflege* (S. 105–124). Deutschsprachige Ausgabe herausgegeben von Frei, I.A. & Spirig, R. Bern: Huber.

Sayn-Wittgenstein, F. zu (2007). *Geburtshilfe neu denken. Bericht zur Situation und Zukunft des Hebammenwesens in Deutschland*. Bern: Huber.

Schäfer-Graf, U., Laubner, K., Hummel, S. et al. (2020). *Gestationsdiabetes mellitus (GDM), Diagnostik, Therapie und Nachsorge. Praxisempfehlung – Kurzfassung der S3-Leitlinie (AWMF-Registernummer: 057–008)*. Diabetologie, 15, (Suppl 1), S101–S111, https://www.deutsche-diabetes gesellschaft.de/fileadmin/user_upload/05_Behandlung/01_Leitlinien/Praxisempfehlungen/2020/dus_2020_S01_Praxisempfehlungen_Gestationsdiabetes_Schaefer-Graf.pdf

Stichtenoth, G., Herting, E., Gonser, M. et al. (2022). *Betreuung von Neugeborenen in der Geburtsklinik*. AWMF-Register Nr. 024-005. Zugriff am 06.06.2022 unter: https://www.awmf.org/uploads/tx_szleitlinien/024-005l_S2k_Betreuung-von-Neugeborenen-in-der-Geburtsklinik_2022-01.pdf

Scholler-Sachs, J. (2018). *Die Hebamme als Lotsin*. Deutsche Hebammenzeitschrift, 70(7), 56–60.

Stupin, J.H., Schäfer-Graf, U., Hummel, M. (Hrsg.) (2020). *Diabetes in der Schwangerschaft: Praxisorientiertes Wissen zu Gestationsdiabetes, Diabetes mellitus Typ 1 und 2, MODY*. Berlin, Boston: De Gruyter.

Tozier, P.K. (2013). *Colostrum Versus Formula Supplementation for Glucose Stabilization in Newborns of Diabetic Mothers*. Journal of Obstetric, Gynecologic & Neonatal Nursing, 42(6), 619–628, https://doi.org/10.1111/1552-6909.12260

Victora, C.G., Bahl, R., Barros, A.J.D. et al. (2016). *Breastfeeding in the 21st century: Epidemiology, mechanisms, and lifelong effect*. Lancet (London, England), 387(10017), 475–490, https://doi.org/10.1016/S0140-6736(15)01024-7

Widström, A.-M., Brimdyr, K., Svensson, K. et al. (2019). *Skin-to-skin contact the first hour after birth, underlying implications and clinical practice*. Acta Paediatrica, 108(7), 1192–1204, https://doi.org/10.1111/apa.14754

Wight, N.E., the Academy of Breastfeeding Medicine, Wight, N.E., Stehel, E. et al. (2021). *ABM Clinical Protocol #1: Guidelines for Glucose Monitoring and Treatment of Hypoglycemia in Term and Late Preterm Neonates*. Breastfeeding Medicine, 16(5), 353–365, https://doi.org/10.1089/bfm.2021.29178.new

20 APN in der Mund-, Kiefer- und Gesichtschirurgie

Damian Sommer

> **Was Sie in diesem Beitrag erwartet**
>
> Im folgenden Beitrag wird der Werdegang eines Pflegeexperten APN-Trainee in der Mund-, Kiefer- und Gesichtschirurgie vorgestellt. Es werden der Hintergrund und die einzelnen Implementierungsschritte hin zur neuen APN-Rolle beschrieben.

20.1 Die Anfänge in der Pflege

Von April 2011 bis März 2014 habe ich am Schwarzwald-Baar Klinikum Villingen-Schwenningen meine Ausbildung zum Gesundheits- und Krankenpfleger absolviert. Schon während meiner Ausbildung war mir klar, dass ich anschließend noch ein (pflegebezogenes) Studium absolvieren möchte. Verschiedene DozentInnen in meinem Ausbildungsbetrieb haben uns unterschiedliche Studiengänge vorgestellt. Ich konnte mich damals jedoch noch nicht entscheiden, welcher dieser vielen Studiengänge für mich geeignet sein könnte. Ein weiterer wichtiger Punkt in meinen damaligen Überlegungen war auch: »Lohnt sich das überhaupt?« Ich wollte also erstmal 100 % als Gesundheits- und Krankenpfleger arbeiten, Geld verdienen und Berufserfahrung sammeln. Alles andere würde sich schon finden, dachte ich.

Während meiner Ausbildung haben mich vor allem die Bereiche der Onkologie und der Chirurgie interessiert. Vor allem der Bereich der Allgemein- und Viszeralchirurgie, in der eine Vielzahl an onkologisch erkrankten PatientInnen mit großen Eingriffen zur Tumorresektion versorgt werden, hat mich sehr interessiert. Deshalb entschloss ich mich nach meiner Ausbildung auf einer allgemein- und viszeralchirurgischen Normalstation zu arbeiten.

Da ich auch gerne an einem großen Universitätsklinikum arbeiten wollte, habe ich eine Stelle in der Klinik für Allgemein- und Viszeralchirurgie am Universitätsklinikum Freiburg angenommen. Schnell kam ich dort in Kontakt mit der für unsere Abteilung zuständigen Pflegeexpertin APN. Begriffe wie PflegeexpertIn, Advanced Practice Nurse/Nursing (APN) oder auch Advanced Nursing Practice (ANP) waren mir zu diesem Zeitpunkt noch völlig fremd. Den Begriff PflegeexpertIn kannte ich lediglich aus dem Zusammenhang mit Stoma- oder WundexpertInnen. Durch die enge Zusammenarbeit der Pflegeexpertin APN mit den Pflegenden auf Station lernte ich deren Aufgabengebiet jedoch schnell kennen. Zu ihren Aufgaben gehören die Umsetzung neuester wissenschaftlicher Erkenntnisse in die Pflegepraxis, das Erarbeiten und Implementieren von Standards und Leitlinien, das Leiten von Projektgruppen, die Unterstützung und Begleitung von Pflegenden mit dem Ziel, die PatientInnenergebnisse zu verbessern und die Verantwortung für komplexe Situationen zu übernehmen. Zudem sind PflegeexpertInnen APN nach dem Leitbild des Universitätsklinikums Freiburg im interprofessionellen Kontext VertreterInnen der Profession Pflege. Durch den Austausch mit meiner Pflegeexpertin APN und ihren KollegInnen hat sich der Wunsch verfestigt, zunächst den Bachelorstudiengang Pflegewissenschaft an der Albert-Ludwigs-Universität Freiburg zu beginnen, der an der Medizinischen Fakultät verortet ist.

20.2 Das Studium

Der Bachelorstudiengang ist für bereits ausgebildete Pflegende auf vier Semester ausgelegt, währenddessen eine Anstellung in einem 50 %-igem Arbeitsverhältnis möglich ist. So konnte ich mein neu erworbenes Wissen direkt in der Pflegepraxis anwenden. Durch die Verbindung des Studiums zur direkten Pflegepraxis wird es ermöglicht, Hausarbeiten und Projekte im direkten Arbeitsumfeld durchzuführen. Im Rahmen des Bachelorstudiengangs wurden Hausarbeiten verfasst sowie Projekte und Gruppenarbeiten durchgeführt, um das wissenschaftliche Arbeiten schrittweise zu erlernen. Diese Erkenntnisse in die Pflegepraxis zu übertragen, war ein weiterer Bestandteil des Studiums, was insbesondere durch ein Praxisentwicklungsprojekt im Abschlussjahr ermöglicht wurde. Deshalb werden den Studierenden auch PflegeexpertInnen APN als MentorInnen aus der klinischen Praxis zugeordnet, welche die Studierenden in diesem Prozess vonseiten der Praxis unterstützen.

Da mein Interesse nach wie vor den onkologisch erkrankten PatientInnen galt, habe ich das Praxisentwicklungsprojekt, welches im Abschlussjahr des Bachelorstudiums verortet ist, in der Klinik für Mund-, Kiefer- und Gesichtschirurgie (MKG) durchgeführt. Fachlich wurde ich dabei von den Pflegenden der MKG unterstützt, während ich bei der Leitung der Arbeitsgruppe durch meinen klinischen Mentor, einem Pflegeexperten APN, begleitet wurde. So war es mir auch möglich, das Praxisentwicklungsprojekt in einem fremden Fachgebiet durchzuführen. Direkt im Anschluss an das Praxisentwicklungsprojekt führte ich die Bachelorarbeit ebenfalls in der MKG durch.

Um die aus dem Praxisentwicklungsprojekt und der Bachelorarbeit gewonnenen Erkenntnisse langfristig in die Praxis implementieren zu können, wechselte ich nach meinem Bachelorabschluss auf die mund-, kiefer- und gesichtschirurgische Normalstation. Gleichzeitig begann ich mit dem konsekutiven Masterstudiengang Pflegewissenschaft, ebenfalls an der Albert-Ludwigs-Universität Freiburg. Auch hier war es mir wieder möglich, neben dem Studium in der direkten Pflegepraxis zu arbeiten. Im Masterstudiengang vertiefen die Studierenden ihre wissenschaftlichen Fähigkeiten und lernen, sich selbstständiger in diesem Gebiet zu bewegen. Mit dem Schwerpunkt Akutpflege wird weiterhin garantiert, dass eine enge Verknüpfung zwischen Theorie und Praxis stattfinden kann. Außerdem werden die Studierenden dabei unterstützt, fachliche Führungspositionen zu übernehmen. In einem Clinical-Leadership-Projekt habe ich die im Praxisentwicklungsprojekt des Bachelorstudiums gesammelten Erkenntnisse zur Optimierung der Versorgung onkologischer PatientInnen in der MKG einer interprofessionellen Arbeitsgruppe, bestehend aus ÄrztInnen und Pflegenden der MKG, vorgestellt und mit diesen gemeinsam eine Handlungsanweisung erstellt. Diese Handlungsanweisung diente später als Basis zur Schaffung der Pflegeexperten APN Trainee-Rolle. Aktuell erforsche ich im Rahmen meiner Masterarbeit, wie Bezugspersonen von Menschen mit Krebs im Mund-Kiefer-Gesichtsbereich die Auswirkungen der Erkrankung erleben.

Dieser Werdegang hat dazu geführt, dass ich nun die Rolle als Pflegeexperte APN-Trainee für onkologische PatientInnen in der MKG ausübe. Der Trainee-Status wird mit dem erfolgreichen Abschluss der Masterarbeit und der Übertragung der Aufgaben und Verantwortungen eines Pflegeexperten APN beendet.

20.3 Implementierung einer APN-Rolle

APN, oder im deutschsprachigen Raum häufig PflegeexpertIn APN (DBfK et al., 2013), sind inzwischen in zunehmendem Maße auch im deutschsprachigen Raum in Kliniken vertreten. Die Primär-, Zentral- und Kernkompetenzen, welche Hamric und Hanson bereits 2003 definiert haben, dienen als Grundlage für den Aufbau einer APN-Rolle (Hamric, 2014). Die Ausgestaltung der verschiedenen APNs ist jedoch sehr individuell. Im Folgenden soll die Entwicklung und Implementierung einer APN für onkologische PatientInnen in der MKG beschrieben werden.

Zum Aufbau der Rolle wurde das PEPPA-Framework (Participatory, Evidence-Based, Patient-Focused Process for Advanced Practice Nursing (APN) Role Development, Implementation and Evaluation) von Byant-Lukosius & DiCenso verwendet. Das PEPPA-Framework besteht aus neun Schritten und eignet sich zur Implementierung einer neuen Rolle im Gesundheitswesen (Bryant-Lukosius & DiCenso, 2004). Im Folgenden werden die einzelnen Schritte, deren Ausgestaltung und Besonderheiten erläutert.

Schritt 1: Population definieren

Bei der Population handelt es sich um PatientInnen mit einer onkologischen Erkrankung im Mund-, Kiefer- und Gesichtsbereich. Die Bezugspersonen der PatientInnen sind ebenfalls ein wichtiger Teil der Population. Ausgenommen sind onkologische PatientInnen, die ausschließlich ambulant behandelt werden oder lediglich kleinere Hauttumore operativ entfernt bekommen. Die APN-Rolle ist auf die Klinik für Mund-, Kiefer- und Gesichtschirurgie beschränkt. Werden PatientInnen anschließend adjuvant in anderen Kliniken des Universitätsklinikums behandelt, sind die dortigen KollegInnen zuständig.

Schritt 2: AkteurInnen/Stakeholder definieren bzw. identifizieren und Teilnehmende rekrutieren

Stakeholder oder AkteurInnen sind Personen, die ein berechtigtes Interesse am Ergebnis oder dem Verlauf eines Projekts oder Prozesses haben. In diesem Fall betrifft das vor allem die Vorgesetzten und Leitungen in der Klinik, aber auch das pflegerische und ärztliche Team der Abteilung. Im Bereich der Vorgesetzten sind dies von pflegerischer Seite die Stationsleitung und deren Stellvertretung, ferner die Pflegedienstleitung und die Pflegedirektion. Von ärztlicher Seite die (leitenden) OberärztInnen sowie der ärztliche Direktor der Klinik für Mund-, Kiefer- und Gesichtschirurgie.

Nicht vergessen werden sollte an dieser Stelle aber, dass das gesamte pflegerische und ärztliche Team für eine gelungene Implementierung einer APN-Rolle notwendig ist und deshalb von Anfang an miteingebunden werden muss. Im pflegerischen Alltag ist die Einbindung von hochschulisch qualifizierten Pflegenden in der direkten klinischen Praxis in der MKG noch sehr neu. Entsprechend hoch können Unsicherheiten und Vorbehalte gegenüber dieser neuen Rolle und deren Aufgaben sein. Umso wichtiger ist es, dass das gesamte pflegerische Team von Anfang an in die neue Rollenentwicklung eingebunden wird und die Möglichkeit bekommt, Sorgen, Ängste und Wünsche zu äußern. Die ärztlichen und pflegerischen KollegInnen wurden deshalb schon vor Beginn des Implementierungsprozesses, im Rahmen von pflegerischen Teambesprechungen und der ärztlichen Frühbesprechung, mit einbezogen.

Ebenfalls sollte man beachten, dass auch aus dem wissenschaftlichen Umfeld oder aus einem, wenn vorhanden, Pool von bereits vorhandenen PflegeexpertInnen APN Unterstützung hinzugezogen werden sollte, um den wissenschaftlichen Hintergrund bei der Implementierung nicht zu vernachlässigen. Vor allem unerfahrene APNs laufen sonst Gefahr, von den Interessen der Stakeholder zu stark gelenkt zu werden oder die Orientierung und Fokussierung im Implementierungsprozess zu verlieren. Zukünftige APNs sollten dabei nicht vergessen, dass vielen Stakeholdern das Konzept APN noch nicht vertraut ist. Hier bedarf es deshalb häufiger Informationen, um das Konzept APN und dessen Nutzen für die PatientInnen, die Mitarbeitenden und die Klinik vorzustellen.

Schritt 3: Ermitteln des Bedarfs für das neue Feld

Die Bedarfsermittlung fand hauptsächlich im Rahmen der Studien- und Prüfungsleistungen des Bachelor- sowie später des Masterstudiums statt. Zuerst wurde eine Literaturrecherche durchgeführt, um zentrale Aspekte, welche die Versorgung onkologischer PatientInnen in der MKG kennzeichnen, zu identifizieren. In einem zweiten Schritt wurden die Pflegenden, die mit dieser PatientInnengruppe arbeiten, befragt: Was läuft bereits sehr gut und was fehlt aus ihrer Sicht noch, um die Versorgung dieser PatientInnengruppe zu optimieren? Dieser Schritt wurde im Rahmen des Praxisentwicklungsprojekts im Bachelorstudium mit folgender Fragestellung durchgeführt: »Welche konzeptuellen Veränderungen braucht es zur Optimierung der Versorgung onkologischer PatientInnen in der MKG?« Dies wurde im Rahmen einer Arbeitsgruppe, bestehend aus mehreren, langjährig erfahrenen Pflegenden aus der MKG, durchgeführt. Direkt im Anschluss an das Praxisentwicklungsprojekt wurde die Bachelorarbeit mit folgender Fragestellung durchgeführt: »Wie erleben onkologische PatientInnen den Versorgungsprozess in der MKG?« Dazu wurden Interviews mit PatientInnen ca. ein Jahr nach der Diagnosestellung durchgeführt und ausgewertet.

Jährlich erkranken in Deutschland ca. 500.000 Menschen an Krebs. Durch moderne Therapie- und Behandlungsmöglichkeiten können inzwischen ca. 50 % der Menschen geheilt werden (RKI & GEKID, 2019). Tumore im Mund-, Kiefer- und Gesichtsbereich gehören zu den eher seltenen Erkrankungen. Im Jahr 2015 erkrankten 3.115 Männer und 1.686 Frauen in Deutschland an Tumoren im Bereich der Mundhöhle und der Lippe (Wienecke & Kraywinkel, 2019). Das durchschnittliche Erkrankungsalter liegt laut RKI (2019) bei Mitte 60, die 5-Jahres-Überlebensrate liegt bei Frauen bei 63 % und bei Männern bei 47 %. Als Hauptrisikofaktor für die Entstehung von Kopf-Hals-Tumoren wird jedwede Form des Tabakkonsums und der Konsum von Alkohol beschrieben. Die Kombination beider Genussmittel verstärkt das Risiko erheblich (RKI, 2019). Die Diagnose Krebs stellt für die Betroffenen ein tiefgreifendes und lebensveränderndes Ereignis dar. Diese Erfahrungen sind für die Betroffenen so prägend, dass sie sich selbst nach Jahren oft noch sehr detailliert an den Zeitpunkt der Diagnosestellung erinnern können (Thorne et al., 2010).

Die operative Entfernung eines Tumors im Mund-, Kiefer- und Gesichtsbereich bringt für die Betroffenen eine Vielzahl an Einschränkungen und Herausforderungen mit sich (Semple et al., 2008). Veränderungen durch die Erkrankung und Therapie sind in diesem Körperbereich vielfach sichtbar und können kaum durch Kleidung verdeckt werden (Beckmann, 2017). Neben den Einschränkungen durch die Veränderung des äußeren Erscheinungsbildes gehören Veränderungen des Geschmacksinns, des Sprechens und der Nahrungsaufnahme zu den körperlichen Folgen der operativen Behandlung (Semple et al., 2008). Für ca. drei Viertel der Befragten mit einem Plattenepithelkarzinom der Mundhöhle waren die eingeschränkte Zungenbeweglichkeit, das Sprechen mit fremden Personen, das äußere Erscheinungsbild, die Nahrungsaufnahme und das Schlucken die Einschränkungen, die den größten Einfluss auf die Lebensqualität hatten (Handschel et al., 2013).

Neben körperlichen Einschränkungen hat die Therapie auch Auswirkungen auf das psychische Wohlbefinden der Betroffenen. Veränderte Rollenfunktionen im sozialen Umfeld, Angst vor Rezidiven und sozialer Rückzug aufgrund der körperlichen Einschränkungen und vor allem aufgrund der Veränderung des äußeren Erscheinungsbildes sind weitere Folgen, mit denen sich die Betroffenen auseinandersetzen müssen. Finanzielle Sorgen, Kraftlosigkeit, mangelnde Unterstützung von Alleinlebenden, Gewichtsverlust, Appetitlosigkeit und Sorgen über die berufliche Zukunft sind Faktoren, mit denen die Betroffenen vor allem in der Zeit nach der Entlassung zurechtkommen müssen (Semple et al., 2008).

Schritt 4: Identifizieren der vorrangigen Probleme, Festlegen der Ziele, um die Pflege/Betreuung zu verbessern

Für die Pflegenden bedeutet das, dass der Schwerpunkt nicht nur in der prä- und postoperativen Versorgung der PatientInnen liegt, sondern auch darin, sie optimal auf ihr Alltagsleben mit der Krebserkrankung und den damit verbundenen Einschränkungen vorzubereiten. In der ersten Zeit nach der Operation stehen häufig Aspekte wie die Wundversorgung, Schmerztherapie, Unterstützung bei der Ernährung, Mobilisation, Körperpflege und Ausscheidung im Vordergrund. Mit zunehmender Genesung der PatientInnen rücken diese Aspekte in den Hintergrund (Sommer, 2017). In der schützenden Atmosphäre des Krankenhauses sind sich PatientInnen oft nicht bewusst, welche Fragen sie stellen müssen und welche Probleme sich zu Hause ergeben können. Um Probleme zu vermeiden, wenn PatientInnen zu Hause auf sich allein gestellt sind, ist eine optimale und bedarfsgerechte Entlassplanung notwendig (Sommer, 2017). Im Kontakt mit ÄrztInnen beklagen PatientInnen häufig die Verwendung von zu viel Fachsprache und haben das Gefühl, weniger als Mensch, sondern als Krankheitsbild wahrgenommen zu werden. Des Weiteren ist den PatientInnen häufig nicht ganz klar, wie es weitergeht. Informationen über das weitere Prozedere werden vom Behandlungsteam häufig nur tagesweise weitergegeben. Um ein Mitspracherecht im Sinne eines Shared-Descision-Making ausüben zu können, fehlen den PatientInnen häufig Informationen und Wissen über Erkrankung und Therapie (Sommer, 2017).

Nach der Entlassung in das häusliche Umfeld sehen sich die Betroffenen neuen Herausforderungen gegenübergestellt, sei es durch die Versorgung vorhandener Wunden oder Unterstützungsbedarf bei der Ernährung. Viele Aufgaben und Tätigkeiten, welche die Betroffenen vor der Erkrankung selbstständig durchführen konnten, müssen nun von anderen Personen durchgeführt werden (Tolbert et al., 2018). Durch die langwierige Genesungs- und Rehabilitationsphase können außerdem finanzielle Probleme entstehen (Balfe et al., 2016).

An dieser Stelle kommt den Bezugspersonen eine bedeutende Rolle in der Unterstützung von Betroffenen zu, sowohl emotional als auch körperlich (Losi et al., 2019). Bezugspersonen übernehmen wichtige Aufgaben, sowohl in der Klinik als auch später im häuslichen Umfeld (Tolbert et al., 2018). Bezugspersonen fühlen sich häufig nicht ausreichend auf die Zeit nach der Behandlung vorbereitet. Sie wünschen sich mehr Informationen über die Erkrankung und die Folgen sowie Nebenwirkungen der Therapie (Schaller et al., 2014).

Pflegende befinden sich in einer Schlüsselrolle und sind ein wichtiger Vermittler zwischen den verschiedenen Schnittstellen der an der Behandlung beteiligten Berufsgruppen. Keine andere Berufsgruppe arbeitet so nah an den PatientInnen und ist somit näher an deren Sorgen, Ängsten und Problemen.

In einem nächsten Schritt wurden sowohl die Ergebnisse der Bachelorarbeit als auch die Ergebnisse des Praxisentwicklungsprojekts und der Literaturrecherche in einem Clinical-Leadership-Projekt zusammengetragen. In einer interprofessionellen Arbeitsgruppe, bestehend aus Pflegenden und ÄrztInnen der Klinik, wurde aus den gewonnenen Erkenntnissen eine Handlungsanweisung erstellt, wie onkologische PatientInnen in der MKG optimal versorgt werden können. Jedoch gehört zur Verbesserung der Versorgung von PatientInnen mehr als das Erarbeiten einer Handlungsanweisung. Diese muss umgesetzt werden und dazu muss das vorhandene Personal entsprechende Ressourcen zur Verfügung gestellt bekommen. Schnell wurde klar, dass viele Aufgaben, die in der Handlungsanweisung dargestellt wurden, für die Pflegenden, die im System der Bereichspflege arbeiten, nicht umsetzbar sind. So ist z. B. das Verlassen der Station zur Teilnahme an Befundbesprechungen und Therapieplanungen mit den behandelnden ÄrztInnen sowie PatientInnen und ggf. deren Bezugspersonen für Bereichspflegende nicht möglich. Deshalb wurde vonseiten des pflegerischen Leitungsteams (Stationsleitung und Pflegedienstleitung) beschlossen, Ressourcen für die Umsetzung der Handlungsanweisung zu schaffen. Dies sollte im Rahmen einer APN-Rolle geschehen.

Schritt 5: Definieren des neuen Pflege- und Betreuungsmodells, APN-Rolle definieren

Um eine optimale Begleitung und Versorgung der onkologischen PatientInnen gewährleisten zu können, erhalten die PatientInnen während des gesamten Versorgungsprozesses eine feste Bezugsperson, die diesen Prozess steuert und eine evidenzbasierte und kontinuierliche Versorgung dieser PatientInnengruppe gewährleistet. Diese Rolle wird vom Pflegeexperten APN-Trainee übernommen.

1. Prästationäre Phase

Der erste gemeinsame Kontakt zwischen Pflegeexperte APN-Trainee und den PatientInnen findet in der Ambulanz der MKG statt. Nachdem sich die onkologische Diagnose bestätigt hat und somit die Indikation zur stationären Aufnahme und anschließender OP gegeben ist, erhalten die PatientInnen einen Termin zur Befundbesprechung und Therapieplanung. An dieser Besprechung nimmt neben den PatientInnen mit Bezugsperson und den ÄrztInnen auch der Pflegeexperte APN-Trainee teil. Im Anschluss an dieses Gespräch erhalten die PatientInnen und deren Bezugspersonen die Möglichkeit, mit dem Pflegeexperten APN-Trainee zu sprechen, Fragen zu stellen oder Unklarheiten zu klären. Außerdem werden bereits wesentliche Daten der Patientinnen im Rahmen einer Sozialanamnese erfasst.

2. Stationäre Phase

Die stationäre Aufnahme der PatientInnen erfolgt ein bis zwei Tage präoperativ. Das Aufnahmegespräch findet mit der APN statt.

Auch hier soll viel Raum für Fragen seitens der PatientInnen und Bezugspersonen bleiben. Die APN erklärt nochmals ausführlich und in einfacher Sprache das weitere Prozedere. Da postoperativ die meisten PatientInnen auf der Intensivstation für einige Tage überwacht werden, dient die APN als Vermittler zwischen Intensiv- und Normalstation und besucht die PatientInnen dort regelmäßig und bleibt im Austausch mit den Mitarbeitenden der Intensivstation. Sind die PatientInnen wieder zurück auf der Normalstation, begleitet der Pflegexperte APN-Trainee die morgendliche Visite und bespricht diese im Anschluss mit den PatientInnen. Somit kann sichergestellt werden, dass die PatientInnen alle Informationen verstanden haben. Im Laufe des stationären Aufenthalts steht der Pflegexperte APN-Trainee den Bezugspersonen für Fragen bzgl. der Entlassplanung oder Organisation des häuslichen Umfeldes zur Verfügung. Ein enger Austausch mit am Versorgungsprozess beteiligten Berufsgruppen wie der Physiotherapie, der Logopädie, der Psychoonkologie und den Entlassversorgenden gewährleistet eine optimale Versorgung der onkologischen PatientInnen und verhindert, dass Informationen durch häufigen Personalwechsel verloren gehen. Die APN als Ansprechperson kann und soll dabei jedoch nicht den Kontakt zwischen PatientInnen, Bezugspersonen und den ÄrztInnen ersetzen, sondern diesen lediglich ergänzen und eine erweiterte und vertiefte Versorgung realisieren. Damit die mit der APN besprochenen Informationen allen Mitarbeitenden (vor allem den Pflegenden und den ÄrztInnen) zur Verfügung stehen, wurde eine dazugehörige Dokumentationsstruktur eingeführt und mit den Mitarbeitenden besprochen.

3. Poststationäre Phase

In der poststationären Phase ist die APN in der onkologischen Nachsorgesprechstunde, zu der die PatientInnen nach Beendigung der Therapie regelmäßig eingeladen werden, anwesend. Der pflegerische Fokus liegt dabei vor allem auf der Schmerzsituation, der Ernährungssituation und der sozialen Situation der PatientInnen.

4. Praxisentwicklung

Des Weiteren übernimmt der Pflegexperte APN-Trainee folgende Aufgaben im Rahmen der Praxisentwicklung: die Anleitung von Auszubildenden und BSc-Studierenden, das Durchführen von wöchentlichen Kurzfortbildungen, die Unterstützung der Pflegenden bei pflegefachlichen Belangen, die Erstellung und Überarbeitung von MKG-internen Leitlinien und Handlungsanweisungen und die Leitung von (pflege-)fachlichen Arbeitsgruppen. So soll gewährleistet werden, dass aktuelle wissenschaftliche Erkenntnisse ihren Weg in die direkte Pflegepraxis finden. Wichtig ist, dass Rollenklarheit sowohl bei der APN als auch bei allen anderen Beteiligten (KollegInnen, Vorgesetzte, PatientInnen) besteht. Dabei muss immer auch das Setting, in dem die neue APN-Rolle eingeführt werden soll, beachtet werden. Nicht jede literaturgestützte Erkenntnis lässt sich in jedem Bereich problemlos umsetzen bzw. passt in jedes individuelle Setting.

Zuerst bestand Unsicherheit, ob die Wundversorgung auch Aufgabengebiet der APN sein soll. Schnell stellte sich jedoch heraus, dass die Bereichspflegenden gerne die Wundversorgung übernehmen und es dabei auch nur wenige Unsicherheiten oder Probleme gab. Außerdem gab es im Team einige Pflegende mit besonderem Interesse an der Wundversorgung, die sich selbstständig immer wieder auf den aktuellen Stand bringen. Hier wäre eine »Wegnahme« dieser Kompetenz wenig förderlich für die Akzeptanz der neuen APN-Rolle gewesen, obwohl die Wundversorgung zweifelsfrei einen wichtigen Aspekt in der PatientInnenversorgung darstellt.

Das Aufgabengebiet sollte allen beteiligten Personen gegenüber erklärt werden, außerdem sollte es idealerweise in schriftlicher Form für alle zugänglich sein (durch Aushänge oder das Intranet). Die Beziehung der APN zu den anderen am Versorgungsprozess beteiligten Berufsgruppen ist dabei von besonderer Bedeutung. Das ist in diesem Fall bereits vor der Implementierung erfolgt und sollte auch während des Implementierungsprozesses immer wieder erfolgen, vor allem neuen KollegInnen gegenüber.

Schritt 6: Planen der Implementierungsstrategie

Zu Beginn wurde die Stellenbeschreibung Pflegeexperte APN des Universitätsklinikums Freiburg (UKF) gemeinsam mit der Stationsleitung durch eine ergänzende Tätigkeitsbeschreibung für die APN-Trainee der MKG definiert und diese mit den pflegerischen und ärztlichen Vorgesetzten abgesprochen.

Zu klären sind in diesem Schritt die förderlichen und hinderlichen Strukturen, um eine APN-Rolle zu entwickeln und wie mit diesen umgegangen werden soll. Es sollte vereinbart werden, bis wann eine erste Evaluation durchgeführt werden soll und welche Kriterien dafür angewendet werden. In diesem Fall wurde zur Evaluation bei den PatientInnen ein Fragebogen entworfen, während die Akzeptanz der Mitarbeitenden durch regelmäßigen Austausch erfasst wurde. Um sicherzustellen, dass allen beteiligten Mitarbeitenden das Thema APN bekannt ist, wurden sie darüber im Rahmen einer Teambesprechung informiert.

Mit der Mentorin wurden zweimonatige Treffen zur Beurteilung des Standes der Implementierung vereinbart. Der APN-Trainee ist außerdem Teil der PflegeexpertInnenrunde und der Pflegefachkonferenz des UKF.

Dadurch, dass der APN-Trainee schon viele Jahre in der Klinik gearbeitet hat, stellte der Umgang mit den Dokumentationssystemen und Computerprogrammen keine Herausforderung dar. Bei APNs, die neu in der Organisation sind, sollte eine gute Einweisung erfolgen und feste Ansprechpersonen sollten benannt werden.

Schritt 7: Einführen, Umsetzen des neuen Pflege- bzw. Betreuungskonzepts/der APN-Rolle

Die neue APN-Trainee-Rolle wurde zunächst mit 50% Arbeitszeit umgesetzt. Um eine Kontinuität für alle Beteiligten zu schaffen, wurden zwei bis drei Tage pro Woche festgelegt, an denen die APN anwesend ist. Startdatum für die Einführung der APN-Rolle war Juni 2019. Im Idealfall sind bis zum Einführungstermin alle Vorgaben und Anforderungen an die APN sowie die Tätigkeitsbeschreibung vorhanden und die Stakeholder benannt. In der Realität ist dies meist jedoch nicht möglich. Hier muss immer wieder flexibel auf Veränderungen eingegangen werden. Einig sollten sich zukünftige APNs und Stakeholder darüber sein, dass die endgültige Implementierung einer APN-Rolle mehrere Jahre dauern kann, vor allem wenn es sich bei den APNs um unerfahrene KollegInnen handelt.

Schritt 8: Evaluierung des neuen Pflege- bzw. Betreuungskonzepts/der APN-Rolle

Bereits während der Planung wurde vereinbart, dass nach neun Monaten eine Evaluation mit der Stationsleitung und der Pflegedienstleitung durchgeführt werden soll. Auch mit dem ärztlichen Team und dem Pflegedirektor wurde nach ca. neun Monaten eine Evaluation durchgeführt. Darüber hinaus fanden regelmäßige Besprechungen mit der Stationsleitung statt. Die pflegerischen KollegInnen wurden bei den Teambesprechungen gebeten, Rückmeldungen aus ihrer Sicht zu geben und auch die ärztlichen KollegInnen bekamen die Möglichkeit zum Austausch.

Wichtig ist auch zu überprüfen, ob die gesetzten Ziele noch erreicht werden. Bringt die APN einen Vorteil für die Klinik? Welche hinderlichen Faktoren bestehen und wie können diese ausgeräumt werden? Deshalb ist es wichtig, dass auch die APN sich selbst immer wieder hinterfragt und regelmäßig selbst evaluiert. So können im Idealfall hinderliche Faktoren bereits frühzeitig beseitigt werden.

Bei dieser konkreten APN-Rolle gibt es wenig harte Fakten oder Zahlen, die evaluiert oder verglichen werden können. Wichtig sind hier vor allem die Zufriedenheit der Mitarbeitenden, die Rückmeldungen der PatientInnen und Bezugspersonen, z. B. zur Vorbereitung auf die Entlassung oder der Informationsweitergabe. Für jede APN-Rolle müssen deshalb eigene Evaluationskriterien festgelegt werden, am besten bereits vor der Einführung der neuen Rolle. Trotzdem müssen diese Kriterien fortlaufend angepasst werden.

Schritt 9: Langfristiges Monitoring des neuen Pflege- bzw. Betreuungskonzepts/der APN-Rolle

Die langfristige Beobachtung und Evaluation von APN-Rollen ist aufgrund mehrerer Faktoren wichtig. Dazu gehören die Fortschritte in der Medizin, aber auch die laufenden Veränderungen innerhalb des Pflegesektors und der APN-Entwicklung. Diese Veränderungen haben auch Auswirkungen auf die Sicherheit und Zufriedenheit der PatientInnen und die Nachhaltigkeit von APN-Rollen. Bei den langfristigen Evaluationen sollten alle Schritte des PEPPA-Frameworks erneut betrachtet werden, um die Rolle bei Bedarf anzupassen. Die hier beschriebene APN-Trainee-Rolle ist seit knapp zwei Jahren implementiert. Aufgrund der Coronapandemie kam es immer wieder zu Unterbrechungen in der Fortführung. Eine langfristige Evaluation ist deshalb noch nicht durchgeführt oder besprochen worden.

20.4 Schlusswort

PEPPA ist ein geeignetes Framework, um unerfahrene APNs bei der Implementierung einer neuen APN-Rolle zu unterstützen. Trotzdem sollten neue APNs und deren Stakeholder den Aufwand der Implementierung nicht unterschätzen. Eine gute Planung und Begleitung von Anfang an ist deshalb unabdingbar.

Der Abschluss der Masterarbeit steht zeitnah bevor und damit auch der Abschluss der APN-Trainee-Zeit und die Übernahme der Aufgaben und Verantwortungen als Pflegeexperte APN in der MKG.

Literatur

Balfe, M., Maguire, R., Hanly, P. et al. (2016). *Distress in long-term head and neck cancer carers: A qualitative study of carers' perspectives*. Journal of Clinical Nursing, 25(15–16), 2317–2327, https://doi.org/10.1111/jocn.13242

Beckmann, I.-A. (2017). *Die blauen Ratgeber: Krebs im Mund-Kiefer-Gesichtsbereich. Antworten. Hilfen. Perspektiven*. Bonn: Deutsche Krebshilfe & Deutsche Krebsgesellschaft.

Bryant-Lukosius, D. & DiCenso, A. (2004). *A framework for the introduction and evaluation of advanced practice nursing roles*. Journal of Advanced Nursing, 48(5), 530–540, https://doi.org/10.1111/j.1365-2648.2004.03235.x

Deutscher Berufsverband für Pflegeberufe (DBfK), Österreichischer Gesundheits- und Krankenpflegeverband (ÖGKV), Schweizer Berufsverband für Pflegefachfrauen und Pflegefachmänner (SBK) (Hrsg.) (2013). *Advanced Nursing Practice in Deutschland, Österreich und der Schweiz. Eine Positionierung von DBfK, ÖGKV und SBK*. Zugriff am 07.07.2022 unter: https://www.dbfk.de/media/docs/download/DBfK-Positionen/ANP-DBfK-OeGKV-SBK_2013.pdf

Hamric, A.B., Hanson, C.M., Tracy, M.F., O'Grady, E.T. (Hrsg.) (2014). *Advanced practice nursing: An integrative approach*. 5. Aufl. St. Louis, Missouri: Elsevier.

Handschel, J., Naujoks, C., Hofer, M., Krüskemper, G. (2013). *Psychological aspects affect quality of life in patients with oral squamous cell carcinomas: Psychological aspects of quality of life*. Psycho-Oncology, 22(3), 677–682, https://doi.org/10.1002/pon.3052

Losi, E., Guberti, M., Ghirotto, L. et al. (2019). *Undergoing head and neck cancer surgery: A grounded theory*. European Journal of Cancer Care, 28 (4), https://doi.org/10.1111/ecc.13062

Robert Koch-Institut (RKI) & Gesellschaft der epidemiologischen Krebsregister in Deutschland e. V. (GEKID) (Hrsg.) (2019). *Krebs in Deutschland für 2015/2016*. 12. Ausgabe. Berlin: Robert Koch-Institut, https://doi.org/10.25646/5977.2

Schaller, A., Liedberg, G. M., Larsson, B. (2014). *How relatives of patients with head and neck cancer experience pain, disease progression and treatment: A qualitative interview study*. European Journal of Oncology Nursing, 18(4), 405–410, https://doi.org/10.1016/j.ejon.2014.03.008

Semple, C.J., Dunwoody, L., George Kernohan, W. et al. (2008). *Changes and challenges to patients' lifestyle patterns following treatment for head and neck cancer*. Journal of Advanced Nursing, 63(1), 85–93, https://doi.org/10.1111/j.1365-2648.2008.04698.x

Sommer, D. (2017). *Wie erleben onkologische Patienten den Versorgungsprozess in der Klinik für Mund-, Kiefer- und Gesichtschirurgie*. Unveröffentlichtes Manuskript. Albert-Ludwigs-Universität Freiburg.

Thorne, S., Oliffe, J., Kim-Sing, C. et al. (2010). *Helpful communications during the diagnostic period: An interpretive description of patient preferences*. European Journal of Cancer Care, 19(6), 746–754, https://doi.org/10.1111/j.1365-2354.2009.01125.x

Tolbert, E., Bowie, J., Snyder, C. et al. (2018). *A qualitative exploration of the experiences, needs, and roles of caregivers during and after cancer treatment: »That's what I say. I'm a relative survivor«*. Journal of Cancer Survivorship, 12(1), 134–144, https://doi.org/10.1007/s11764-017-0652-x

Wienecke, A. & Kraywinkel, K. (2019). *Epidemiologie von Kopf-Hals-Tumoren in Deutschland*. Der Onkologe, 25(3), 190–200, https://doi.org/10.1007/s00761-019-0534-0

21 Advanced Practice Nurse (APN) in der Versorgung Querschnittgelähmter

Nancy Starck

> **Was Sie in diesem Beitrag erwartet**
>
> Der folgende Beitrag wird einen Einblick über den Implementierungsprozess einer Advanced Practice Nurse (APN) in die direkte Pflegepraxis der Paraplegiologie geben. Nach einem Überblick über das APN-Konzept werden die Vorbereitung zur Etablierung und die Schwerpunkte der derzeit beschäftigten PflegeexpertInnen APN im Universitätsklinikum Heidelberg skizziert. Anschließend wird ein Überblick über die Besonderheiten des Fachbereichs gegeben, um dann auf den Prozess der Implementierung und die letztendliche Ausgestaltung des Tätigkeitsfeldes einzugehen.

Die Implementierung akademisierter Pflegefachpersonen wurde in deutschen Krankenhäusern in den letzten Jahren immer weiter vorangetrieben. Gründe dafür sind u. a. im Fachkräftemangel, sich immer weiter spezialisierenden Fachbereichen, dem demographischen Wandel und dem daraus resultierenden Wandel des PatientInnenklientels zu finden. Um die Qualität der Versorgung auch mehrfach erkrankter PatientInnen unter sich stetig weiter entwickelnden Rahmenbedingungen nicht nur beizubehalten, sondern zu verbessern, mussten neue Wege eingeschlagen werden.

Dazu bediente man sich vorhandener Konzepte, welche sich im angloamerikanischen Raum bereits lange bewährt haben, wie dem der Advanced Nursing Practice (ANP). Dieses Konzept und dessen Rahmenbedingungen werden nun im Folgenden skizziert, um dann auf die Implementierung einer Pflegexpertin APN und ihrer Arbeit in der klinischen Pflegepraxis bei PatientInnen mit Querschnittslähmung eingehen zu können.

21.1 Das APN-Konzept

Der Einsatz von PflegeexpertInnen APN etablierte sich bereits in den 60er Jahren in den USA und in Kanada. Erst kurz vor und nach der Jahrtausendwende kamen weitere Länder wie die Niederlande, Australien, Irland, Neuseeland und Finnland hinzu. (DBfK, 2019). Deutschland, wie auch andere europäische und nicht europäische Länder, befindet sich inzwischen in der Entwicklung einer erweiterten und vertieften Pflegepraxis nach internationalem Vorbild. Seit 2015 sind für Nurse Practitioner (NP) und Advanced Practice Nurses (APN) in einigen Ländern die Aufgaben in der Primärversorgung überdies autorisiert und gesetzlich geregelt (DBfK, 2019). Um die international sehr verschiedenen Bezeichnungen von PflegeexpertInnen APN, wie u. a. Nurse Practitioner (NP), Clinical Nurse Specialist oder Public Health Nurse, für die Beschreibung entsprechend qualifizierter Pflegefachpersonen zu vereinheitlichen, sprach sich das International Council of Nurses (ICN) im Herbst 2018 dafür aus, den Begriff der Advanced Practice Nurse (APN) zu verwenden (DBfK, 2019).

Definiert wird eine PflegeexpertIn (APN) als »Pflegefachperson, welche sich Expertenwissen, Fähigkeiten zur Entscheidungsfindung bei komplexen Sachverhalten und klinische Kompetenzen für eine erweiterte pflegerische Praxis angeeignet hat. Die Charakteristik der Kompetenzen wird vom Kontext und/oder den Bedingungen des jeweiligen Landes geprägt, in dem sie für die Ausübung ihrer Tätigkeit zugelassen ist. Ein Masterabschluss in Pflege (Nursing Science) gilt als Voraussetzung.« (DBfK et al., 2013, S. 2).

Diese Definition wurde vom Deutschen Berufsverband für Pflegeberufe (DBfK), dem Österreichischen Gesundheits- und Krankenpflegeverband (ÖGKV) und dem Schweizer Berufsverband der Pflegefachfrauen und Pflegefachmänner (SBK), in Anlehnung an die Begriffsbeschreibung vom ICN und dem APN-Modell von Hamric (Schober & Affara, 2008), gemeinsam erarbeitet, um den heterogenen Tätigkeitsfeldern der PflegeexpertInnen APN durch die Ausbildung und rechtlichen Grundlagen der jeweiligen Länder Rechnung zu tragen. Mit dem im Januar 2020 in Kraft getretenen Pflegeberufegesetz (BMJ & BfJ, 2021) wurden erstmals in Deutschland pflegerisch vorbehaltene Tätigkeiten festgelegt. Diese umfassen die Erhebung und Festlegung des individuellen Pflegebedarfs, Organisation, Gestaltung und Steuerung des Pflegeprozesses und Analyse, Evaluation, Sicherung und Entwicklung der Pflege. Zusammenfassend kann festgehalten werden, dass sich die Implementierung, Etablierung und Ausgestaltung der APN-Rolle immer an den rechtlichen Grundlagen und Rahmenbedingungen des jeweiligen Landes orientieren.

Um die Handlungsfelder einer PflegeexpertIn APN zu definieren, identifizierte Hamric 1996 Kriterien und Kompetenzen, die als Grundlage für die Umsetzung des APN-Modells dienen (Schober & Affara, 2008). Diese umfassen Primärkriterien, Zentralkompetenzen, Kernkompetenzen und die Umfeldbedingungen. Die Primärkriterien gelten als Voraussetzung für die Ausübung der Tätigkeit und umfassen die universitäre Ausbildung, die Zertifizierung und eine patienten- und familienzentrierte Praxis. Die Zentralkompetenz, die direkte klinische PatientInnenversorgung, stellt den Handlungsrahmen dar. Die Umfeldbedingungen wie unternehmerische Aspekte, gesundheitspolitische Überlegungen, Finanzierung, Ergebnisevaluation und Leistungsverbesserung, Marketing, Organisationsstruktur und -kultur und Regulierungs- und Zulassungsbedingungen können Einfluss auf die Implementierung und Etablierung einer APN haben und müssen so organisiert werden, dass eine erweiterte Pflegepraxis auch erfolgreich umgesetzt werden kann. Die Kernkompetenzen sind der bedeutendste Teil, da über sie die Aufgaben in der pflegerischen Versorgung zugeschnitten werden und eine Abgrenzung zu den Aufgaben anderer Pflegefachpersonen definiert werden kann.

Die Kernkompetenzen umfassen (DBfK, 2019):

1. Anleiten und Coaching
    a) Fortbildung für Pflegefachpersonen
    b) Entwicklung von Fachkenntnissen
    c) Befähigung der Pflegefachpersonen zur bedarfsgerechten Information und Schulung von PatientInnen und Angehörigen
2. Beraten
    a) Patientennah: bedarfsgerechte Information, Schulung und Beratung von PatientInnen und Angehörigen
    b) Patientenfern: Beratung des Pflegemanagements, der Organisation
3. Evidenzbasierte Praxis
4. Leiten und Führen
    a) Analyse der gegenwärtigen Situation
    b) Gemeinsame Ziele für die PatientInnenversorgung abstimmen

c) Anpassen der Pflegedokumentation
d) Überarbeitung des pflegerischen Einarbeitungskonzeptes
e) Ist-Stand-Erhebung
f) Aufbau einer regelhaften und bedarfsorientierten Kommunikation
5. Zusammenarbeiten
   a) Abstimmung mit dem pflegerischen Leitungsteam und anderen Berufsgruppen
   b) Austausch mit der Industrie
6. Ethische Entscheidungsfindung

Zusammenfassend haben Schober und Affara (2008) weitere grundlegende Kompetenzen identifiziert, welche die Arbeit einer APN charakterisieren. Diese umfassen insbesondere die klinischen Kenntnisse in einem spezifischen Bereich, komplexe Situationen einschätzen und klinische Entscheidungen treffen zu können, eine gründliche, umfassende körperliche Diagnostik durchführen zu können, eine (Pflege-)Diagnose stellen und einen Behandlungsplan aufstellen zu können und über die Fähigkeit zu verfügen, andere zu befähigen und zu führen.

21.2 PflegeexpertInnen APN im Universitätsklinikum Heidelberg

Wie viele andere Kliniken machte sich das Universitätsklinikum Heidelberg (UKHD) 2015 auf den Weg, APNs in der klinischen Pflegepraxis zu implementieren und zu etablieren. Da sich die Konzeption ohne eigene praktische Beispiele als schwierig erwies, wurde 2016 ein Pilotprojekt mit einer APN gestartet, welche grundlegende Erkenntnisse zur Konzeption bringen und eventuelle Hürden bei der Implementierung aufzeigen sollte. Das Projekt wurde auf einer internistischen Station mit Schwerpunkt Gastroenterologie initiiert und fokussierte letztlich die PatientInnenberatung und -information, z. B. der sichere Umgang und die Versorgung mit verschiedenen Zu- und Ableitungen nach der Entlassung. Das positive Ergebnis dieses Projekts veranlasste das UKHD Ende 2017 mehrere Stellen als APN in verschiedenen Fachbereichen auszuschreiben. Im Zuge dessen wurden 2018 zunächst zwei APN-Stellen in der Chirurgie und der Paraplegiologie besetzt. Mit der Zeit und der Weiterentwicklung der APNs kristallisierte sich heraus, dass es noch weitere Pflegefachpersonen gab, welche sich bereits auf den Weg der Akademisierung gemacht hatten. Somit erweiterte sich die Gruppe stetig.

Mittlerweile arbeiten am UKHD mehrere APNs in verschiedenen Fachbereichen mit unterschiedlichen Aufgabenschwerpunkten, wie z. B. in der Betreuung und Beratung von Menschen mit Leberzirrhose oder Lebertransplantation, von Kindern mit Stoma-Anlage, in der Viszeralchirurgie mit Schwerpunkt pflegerischer Forschung oder in der Paraplegiologie mit Schwerpunkt MitarbeiterInnenförderung. Alle APNs arbeiten im UKHD weiterhin anteilmäßig in der direkten PatientInnenversorgung.

Der Fokus der derzeitig angestellten APNs entwickelte sich überwiegend aus direkten PatientInnenproblematiken und wurde von Pflegefachpersonen initiiert, die sich vor dem Pilotprojekt schon auf den Weg der hochschulischen Qualifizierung gemacht und innerhalb des Studiums die Bedarfe ermittelt und Konzepte erarbeitet hatten. Für die APNs, die sich in neue Fachbereiche einarbeiten mussten, trugen die anfänglich aus dem Pilotprojekt gewonnen Erkenntnisse zwar zur jetzigen Stellenausgestaltung bei, diese musste jedoch je nach Fachbereich, Ausrichtung und Handlungsrahmen individuell angepasst werden. Eine dieser spannenden Entwicklungen wird im Folgenden genauer dargestellt.

21.3 APN in der Versorgung Querschnittgelähmter

Bevor hier auf die Implementierung einer APN in der Paraplegiologie eingegangen wird, sollte zunächst der »Querschnitt« mit seinen Besonderheiten dargestellt werden.

21.3.1 Der Querschnitt

Die meisten frischen Querschnittgelähmten werden in Deutschland vorrangig in einem der 27 Querschnittzentren versorgt. Diese verfügen über extra geschultes Personal und eine spezielle Ausstattung, um den besonderen Bedürfnissen in der Versorgung gerecht zu werden. Viele dieser Querschnittzentren arbeiten heute noch nach den von Sir Ludwig Guttmann Anfang des 20. Jahrhunderts erarbeiteten Grundsätzen für die ganzheitliche interprofessionelle Rehabilitation.

Die grundlegendsten Prinzipien waren für Sir Ludwig Guttmann die größtmögliche Selbstständigkeit der PatientInnen zu erreichen, damit sie wieder am Leben teilhaben konnten, sportliche Betätigung, um Komplikationen und Folgeerkrankungen zu minimieren, und eine lebenslange Nachsorge. Damit dies gelang, bezog er außer den ÄrztInnen und Pflegenden PhysiotherapeutInnen und ErgotherapeutInnen in die Therapie mit ein. Diese interprofessionellen Teams haben sich heute um Sozialarbeitende, Case Manager und urologische Fachpflegende erweitert.

Um die zielgerichtete Behandlung und Rehabilitation eines Frischverletzten schon in der Akutklinik zu fokussieren, benötigt das in die Versorgung involvierte Team genaue Informationen zum Verletzungsmuster der PatientIn. Grundlegend sind dabei die Höhe der Verletzung, ob es sich um eine spastische oder schlaffe Lähmung handelt und ob die Verletzung komplett oder inkomplett ist. Um Letzteres einzuschätzen, wird die international anerkannte AISA, Impairment Scale der American Spinal Injury Association, herangezogen (American Spinal Injury Association, 2019).

Da sich, wie auch in anderen Fachbereichen, das PatientInnenklientel durch verbesserte Operationsmethoden, schnellere Akutversorgung und, im Falle des Querschnitts, bessere Schutzausrüstung in Fahrzeugen verändert hat, müssen die vorherigen Lebensumstände der Betroffenen in die Zielsetzung der Behandlung miteinbezogen werden. Außerdem haben sich auch die Merkmale der meisten Wirbelsäulenverletzungen geändert und jede PatientIn weist unterschiedliche Ausprägungen dessen auf.

Die Behandlung und Rehabilitation können grob in vier Phasen eingeteilt werden: die Akutphase, die querschnittsspezifische Erstbehandlung, die Rehabilitation und die anschließende lebenslange Nachsorge. Die Phasen können sich teilweise überschneiden, sollten jedoch idealerweise nahtlos ineinander übergehen. Die Bundesgemeinschaft Rehabilitation (BAR) des Verbandes Deutscher Rentenversicherungsträger (VDR) hat eine detailliertere Einteilung in sechs Phasen erarbeitet, die den Kostenträgern als Grundlage dient (Konrad, 2013).

Die in den Querschnittzentren durchgeführte querschnittspezifische Erstbehandlung beinhaltet neben der Stabilisierung des Kreislaufes, die Mobilisation und Rollstuhlanpassung, das Darm- und Blasenmanagement, intensive Hautbeobachtung sowie Schulung/Beratung der PatientInnen und dauert mindestens drei Monate.

21.3.2 Phase 1: Die Einarbeitung

Die Einarbeitung in einen neuen Fachbereich bedeutet für jede Pflegefachperson einen Neuanfang, auch für eine APN. Vor allem, wenn es sich um so ein hochspezialisiertes

Fachgebiet wie die Paraplegiologie handelt und u. a. gekennzeichnet ist durch fachspezifische Grundlagen, die sich teilweise erheblich von den erlernten Grundlagen in der Ausbildung unterscheiden. Dazu zählen der Einsatz vieler verschiedener technischer Hilfsmittel, das Erlernen von Grundlagen im Handling, z. B. Transfertechniken, und die enge Zusammenarbeit und unabdingbare regelmäßige Kommunikation mit dem interprofessionellen Team.

Dementsprechend war das erste halbe Jahr im Querschnitt für die Einarbeitung in das Fachgebiet und die Stationsorganisation, den Überblick über vorhandene Literatur in der Paraplegiologie und das Kennenlernen des interprofessionellen Teams vorgesehen. Um Einblicke in die Arbeit aller involvierten Bereiche zu bekommen, fanden nach der stationären Einarbeitung jeweils zwei Hospitationstage in der Ergotherapie, der Physiotherapie, dem Case Management und der Sozialarbeit statt.

In der folgenden Zeit wurden verschiedene zeitliche Ausgestaltungen der Arbeit auf Station und theoretischen Ausarbeitungen ausprobiert. Die Gründe dafür waren die fehlende Erfahrung, aber vor allem auch ein Umbruch auf der Station. Einige Zeit zuvor waren viele der erfahrenen Mitarbeitenden gegangen und neue Mitarbeitende mussten eingearbeitet werden. Somit wurde der vorläufige Fokus, in Absprache mit den Vorgesetzten, auf die Unterstützung neuer Mitarbeitender bei der Einarbeitung und dem Vertiefen des Wissens in der Paraplegiologie gelegt.

21.3.3 Phase 2: Abstecken des Handlungsrahmens

Mit dem voranschreitenden Wissen aus der Literatur und praktischer Erfahrung in der Versorgung von Menschen mit Querschnitt konnten mit der Zeit Themen für eine Weiterentwicklung der Pflegepraxis herausgearbeitet werden. Zunächst sollten Arbeitserleichterungen für das Personal im Querschnitt geplant und umgesetzt werden.

Um das durch die Literatur gewonnene Wissen zu nutzen, wurde zunächst eine bereits seit Jahren verwendete, ausführliche Informationsbroschüre für PatientInnen und Angehörige überarbeitet. Diese wurde erstmals in den 90er Jahren entworfen und bedurfte einer Überarbeitung nach dem neusten Erkenntnisstand. Für die Neufassung des Themas Darmmanagement wurde die in dem Gebiet ausgebildete Expertin hinzugezogen und das Kapitel überarbeitet. Dieses mehrseitige Informationsheft wird den PatientInnen während des Entlassungsgesprächs übergeben und enthält alle grundlegenden Punkte der Versorgung, praxisnahe Beispiele und Hilfen für den Alltag. Eine Auswertung des Benefits für PatientInnen und Angehörige ist in Planung.

Mit der Unterstützung der MitarbeiterInnen bei der Einarbeitung und der voranschreitenden eigenen Erfahrungen im Querschnitt fielen Unterschiede in der praktischen Arbeit auf. Einige der neuen Mitarbeitenden förderten und nutzten die vorhandenen Ressourcen eher und intensiver als andere. In Absprache mit der Pflegedienstleitung (PDL) wurde das Projekt »Fokus auf Ressourcenförderung« angegangen, welches sich derzeitig noch in Bearbeitung befindet. Maßgeblich war hierbei die Frage, welches Wissen und Handwerkszeug eine neue MitarbeiterIn braucht, um eine PatientIn im Querschnitt ressourcenfördernd zu versorgen und gleichzeitig die eigenen Ressourcen effizienter einzuteilen.

Die ersten Schritte innerhalb des Projekts bestanden in der Herausarbeitung der Voraussetzungen, die notwendig sind, um ressourcenfördernd zu arbeiten, um daraus ein vorläufiges Konzept zu erstellen. In den regelmäßigen Gesprächen mit der PDL wurde das Konzept besprochen, überarbeitet, festgeschrieben und schlussendlich zur Genehmigung an den Personalrat, den Beauftragten für Datenschutz und die Stabsstelle Personalentwicklung eingereicht. Die Genehmigung der verschiedenen Institutionen war notwendig, da das Konzept Interviews mit Mitarbeitenden vorsah. Nach der Durchführung der Interviews wurden diese inhaltsanalytisch ausgewertet.

Innerhalb der Literaturrecherche im Querschnitt und vor allem zum Projekt wurde schnell klar, dass der eher kleine Fachbereich der Paraplegiologie sich hauptsächlich auf pflegerische Sekundärliteratur stützt und wenig bis keine eigenen Studien vorhalten kann. Stattdessen wird von den erfahrenen Mitarbeitenden ein großes Repertoire an implizitem Wissen und Fertigkeiten an neue MitarbeiterInnen weitergegeben. Dadurch wurde mit der Stationsleitung ausgehandelt, dass sie, wenn möglich, neue Mitarbeitende mit erfahrenen KollegInnen in eine Schicht einteilt, um die Weitergabe dieses Wissens zu fördern. Die Resultate aus den Interviews und die weitere Vorgehensweise werden derzeit mit der Stationsleitung und der PDL besprochen und können zum jetzigen Zeitpunkt noch nicht publiziert werden.

Mit steigendem Bekanntheitsgrad im UKHD werden die Anfragen zur Beteiligung an verschiedenen Projekten und Forschungen immer häufiger und der Handlungsrahmen um weitere Kernkompetenzen erweitert. Um die PatientInnenversorgung im Querschnitt zukünftig zu verbessern, sind Projekte und Studien in Planung, wie die Verminderung von Harnwegsinfekten oder die Verminderung von Schulterschmerzen bei Tetraplegie in Zusammenarbeit mit KollegInnen aus der Physiotherapie.

21.3.4 Phase 3: Bekanntmachung des APN-Konzeptes

Durch die seit 2015 vorangetriebene Akademisierung von Pflegefachpersonen haben sich seither viele motivierte KollegInnen für ein Studium entschieden. Da sich die Studienangebote mit Fokus auf Pflege vor allem in der späteren praktischen Arbeit und Umsetzung sehr unterscheiden und auch für das APN-Konzept keine klar definierten Arbeitsbereiche vorhält, sind viele der Studierenden verunsichert. Infolgedessen sollte jede APN für diese StudentInnen eine Informationsquelle sein und ihre Erfahrungen teilen, sie hat eine Vorbildfunktion. In der Paraplegiologie haben mittlerweile zwei interessierte StudentInnen hospitiert und konnten vom weiterführenden Studium überzeugt werden.

21.4 Resümee

Um APNs in die klinische Pflegepraxis zu implementieren, braucht es ein Konzept, einen Leitfaden. Das für die Implementierung von APNs meist genutzte PEPPA-Framework von Bryant-Lukosius und DiCenso (2004) bietet eine Rahmenstruktur, mit der die Organisation und die PflegeexpertInnen APN bei der Einführung der APN-Rolle, unter Berücksichtigung aller Aspekte, schrittweise unterstützt werden. Der Prozess beinhaltet die Entwicklung, die Einführung und die Evaluation. Die Evaluation wird bereits ab Projektbeginn mitgedacht, formuliert und die Umsetzung geplant, um Nachweise für die Tätigkeit zu erhalten und die Wirkung der Intervention zu erfassen (Bryant-Lukosius & DiCenso, 2004). Das PEPPA-Framework wurde auch im UKHD genutzt, um der Implementierung der APNs eine Leitlinie zu geben.

Die letztendliche Ausgestaltung der APN-Rolle in der Paraplegiologie blieb, trotz des vorgegebenen Rahmens, durch die Stellenbeschreibung jedoch frei. Die Vorgabe ließ der APN den Freiraum, innerhalb des Fokus der Mitarbeitendenförderung, Ideen und Konzepte zu erarbeiten, aber sich auch an anderen Projekten zu beteiligen und ihren Horizont zu erweitern.

Somit danke ich, M. Sc. Nancy Starck, Pflegeexpertin APN in der Paraplegiologie, dem Universitätsklinikum Heidelberg und vor allem der Pflegedienstleitung M. A. Rebekka Stahl für diese einmalige Chance und die spannenden Erfahrungen.

Literatur

American Spinal Injury Association (Hrsg.) (2019). *International Standards for Neurological Classification of SCI (ISNCSCI) Worksheet.* Zugriff am 10.12.2021 unter: https://asia-spinalinjury.org/international-standards-neurological-classification-sci-isncsci-worksheet/

Bryant-Lukosius, D. & DiCenso, A. (2004). *A framework for the introduction and evaluation of advanced practice nursing roles.* Journal of Advanced Nursing, 48(5), 530–540.

Bundesministerium der Justiz (BMJ) & Bundesamt für Justiz (BfJ) (Hrsg.) (2021). *Gesetz über die Pflegeberufe (Pflegeberufegesetz - PflBG) Teil 3, §§ 37–39.* Zugriff am 09.01.2021 unter: https://www.gesetze-im-internet.de/pflbg/PflBG.pdf

Deutscher Berufsverband für Pflegeberufe (DBfK) (Hrsg.) (2019). *Advanced Practice Nursing. Pflegerische Expertise für eine leistungsfähige Gesundheitsversorgung.* 4. Aufl. Zugriff am 15.11.2021 unter: https://www.dbfk.de/media/docs/download/Allgemein/Advanced-Practice-Nursing-Broschuere-2019.pdf

Deutscher Berufsverband für Pflegeberufe (DBfK), Österreichischer Gesundheits- und Krankenpflegeverband (ÖGKV), Schweizer Berufsverband der Pflegefachfrauen und Pflegefachmänner (SBK) (Hrsg.) (2013). *Advanced Nursing Practice in Deutschland, Österreich und der Schweiz. Eine Positionierung von DBfK, ÖGKV und SBK.* Zugriff am 15.11.2021 unter: https://www.dbfk.de/media/docs/download/DBfK-Positionen/ANP-DBfK-OeGKV-SBK_2013.pdf

Konrad, T. (2013). *Dauer und Phasen der Rehabilitation bei Querschnittlähmung.* Zugriff am 27.01.2022 unter: https://www.der-querschnitt.de/archive/2248

Schober, M. & Affara, F. (2008). *Advanced Nursing Practice (ANP).* Deutschsprachige Ausgabe herausgegeben von Spirig, R. & De Geest, S. Bern: Hans Huber.

22 Advanced Nursing Practice und Komplementäre Pflegemethoden im Pflege- und Pflegefunktionsdienst der Universitätsmedizin Göttingen. Ein Best-Practice-Beispiel aus der Onkologie

Shiney Franz, Sandra Liebscher-Koch, Maren Schürmann und Harald Wigger

> **Was Sie in diesem Beitrag erwartet**
>
> Der Beitrag gibt einen Einblick in den Aufgabenbereich der ersten Advanced Practice Nurse (APN) an der Universitätsmedizin Göttingen (UMG). Die APN fungiert als Bindeglied zwischen der direkten PatientInnenversorgung und der Pflegewissenschaft. Zielführend ist eine ganzheitliche Versorgung während und nach dem Aufenthalt in der UMG durch vertiefende Kompetenzen im Pflegeprozess unter Einsatz der onkologischen APN und eine ganzheitlichere Versorgung der PatientInnen mithilfe Komplementärer Pflege.

22.1 Einleitung

Die Pflege von onkologischen PatientInnen gewinnt durch die steigende Inzidenz von Tumorerkrankungen und die Behandlung derer mit spezialisierten multimodalen Therapiekonzepten zunehmend an Bedeutung. Bei der Betreuung von onkologischen PatientInnen stehen Professionalität, insbesondere fachliche Kompetenz, sowie Empathie und das ganzheitliche Verständnis für die besondere Lage der Betroffenen und deren An- und Zugehörigen im Vordergrund. Die Erhaltung und Förderung der Autonomie der Betroffenen und die Optimierung der Lebensqualität, die durch individualisierte Unterstützung, Begleitung und Edukation in dieser besonderen Lebenssituation erreicht werden können, stehen ebenso bei der Versorgung dieser PatientInnen im Fokus.

Folgende Zielsetzung liegt dem onkologischen Pflegekonzept in der Universitätsmedizin Göttingen zugrunde:

- PatientInnen und deren An- und Zugehörige gestalten bei der Bewältigung des Krankheitsverlaufs aktiv mit (z. B. durch geplante pflegerische Interventionen).
- PatientInnen und deren An-/Zugehörige sind auf die besonderen und veränderten Lebensbedingungen durch PatientInnenedukation (Mikroschulung, Beratung, Informationsweitergabe, Anleitung) vorbereitet.
- Bereitstellung von Informationsmaterialien, z. B. der Deutschen Krebshilfe
- Interprofessionelle Zusammenarbeit zwischen den verschiedenen an Diagnostik und Therapie beteiligten Berufsgruppen (z. B. Teilnahme onkologischer Pflegefachpersonen an Qualitätszirkeln, interprofessionellen Visiten, Tumorkonferenzen und Mortalitäts- und Morbiditätskonferenzen) ist gefördert.
- Der Klinikaufenthalt ist individuell an der jeweiligen Betroffenen orientiert, um

das Vertrauensverhältnis auf- und auszubauen.
- Patientenorientierte Fachpflege findet stets basierend auf den aktuellsten Erkenntnissen der Wissenschaft (z. B. durch Fortbildungsprogramme, Fachzeitschriften) und unter Berücksichtigung pflegewissenschaftlicher Standards statt.

Die Einbindung von hochschulisch ausgebildeten Pflegefachpersonen in Kliniken spielt im Zuge der sich verändernden Pflegelandschaft eine immer größere Rolle. Eingliederungsstrategien, die darauf abzielen, HochschulabsolventInnen für die pflegerische Berufspraxis zu gewinnen und auf deren Rollen vorzubereiten, sind dringend erforderlich. Gerade in der Onkologie ist eine rasante Zunahme an Erkenntnissen der medizinischen Forschung und Komplexität der Therapieansätze zu finden. Damit einhergehend ist es von höchster Notwendigkeit, die Vielzahl an Pflegephänomenen sowie das Erfahrungswissen mit den neuesten Erkenntnissen und pflegerischem Fachwissen zu vereinen. Eine strukturierte Begleitung bietet die Einbindung von Advanced Practice Nurses (APN) in der Gesundheitsversorgung in klinischen Settings.

Die onkologische Versorgung an der Universitätsmedizin Göttingen bietet vielfältige stationäre und ambulante Dienste für die Betroffenen und deren An- und Zugehörige an. In ihrem interprofessionellen Team arbeiten KollegInnen aus verschiedenen Gesundheitsversorgungsrichtungen in enger Kooperation, sodass die Betroffenen in allen Stadien ihrer Erkrankungen eine ganzheitliche Begleitung erfahren. Die von einer APN begleiteten und koordinierten Prozesse und Konzepte sind eine Bereicherung für die UMG. Aufgrund des beruflichen Werdegangs der APNs ist die Integration solcher im Pflegeprozess der onkologischen Pflege ein enormer Zugewinn. Im Team werden professionelle Zielstellungen identifiziert und in der Umsetzung dieser Ziele steht die APN unterstützend, beratend und begleitend zur Seite.

Auch die pflegerischen Behandlungsstandards können durch APNs auf der Kenntnis wissenschaftlicher Forschung hinterfragt, erweitert und angepasst werden. Die hochkomplexen Krankheits- und Behandlungsgeschehen von onkologisch oder chronisch Kranken profitieren von dieser Individualisierung durch die APN in den Kliniken. Innerhalb der Onkologie gibt es Bewegungen, die neue Modelle vorsehen, wie Tageskliniken oder weiterführende Ambulanzen, die einen wichtigen Baustein für die nachhaltige und wirkliche Genesung der PatientInnen bereiten. APNs könnten dort auf pflegetherapeutische Weise eine Begleitung der Betroffenen in der weiterführenden Versorgung – von der stationären Behandlung in das Leben zuhause – sein.

22.2 Advanced Practice Nurse in der Onkologie

Durch den demographischen Wandel und die Zunahme an onkologischen Erkrankungen werden in Kliniken immer häufiger PatientInnen mit komplexen Krankheitsbildern und Versorgungsbedarfen betreut. Zusätzlich hat sich durch die wandelnde Gesundheitsversorgung mit kürzeren Verweildauern und Pflegepersonalmangel die Situation in den Krankenhäusern weiterhin verschärft (Deutscher Berufsverband für Pflegeberufe, 2019). Auch die Inzidenz von onkologischen Erkrankungen steigt stetig an (Hoffmann & Gebauer, 2019). Im Vergleich zu dem Jahr 2014 haben die Neuerkrankungsfälle bei Frauen um ca.

8 % und bei Männern um ca. 15 % zugenommen (Hoffmann & Gebauer, 2019). Aufgrund neuer komplexer Therapieansätze und -konzepte hat sich die 5-Jahres-Überlebensrate stetig verbessert. Auch PatientInnen mit sehr aggressiven onkologischen Erkrankungen haben mittlerweile eine längere Überlebenszeit (Kraywinkel & Spix, 2017).

Um mit diesen Entwicklungen Schritt zu halten und weiterhin eine sehr gute pflegerische Betreuung der onkologischen PatientInnen gewährleisten zu können, ist der Einsatz von Advanced Practice Nurses (APN) in der spezialisierten und erweiterten Pflegepraxis sinnvoll (Ullmann et al., 2015). Die Zeit der Diagnosestellung, der Therapie sowie der Nachsorge stellt Betroffene und Angehörige vor körperliche und psychische Herausforderungen (Jünger et al., 2016). Oftmals sind die Behandlungsmethoden und die medizinischen Zusammenhänge schwer verständlich und können die Betroffenen überfordern. Vor allem bei Komplikationen und Nebenwirkungen befinden sich die PatientInnen in einer hochkomplexen Versorgungssituation und sind vulnerabel (Ayuketang Ayuk & Kröger, 2016). Im Mittelpunkt des Tätigkeitsfeldes von onkologischen APNs stehen Entwicklungs- und Verbesserungsmöglichkeiten in den Versorgungsbedarfen der PatientInnen (Ullmann et al., 2015).

22.3 Advanced Nursing Practice an der UMG

An der Universitätsmedizin Göttingen gibt es seit Mai 2021 eine APN im Fachbereich Hämatologie/Medizinische Onkologie und Strahlentherapie/Radioonkologie. Sie ist Gesundheits- und Krankenpflegerin mit einem Masterabschluss in Pflege – Advanced Nursing Practice und hat mehrere Jahre praktische Berufserfahrung. Die APN dient in diesen Fachbereichen als Fachexpertin für PatientInnen mit hochkomplexen Versorgungssituationen und ist Ansprechpartnerin bei Herausforderungen in der direkten Versorgung, um Lösungsansätze evidenzbasiert zu ermitteln und umzusetzen. Verortet ist die APN im Pflege- und Pflegefunktionsdienst, unter der Bereichsleiterin der Hämatologie/Medizinischen Onkologie und Strahlentherapie/Radioonkologie.

Die onkologische APN fungiert als Bindeglied zwischen der pflegewissenschaftlichen Theorie und der pflegerischen Praxis auf den Stationen. An der UMG hat die APN einen festen Stellenanteil von 25 % als Gesundheits- und Krankenpflegerin auf einer Station mit onkologischem Schwerpunkt. Die Tätigkeiten in der direkten PatientInnenversorgung sind für die Verknüpfung zwischen Theorie und Praxis besonders wichtig. Einerseits können pflegerische Problemsituationen im Alltag selbst identifiziert werden, andererseits besteht aber auch die Möglichkeit, Projekte und Neuerungen aktiv umzusetzen, die Praktikabilität zu prüfen und als Ansprechpartnerin vor Ort zu fungieren. Zwei Aufgabenfelder der APN werden im Folgenden erläutert.

Onkologische Pflegeberatung (Verfahrensanweisung (VA), Universitätsmedizin Göttingen, 2021a)

Die APN ist die fachliche Leitung der Onkologischen Pflegeberatung des Onkologischen Zentrums der UMG. Ziel der onkologischen Pflegeberatung ist es, onkologische PatientInnen und deren An- und Zugehörige dazu zu befähigen, sich mit der onkologischen Erkrankung aktiv auseinanderzusetzen, ein Verständnis für die jeweilige Diagnostik und

Therapie zu entwickeln und durch Nutzung der eigenen Ressourcen und Kompetenzen Lebensqualität zu erhalten oder zurückzugewinnen und damit den Therapieverlauf bestmöglich mitzugestalten. Bei der Betreuung von PatientInnen mit onkologischen Erkrankungen und deren An- und Zugehöriger stehen Professionalität, fachliche Kompetenz sowie Empathie und Verständnis für die besondere Situation der Betroffenen im Vordergrund. Häufig handelt es sich hierbei um Grenzsituationen mit unklarer Perspektive. Auf Basis von Vertrauen sind Betroffene und ihre An- und Zugehörigen während der gesamten Therapie durch kontinuierliche Pflegeberatung und PatientInnenedukation (Information, Anleitung, Schulung) zu unterstützen. Hierbei werden einerseits die Handlungsfähigkeit und Selbstwirksamkeit der PatientInnen entdeckt, erhalten und gefördert und gleichzeitig Ängste und Unsicherheiten abgebaut. Die Umsetzung des strukturierten onkologischen Pflegeberatungskonzepts erfolgt in Form einer zentral gesteuerten Beratung. Ein BeraterInnenteam aus Pflegefachpersonen mit Schwerpunkten in unterschiedlichen Fachbereichen ist für die Beratung zuständig und wird tätig, sobald eine Anmeldung zu einer Pflegeberatung vorliegt. Die BeraterInnen sind an einem festen Wochentag in der Beratung tätig. Sie beraten meist in ihrem eigenen Fachbereich, aber auch in Vertretungssituationen darüber hinaus. Stand Januar 2022 beraten fünf BeraterInnen in den Fachbereichen Hämatologie/Medizinische Onkologie, Strahlentherapie/Radioonkologie, Gastroenterologie/gastrointestinale Onkologie/Endokrinologie und in der Klinik für Gynäkologie und Geburtshilfe. Das Team setzt sich aus Pflegefachpersonen, welche die Weiterbildung onkologische Fachpflege absolviert haben, und anderen langjährig erfahrenen Pflegefachpersonen mit onkologisch-fachlicher Expertise zusammen.

Die für die PatientIn verantwortliche Pflegefachperson händigt bei der Aufnahme der PatientIn den Informationszettel und die Anmeldung für die Pflegeberatung aus. Wenn sich eine PatientIn für eine Pflegeberatung entscheidet, wird der Anmeldebogen von den Pflegefachpersonen der Station in ein Fach im Stationsraum gelegt. Dieses Fach wird täglich von einer Person des PflegeberaterInnenteams geleert. Im Anschluss wird die Pflegeberatung (Information, Anleitung, Schulung, Beratung), welche im Rahmen des Pflegeberatungsprozesses durchzuführen ist, geplant. Zu berücksichtigen sind die Präferenzen der PatientIn und der jeweiligen An- und Zugehörigen sowie deren individuelle Aufnahme- und Verarbeitungskapazität. Zum Abschluss der Pflegeberatung werden die erarbeiteten Inhalte durch die PflegeberaterIn zusammengefasst und gemeinsam mit der PatientIn evaluiert. Bei Bedarf nach weiterer Pflegeberatung wird diese zeitnah terminiert und durchgeführt. Die beratende Pflegefachperson hält während des gesamten Beratungsprozesses regelmäßig Rücksprache mit dem interprofessionellen Team. Im Rahmen der Dienstübergaben wird das interprofessionelle Team über pflegerelevante Beobachtungen und Erkenntnisse aus den Beratungsgesprächen in Kenntnis gesetzt.

Als fachliche Leitung der Onkologischen Pflegeberatung ist die APN für den Rahmen und das Konzept der Onkologischen Pflegeberatung verantwortlich. Sie koordiniert das BeraterInnenteam, erstellt und aktualisiert Dokumente, führt Statistiken über die durchgeführten Beratungsgespräche und Inhalte und evaluiert diese. Zusätzlich werden evidenzbasierte, aber auch auf die Praxis angepasste Informationsmaterialien, Flyer und Broschüren erstellt. Damit ein regelmäßiger Austausch zwischen APN und BeraterInnen stattfinden kann, findet zusätzlich jeden Monat ein Treffen statt, in welchem neue Informationen weitergegeben und Probleme gelöst werden sowie kollegiale Beratung stattfindet. Zusätzlich organisiert die APN Schulungen und Fortbildungen (z. B. Kommunikationscoaching, komplementäre Pflege), um die BeraterInnen zu fördern und das Wissen zu aktualisieren.

Pflegerisch-onkologischer Qualitätszirkel (Verfahrensanweisung (VA), Universitätsmedizin Göttingen, 2021b)

Der onkologisch-pflegerische Qualitätszirkel ist eine intraprofessionelle Plattform des Pflege- und Pflegefunktionsdienstes der UMG und wird einmal im Monat durchgeführt. Die Organisation und Durchführung des Qualitätszirkels obliegt der APN der Kliniken für Hämatologie/Medizinische Onkologie und Strahlentherapie/Radioonkologie. Sie plant die Tagesordnungspunkte, bucht die Räumlichkeiten für hybride Veranstaltungen, versendet die Einladungen an die Teilnehmenden, organisiert DozentInnen für Kurzvorträge und stellt aktuelle Studien mit onkologischen Schwerpunkten vor. Thematischer Inhalt des Qualitätszirkels ist der intra- und interprofessionelle Austausch unter den Teilnehmenden. Sie können Erfahrungsberichte aus dem Alltag der onkologischen Pflege teilen und Lösungen für Problemstellungen finden. Durch den Austausch werden zusätzlich Schwierigkeiten und Risiken in der Pflegepraxis identifiziert. Aus den aktuellen Themen bilden sich Arbeitsgruppen unter der Leitung der Stabsstelle Pflegewissenschaft, um Inhalte und Pflegestandards zu erarbeiten oder zu aktualisieren. Die Fortschritte der Arbeitsgruppe werden regelmäßig in dem Qualitätszirkel vorgestellt. Die APN berücksichtigt dies in den Tagesordnungspunkten.

22.3.1 Schnittstellenmanagement

Die Durchführung multimodaler Therapien und die Versorgung von PatientInnen in hochkomplexen Versorgungssituationen erfordert ein großes Fachwissen und intensive Kooperation zwischen den Berufsfeldern im stationären Setting (Hoffmann & Gebauer, 2019). Die onkologische APN hat in ihrer Rolle diverse Kontakte zu Schnittstellen in der PatientInnenversorgung (z. B. Pflegedirektion, Leitungen, Qualitätsmanagement, MedizinerInnen, TherapeutInnen). Der Austausch mit den verschiedenen Berufsgruppen steigert die interprofessionelle Zusammenarbeit. Eine wichtige Schnittstelle der onkologischen APN ist die Komplementäre Pflege. Mit den Pflegefachpersonen der Komplementären Pflege werden aktuelle Studien besprochen und geplant, Fortbildungen für die PflegeberaterInnen erstellt und sich regelmäßig ausgetauscht und gegenseitig aktualisiert. Da die Komplementäre Pflege auf den onkologischen Stationen implementiert, gelebt und von den PatientInnen dankbar angenommen wird, können ebenfalls Handlungsfelder für die APN aufgedeckt werden. Im folgende Abschnitt wird das Konzept der Komplementären Pflege erläutert.

22.3.2 Komplementäre Pflege

Komplementäre Pflege ist die Verwendung von naturheilkundlichen Mitteln und Methoden, die ergänzend zur konventionellen Pflege zum Einsatz kommt. Gerade im Bereich der Körper- und Grundpflege sind komplementäre Pflegemethoden eine sinnvolle Ergänzung der allgemeinen schulmedizinischen Maßnahmen. Sie fördern Heilungsprozesse, lindern Beschwerden, verbessern das Wohlbefinden pflegebedürftiger Menschen und unterstützen einen ganzheitlichen Anspruch im Pflegeprozess. Seit 2004 werden im Pflege- und Pflegefunktionsdienst der UMG komplementäre Pflegemethoden angewandt. Fanden diese zu Beginn hauptsächlich in der Kinderklinik und Palliativmedizin Verwendung, werden sie heute auf über 50 Stationen eingesetzt.

In einer Studie von Schnabel et al. (2014), bei der 400 SeniorInnen zur Inanspruchnahme und Wirksamkeit von Komplementärmedizin befragt wurden, konnte gezeigt werden, dass 61 % der Befragten komplementäre Methoden in Anspruch nehmen. 65 % der Befragten wünschen sich eine Kombination von konventionellen und komplementären Methoden. Speziell im klinischen Setting wirkt sich dies auf die Haltung und Wünsche der PatientInnen, aber auch der Pflegefachpersonen aus. Stellhorn (2009) zeigte in einer explorativen Studie zur Anwendung komplementärer Pflegemethoden in der Pflegepraxis auf, dass der seit Jahren anhaltende Trend in der Gesellschaft gegenüber komplementären Pflegemethoden zunehmend von Pflegefachpersonen wahrgenommen und im Rahmen einer ganzheitlich ausgerichteten, bedürfnisorientierten Pflege in den Pflegeprozess integriert wird.

Das Angebot der Komplementären Pflege in der Universitätsmedizin Göttingen (Wigger, 2020)

Die Komplementäre Pflege der Universitätsmedizin Göttingen ist der Stabsstelle Qualitäts- und klinisches Risikomanagement des Pflege- und Pflegefunktionsdienstes zugeordnet und verfügt derzeit über drei Planstellen für MitarbeiterInnen, die in der Komplementären Pflege weitergebildet sind. Zu ihren Aufgaben gehören:

- Fachliche Begleitung und Betreuung der KollegInnen auf Stationen
- Evidenzbasierter Wissenstransfer und Qualitätssteigerung in der Praxis
- Konsiliarische Behandlung von PatientInnen
- Schulungen der MitarbeiterInnen
- Weiterentwicklung der Komplementären Pflege
- Bildung von/Beteiligung in internen und externen Netzwerken
- Interprofessionelle therapiebezogene Kommunikation
- Erstellen von Konzepten, Standards, Informationsmaterialien (Flyer, Poster etc.)
- Ausrichten von Veranstaltungen

Getragen von einem ganzheitlichen Menschenbild und einer respektvollen inneren Haltung den PatientInnen wie auch sich selbst gegenüber, sind die komplementären Pflegemethoden, gemäß unserem Pflegeleitbild, ein Ausdruck moderner und wertschätzender Pflege. Sie dienen nicht nur der Unterstützung einer ganzheitlichen Pflege, sondern richten sich auch auf die Gesundheitsförderung, Unterstützung der Selbstheilungskräfte und die Prävention aus. Für Pflegefachpersonen ist es ein Ausdruck des professionellen Handwerks und eine Unterstützung bzw. Ergänzung zu konventionellen Pflegemethoden. Diese körperliche, seelische und geistige Zuwendung kommt sowohl PatientInnen als auch den Pflegefachpersonen selbst zugute. Gerade in Situationen, in denen eine psychische Unterstützung eine wichtige Rolle spielt, bieten wir hier eine wirkungsvolle Ergänzung an und können Sorgen, Ängsten und depressiven Verstimmungen etwas entgegensetzen.

Je nach Bedarf der einzelnen Stationen werden in der UMG verschiedene Mittel und Methoden eingesetzt:

- Aromapflege
- Phytotherapie/Heiltees
- Wickel und Auflagen
- Wärme-/Kälteanwendungen
- Achtsame Berührung
- Rhythmische Einreibungen nach Wegman/Hauschka
- Homöopathische Anwendungen in Absprache mit den ÄrztInnen

Die Integration in den Pflegealltag erfolgt durch:

1. Konsiliarische Angebote und Betreuung von PatientInnen durch MitarbeiterInnen des Komplementären Pflegeteams
2. Schulungen und Unterweisungen der Pflegefachpersonen
3. Einbindung von anderen Professionen (z. B. Physiotherapie)

22.4 Zusammenfassung

Die partizipative Zusammenarbeit und das gemeinsame Handeln in intradisziplinären Teams, wie z. B. der Komplementären Pflege, der konventionellen Pflege und APNs, sichern evidenzbasiert die Nachhaltigkeit und Kontinuität in der besonderen Betreuung von onkologischen PatientInnen. Gleichzeitig wird durch Netzwerkarbeit (innerhalb und außerhalb der UMG), Qualitätszirkel und kollegiale Beratung eine enge Verbindung untereinander und eine Stärkung der fachlichen Kompetenzen der MitarbeiterInnen in pflegerischen Teams ermöglicht. Die Verknüpfung einer ganzheitlichen Pflegemethode (Komplementäre Pflege) mit wissenschaftsbasierter pflegerischer Entscheidungsfindung (ANP) in der Onkologie ist ein Ausdruck von Professionalität und stellt für onkologische PatientInnen einen Mehrwert dar. Komplementäre Pflegemethoden basieren auf alten Erfahrungen und tradierten Heilmethoden, die sich bereits in der Vergangenheit in der Praxis bewährt haben. Für die aktuelle pflegerische Versorgung ist diese naturheilkundliche Methode als eine Bereicherung und Ergänzung in der pflegerischen Handlungsfähigkeit zu betrachten, wenn auch oft die Evidenz fehlt. Die »Advanced Nursing Practice« orientiert sich bezüglich PatientInnenversorgung ähnlich, ist aber wissenschaftlich untermauert.

Literatur

Ayuketang Ayuk, F. & Kröger, N. (2016). *Stellenwert und Perspektiven der hämatopoetischen Stammzelltransplantation bei malignen hämatologischen Systemerkrankungen.* Der Onkologe, 22 (7), 469–477, doi: 10-1007/s00761-016-0026-4

Deutscher Berufsverband für Pflegeberufe (DBfK) (Hrsg.) (2019). *Advanced Practice Nursing. Pflegerische Expertise für eine leistungsfähige Gesundheitsversorgung.* 4. Aufl. Berlin: DBfK Bundesverband e. V. Zugriff am 07.07.2022 unter: https://www.dbfk.de/media/docs/download/All gemein/Advanced-Practice-Nursing-Broschuere-2019.pdf

Hoffmann, W. & Gebauer. A. (2019). *Demografie und Onkologie. Entwicklung der Morbidität und Versorgungsrealität in Deutschland.* Forum, 391(2), 1023–1027, doi: 10.1007/s12312-019-00723-9

Jünger, J., Weiss, C., Fellmer-Drüg, E., Semrau, J. (2016). *Verbesserung der kommunikativen Kompetenzen im Arztberuf am Beispiel der Onkologie. Ein Projekt des Nationalen Krebsplans.* Forum, 31 (6), 473–478, doi: 10.1007/s12312-016-0162-1

Kelber, S. (2020). *Onkologische Zertifizierungen, Pflegekonzepte und Pflegeberatung.* Der Onkologe, 26, 1019–1032, doi: 10.1007/s00761-020-00830-6

Kraywinkel, K. & Spix, C. (2017). *Epidemiologie akuter Leukämien in Deutschland.* Der Onkologe, 23(7), 499–503, doi: 10.1007/s00761-017-0249-z

Lebert, B. (2017). *Die Zukunft der onkologischen Fachpflege.* Pflegezeitschrift, 70(4), 8–12.

Schnabel, K., Binting, S., Witt, C.M., Teut, M. (2014). *Use of complementary and alternative medicine by older adults – a cross-sectional survey.* BMC.Geriatr, 14(38), doi: 10.1186/1471-2318-14-38

Stellhorn, C. (2009). *Anwendung komplementärer Pflegemethoden in der Praxis.* HeilberufeSCIENCE, 2(3), 82–88, doi: 10.1007/s00058-009-1517-0

Ullmann, P., Fierens, A., Lehwaldt, D. (2015). *Advanced Practice Nursing – eine berufliche Entwicklung mit Zukunft im deutschen Gesundheitswesen.* Endo-Praxis, 31, 73–77, doi: 10.1055/s-0034-1387521

VA, Universitätsmedizin Göttingen (Hrsg.) (2021a). *Strukturierte onkologische Pflegeberatung stationär.* Nicht veröffentlicht.

VA, Universitätsmedizin Göttingen (Hrsg.) (2021b). *Onkologisch pflegerischer Qualitätszirkel.* Nicht veröffentlicht.

Wigger, H. (2020). *Konzept zur Schulung und Implementierung von komplementären Pflegemethoden im Pflege- und Pflegefunktionsdienst der UMG.* Nicht veröffentlicht.

23 Die APN in der Psychiatrie – same same but different

Heike Jansen und Gitte Herwig

> **Was Sie in diesem Beitrag erwartet**
>
> Der erste Teil des Beitrags befasst sich mit dem Spektrum der Rollenprofile und Aufgaben psychiatrischer PflegeexpertInnen APN. Im Zusammenhang mit den Themengebieten Implementierung komplexer Interventionen und Clinical Leadership werden übergeordnete Kompetenzen der PflegeexpertInnen APN im Zusammenhang mit Rollenwirksamkeit angesprochen. Einblicke in den klinischen Alltag psychiatrischer PflegeexpertInnen APN ermöglicht der zweite Teil des Beitrags. Der Umgang mit fachbereichsspezifischen Frage- und Aufgabenstellungen charakterisiert anschaulich den Wirkungskreis von PflegeexpertInnen APN in der klinischen Praxisentwicklung der Psychiatrie.

23.1 Psychiatrische Pflege versus Allgemeine Pflege

Grundsätzlich unterscheidet sich die *Psychiatrische Pflege* nicht von der *Allgemeinen Pflege*, denn Definition und Konzeptualisierung von Pflege sind nicht an ein Setting oder eine Gruppe von PatientInnen gebunden und gelten demzufolge auch in psychiatrischen Handlungsfeldern (Sauter, 2017; Staudacher & Kozel, 2011). So sind beispielsweise Fragestellungen nach Auswirkungen von Krankheiten bzw. Therapien auf den Alltag psychiatrischer PatientInnen oder der Umgang mit gesundheitlichen Gefährdungen bzw. Vulnerabilitäten fachübergreifend leitend für den Auftrag der Pflegenden zur gemeinsamen Bearbeitung, Begleitung und Unterstützung der PatientInnen. D. h. Pflege befasst sich in den verschiedenen Bereichen der Medizin mit identischen Phänomenen (Abderhalden et al., 2015) und basiert auf gemeinsamen ethischen Paradigmen und Prinzipien (International Council of Nurses [ICN], 2021; Staudacher & Kozel, 2011). Pflegehandeln ist als komplexes Geschehen in allen Bereichen der Pflege stets kontext- sowie situationsabhängig und alltagsnah – bei unscharfer pflegetheoretischer Konzeptionalisierung (Bartholomeyczik, 2002; Sauter et al., 2020). Eine detaillierte Beschreibung des Aufgaben- und Tätigkeitsprofils psychiatrisch Pflegender ist daher eine wichtige Voraussetzung für die interprofessionelle Abgrenzung bzw. Abstimmung der Aufgaben- und Tätigkeitsbereiche in klinischen psychiatrischen Settings. Darüber hinaus dient diese sowohl der curricularen (Weiter-)Entwicklung der psychiatrischen Aus-, Fort- und Weiterbildung auf hochschulischem und berufsschulischem Niveau als auch der Berechnung angemessener Personalbedarfe im Bereich der professionellen psychiatrischen Pflege. Auf der Grundlage neuerer Forschungs- und systematischer Literaturübersichtsarbeiten liegen nun auch für Deutschland aussagekräftige Ergebnisse vor (Scheydt & Holzke, 2018; Scheydt et al., 2019; Sauter et al., 2020).

Wie alle anderen Berufsgruppen tragen auch Pflegende in psychiatrischen Versorgungskontexten durch möglichst evidenzbasierte und gezielte Interventionen zum multiprofessionellen Therapiegeschehen bei (Sauter et al., 2020). Die Grundlage professionellen pflegerischen Handelns gründet auf der gesetzlich determinierten Forderung nach Einbezug wissenschaftlicher Erkenntnisse (§ 5 Absatz 2 Satz 2 PflBG) und Evidence-based Nursing (Behrens & Langer, 2016). Die personelle Ausstattung der Behandlungsteams variiert kontextabhängig und setzt sich in unterschiedlichen Konstellationen zumeist aus Pflegefachpersonen, ErzieherInnen, HeilerziehungspflegerInnen, PsychiaterInnen, psychologischen PsychotherapeutInnen, SozialarbeiterInnen, Musik-, Ergo-, Arbeits- und PhysiotherapeutInnen sowie LehrerInnen zusammen.

Durch ihre alltägliche, 24-stündige Präsenz erfüllen Pflegende mannigfaltige Aufgaben: Sie fungieren als erste AnsprechpartnerInnen für Fragen, Alltagsbelange und Krisensituationen, leisten kontinuierliche Begleitung und gewährleisten die Befriedigung von Versorgungs- und Hilfebedarfen der PatientInnen, die auch unabhängig vom eigentlichen Krankheitsgeschehen vorliegen. Pflegende gestalten im Wesentlichen das therapeutische Milieu einer Station, dem in psychiatrischen Versorgungskontexten eine elementare Bedeutung zukommt (Abderhalden, 2015; Heim, 1985; Sauter et al., 2020). Darüber hinaus sind auch stationäre Behandlungszeiten, in denen keine »klassischen Therapieangebote« stattfinden, therapeutisch sehr wirksam (Pfammatter & Tschacher, 2012) und müssen entsprechend gestaltet werden (Sauter et al., 2020). Auch in diesem Zusammenhang kommt der pflegerischen Beziehungsgestaltung in psychiatrischen Kontexten eine besondere Bedeutung zu (Needham, 2015; Rohrbach, 2015; Wolff, 2015). Darüber hinaus rücken in der Diskussion um die Entstehungsfaktoren von Aggression und Gewalt in geschlossenen psychiatrischen Einrichtungen professionelle Beziehungen und Pflegenden-PatientInnen-Interaktionen in den letzten Jahren verstärkt in den Fokus empirischer Forschung. Gewalt kann als eskalierendes, interaktionelles Geschehen betrachtet werden, zu dem PatientInnen, Mitarbeitende, Umgebungsfaktoren und Angehörige beitragen (Steinert & Hirsch, 2020). Papadopoulos et al. (2012) zeigen in ihrer Übersichtsarbeit, dass Interaktionen zwischen Mitarbeitenden und PatientInnen häufig Auslöser aggressiver Handlungen in der psychiatrischen Versorgung sein können. In der S3-Leitlinie *Verhinderung von Zwang: Prävention und Therapie aggressives Verhalten bei Erwachsenen* (Deutsche Gesellschaft für Psychiatrie und Psychotherapie, Psychosomatik und Nervenheilkunde e. V. [DGPPN], 2018) finden explizit die therapeutische Beziehung Pflegender, deren Haltungen bzw. Beziehungsmuster im Spannungsfeld zwischen Kontrolle und Partnerschaft Erörterung (Finfgeld-Connett, 2009; Björkdahl et al., 2010). Konzepte wie *Safewards* (Bowers et al., 2015; Löhr et al., 2020), die Beziehung und Milieu sozusagen »manualisieren«, eröffnen neue Ansätze im Umgang mit Konflikten und daraus resultierende Eindämmungsmaßnahmen in psychiatrischen Settings.

Die Psychiatrie befindet sich, wie alle Fachbereiche der Medizin, in einer stetigen Weiterentwicklung – mit allen damit verbundenen Herausforderungen für Pflegende in allen psychiatrischen Versorgungssettings. Sowohl die zunehmende Komplexität der psychiatrischen Versorgungsstrukturen als auch die immer komplexer werdenden Anforderungen im Rahmen der psychiatrischen Behandlung sind untrennbar mit Veränderungen der Aufgaben und Tätigkeitsfelder der psychiatrischen Pflege verbunden (Holzke & Scheydt, 2018; Scheydt, 2020; Scheydt & Holzke,

2018a). Der Einsatz von APNs, die über ein vertieftes und erweitertes ExpertInnenwissen im Fachgebiet der Psychiatrie verfügen, scheint vor diesem Hintergrund mehr als notwendig. Forschungslücken bestehen derzeit noch in Bezug auf Erkenntnisse zur klinischen Verortung von PflegeexpertInnen APN zur Ausübung und Zuschreibung von Rollen, Kompetenzen und Wechselwirkungen innerhalb der Organisation (Blanck-Köster et al., 2020) sowie hinsichtlich der Wirksamkeit zum Einsatz von akademisierten Pflegenden im Fachbereich der Psychiatrie (Holzke & Scheydt, 2018; Scheydt & Holzke, 2018a).

23.1.1 APN-Rollenprofile in der Psychiatrie: CNS und NP

In psychiatrischen Kontexten sind Clinical Nurse Specialists (CNS) und Nurse Practitioner (NP) die klassischen Rollen der APNs. Als CNS haben die APNs spezifische Kenntnisse in ihrem Fachgebiet der psychiatrischen Pflege (Scheydt et al., 2020). Darüber hinaus sind Spezialisierungen hinsichtlich bestimmter Erkrankungen oder/und in Bezug auf ein spezifisches klinisches Problem bzw. Phänomen möglich (Blanck-Köster et al., 2020; Scheydt & Holzke, 2018b). Im psychiatrischen Kontext wäre beispielsweise eine Spezialisierung auf Diagnosegruppen des schizophrenen Formenkreises, Abhängigkeitserkrankungen oder affektive Störungen möglich oder/und beispielsweise eine Spezialisierung auf Methoden zur ethischen Entscheidungsfindung oder Suizidprävention bei speziellen klinischen Phänomenen. Je nach Organisationsstruktur können psychiatrische PflegeexpertInnen APN in ihrem jeweiligen Fachgebiet auch die fachliche Leitung und Koordination eines ANP-Teams übernehmen (Scheydt & Holzke, 2018a). Obwohl die klassische CNS-Rolle ursprünglich die unmittelbare spezialisierte PatientInnenversorgung fokussierte, so hat sich diese mittlerweile hin zu Aufgaben der pflegerischen Ausbildung und der Praxisentwicklung verschoben (Scheydt et al., 2020). Neben der Leitung und Koordination eines ANP-Teams werden hier u. a. Implementierung und Evaluation von Innovationen im Fachbereich sowie Durchführung und Leitung von Fallbesprechungen genannt (Scheydt & Holzke, 2018a).

NPs werden in der direkten medizinischen Primärversorgung verortet. Als NP verfügt die PflegeexpertIn APN über ein vertieftes Wissen und Fähigkeiten in Assessment, Diagnose sowie Medikamentenverordnung und wendet diese auch, je nach länderrechtlichen Bestimmungen, eigenverantwortlich an (Blanck-Köster et al., 2020; Scheydt et al., 2020; Schober & Affara, 2008). Die American Nurses Association und American Psychiatric Nurses Association (ANA & APNA, 2014) unterscheiden im Kontext der psychiatrischen Versorgung nochmals zwei Praxisrollen im Rahmen erweiterter und fortgeschrittener Pflegepraxis: Psychiatric/Mental Health Nurse Practitioner (PMH-NP) und Psychiatric/Mental Health Clinical Nurse Specialists (PMH-CNS) (Scheydt et al., 2020). In einigen Ländern, wie beispielsweise den USA oder Großbritannien, gehört neben der psychotherapeutischen auch die pharmakologische Behandlung zum Aufgabenspektrum der psychiatrischen APN (Blanck-Köster et al., 2020; Scheydt & Hegedüs, 2021; Schober & Affara, 2008). Darüber hinaus wird in der Literatur auf Überschneidungen der CNS- und NP-Rolle im psychiatrischen Versorgungskontext hingewiesen (Scheydt et al., 2020).

23.1.2 Aufgaben und Rollen in der psychiatrischen Praxis

Scheydt und Hegedüs (2021) identifizierten in ihrem systematischen Review sechs Praxisdomänen und beschreiben darin vielfältige Rollen und Aufgaben von APNs in der psychiatrischen klinischen Versorgung, die Übereinstimmungen zum APN-Modell von Hamric (2014) aufweisen:

1. Direkte (klinische) Pflege- und Versorgungspraxis
2. Versorgungskoordination und Case Management
3. Psychosoziale Gesundheitsförderung und Prävention
4. Beratung, Bildung und Coaching
5. Führung und Öffentlichkeitsarbeit
6. Forschung und Praxisentwicklung

In der ersten Domäne *Direkte (klinische) Pflege und Versorgungspraxis* werden u. a. patientenorientierte Aufgaben beschrieben, wie Beziehungsaufbau, Beurteilung und Diagnostik, Behandlungsplanung und -management (Baker, 2010; Bjorklund, 2003; Delaney et al., 2017; Delaney et al., 2019; Moller & Haber, 1996; Sturm, 2009). In der zweiten Domäne *Versorgungskoordination und Case Management* liegt der Schwerpunkt auf Koordination und Management der medizinischen, therapeutischen und pflegerischen Versorgung von PatientInnen (Bjorklund, 2003; Delaney et al., 2019; Moller & Haber, 1996). In der dritten Domäne *Psychosoziale Gesundheitsförderung und Prävention* wird die Planung und Durchführung von psychosozialen Gesundheitsförderungs- und Präventionsprogrammen als bedeutender Bestandteil der Arbeit von NPs beschrieben (Delaney et al., 2019; Moller & Haber, 1996).

In der vierten Domäne *Beratung, Bildung und Coaching* scheint eine Kernaufgabe von psychiatrischen PflegeexpertInnen APN zu liegen. Unterschieden werden hier die beiden Zielgruppen: PatientInnen, Angehörige und Familien sowie Entscheidungsorgane und Mitarbeitende. Letzteres beinhaltet die Beratung von Entscheidungsorganen, Unterstützung und Schulungen von Mitarbeitenden in Veränderungsprozessen sowie deren Beratung, Coaching und Mentoring. Ziel ist die Befähigung der Mitarbeitenden zur selbständigen Arbeit durch Reflexion der eigenen Praxis, oftmals durch Initiierung und Durchführung von Fallbesprechungen und Supervision bei herausfordernden PatientInnen mit komplexen Erkrankungen (Achermann et al., 1996; Delaney et al., 2019; Jokiniemi et al., 2012; Sharrock & Happel, 2002).

Die fünfte Domäne *Führung und Öffentlichkeitsarbeit* umfasst Aufgaben und Aktivitäten, die sowohl die fachliche Führungsrolle der psychiatrischen PflegeexpertIn APN als auch die Schlüsselrolle der APN als externe KommunikationsakteurIn unterstreichen. Beschrieben wurden u. a., neben einer Führungsrolle in spezialisierten Behandlungsteams, die Teilnahme an Sitzungen, Ausschüssen und Kommissionen sowie die kontinuierliche Fort- und Weiterbildung zum Aufbau und Erhalt bestehender Kompetenzen. Weiterhin werden Öffentlichkeitsarbeit und die Beteiligung an der strategischen Planung, z. B. im Rahmen der Praxisentwicklung in der psychiatrischen Pflege, benannt (ANA & APNA, 2014; Baker, 2010; Jensen & Metzenthin, 2014).

Die sechste Domäne *Forschung und Praxisentwicklung* umfasst Aufgaben, welche die Generierung von Wissen und die Integration von Forschungsergebnissen in die psychiatrische Praxis unterstützen. Insbesondere ihr Beitrag zur Wissenschaft, zu einer evidenzbasierten Praxis und zu strategischen Entwicklungsphasen wird als ein wesentlicher Bestandteil der APN-Rolle betrachtet. Die APN-Rolle unterstützt die Praxiskultur durch die Herausforderung der Norm und das Bestreben, auf der Grundlage von Forschung bessere Wege für die Versorgung zu finden. Durch die Initiierung von Forschungs- und Qualitätssicherungsmaßnahmen besteht die Möglichkeit, die Effektivität der Pflegepraxis zu evaluieren und zu dokumentieren. Es können evidenzbasierte und kostensenkende Praktiken eingeführt werden (Baker, 2010, Chin & Ip, 2001; Jensen & Metzenthin, 2014).

23.1.3 Kompetenzen der PflegeexpertInnen APN

Die Dimensionen zeigen ein weites Spektrum auf und lassen erahnen, welcher Facettenreichtum an fachlichen und persönlichen Kompetenzen benötigt wird, um dieser Aufgabenvielfalt gerecht zu werden. Es wird auch deutlich, dass psychiatrische PflegeexertInnen APN als CNS und NP nahezu tagtäglich direkt oder indirekt mit Aufgaben zu Implementierungsvorhaben betraut werden. D. h. benötigt wird neben vertieftem und erweitertem Wissen hinsichtlich eines speziellen Fachgebietes, Diagnosen oder Phänomenen auch übergeordnetes, spezifisches und evidenzbasiertes Wissen über Praxisentwicklung und Implementierung sowie über die – in der psychiatrischen Versorgung allgegenwärtigen – sogenannten komplexen Interventionen. Ebenso sind (Clinical-)Leadership-Kompetenzen von übergeordneter zentraler Bedeutung, um als APN in der Praxis überhaupt wirksam tätig sein zu können (Tracy & Hanson, 2014; Blanck-Köster et al., 2020).

Komplexe Interventionen in der psychiatrischen Versorgung

Zahlreiche Interventionen, die in die psychiatrische Versorgungspraxis implementiert werden, sind aufgrund ihrer miteinander interagierenden Bestandteile komplex. Genannt seien Assessmentinstrumente, Interventionsprogramme oder Konzepte mit vielen Teilkomponenten, wie Module oder zeitlich gestaffelte Elemente, welche vielfältige Effekte für unterschiedliche PatientInnengruppen haben. Charakterisierend bestehen sie aus mehreren Einzelkomponenten, die sich wechselseitig bedingen und ihrerseits in komplexe Kontexte unter komplexen Bedingungen implementiert werden (Hoben et al., 2016; Meyer et al., 2016). Die Komplexität von Interventionen entsteht nach Craig et al. (2008) insbesondere durch miteinander interagierende Bestandteile und umfassen:

1. Anzahl interagierender Komponenten
2. Anzahl und Schweregrad der Verhaltensweisen, die zur Umsetzung der Intervention von Bedeutung sind
3. Anzahl der Gruppen bzw. Organisationsebenen, die an der Umsetzung beteiligt sind
4. Anzahl und Variabilität der Ergebnisparameter
5. Umfang der notwendigen Flexibilität und bedarfsorientierten Anpassung an die Umgebungsfaktoren

Beispiele sind das *Bezugspersonensystem* bzw. *Primary Nursing* (Needham, 2015), das *Safewards-Modell* (Bowers et al., 2015; Löhr et al., 2020) oder das *Gezeiten-Modell* (Barker & Buchanan-Barker, 2020). Es liegt in der Komplexität der Interventionen begründet, dass die Beurteilung von Wirksamkeit, Nutzen und Schaden in der Praxis schwierig zu erfassen ist (Mühlhauser et al., 2011). Zum gegenwärtigen Zeitpunkt liegt noch eine geringe Anzahl deutschsprachiger Forschungsarbeiten zum Theorie-Praxis Transfer im Kontext der pflegerischen Versorgungspraxis vor. Dies mag dem Umstand geschuldet sein, dass die Implementierung pflegerischer Interventionen kaum wissenschaftliche Begleitung erfährt. Die meisten Implementierungsprozesse finden im Rahmen von Praxisprojekten statt und werden nicht publiziert (Hoben et al., 2016).

Bereits vor zwei Jahrzenten beschrieben Drake et al. (2002) es als paradoxe Situation, dass zur Implementierung evidenzbasierter Verfahren häufig nicht evidenzbasierte Methoden angewendet werden. Die Folgen können auch in der Gegenwart schwerwiegend sein: PatientInnen profitieren nicht, Mitarbeitende sind frustriert, das Kosten-Nutzen-Verhältnis ist oftmals mehr als fraglich (Hoben et al., 2016; Meyer et al., 2016). Der Bedarf an systematischem Wissen zu Implementierungsprozessen sowie die Frage nach effektiven Methoden zum Transfer von wissenschaftlichen Erkenntnissen in die Praxis rückt auch aufgrund gesetzlicher Vorgaben wie des Pflegeberufegesetzes (PflBG) (Igl, 2021) in den Vordergrund. Gefordert wird hier nicht nur eine wirksame und wirtschaftliche Pflege, sondern auch die Integration pflegewissenschaftlicher Erkenntnisse in die Pflegepraxis (Schubert & Wrobel, 2009; Behrens & Langer, 2016).

Implementierungsrahmen und Modelle

Im Rahmen der Praxisentwicklung planen und leiten APNs auf strategischer Ebene komplexe Implementierungsprojekte, wenden Implementierungsstrategien wie Schulungen an und monitoren und begleiten Pflegeentwicklung unmittelbar auf der operativen Ebene im Stationsalltag. Ein vertieftes Wissen über die Zusammenhänge von Implementierungsprozessen, insbesondere Einflussfaktoren und Barrieren, Barrieremanagement, Implementierungsstrategien und Evaluation ist daher elementar für das Gelingen von Implementierungsvorhaben (Hoben et al., 2016). In der wissenschaftlichen Literatur zum Thema werden eine Vielzahl von Modellen und Konzepten beschrieben, die den Prozess selbst, Einflussfaktoren und Outcomes in Implementierungsvorhaben systematisieren. Genannt seien an dieser Stelle:

Ottawa Model of Research Use (OMRU) (Logan & Graham, 2010)

Das Modell stützt sich u. a. auf die Diffusionstheorie nach Rogers (2003) und bietet der APN als Prozessbegleitende als umfassendes, interdisziplinäres Rahmenwerk einen Überblick zum Implementierungsprozess. Dieser wird in drei Phasen, auch als AME-Phasen bezeichnet (AME = Analyse, Monitoring und Evaluation), und sechs Schlüsselelementen abgebildet. In der *Analysephase* werden zunächst förderliche und hinderliche Faktoren identifiziert. Von Bedeutung sind hier drei Schlüsselelemente: die Innovation selbst, die Charakteristika der potenziellen Erst-AnwenderInnen sowie das Praxisumfeld, in dem die Intervention umgesetzt wird. Die zweite Phase, das *Monitoring des Implementierungsprozes-*

ses, umfasst die beiden Schlüsselelemente *Intervention* und *Adoption*. Weiterhin werden drei Dimensionen benannt:

1. Barrieremanagement: zur Erkennung, Reduzierung bzw. Ausschalten von hinderlichen Einflussfaktoren
2. Implementierungsstrategien: zielen darauf ab, den Transfer der Innovationen ebenso sicherzustellen wie das Vorhandensein der erforderlichen Fähigkeiten auf Seiten der PraxisakteurInnen zur Anwendung der Intervention
3. Follow-up-Strategien: zur Identifikation der Probleme und Unterstützung der AkteurInnen bei der Anwendung der Intervention

Die dritte Phase fokussiert die *Evaluation* der Ergebnisse – sowohl der Intervention als auch der Implementierung auf der Ebene der PatientInnen, der PraxisakteurInnen sowie des Systems (Roes, 2015).

Consolidated Framework for Implementation Research (CFIR) (Damschroder et al., 2009)

Im Kontext der Implementierungsforschung werden zahlreiche Einflussfaktoren vieler verschiedener Ebenen beschrieben, die Implementierungsvorhaben beeinflussen können. Im Review von Squires et al. (2011) werden fast 100 Merkmale Pflegender aufgezeigt, die bzgl. ihres Einflusses auf Implementierungsprozesse diskutiert werden. Kaplan et al. (2010) benannten in ihrer systematischen Übersichtsarbeit 66 unterschiedliche Faktoren, die auf der Ebene des organisationalen Kontextes Implementierungsprozesse beeinflussen. Es ist daher von zentraler Bedeutung, Einflussfaktoren in Implementierungsprozessen systematisch zu erfassen. Das CFIR bietet gute Möglichkeiten, Einflussfaktoren auf fünf Ebenen zu klassifizieren: involvierte Individuen, interner und externer Kontext, Interventionsmerkmale und Implementierungsprozess. Zielsetzung ist es, ein systematisches Barrieremanagement (z. B. Umgang mit Widerständen) aufzubauen und Implementierungsstrategien systematisch zu nutzen. So durchlaufen Pflegende verschiedene Veränderungsphasen während des Implementierungsprozesses. Die jeweilige Phase, in der sich der/die Pflegende befindet, bestimmt maßgeblich, inwieweit die betreffende Person eine Intervention bereitwillig und routiniert anwendet. Grol und Wensing (2004) weisen darauf hin, Implementierungsstrategien, wie z. B. Verteilung von schriftlichem Material, Workshops und Schulungen, auf die jeweilige Veränderungsstufe anzupassen (Breimaier, 2016).

Integrated-Promoting Action on Research Implementation in Health Services: Der i-PARIHS-Bezugsrahmen (Harvey & Kitson, 2015; Kitson & Harvey, 2016)

I-PARIHS stellt eine Weiterentwicklung des 1998 erstmals publizierten PARIHS-Bezugsrahmens dar (Kitson et al., 1998; Rycroft-Malone, 2009). Im i-PARIHS-Rahmen kommt dem Konstrukt *Facilitation* im Sinne einer begleitenden Unterstützung (Eberhardt, 2017; Frei et al., 2012) als aktiver und umfassender Bestandteil der weiteren Konstrukte Innovation, Empfänger und Kontext eine elementare Bedeutung zu. Die Implementierung erfährt sozusagen erst durch den Facilitator eine Aktivierung, dessen Rolle auch als ModeratorInnenrolle bezeichnet werden kann. Die ModeratorInnen durchlaufen Entwicklungsphasen von der AnfängerIn bis zur ExpertIn, in denen essentielle Erfahrungen gesammelt werden müssen, um Implementierungsprozesse erfolgreich steuern zu können (Harvey & Kitson, 2015; Kitson & Harvey, 2016; Wiechert & Büscher, 2021). Erforderlich ist auch eine Reihe von Strategien und Maßnahmen (Moderationsprozess), um die Umsetzung zu ermöglichen. Der i-PARIHS-Rahmen sieht infolgedessen Erfolg bzw. Misserfolg einer Umsetzung in Abhängigkeit zur Fähigkeit der ModeratorIn und des Moderationsprozesses. Beides soll die EmpfängerInnen in die Lage versetzen, die Innovation in ihrem jeweiligen Kontext zu übernehmen und anzuwenden, indem sie ihre Intervention entsprechend anpassen (Harvey & Kitson, 2015).

Die psychiatrische APN kann als Facilitator auf unterschiedlichen Ebenen eine Schlüsselrolle in Implementierungsprozessen einzunehmen. Auch eine Mischung aus systeminternen und -externen Begleitenden wird beschrieben (Harvey & Kitson, 2015; Kitson & Harvey, 2016). Auf der Ebene der Versorgungspraxis kann sie u. a. als Mitglied eines ANP-Teams unmittelbar Barrieren bei der Umsetzung erfassen, auf Überzeugungen der PraktikerInnen eingehen und diese mit spezifischen Fähigkeiten und Kenntnissen durch den Veränderungsprozess führen. Erfahrene APNs als Leitung eines ANP-Teams können u. a. auf strategischer, übergeordneter Ebene Entwicklungsprozesse mit wissenschaftlicher Expertise planen, steuern und evaluieren. Netzwerke können geschaffen und gepflegt werden, AnwenderInnen und APNs für die Praxis gecoacht werden (Harvey & Kitson, 2015; Kitson & Harvey, 2016; Scheydt & Holzke, 2018a).

Kompetenzen psychiatrischer APNs

Obwohl es eine steigende Anzahl von Publikationen hinsichtlich der Aufgabenprofile von (psychiatrischen) PflegeexpertInnen APN in der Rolle des Clinical Leader gibt (Blanck et al., 2020; Scheydt & Hegedüs, 2021) wird die Bedeutung persönlicher Fertigkeiten oder Fähigkeiten bzw. sogenannte Soft Skills psychiatrischer PflegeexpertInnen APN in Literatur und Forschung bisher nur marginal behandelt. Soweit Soft Skills in der wissenschaftlichen Diskussion definiert oder thematisiert werden, werden neben den Fertigkeiten (Skills) zugleich die Fähigkeiten (Abilities) betont (Moser, 2018). Genannt werden hier im Kontext psychiatrischer PflegeexpertInnen APN z. B. Stärke, Kreativität, Anpassungsfähigkeit und Empathie (Scheydt & Hegedüs, 2021).

Begleitende bzw. ModeratorInnen müssen, um ihre Rolle effektiv ausfüllen zu können, in der Lage sein, flexibel und reaktionsschnell zu agieren und ihren Ansatz auf das jeweilige Thema, das Umfeld und die beteiligten Personen zuzuschneiden (Kitson & Harvey, 2015). Benannt werden in der Literatur zum Thema auch Fähigkeiten und Fertigkeiten wie das Gute im Menschen sehen sowie pragmatisch, risikobereit, geduldig, verbindlich, empathisch, engagiert, motiviert und visionär sein (Frei et al., 2012; McCormack & Garbett, 2003). Unklar ist z. B., welchen Einfluss persönliche Eigenschaften für die Ausübung der Rolle haben. So wird Entwicklung und Ausprägung unterschiedlicher Kompetenzprofile in der Fachliteratur in Zusammenhang mit dem Faktor »Erfahrung« gebracht (Benner, 2017; Harvey & Kitson, 2015; Kitson & Harvey, 2016; Holzke & Scheydt, 2018). Weiterführend postulieren Holzke und Scheydt (2018), dass ein Pflegestudium zwar diverse Grundlagen für den Erwerb von Pflegekompetenz lege, »jedoch nicht unmittelbar zu einer hohen Pflegekompetenz befähigt, da die Ausprägung und die Umsetzung, bzw. das Wirksamwerden der Kompetenzen eben auch mit dem Erwerb von Erfahrungswerten zusammenhängt« (S. 10). Diese These untermauert Ergebnisse eines Forschungsprojektes des Masterstudiengangs Pflege- und Gesundheitswissenschaft der Universität Halle-Wittenberg. Im Jahr 2019 wurden psychiatrische PflegeepertInnen APN aus der phänomenologischen Perspektive beforscht. So konnte u. a. festgestellt werden, dass eine ausgeprägte Lebens- und Berufserfahrung wesentlich zum Gelingen der Rolle psychiatrischer APNs beiträgt (in Veröffentlichung: Weidling et al., 2022).

23.2 Praxisentwicklung in der Psychiatrie

Die Rollen- und Aufgabenentwicklung der APNs steht in Zusammenhang mit politischen und ökonomischen Faktoren, aber auch mit den Anforderungen der Bürger an das Gesundheitssystem (De Geest et al., 2008). Aufgaben entwickeln sich, beeinflusst durch die Bedarfe und Bedürfnisse der Pflegenden auf den Stationen. Klinisch tätige und wissenschaftlich ausgebildete APNs bewältigen gemeinsam mit Pflegenden die immer komplexer werdende Pflegepraxis auf den psychiatrischen Stationen und im ambulanten Feld der psychiatrischen Pflege.

23.2.1 Ethische Dilemmata bewältigen – Psychiatrische Pflege zwischen Autonomie und Zwang

Am 20. Oktober 2021 stellte der ICN die aktualisierte Version des Ethikkodex für beruflich Pflegende vor. Dieser Ethikkodex, erstmals 1953 veröffentlicht, stellt die Wertegrundlage dar, welcher sich Pflegefachpersonen weltweit verpflichtet haben (Deutscher Berufsverband für Pflegeberufe, 2021). Er ist kein konkreter Verhaltenskodex, sondern ein Rahmen für eine ethische Pflegepraxis. Er unterstützt bei Entscheidungsfindungen, um festgelegte professionelle Standards zu erfüllen (ICN, 2021).

> **Merke**
>
> Ethische Dimensionen in Problemstellungen bzw. ethische Fragen als solche frühzeitig zu erkennen, konkurrierende Werte, Prinzipien und Normen zu identifizieren und mittels ethischer Fallbesprechungen zu bearbeiten, gestaltet sich als zentrale Aufgabe der ANP (Hamric et al., 2014).

Im Bereich der Pflege in der Psychiatrie entwickeln sich ethisch konnotierte Situationen, die mit somatischen, aber insbesondere mit psychiatrischen Pflegephänomenen zusammenhängen (Schnell, 2008). Zum einen beeinträchtigen die seelischen Störungen die Autonomie der betroffenen Personen oft in ausgeprägter Weise, zum anderen greift die psychiatrische Institution in das Leben der Betroffenen bis hin zur unfreiwilligen Einweisung und Behandlung ein (Rössler & Hoff, 2005). Häufig beinhaltet psychiatrische Pflege das anwaltschaftliche Handeln zur Unterstützung der Betroffenen. Charakteristisch ist hier das Überwinden von Institutions- und Professionsgrenzen (Gaßmann et al., 2006). Anwaltschaftlichkeit, Advocacy, ist darauf gerichtet, die Belange und sozialen Rechte relativ machtloser PatientInnen gegenüber Entscheidungsträgern im Kontext asymmetrischer Machtstrukturen zu vertreten. Es gilt, deren Interessen teilweise gegen den Widerstand durchzusetzen und sie vor Missbrauch und Benachteiligung zu schützen (Rieger, 2003). Hier sind ethische Konflikte unter den Berufsgruppen hinsichtlich bspw. des Ausmaßes von Medikation, dem Gewähren von Wünschen, selbstbestimmten Entscheidungen und dem Aushalten von Aggression und Gewalt nicht selten. PflegexpertInnen APN finden sich in der anwaltschaftlichen Rolle neben dem Interrollen- auch immer wieder in einem Intrarollenkonflikt. Sie vertreten rechtliche Grundlagen, die Anliegen der Gesellschaft und der Institution, gleichzeitig bedenken sie die Autonomie der PatientInnen und deren persönliche Anliegen. Diese decken sich nicht zwangsläufig. Eine vertiefte Kenntnis zu ethischen und rechtlichen Grundlagen ist daher notwendig (Jugessur & Iles, 2009).

Kennzeichnend für die Tätigkeit der PflegeexpertIn APN ist das selbstständige Durchführen, bzw. Organisieren von ethischen Fallbesprechungen. Da die Ausstattung mit einer Ethikkommission bzw. mit EthikerInnen in den Kliniken sehr verschieden ist, muss möglicherweise entschieden werden, ob eine Ethikkommission einberufen wird oder ob die PflegeexpertIn APN eine ethische Fallbesprechung moderieren wird. Hier kann wiederum der ICN Ethikkodex hilfreich sein, da er die verschiedenen Pflegerollen definiert und die ethische Pflegepraxis leitet (ICN, 2021).

Der ICN-Ethikkodex (2021) formuliert u. a. Autonomie, Gerechtigkeit, Respekt, Würde, Mitgefühl, Verantwortung, Wissen, Können, Vertrauen, Verlässlichkeit und Solidarität als pflegeethische Werte. Als in der Medizin und Pflege in Dilemmasituationen konkurrierende ethische Werte lassen sich die von Tom Beauchamp und James F. Childress in »Principles of Biomedical Ethics« (2019) bereits 1977 identifizierten »respect for autonomy« (Respekt der Autonomie bzw. Selbstbestimmung), »non-maleficence« (Nicht-Schaden bzw. die Vermeidung von Schaden und Verletzung), »beneficence« (Fürsorge oder Wohltätigkeit) und »justice« (Gerechtigkeit) benennen. Beauchamp und Childress (2019) weisen darauf hin, dass in Dilemmasituationen immer alle Werte berücksichtigt werden müssen.

Vergegenwärtigt man sich den psychiatrisch-pflegerischen Alltag, so besteht er aus einer Aneinanderreihung von umgesetzten ethischen Werten und einem ständigen Abwägungsprozess, welchem ethischen Wert wann und in welchem Maße stattgegeben werden sollte. Bereits beim morgendlichen Wecken wägen Pflegende ab, ob PatientInnen ausschlafen dürfen, weil Neuroleptika sehr ermüden und Probleme verursachen, früh aufzustehen. Darf der Autonomie, also dem Wunsch der PatientInnen auszuschlafen, stattgegeben werden oder müssen im Sinne der Gerechtigkeit alle PatientInnen zur gleichen Zeit aufstehen? Dürfen PatientInnen auf ihrem Zimmer alleine essen oder müssen sie im Sinne einer Förderung der sozialen Kompetenzen gemeinsam frühstücken? Hat die Autonomie oder Gerechtigkeit und Fürsorge den Vorrang? Darf in einer Therapiegruppe die überschwängliche, ohne Pause sprechende und umtriebige PatientIn weiterhin an der Gruppe teilnehmen, obwohl alle anderen PatientInnen immer schweigsamer werden und nicht zu Wort kommen? Muss hier im Sinne der Fürsorge, also für das Wohl der »VielrednerIn«, deren Platz in der Therapiegruppe gesichert werden, so dass sie zumindest zu Teilen von deren Inhalten profitieren kann oder muss im Sinne der Gerechtigkeit die »VielrednerIn« eingeschränkt oder aus der Gruppe entfernt werden, so dass jeder zu Wort kommen darf? Muss die PatientIn, welche nachts ununterbrochen laut spricht, im Zimmer räumt, nicht zu begrenzen ist und immer gereizter reagiert und somit MitpatientInnen wachhält, in einen gesonderten, geschlossenen Raum untergebracht werden, um die Ruhe der verbleibenden PatientInnen zu gewährleisten? Kann hier die Autonomie der lauten PatientIn mit einer Zwangsmaßnahme, eventuell einem Einschluss in einem Rückhaltezimmer, zugunsten der Gerechtigkeit bzw. der Verpflichtung zum Nicht-Schaden eingeschränkt werden? Kann eine PatientIn, die sich seit Monaten bspw. aufgrund einer Angst- oder wahnhaften Erkrankung nicht gewaschen hat, mit körperlicher Kraft mehrerer Pflegender zur Körperpflege gezwungen werden? Kann ein Mensch, der sich im Rahmen einer Zwangserkrankung sechs bis acht Stunden täglich duscht, im stationären Setting im Sinne der Fürsorge und Schadensvermeidung von diesem Zwang abgehalten werden? Und kann man bei einem Menschen, der nach dem Unfalltod der EhepartnerIn und der Kinder den Wunsch nach einem Suizid hat, diesen mit Zwangsmaßnahmen wie Fixierung oder Isolierung verhindern? Ein Mensch, der vermutlich an einer Depression leidet und damit im Rahmen einer vermeintlichen Selbstbestimmungsunfähigkeit handeln möchte. Ist die Einschätzung der Selbstbestimmungsfähigkeit der Schlüssel zur Durchführung von Maßnahmen gegen den ausdrücklichen Willen der PatientInnen?

Der rechtliche Rahmen, verankert u. a. im Gesetz über Hilfen und Schutzmaßnahmen bei psychischen Krankheiten (Psychisch-Kranken-Hilfe-Gesetz – PsychKHG) Baden-Württemberg (Sozialministerium Baden-Württemberg, 2014), regelt die Antworten auf diese Fragestellungen und verkörpert idealerweise die ethischen Werte und Prinzipien unserer Gesellschaft, kann aber in der klinischen Situation vor Ort und der subjektiven Einschätzung nur bedingt unterstützen. Zentrale Aspekte sind hier die Fähigkeit zur Selbstbestimmtheit, der freie und der natürliche Wille und auf welcher Basis Entscheidungen getroffen werden. Kriterien der Selbstbestimmungsfähigkeit, wie bspw. die Fähigkeit, die Folgen der eigenen Entscheidungen absehen zu können, sind formuliert (Kozel, 2015).

Viele der anfallenden ethischen Entscheidungen treffen Pflegende unter Zuhilfenahme ihrer langjährigen Erfahrung in der Psychiatrie, beeinflusst von persönlichen Werten und Normen, Erkenntnissen und pflegefachlichen Fortbildungen. PflegeexpertInnen APN können Situationen aus einer Metaebene heraus, unter Zuhilfenahme von Methoden der ethischen Fallbearbeitungen, moderieren. Sie unterstützen bei der Formulierung der Probleme, identifizieren gemeinsam mit dem Pflegeteam die Werte, welche konkurrieren und erarbeiten mit dem Team Lösungsansätze und Alternativen. Häufig ist der entscheidende Schritt eine erste konkrete Benennung der Problematiken und die Identifizierung der konkurrierenden Werte. Ist dies geschehen, dann ist ein Verstehen der Komplexität des Problems an sich möglich.

Unterstützend sind PflegeexpertInnen APN ferner bei der Integration der Ex-In-Genesungsbegleitenden[1], bei der Einschätzung der Selbstbestimmungsfähigkeit, der Zwangsbehandlung und Zwangsmaßnahmen, der Suizidalität, dem Umgang mit Interessenkonflikten, bei Konflikten hinsichtlich ökonomischer Rahmenbedingungen, bei der freiwilligen Zustimmung (informed consent), Patientenbeschwerden, Fremdgefährdung, Beratung in somatischen Kontexten und bei der Umsetzung rechtlicher Rahmenbedingungen tätig.

23.2.2 Umgang mit Suizidalität und Suizid

Der 10. September wurde durch die WHO und die International Association for Suicide Prevention (IASP) zum Welttag der Suizidprävention ernannt. Schätzungen der WHO zeigen, dass jährlich weltweit mindestens 700.000 Menschen Suizid begehen. In Deutschland lag die Suizidrate im Jahr 2019 bei 12,3 je 100.000 Personen (Statistisches Bundesamt (Destatis), 2021; ▸ Abb. 23.1).

»Selbsttötungen sind eins der größten globalen Gesundheitsprobleme und bei psychisch Kranken eine häufige Todesursache. Das Einschätzen des Suizidrisikos, die Pflege suizidaler Patienten und das Bewältigen von Suiziden gehören zu den schwierigsten zwischenmenschlichen und fachlichen Herausforderungen in der psychiatrischen Arbeit.« (Abderhalden & Kozel, 2015, S. 1025).

Der Prävention von Suizid wird eine hohe Priorität eingeräumt. Suizide und Suizidversuche sind mit Hoffnungslosigkeit, Leiden, Verzweiflung und häufig Isolation verbunden. Sie stellen im häuslichen und im klinischen Kontext eine schwere Belastung für Angehörige und Mitarbeitende dar (Abderhalden & Kozel, 2015).

Suizide sind bei Männern bis zu 8,6 Mal häufiger als bei Frauen, dies gilt insbesondere für Männer über dem 60. Lebensjahr. Ein großer Teil der Menschen, die Suizid begehen, war in psychiatrischer Behandlung. Es ist bekannt, dass 20–30 % der Personen, die bereits einen Suizidversuch unternommen haben, einen weiteren Versuch unternehmen werden. Besonders nach Entlassung aus einem psychiatrisch klinischen Setting steigt das Suizidrisiko. Bei schlechter körperlicher Gesundheit, Arbeitslosigkeit, in Haft und in gefühlt ausweglosen Situationen steigt das Risiko für einen Suizid massiv (Kozel, 2015).

»Psychisch Kranke begehen aus denselben Gründen Suizid, wie andere Menschen auch: aus Hoffnungslosigkeit und Verzweiflung. Sie nehmen sich das Leben, weil sie keinen anderen Ausweg wissen.« (Finzen, 1992, zit. nach Abderhalden & Kozel, 2015, S. 1028).

Der Umgang mit Suizidalität und vollendeten Suiziden im klinischen Kontext ist eine der Kernaufgaben der PflegeexpertInnen APN in

---

1 EX-IN (Hrsg.) (2016). *Ausbildungsprogramm für Psychiatrie-Erfahrene zur Qualifizierung als Ausbilder und als Genesungsbegleiter.* Zugriff am 01.06.2022 unter: https://www.ex-in.info/data/files/253/Curriculum%20EX-IN%20Kurzfassung-2016.pdf
Ex-In (Experienced Involvement) steht für ein 2005 von der Europäischen Union aufgelegtes Modell. Das Modell und die Ausbildung basieren auf der Überzeugung, dass Menschen, die psychische Krisen durchlebt haben, diese persönlichen Erfahrungen nutzen können, um andere Menschen in ähnlichen Situationen zu verstehen und zu unterstützen. Auf dieser Grundlage wurde ein europaweit gültiges Ausbildungsprogramm entwickelt. Während der Ausbildung werden die Teilnehmenden zu ExpertInnen ihrer eigenen Erfahrung und zu kompetenten AkteurInnen innerhalb des psychiatrischen Systems. Die Bezeichnung Ex-In-GenesungsbegleiterIn oder Ex-In-ErfahrungsexpertIn steht für eine Person, die in der Rolle einer PatientIn selbst in psychiatrischer Behandlung war und eine Ex-In-Schulung abgeschlossen hat. In dieser neuen Rolle helfen sie anderen Menschen durch ihre Krisen hindurch.

der Psychiatrie. Evidence-based practice, Leadership, Collaboration, Ethical decision making und Guidance and Coaching kommen hier in hohem Maß zur Geltung.

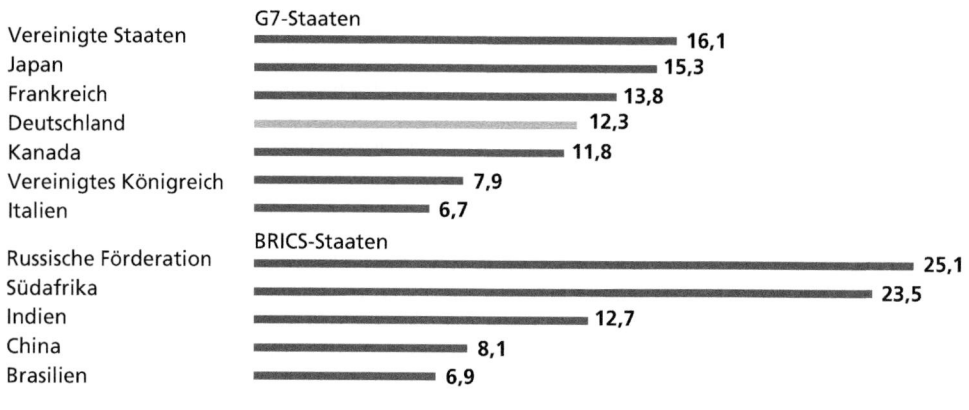

Abb. 23.1: Suizidrate 2019 (© Statistisches Bundesamt (Destatis), 2021; Daten aus: WHO, 2021)

Pflegende werden durch die PflegeexpertIn APN in der Suizidprävention und der Einschätzung von akuter und latenter Suizidalität geschult. Hier kann die Nutzung von Einschätzungsinstrumenten, wie bspw. die Nursing Global Assessment of Suicide Risk Scale (NGASR Scale) und die Suicide Status Form II (SSF II), hilfreich sein (Abderhalden & Kozel, 2015). Neben der Beurteilung mit einem Assessmentinstrument ist die persönliche Einschätzung mittels Erfahrung und Intuition, das Gefühl der Pflegenden für die Situation unabdingbar. Mit einer Skala ratet die Pflegeperson zusätzlich, wie hoch sie subjektiv das Risiko der Suizidalität bei der PatientIn einschätzt (Abderhalden et al., 2005). Eine Auseinandersetzung mit Begrifflichkeiten, Daten und Zahlen, die Bedeutung der Problematik an sich, Risikogruppen und seelische Gesundheit, theoretische Erklärungsmodelle, ethische Aspekte, wie der Wunsch nach begleitetem Suizid und konkrete Interventionen nach Suizidversuchen oder nach vollzogenen Suiziden, werden gelehrt. Eine generelle Sensibilisierung für das allgegenwärtige Phänomen findet statt. Eine Unterstützung der Pflegenden bei der konkreten Frage nach dem Ausmaß der Suizidalität einer PatientIn kann stattfinden.

Nach vollzogenem Suizidversuch auf Station werden die Pflegenden unterstützt. Hier kann ein konkretes »Einspringen« stattfinden: »da sein« – als fachliche Führungsperson sichtbar sein, Rückhalt anbieten, um von Schuldgefühlen und Selbst- und Fremdvorwürfen zu entlasten. Auch die Moderation einer entlastenden Fallbesprechung ist hier Aufgabe der PflegeexpertIn APN.

Ein vollendeter Suizid im klinischen Kontext ist ein schwerwiegendes Ereignis. Die Suizidentin bzw. der Suizident wird in der Regel von den Pflegenden reanimiert, welche sie/ihn finden. Dies kann ein äußerst traumatisches Erlebnis darstellen, insbesondere, wenn die SuizidentIn bspw. von Strangulationswerkzeugen befreit werden muss. Den Rahmen für eine Bewältigung des Suizides zu organisieren ist eine essentielle Aufgabe der APN. Die direkt beteiligten Pflegenden sind meist nicht unmittelbar in der Lage dazu. Nach vollendetem Suizid wird in der Regel eine polizeiliche Ermittlung eingeleitet und eine außerordentliche Stationsversammlung sollte organisiert werden. MitpatientInnen, die den Suizid wahrgenommen haben, müssen unterstützt werden und Pflegende, welche der verstorbenen PatientIn nahestanden, müssen Gelegenheit erhalten, die Situation zu bewältigen. Hier kann eine »Suizidkonferenz« organisiert und moderiert werden, es können Schuld- und Versagensgefühle erörtert, gefühlte und tatsächliche Versäumnisse bedacht werden, ein Nachruf auf die verstorbene PatientIn kann besprochen oder ein gemeinsamer Kondolenzbrief an die Familie geschrieben werden. An der Bestattung kann teilgenommen werden, die KlinikpfarrerIn kann mit den Pflegenden bzw. dem Stationsteam ein gemeinsames Gebet für die Verstorbene sprechen. Um eine Traumatisierung der Pflegenden zu verhindern, gilt es, ein vertieftes ethisches Bewusstsein und kompetente Führungsarbeit umzusetzen.

23.2.3 Umgang mit Gewalt und Aggression – die Implementation von »Safewards« als Pflegemodell auf psychiatrischen Stationen

Konflikt (Gewalt, Aggression, Anspannung, Selbstverletzung, suizidale Kommunikation, Suizid, Flucht, Drogen-/Alkoholmissbrauch und Ablehnen der Medikation) und Deeskalation (bei Gabe der Bedarfsmedikation, Zwangsmedikation, im Rahmen von Isolierung, Fixierung, Eins-zu-Eins-Überwachung) spielen im Arbeitsalltag von psychiatrischen Stationsteams eine bedeutende Rolle (Bowers, 2022; Nau et al., 2019). Gewalttätige Übergriffe können schwere Verletzungen von Mitarbeitenden nach sich ziehen. Suizide und Suizidversuche belasten die Pflegenden und Fluchtversuche werden mit Selbsttötungsimpulsen in Verbindung gebracht (Bowers, 2022). Ein hoher Anteil von PatientInnen wird aufgrund von Aggression und Gewalt in verschiedensten Formen in der psychiatrischen Klinik aufgenommen (Nau et al., 2019).

Das »Safewards«-Pflegemodell, bestehend aus einer theoretischen Grundlegung und zusammengefasst in einem Modell und zehn Interventionen, dient der Entwicklung (bzw. der Erhaltung) eines friedlichen Miteinanders, einer Erhöhung der Sicherheit und einer Vermeidung von Zwangsmaßnahmen auf psychiatrischen Stationen. Das von Len Bowers entwickelte Modell basiert auf einer Sammlung von wissenschaftlichen Erkenntnissen zum Thema Aggression und Gewalt und aus Bowers eigenen Forschungserkenntnissen zum Thema. Es beschreibt sechs Segmente mit Ursprungsfaktoren, um Gefahrensituationen und die damit verbundenen Zwangsmaßnahmen zu reduzieren: das Stationsteam, die räumliche Umgebung, krankenhausexterne Faktoren, die Gruppe der PatientInnen, die Eigenschaften der PatientInnen und regulatorische Rahmenbedingungen (Bowers, 2022).

Innerhalb dieser Segmente kann es zu Krisenherden kommen, die Konflikte und/oder deren Eindämmung verursachen. Die MitarbeiterInnen können diesen Ablauf beeinflussen, indem sie die konfliktauslösenden Faktoren verringern, Krisenherde im Keim ersticken, die Verbindung zwischen Krisenherd und Konflikt kappen, sich gegen eine Eindämmung entscheiden und dafür sorgen, dass Eindämmungsmaßnahmen nicht zu weiteren Konflikten führen (Bowers, 2022).

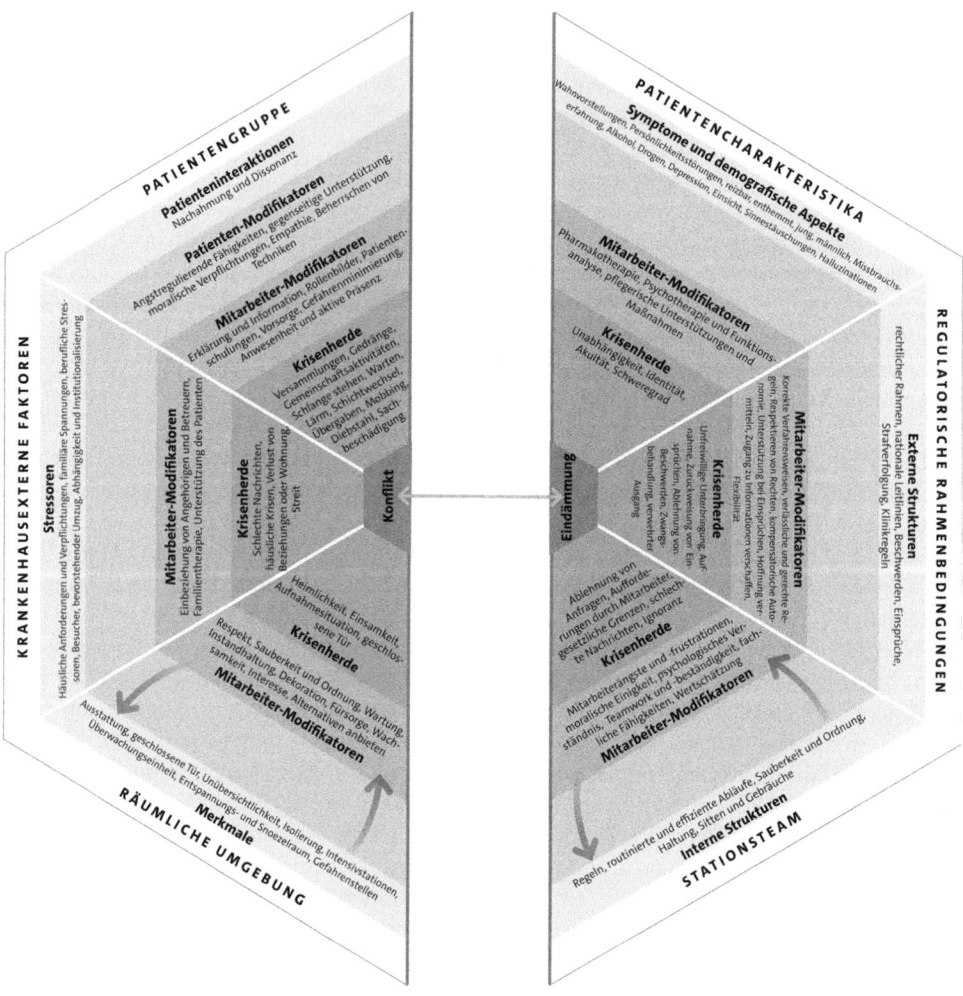

Abb. 23.2: Safewards Modell (Bowers, L. (2014). Safewards: a new model of conflict and containment on psychiatric wards. Journal of Psychiatric and Mental Health Nursing published by John Wiley & Sons Ltd, 21, 499–508, S. 501. © 2014 Crown copyright. This article is published with the permission of the Controller of HMSO and the Queen's Printer for Scotland.) (modifiziert und übersetzt: Löhr, Schulz, Nienaber, 2020, S. 40 f.)

Seine klinische Wirksamkeit entfaltet das »Safewards Modell« in der Umsetzung der zehn Hauptinterventionen:

- Klärung gegenseitiger Erwartungen
- Verständnisvolle Kommunikation
- Positive Kommunikation
- Deeskalierende Kommunikation
- Unterstützende Kommunikation
- Gegenseitiges Kennenlernen
- Gemeinsame Unterstützungskonferenz
- Methoden zur Beruhigung
- Sicherheit bieten
- Entlassnachricht

PflegeexpertInnen APN nutzen bei der Implementation des Modells und seiner Interventionen in den klinischen Kontext in der

Hauptsache die Fähigkeit in Guidance, Coaching, Leadership und der Evidence Based Practice. Eine Zusammenarbeit und Vernetzung im Sinne der Collaboration mit Kliniken, die bereits Erfahrungen mit dem Implementationsprozess sammelten, haben sich als sehr hilfreich erwiesen.

Mit der Einführung des Modells geht, außer der Reduktion von Aggression und Gewalt, ein Teamentwicklungsprozess einher. Die enge Orientierung des psychiatrisch-pflegerischen Handelns (und idealerweise auch ärztlichen Handelns) an evidenzbasierten Erkenntnissen ist auch nach mehr als 30 Jahren Pflegewissenschaft in Deutschland kein Standard. Mit diesem Modell werden persönliche Werte und Prinzipien in Frage gestellt. So können unangemessene Eindämmungsversuche oder übliche verbale Formulierungen die Ursache von Aggression und Gewalt sein. Guidance und Coaching sind insbesondere gefragt, wenn persönliche Ansichten oder Handlungsweisen aufgrund des Modells verändert und entwickelt werden müssen. So wurde bspw. im Universitätsklinikum Freiburg zusätzlich zur gemeinsamen Unterstützungskonferenz für PatientInnen die gleiche Intervention für Pflegende implementiert.

Die tatsächliche Umsetzung evidenzbasierter Erkenntnisse, und es handelt sich hier nicht um eine neue Art Verbandsmaterial oder Magensonde, sondern um eine mögliche Veränderung des eigenen Wertesystems, kann eine große Herausforderung darstellen. Kenntnisse aus der Berufspädagogik, wie bspw. »Handlungsorientiertes Lernen«, »Lernen lernen«, Dimensionen des Sozialkonstruktivismus (Schneider et al., 2005) und Didaktik sind für die PflegeexpertIn APN hierbei von großem Nutzen. Bei einer konsequenten Umsetzung des »Safewards«-Modells und seiner Interventionen können Aggressionen und Gewalt um 25 % reduziert werden (Bowers, 2022).

23.2.4 Das Gezeitenmodell – ein Modell zur Gestaltung der psychiatrischen Pflege

Das Gezeitenmodell, auch Tidal Model, von Phil Barker, Professor für Psychiatrische Pflege in Großbritannien, und seiner Ehefrau Poppy Buchanan-Barker entwickelt, umschreibt eine recovery-orientierte psychiatrische Pflege, deren Ursprung die menschliche Erfahrung psychischer Erschütterungen ist. Im Zentrum des Modells stehen persönliche Geschichten und Erfahrungen von Menschen mit psychischen Problemen, keine medizinischen Diagnosen (Barker & Buchanan-Barker, 2020).

Das Gezeitenmodell ist ein philosophischer Ansatz zur Entdeckung der psychischen Gesundheit. Durch die Rückgewinnung der eigenen Stimme kann Menschen dabei geholfen werden, ihre persönliche Geschichte zurückzuerobern. Die Verwendung der eigenen Sprache, von Metaphern und persönlichen Geschichten, lässt Menschen etwas über den Sinn des eigenen Lebens zum Ausdruck bringen. Dies ist der erste Schritt auf dem Weg, wieder Kontrolle über das Leben zu erlangen, so Barker & Buchanan-Barker (2020). Es gilt, das Leben nicht auf die psychische Erkrankung zu reduzieren. Ziel des Modells ist es, die Bedürfnisse der betreffenden Person zu ermitteln, um die Wahrscheinlichkeit potenzieller Probleme und Schwierigkeiten für die Zukunft zu beheben bzw. diesen entgegenwirken zu können (Barker, 2011; Barker & Buchanan-Barker, 2020). Der Fokus liegt hierbei in der direkten Hilfe, dem Ermitteln und Entwickeln von Lösungen und nicht auf der Diagnose, Störung oder der Krankheit (Barker & Buchanan-Barker, 2020). Phil Barker und Poppy Buchanan-Barker (2020) nutzen die Metapher des Wassers, um die Eventualitäten des Lebens zu verdeutlichen: die hohe See für problematische Zeiten, die Gezeiten für Veränderung, den Hafen und seine Hafenarbeiter für Hilfe und Ort des Rückzugs und der Sicherheit.

Das Gezeitenmodell wurde ab 1995 entwickelt und 2013 in deutscher Sprache veröffentlicht. Es beschreibt, dass biologische, neurowissenschaftliche und genetische Theorien in zunehmendem Maß als vollständige Begründungen für schwere und chronische Formen seelischen Leidens akzeptiert werden. Die Erfahrungen Betroffener zu Recovery machen jedoch deutlich, dass die bestehende psychiatrische und pflegerische Versorgung den Bedürfnissen der Betroffenen oft nicht genügend entspricht. So beschreibt bspw. Sybille Prins (2010), Buchautorin und Psychiatrieerfahrene, dass Pflegende ihr häufig berichten, dass die Beziehung zu PatientInnen ein Ringen um tragfähige Beziehungen darstellt und einen wesentlichen Teil ihrer Arbeit ausmacht. Psychiatrieerfahrene hingegen nehmen die Pflegenden anders wahr: Im Vordergrund seien ordnende und kontrollierende Aufgaben und weniger die Verhandlungs- und Unterstützungsfunktion. Diesem versuchen Barker & Buchanan-Barker (2020) entgegenzuwirken.

> »Life is not a problem to be solved. Life is something to be lived, as intelligently, as competently, as well as we can – day in and day out. Life is something we must endure. There is no solution for it.« (Zitat von Thomas Szasz, The Tidal Model, 2015)

Der Entwicklung des Gezeitenmodells war ein fünfjähriges Forschungsprojekt vorausgegangen. Beforscht wurde, wie die Pflege den spezifischen Bedürfnissen der erkrankten Personen und ihrer Geschichte sowie der gelebten Erfahrung angepasst werden kann, so, dass Recovery beginnen kann. Das Ergebnis war eine von Barker und Buchanan-Barker entwickelte Theorie, welche die inhaltliche Arbeit Pflegender in den Kontext von Beziehungen setzt (Barker & Buchanan-Barker, 2020). Das Gezeitenmodell ist ein Instrument für eine recovery-orientierte Pflegepraxis. Es bietet Haltung und Interventionen, um Betroffene auf ihrer Recovery-Reise zu unterstützen, sowie Beschreibungen struktureller Voraussetzungen und Konzepte von Einzel- und Gruppeninterventionen an.

Barker und Buchanan Barker (2020) nutzen philosophische Grundannahmen, um eine recovery-orientierte Haltung bei den Pflegenden zu entwickeln und die Umsetzung der Grundannahmen zu ermöglichen:

1. Der Wert der aufrichtigen respektvollen Neugierde
2. Die Erkenntnis zur Kraft der Ressourcen
3. Der Respekt vor den Wünschen eines Menschen
4. Die Akzeptanz des Paradoxons der Krise als Chance
5. Die Akzeptanz, dass angestrebte Ziele die der betroffenen Person sein müssen
6. Den Wert der Eleganz anstreben

Als essentiell gilt die Umsetzung der zehn Tidal-Einstellungen:

1. Die persönliche Stimme wertschätzen (Geschichte und Lösungsversuche von Betroffenen wertschätzen)
2. Die Sprache respektieren (Formulierungen und Metaphern respektieren, heißt den Menschen respektieren)
3. Eine ehrliche Neugierde entwickeln (respektvolles Interesse und größtmögliche Einfühlsamkeit)
4. Zum Lehrling werden (jeder Mensch ist Experte für sein eigenes Leben)
5. Nutze verfügbare Mittel und Wege (Ressourcenorientierung, Biographiearbeit, Coping)
6. Formuliere den nächsten Schritt (BegleiterIn zum ersten Schritt und seiner Auswirkungen zu sein, HoffnungsgeberIn)
7. Schenke Zeit (oder schenke Begegnung, Beziehungspflege ist zentrale psychiatrisch-pflegerische Aufgabe)
8. Enthülle die persönliche Weisheit (Erkennen von persönlichen Schwächen und Stärken, Selbsthilfe)

9. Wisse, dass der Wandel konstant ist (Veränderungen sind normal, gehören dazu, diese wahrnehmen, Entscheidungen treffen lernen)
10. Sei nachvollziehbar (sei transparent in der Pflegeintervention und Prozessbeschreibung)

Die Pflegenden in der Psychiatrie werden wiederholt aufgefordert bzw. sind selbst im Unklaren, ob es gilt zu »multidisziplinären Behandlungsmodellen« zu konvertieren, um diese oder jene Art von »Co-Therapeuten« zu werden, so Barker (2011). Dies, obwohl es ausreichende pflegetherapeutische Modelle gibt. An dieser Stelle sei anzumerken, dass psychiatrisch Pflegende, die pflegetherapeutisch tätig sind, sich nicht als PflegetherapeutInnen, sondern als ärztliche oder psychologische Co-TherapeutInnen bezeichnen (bspw. bei der Assistenz einer Gruppenleitung). In der Psychiatrie ergibt sich ein Zusammenhang mit der Begrifflichkeit »PflegetherapeutIn« in der Arbeit in Gruppen, in der therapeutischen Beziehungsarbeit und der Kommunikation unter Anwendung therapeutischer Gesprächsführungstechniken. Huck (2004) verbindet die psychiatrische Pflege ohne Zuweisung an eine spezielle Tätigkeit mit Pflegetherapie. Die psychiatrische Pflege ist unabhängig von medizinischen Diagnosen und Behandlungsplänen und folgt eigenen Schwerpunkten und eigenen Idealen, so Barker (2011).

> »Wenn sich Pflegekräfte nicht selber definieren, riskieren sie die Definition durch Andere, die unter Umständen ganz andere Absichten verfolgen.« (Barker, 2011, S. 13)

Als PflegeexpertIn APN erscheint es essentiell, das evidenzbasierte Pflegemodell und seine Entwicklung als solches zu verstehen. Bei der Überführung in die Arbeitspraxis nützen ausgeprägte (fachliche) Führungs- und Coachingfähigkeiten und Kenntnisse zur Evidence-based practice unter Zuhilfenahme pädagogischer und didaktischer Grundlagen, um dieses an die Pflegenden zu vermitteln. Ein im Sinne Barkers »die Pflegenden und ihre persönlichen Geschichten mitnehmender« Implementationsprozess kann für zuverlässige Umsetzung und Nachhaltigkeit sorgen. Es gilt, mit den Pflegenden die Elemente des »Gezeitenmodells« praktisch nachzuvollziehen. Hier wirken sicherlich die vertieften Kenntnisse zur Ethik. Es gilt als PflegeexpertIn APN Barkers Haltung zu verstehen, sich zu eigen zu machen und zu vermitteln. Nur dann kann glaubhaft und authentisch das Modell gelehrt werden. Das Gezeitenmodell ist kein »Anzug«, den man bei Betreten der Station anzieht. Es ist eine Grundhaltung, mit welcher man dem Psychiatrieerfahrenen, vielleicht dem Menschen an sich begegnet: zutiefst respekt- und verständnisvoll.

23.3 Fazit

Eine PflegeexpertIn APN in der Psychiatrie scheint immer verschiedene Perspektiven der Pflegenden bedienen zu müssen: zum einen die vielen komplexen Bereiche, die eine psychiatrische Problematik an sich mit sich bringt, zum anderen jedoch auch die somatischen Belange einer psychiatrischen Problematik. Sie nutzt immer parallel die verschiedenen Bereiche der »core competencies« (Hamric, 2014). So muss bspw. eine Suizidkonferenz organisiert werden (evidence based practice, collaboration) und diese muss auch moderiert werden (leadership, guidance, coaching). Ethische Aspekte müssen aufgegriffen und Möglichkeiten entschieden werden (ethical decision making). Ein Appell geht in diesem Zusammenhang an die PflegeexpertIn APN, pädagogische und didaktische Kenntnisse diesem Prozess zugrunde zu legen.

Evidenzbasiertes Wissen zu Praxisentwicklung und Implementierung ist für PflegeexpertInnen APN eine ebenso notwendige Voraussetzung wie ausgeprägte Leadership-Fähigkeiten sowie persönliche Fertigkeiten und Fähigkeiten bzw. Soft Skills, um in ihrer Rolle wirksam werden zu können. In der Konsequenz ergibt sich die Notwendigkeit nach Vermittlung von implementierungswissenschaftlichen Grundlagen sowie die Berücksichtigung von Ausbau persönlicher Kompetenzen und Selbstwahrnehmung in Ausbildung und Studium. Weiterer Forschungsbedarf besteht hinsichtlich des Einflusses von Clinical Leadership auf pflegerische Versorgungsprozesse, fachliche Führungsstrukturen, weitere APN-Rollen und auf kulturelles Wissen in Organisationen. Forschung zu Outcomes von APN-Interventionen könnte zur weiteren Rollenentwicklung und deren Implementierung auf den unterschiedlichen klinischen Ebenen beitragen, denn vielerorts ist die Sorge vor Konkurrenz, Doppelhierarchien und Machtverlust vonseiten des Managements noch groß. Dabei kann eine geteilte Führung finanzielle, kulturelle und institutionelle Rahmenbedingungen positiv beeinflussen (Blanck-Köster et al., 2020).

Im Fachbereich der psychiatrischen Pflege sollten zukünftige Forschungsfragen die Wirksamkeit von Pflege durch akademisch ausgebildete Pflegefachpersonen fokussieren, um den Beitrag der psychiatrischen Pflege, z. B. im Hinblick auf Reduktion freiheitsentziehender Maßnahmen, Verweildauern, Wiederaufnahmen und Aggressionsereignissen, differenziert darlegen zu können (Holzke & Scheydt, 2018; Scheydt & Holzke, 2018a).

Literatur

Abderhalden, C. (2015). *Milieugestaltung*. In: Sauter, D., Abderhalden, C., Needham, I., Wolff, S. (Hrsg.) *Lehrbuch Psychiatrische Pflege* (S. 475–491). 1. Nachdruck der 3., vollst. überarb. Aufl. 2011. Bern: Huber.

Abderhalden, C., Grieser, M., Kozel, B. et al. (2005). *Wie kann der pflegerische Beitrag zur Einschätzung der Suizidalität systematisiert werden?* PPH, 11(3), 160–164.

Abderhalden, C. & Kozel, B. (2015). *Suizidalität*. In: Sauter, D., Abderhalden, C., Needham, I., Wolff, S. (Hrsg.) *Lehrbuch Psychiatrische Pflege* (S. 1025–1038). 1. Nachdruck der 3., vollst. überarb. Aufl. 2011. Bern: Huber.

Abderhalden, C., Needham, I., Wolff, S., Sauter, S. (2015). *Auffassung von Pflege*. In: Sauter, D., Abderhalden, C., Needham, I., Wolff, S. (Hrsg.) *Lehrbuch Psychiatrische Pflege* (S. 43–56). 1. Nachdruck der 3., vollst. überarb. Aufl. 2011. Bern: Huber.

Ackerman, M.H., Norsen, L., Martin, B. et al. (1996). *Development of a model of advanced practice*. Am. J. Crit. Care, 5(1), 69–73.

American Nurses Association (ANA) & American Psychiatric Nurses Association (APNA) (Hrsg.) (2014). *Psychiatric Mental Health Nursing. Scopes and Standards of Practice*. 2. Aufl. Silver Spring: MD.

Baker, N. (2010). *Exploring the mental health nurse practitioner scope of practice in youth early psychosis: an anecdotal account*. Contemp. Nurse, 34(2), 211–220, doi: 10.5172/conu.2010.34.2.211

Barker, P. (2011). *Mental Health Nursing – ein Mythos*. PPH, 17(1), 12–17, doi: 10.1055/s-0030-1270693

Barker, P. & Buchanan-Barker, P. (2020). *Das Gezeiten-Modell. Der Kompass für eine recovery-orientierte, psychiatrische Pflege*. 2., überarb. u. erw. Aufl. Bern: Hogrefe.

Bartholomeyczik, S. (2002). *Zum Gegenstand beruflicher Pflege. Eine Einführung*. In: Bartholomeyczik, S. & Dielmann, G. (Hrsg.) *Das Originäre der Pflege entdecken. Pflege beschreiben, erfassen, begrenzen* (S. 7–12). Pflege & Gesellschaft/Sonderausgabe. Frankfurt am Main: Mabuse.

Behrens, J. & Langer, G. (2016). *Evidence-based Nursing and Caring. Methoden und Ethik der Pflegepraxis und Versorgungsforschung – Vertrauensbildende Entzauberung der »Wissenschaft«*. 4., überarb. und erw. Aufl. Bern: Hogrefe.

Benner, P. (2017). *Stufen zur Pflegekompetenz: From Novice to Expert*. 3., unver. Aufl. Bern: Hogrefe.

Björkdahl, A., Palmstierna, T., Hansebo, G. (2010). *The bulldozer and the ballet dancer: aspects of nurses' caring approaches in acute psychiatric in-*

tensive care. J Psychiatr Ment Health Nurs, 17(6), 510–518, doi: 10.1111/j.1365-2850.2010.01548.x

Bjorklund, P. (2003). *The certified psychiatric nurse practitioner: advanced practice psychiatric nursing reclaimed*. Arch. Psychiatr. Nurs., 17(2), 77–87, doi: 10.1016/ S0883-9417(03)0 0 0 05-0

Blanck-Köster, K., Roes, M., Gaidys, U. (2020). *Clinical-Leadership-Kompetenzen auf der Grundlage einer erweiterten und vertieften Pflegepraxis (Advanced Nursing Practice)*. Med Klin Intensivmed Notfallmed, 115, 466–476, doi: 10.1007/s00063-020-00716-w

Bowers, L. (2014). *Safewards: a new model of conflict and containment onpsychiatric wards*. Journal of Psychiatric and Mental Health Nursing, 21, 499–508, https://doi.org/10.1111/jpm.12129

Bowers, L. (2022). *Safewards – Detaillierte Beschreibung*. Deutsche Übersetzung der Webseite der Fachhochschule der Diakonie Bielefeld, Zugriff am 05.06.2022 unter: https://www.safewards.net/de/modell/detaillierte-beschreibung

Bowers, L., James, K., Quirk, A. et al. (2015). *Reducing conflict and containment rates on acute psychiatric wards: The Safewards cluster randomised controlled trial*. International journal of nursing studies, 52(9), 1412–1422.

Breimaier, H.E. (2016). *Strategien zur Beeinflussung und Steuerung von Implementierungsprozessen*. In: Hoben, M., Bär, M., Wahl, H.-W. (Hrsg.) *Implementierungswissenschaft für Pflege und Gerontologie. Grundlagen, Forschung und Anwendung. Ein Handbuch* (S. 167–185). Stuttgart: Kohlhammer.

Chien, W.T. & Ip, W.Y. (2001). *Perceptions of role functions of psychiatric nurse specialists*. West. J. Nurs. Res., 23(5), 536–554, doi: 10.1177/01939450122045267

Craig, P., Dieppe, P., Macintyre, S. et al. (2008). *Developing and evaluating complex interventions: the new Medical Research Council guidance*. BMJ, 337, a1655, doi: 10.1136/bmj.a1655, Zugriff am 30.11.2021 unter: http://www.bmj.com/content/bmj/337/bmj.a1655.full.pdf

Damschroder, L.J., Aron, D.C., Keith, R.E. et al. (2009). *Fostering implementation of health services findings into practice: A consolidated framework for advancing implementation science*. Implementation Science, 4(50), 1–15. Zugriff am 30.11.2021 unter: https://implementationscience.biomedcentral.com/articles/10.1186/1748-5908-4-50

De Geest, S., Moons, P., Callens, B. et al. (2008). *Introducing Advanced Practice Nurses/nurse practitioners in health care systems: a framework for reflection and analysis*. Swiss medical weekly, 138 (43-44), 621–628.

Delaney, K.R., Drew, B.L., Rushton, A. (2019). *Report on the APNA National Psychiatric Mental Health Advanced Practice Registered Nurse Survey*. J. Am. Psychiatr. Nurses Assoc., 25(2), 146–155, doi: 10.1177/1078390318777873

Delaney, K.R., Shattell, M., Johnson, M.E. (2017). *Capturing the interpersonal process of psychiatric nurses: a model for engagement*. Arch. Psychiatr. Nurs., 31(6), 634–640, doi: 10.1016/j.apnu.2017.08.003

Deutsche Gesellschaft für Psychiatrie und Psychotherapie, Psychosomatik und Nervenheilkunde e. V. (DGPPN) (Hrsg.) (2018). *S3-Leitlinie »Verhinderung von Zwang: Prävention und Therapie aggressives Verhalten bei Erwachsenen«*. Zugriff am 30.12.2021 unter: https://www.dgppn.de/_Resources/Persistent/154528053e2d1464d9788c0b2d298ee4a9d1cca3/S3%20LL%20Verhinderung%20von%20Zwang%20LANG%2BLITERATUR%20FINAL%2010.9.2018.pdf

Deutscher Berufsverband für Pflegeberufe e.V. (DBfK) (Hrsg.) (2021). *ICN-Ethikkodex für professionell Pflegende aktualisiert / DBfK veröffentlicht deutsche Fassung des Kodex*. Zugriff am 15.11.2021 unter: https://www.dbfk.de/de/presse/meldungen/2021/ICN-Ethikkodex-fuer-professionell-Pflegende-aktualisiert.php

Drake, R.E., Gorman, P., Torrey, W.C. (2002). *Implementing adult »tool kits« in mental health*. Paper presented at the NASMHPD Conference on EBPs and Adult Mental Health. Tampa, FL. In: Fixsen, D.L., Naoom, S.F., Blase, K.A. et al. (2005) *Implementation Research: A Synthesis of the Literature* (S. 35). Tampa, FL: University of South Florida.

Eberhardt, D. (2017). *Praxisentwicklung als strategischer Rahmen für die Implementierung akademischer Pflegerollen*. Klinische Pflegeforschung, 3, 15–27.

Estabrooks, C.A., Squires, J.E., Hayduk, L.A. et al. (2011). *Advancing the argument for validity of the Alberta Context Tool with healthcare aides in residential long-term care*. BMC Medical Research Methodology, 11(107), Zugriff am 30.11.2021 unter: https://bmcmedresmethodol.biomedcentral.com/track/pdf/10.1186/1471-2288-11-107.pdf

Finfgeld-Connett, D. (2009). *Model of therapeutic and non-therapeutic responses to patient aggression*. Issues Ment Health Nurs, 30(9), 530–537, doi: 10.1080/01612840902722120

Finzen, A. (1992). *Suizidprophylaxe bei psychischen Störungen*. Köln: Psychiatrie Verlag.

Frei, I.A., Massarotto, P., Helberg, D., Barandun Schäfer, U. (2012). *Praxisentwicklung im Trend der Zeit. Pflegeexpertinnen als Praxisentwicklerinnen: Ein Beispiel aus dem Universitätsspital Basel*. PADUA, 7(3), 110–115.

Gaßmann, M., Marschal, W., Utschakowski, J. (2006). *Psychiatrische Gesundheits- und Krankenpflege – Mental health care*. Heidelberg: Springer.

Garbett, R. & McCormack, B. (2009). *Analyse des Konzeptes Praxisentwicklung.* In: McCormack, B., Manley, K., Garbett, R. (Hrsg.) *Praxisentwicklung in der Pflege* (S. 27–41). Deutschsprachige Ausgabe herausgegeben von Frei, I.A. & Spirig, R. Bern: Huber.

Grol, R. & Wensing, M. (2004). *What drives change? Barriers to and incentives for achieving evidence-based practice.* Medical Journal of Australia, 180 (6), 57–60.

Hamric, A.B. (2014). *A Definition of Advanced Practice Nursing.* In: Hamric, A.B., Hanson, C. M., Tracy, M.F., O'Grady, E.T. (Hrsg.) *Advanced Practice Nursing. An Integrative Approach* (S. 67–85). 5. Aufl. St. Louis, Missouri: Elsevier.

Hamric, A.B., Hanson, C.M., Tracy, M. F. (2014). *Part II Ethical decision making.* In: Hamric, A.B., Hanson, C.M., Tracy, M.F., O'Grady, E.T. (Hrsg.) *Advanced Practice Nursing: An Integrative Approach* (S. 328–358). 5. Aufl. St. Louis, Missouri: Elsevier.

Harvey, G. & Kitson, A. (2015). *PARIHS revisited: from heuristic to integrated framework for the successful implementation of knowledge into practice.* Implementation Science, 11(33), doi: https://doi.org/10.1186/s13012-016-0398-2. Zugriff am 17.12.2021 unter: https://implementationscience.biomedcentral.com/articles/10.1186/s13012-016-0398-2

Heim, E. (1985). *Praxis der Milieutherapie.* Berlin: Springer.

Hoben, M. (2016). *Stand der pflegerischen Implementierungsforschung im deutschen Sprachraum.* In: Hoben, M., Bär, M., Wahl, H.-W. (Hrsg.) *Implementierungswissenschaft für Pflege und Gerontologie. Grundlagen, Forschung und Anwendung. Ein Handbuch* (S. 115–132). Stuttgart: Kohlhammer.

Hoben, M., Bär, M., Wahl, H.-W. (2016). *Begriffe, Gegenstandbereich, Akteure und Zielgruppe der Implementierungswissenschaft in Pflege und Gerontologie.* In: Hoben, M., Bär, M., Wahl, H.-W. (Hrsg.) *Implementierungswissenschaft für Pflege und Gerontologie. Grundlagen, Forschung und Anwendung. Ein Handbuch* (S. 25–47). Stuttgart: Kohlhammer.

Holzke, M. & Scheydt, S. (2018). *Akademisierung der psychiatrischen Pflege.* Psychiatrische Pflege, 3 (5), 9–12.

Huck, G. (2004). *Krankheit bekämpfen oder Gesundheit aktivieren? Die Bedeutung der Salutogenese für die psychiatrische Pflege.* PPH, 10(1), 2–13, doi: 10.1055/s-2004-812784.

Igl, G. (2021). *Gesetz über die Pflegeberufe (Pflegeberufegesetz – PflBG) Pflegeberufe-Ausbildungs- und -Prüfungsverordnung (PflAPrV); Pflegeberufe-Ausbildungsfinanzierungsverordnung (PflAFinV); Praxiskommentar.* 3., neu bearb. Aufl. Heidelberg: medhochzwei.

International Council of Nurses (ICN) (Hrsg.) (2021). *Der ICN-Ethikkodex für Pflegefachpersonen. Überarbeitet 2021.* Zugriff am 15.11.2021 unter: https://www.dbfk.de/media/docs/download/Allgemein/ICN_Code-of-Ethics_DE_WEB.pdf

Jensen, M. & Metzenthin, P. (2014). *Advanced Practice Nursing (APN) im stationär-psychiatrischen Setting: eine Delphi-Studie.* In: Hahn, S., Hegedüs, A., Finklenburg, U. et al. (Hrsg.) *Schwellen, Grenzen und Übergänge: Perspektiven und Herausforderungen für Betroffene, Angehörige, im Versorgungssystem, in der Forschung und Entwicklung, in der Gesellschaft* (S. 89–95). Bern: Verlag Forschung & Entwicklung/Dienstleistung Pflege, Fachbereich Gesundheit. Berner Fachhochschule.

Jokiniemi, K., Pietilä, A.-M., Kylmä, J., Haatainen, K. (2012). *Advanced nursing roles: a systematic review.* Nurs. Health Sci., 14(3), 421–431, doi: 10.1111/j.1442-2018. 2012.00704.x

Jugessur, T. & Iles, I. (2009). *Advocacy in mental health nursing: an integrative review of the literature.* Psychiatric and Mental Health Nursing, 16 (2), 187–195. Zugriff am 03.12.2021 unter: https://onlinelibrary.wiley.com/doi/10.1111/j.1365-2850.2008.01315.x

Kaplan, H.C., Brady, P.W., Dritz, M.C. et al. (2010). *The Influence of Context on Quality Improvement success in Health Care: A Systematic Review of the Literature.* The Milbank Quarterly, 88(4), 500–559.

Kitson, A., Harvey, G., McCormack, B. (1998). *Enabling the implementation of evidence based practice: a conceptual framework.* Quality in Health Care, 7(3), 149–158.

Kitson, A.L. & Harvey, G. (2016). *Methods to succeed in effective knowledge translation in clinical practice.* Journal of Nursing Scholarship, 48(3), 294–302.

Kozel, B. (2015). *Professionelle Pflege bei Suizidalität.* Köln: Psychiatrie Verlag.

Logan, J. & Graham, I.D. (2010). *The Ottawa Model of Research Use.* In: Rycroft-Malone, R. & Bucknall, T. (Hrsg.) *Models and Frameworks for Implementing Evidence-Based Practice: Linking Evidence to Action* (S. 83–108). Chichester: Wiley-Blackwell.

Löhr, M., Schulz, M., Nienaber, A. (2020). *Safewards. Sicherheit durch Beziehung und Milieu.* 2. korrigierte Aufl. Köln: Psychiatrie Verlag.

Manley, K. & McCormack, B. (2009). *Praxisentwicklung: Ziel, Methodologie, Begleitung (Facilitation) und Evaluation.* In: McCormack, B., Manley, K., Garbett, R. (Hrsg.) *Praxisentwicklung in der Pflege* (S. 43–55). Deutschsprachige Ausgabe herausgegeben von Frei, I.A. & Spirig, R. Bern: Huber.

McCormack, B. & Garbett, R. (2003). *The characteristics, qualities and skills of practice developers.* Journal of Clinical Nursing, 12(3), 317–325.

Meyer, G., Balzer, K., Wilborn, D. et al. (2016). *Unwirksamkeit, Schaden und nicht intendierte Folgen der Implementierung von Interventionen.* In: Hoben, M., Bär, M., Wahl, H.-W. (Hrsg.) *Implementierungswissenschaft für Pflege und Gerontologie. Grundlagen, Forschung und Anwendung. Ein Handbuch* (S. 186–202). Stuttgart: Kohlhammer.

Moller, M.D. & Haber, J. (1996). *Advanced Practice Psychiatric Nursing: the Need for a Blended Role.* Online Journal of Issues in Nursing, 2(1), Zugriff am 03.12.2021 unter: https://ojin.nursingworld.org/MainMenuCategories/ANAMarketplace/ANAPeriodicals/OJIN/TableofContents/Vol21997/No1Jan97/ArticlePreviousTopic/AdvancedPracticePsychiatricNursing.html

Moser, M. (2018). *Bedeutung von Soft Skills in einer sich wandelnden Unternehmenswelt. Eine Studie zu dem besonderen Stellenwert von Kompetenzen im Personalmanagement.* Wiesbaden: Springer Gabler.

Mühlhauser, I., Lenz, M., Meyer, G. (2011). *Entwicklung, Bewertung und Synthese von komplexen Interventionen – eine methodische Herausforderung.* Zeitschrift für Evidenz, Fortbildung und Qualität im Gesundheitswesen (ZEFQ), 105 (10), 751–761. Zugriff am 16.11.2021 unter: https_//www.sciencedirect.com/science/article/pii/S1865921711003217

Needham, I. (2015). *Pflegesysteme und Bezugspflege.* In: Sauter, D., Abderhalden, C., Needham, I., Wolff, S. (Hrsg.) *Lehrbuch Psychiatrische Pflege* (S. 228–238). 1. Nachdruck der 3., vollst. überarb. Aufl. 2011. Bern: Huber.

Papadopoulos, C., Ross, J., Stewart, D. et al. (2012). *The antecedents of violence and aggression within psychiatric in-patient settings.* Acta Psychiatr Scand, 125(6), 425–439, doi: 10.1111/j.1600-0447.2012.01827.x

Pfammatter, M. & Tschacher, W. (2012). *Wirkfaktoren in der Psychotherapie – eine Übersicht und Standortbestimmung.* Zeitschrift für Psychiatrie, Psychologie und Psychotherapie, 60(1), 67–76.

Prins, S. (2010). *Seitenwechsel.* 2. Aufl. Neumünster: Paranus.

Rieger, G. (2003). *Anwaltschaftlichkeit – ein Herzstück Sozialer Arbeit.* Soziale Arbeit (DZI), 52(3), 96–105.

Roes, M. (2015). *Disseminations- und Implementierungsforschung. Ein für die Pflegeforschung und -praxis wichtiger Forschungszweig.* In: Zängl, P. (Hrsg.) *Zukunft der Pflege. 20 Jahre Norddeutsches Zentrum zur Weiterbildung der Pflege* (S. 53–69). Wiesbaden: Springer.

Rogers, E.M. (2003). *Diffusion of innovations.* 5. Aufl. New York, NY: Free Press.

Rössler, W. & Hoff, P. (2005). *Psychiatrie zwischen Autonomie und Zwang.* Heidelberg: Springer.

Rohrbach, E. (2015). *Allgemeinkrankenhaus.* In: Sauter, D., Abderhalden, C., Needham, I., Wolff, S. (Hrsg.) *Lehrbuch Psychiatrische Pflege* (S. 1172–1177). 1. Nachdruck der 3., vollst. überarb. Aufl. 2011. Bern: Huber.

Sauter, D. (2017). *Verantwortung in der psychiatrischen Pflege.* In: Aktion Psychisch Kranke (Hrsg.) *Verantwortung übernehmen – Verlässliche Hilfen bei psychischen Erkrankungen. Tagungsdokumentation 7./8. November 2016 Kassel* (S. 208–222). Köln: Psychiatrie Verlag. Zugriff am 20.11.2021 unter: https://www.apk-ev.de/fileadmin/downloads/Band:43.pdf

Sauter, D., Löhr, M., Scheydt, S. et al. (2020). *Die Tätigkeiten der Pflege in der klinischen Erwachsenenpsychiatrie und Psychosomatik – ein Update.* Pflege und Gesellschaft, (25)4, 293–306.

Schneider, K., Brinker-Meyerdrisch, E., Schneider, A. (2005). *Pflegepädagogik für Studium und Praxis.* Berlin: Springer.

Sharrock, J. & Happell, B. (2002). *The psychiatric consultation-liaison nurse: thriving in a general hospital setting.* Int. J. Mental Health Nurs, 11(1), 24–33, doi: 10.1046/j.1440-0979.20 02.0 0205.x

Scheydt, S. & Hegedüs, A. (2021). *Tasks and activities of Advanced Practice Nurses in the psychiatric and mental health care context: A systematic review and thematic analysis.* International Journal of Nursing Studies, 118, 103759.

Scheydt, S. & Holzke, M. (2018). *Aufgaben und Tätigkeiten der Pflege in der stationären Allgemeinpsychiatrie – eine Literatursynthese.* HeilberufeScience, 9(3), 59–65, doi: 10.1007/s16024-018-0317-3

Scheydt, S. & Holzke, M. (2018a). *Erweiterte psychiatrische Pflegepraxis: Entwicklung und Diskussion eines heuristischen Rahmenmodells der pflegerischen Expertise in der Psychiatrie.* Pflegewissenschaft, 3/4, 147–154, Zugriff am 20.11.2021 unter: https://www.researchgate.net/publication/324437923_Erweiterte_psychiatrische_Pflegepraxis_Entwicklung_und_Diskussion_eines_heuristischen_Rahmenmodells_der_pflegerischen_Expertise_in_der_Psychiatrie_Advanced_psychiatric_nursing_practice_Development_and

Scheydt, S. & Holzke, M. (2018b). *Spezialisierte Rollenprofile in der psychiatrischen Pflege.* Pflegezeitschrift, 71(12), 48–51.

Scheydt, S., Holzke, M., Hegedüs, A. (2020). *Advanced Nursing Practice im psychiatrisch-psychosozialen Kontext.* Psychiatrische Praxis, 47(3), 118–127, doi: 10.1055/a-1116-0195

Scheydt, S., Holzke, M., Sauter, D. (2019). *Aufgaben und Tätigkeiten der Pflege in der stationären Allgemeinpsychiatrie – Ergebnisse einer Delphi-Studie.* Psychiatrische Praxis, 46(6), 324–329, doi: 10.1055/a-0853-0187

Schnell, M.W. (2008). *Ethik als Schutzbereich.* Bern: Huber.

Schubert, B. & Wrobel, M. (2009). *Identifizierung von Hindernissen, die die Implementierung von Forschungsergebnissen in die Pflegepraxis hemmen.* Printernet, 11(6), 343–351.

Statistisches Bundesamt (Destatis) (Hrsg.) (2021). *Todesursachenstatistik für das Jahr 2019: Suizide.* Zugriff am 23.11.2021 unter: https://www.destatis.de/DE/Themen/Laender-Regionen/Internationales/Thema/bevoelkerung-arbeit-soziales/gesundheit/Suizid.html

Staudacher, D. & Kozel, B. (2011). *Wohin? Und warum? Eine kritische Reflexion zur fehlenden Identität der psychiatrischen Pflege.* Psychiatrische Pflege, 17(1),18–22, doi: 10.1055/s-0030-1270694

Steinert, T. & Hirsch, S. (2020). *S3-Leitlinie Verhinderung von Zwang: Prävention und Therapie aggressiven Verhaltens bei Erwachsenen.* Der Nervenarzt, 91(7), 611–616, doi: 10.1007/s00115-019-00801-2

Sturm, R. (2009). *Obsessive-compulsive disorder in children: The role of nurse practitioners.* J. Am. Acad. Nurse Pract, 21(7), 393–401, doi: 10.1111/j.1745-7599.2009. 00414.x

Sozialministerium Baden-Württemberg (Hrsg.) (2014) *Gesetz über Hilfen und Schutzmaßnahmen bei psychischen Krankheiten. (Psychisch-Kranken-Hilfe-Gesetz – PsychKHG). Vom 25. November 2014.* Zugriff am 14.11.2021 unter: https://www.landesrecht-bw.de/jportal/portal/page/bsbawueprod.psml/action/portlets.jw.MainAction?eventSubmit_doNavigate=searchInSubtreeTOC&showdoccase=1&doc.id=jlr-PsychKGBWrahmen

The Tidal Model (Hrsg.) (2015). *Welcome To the Tidal Model. The original model for the promotion of recovery and reclamation. Zitat Thomas Szasz.* Zugriff am 19.12.2021 unter: https://www.tidal-model.com/

Tracy, M.F. & Hanson, C.M. (2014). *Leadership.* In: Hamric, A.B., Hanson, C.M., Tracy, M.F., O'Grady, E.T. (Hrsg.) *Advanced Practice Nursing. An Integrative Approach* (S. 266–298). 5. Aufl. St. Louis, Missouri: Elsevier.

Weidling, K., Herwig, G., Ayerle, G.M. (2022). *Advanced Pracitice Nursing in der psychiatrischen Pflege in Deutschland: eine phänomenologische Studie.* Studentisches Forschungsprojekt des Masterstudiengangs Gesundheits- und Pflegewissenschaft, Martin-Luther-Universität Halle-Wittenberg. Unveröffentlichtes Dokument (eingereicht Oktober 2021 Pflege).

WHO (Hrsg.) (2021) *Suicide rate estimates, crude Estimates by country.* Zugriff am 11.08.2022 unter: https://apps.who.int/gho/data/node.main.MHSUICIDE?lang=en

Wiechert, N. & Büscher, A. (2021). *Prozesse erfolgreich verändern.* intensiv, 29(01), 33–46.

Wolff, S. (2015). *Pflegebeziehung und Interaktion.* In: Sauter, D., Abderhalden, C., Needham, I., Wolff, S. (Hrsg.) *Lehrbuch Psychiatrische Pflege* (S. 309–346). 1. Nachdruck der 3., vollst. überarb. Aufl. 2011. Bern: Huber.

IV ANP – Herausforderungen und Entwicklungen aus verschiedenen Perspektiven

24   APN – der gemeinsame Weg von Medizin und Pflege[1]

Monika Engelhardt (Interview)

> **Was Sie in diesem Beitrag erwartet**
>
> Der Erfolg der Teamarbeit zwischen ÄrztInnen und APNs wird aus Sicht der Oberärztin der Hämatologie, Onkologie und Stammzelltransplantation am Universitätsklinikum Freiburg vorgestellt. Im Fokus stehen die Weiterentwicklung von Prozessen und Verfahren in der PatientInnenversorgung, Forschung, Publikationen sowie die Bedeutung von APNs bei nationalen und internationalen Projekten und Auftritten.

Johanna Feuchtinger: Frau Prof. Engelhardt, wie lange sind Sie schon in der Klinik für Innere Medizin 1 im Universitätsklinikum Freiburg tätig und wie lange arbeiten Sie bereits mit PflegeexpertInnen APN zusammen?

Monika Engelhardt: Ich habe im Januar 1993 mit dem AIP (Anmerkung: Arzt im Praktikum) in der Medizin 1 Hämatologie und Onkologie angefangen. Insbesondere seit meiner Oberarztberufung 2002 arbeite ich sehr intensiv mit PflegeexpertInnen APN zusammen. Damals haben wir u. a. mit der Perfektionierung »Chemotherapie-Management« mit der systematischen Auswertung und insbesondere Vermeidung von Chemotherapie-Fehlern begonnen (Markert et al., 2009; Ajayi et al., 2017; Reinhardt et al., 2017; Reinhardt et al., 2019) und mit der Erweiterung der Versorgungs-Expertise in der Behandlung von PatientInnen mit multiplem Myelom (MM) weiter in verschiedenen, aufeinander aufbauenden Projekten zusammengearbeitet (Naegele, 2006; Naegele et al., 2015; Naegele et al., 2018).

Johanna Feuchtinger: Wo sehen Sie als Oberärztin die Effekte des Einsatzes von PflegeexpertInnen APN in der PatientInnenversorgung?

Monika Engelhardt: Es geht darum, im interprofessionellen und interdisziplinären Team die PatientInnenversorgung immer weiter zu verbessern. Dabei gibt es Verbesserungspotentiale auf diversen Ebenen: Als Team von ÄrztInnen und PflegeexpertInnen APN können diese Verbesserungen unseren PatientInnen in der ambulanten und stationären Versorgung, in der Therapieaufklärung, Therapiedurchführung, Diagnostik, Therapie-Adhärenz und bestmöglichen systemischen Tumortherapiedurchführung dienen – um einige Potentiale zu nennen. Dabei gibt es verschiedene Projekte, die wir gemeinsam durchgeführt haben: Dazu gehören die gemeinsame ambulante Versorgung von TumorpatientInnen, z. B. von Myelom- und LymphompatientInnen, die wir nach abgesprochenen Konzepten gemeinsam oder sequentiell »hintereinander« in Sprechstunden betreut und versorgt haben.

Oder die Weiterentwicklung und Sicherstellung des Selbstmanagements von betroffenen TumorpatientInnen, bei der wir uns gemeinsam um die Lösung aller aufkommenden Fragen und Bedürfnisse unserer Patient-

---

[1] Interview zu APN-Projekten am Universitätsklinikum Freiburg: Erfahrungen und Erfolge mit Prof. Dr. Monika Engelhardt am 21.12.2021

Innen, um das Durchlotsen bei der Diagnostik und Therapiedurchführung und um Versorgungsnöte bei der Entlassung nach Hause nach komplexen stationären Aufenthalten gekümmert haben, um zu gewährleisten, dass die PatientInnen gut zuhause klarkommen und die nachfolgend vorgesehene Therapieweiterführung reibungslos verläuft.

Zudem haben wir uns neben der Chemotherapie-Expertise um das optimale Nebenwirkungsmanagement und wie man mit dem Symptommanagement für Betroffene zuhause umgehen kann gekümmert und entsprechende Edukationsmaterialien (SOPs, Pathways, Fortbildungs- und Aufklärungsmaterialien) erstellt.

Alle diese Projekte im stationären und ambulanten Setting können PflegeexpertInnen APN exzellent den PatientInnen nahebringen und umsetzen. Dabei wirken PflegeexpertInnen APN oft als Bindeglied zwischen der Pflege, dem ärztlichen Personal, HausärztInnen und Angehörigen, so dass Versorgungslücken, die nach z. B. einer stationären Entlassung ins ambulante Setting entstehen können, mit Fragen und Ängsten entstehend, vermieden oder gelöst werden können. Somit können »Versorgungsgaps« vermieden werden und die ambulante PatientInnenversorgung so gut, sicher und verträglich wie möglich gestaltet werden. Das ist gerade jetzt in Pandemiezeiten sehr wichtig, da ambulante, kürzere, aber effektive PatientInnenkontakte und Therapien im Krankenhaus und in der Praxis noch mehr gewünscht werden (Chari et al., 2020; Engelhardt et al., 2020a; Terpos et al., 2020; Shoumariyeh et al., 2020).

Es gibt zudem auch sehr spezialisierte Projekte, wie z. B. von Lynn Leppla, die sich um eine sog. SMILe-App bei PatientInnen nach allogener Stammzelltransplantation sehr verdient gemacht hat. Dieses Projekt soll mittels einer individuell konzipierten App bewirken, dass allogen-transplantierte PatientInnen nach der sehr intensiv betreuten allogenen Stammzelltransplantation zu Hause mit ihren vielen Fragen, Bedürfnissen, Symptomen, Medikationen etc. unterstützt und angeleitet werden. Auch dieses Projekt wird von unseren TumorpatientInnen sehr dankbar aufgenommen, u. a., um das Therapieergebnis bestmöglich und effektiv mitgestalten zu können, guten Kontakt zu PflegeexpertInnen APN, in dem Fall Lynn Leppla und Team und den ÄrztInnen, auch von zu Hause zu halten und sicherzustellen, dass aufkommenden Herausforderungen kompetent begegnet wird. Hier konnte Lynn Leppla mit ihrem Forschungsprojekt »SMILe« im PhD-Programm einen wesentlichen Beitrag zur Verbesserung der PatientInnenversorgung leisten (Ribaut et al., 2020; Leppla et al., 2020; Leppla et al., 2021a; Leppla et al., 2021b), welches sicher noch zu weiteren Projekten, Publikationen und Übertragung auf andere Fachbereiche neben der allogenen Stammzelltransplantation führen wird.

Im Bereich der Versorgung von PatientInnen mit multiplem Myelom haben wir Fachartikel aus APN-Sicht, Beiträge bei den DGHO-Fachkongressen (Anmerkung: Deutsche Gesellschaft für Hämatologie und Medizinische Onkologie), aber auch für PatientInnen-Atlanten und -Broschüren verfasst. Gerade die beidseits sich ergänzende Sichtweise und Interpretation von Empfehlungen aus APN- und ÄrztInnensicht führte immer zu bereichernden Beiträgen.

Das Chemotherapie-Management hatte ich schon genannt. Es ist bezüglich der Einbindung der Pflege und APN, ApothekerInnen und ÄrztInnen in Freiburg besonders sicher aufgestellt. U. a. wurde hier bereits in den 90er Jahren damit begonnen, weit anderen deutschen Krankenhäusern voraus, dass Pflegende mit einer entsprechenden Schulung Chemotherapeutika applizieren konnten. Parallel dazu wurden Daten zu Nebenwirkungen und Paravasaten erfasst, diese miteinander ausgewertet und die Chemotherapie-Applikation und -Protokolle immer weiter verbessert. Ein Werk dieser Chemotherapieapplikations-Expertise ist das sog. »Blaue Buch« (Engelhardt et al., 2020b) und das dazugehörende elektronische Chemotherapie-Bestellsystem »ChemoCompile«, welche auch außerhalb des UKF breite Anwendung finden.

Ein sehr praktisches Beispiel des Erlernens eines wichtigen Diagnostikeingriffs in der Hämatologie und Onkologie war das der vergleichenden »Knochenmarkspunktion (KMP) bei PatientInnen durch PflegeexpertInnen APN und ÄrztInnen«. Hier gelang es uns aufzuzeigen, dass PflegeexpertInnen APN – nach exzellenter Anleitung, wie von uns beschrieben – eine KMP gleichwertig zu den ÄrztInnen durchführen können. Sehr interessante und bereichernde Ergebnisse konnten wir auch zur PatientInnenzufriedenheit, zum Schmerzmanagement und Zeitaufwand für den Eingriff darlegen, so dass die KMP durch geschulte APNs bei unseren PatientInnen sehr beliebt wurde (Naegele et al., 2015).

Im Weiteren wurde das Symptommanagement bei PatientInnen mit multipem Myelom nach Hochdosistherapie und autologer Stammzelltransplantation erheblich verbessert (Naegele, 2006; Naegele et al., 2018). Dieses aufwändige Therapiemanagement ist für Betroffene eine große Herausforderung. Mit dem Einsatz eines Pflegeexperten APN konnten wir hier sehr gute Erfolge erzielen, die Myelom-Selbsthilfegruppen in Freiburg und deutschlandweit einbinden und im Blauen Buch, in PatientInnenbroschüren und Fortbildungsveranstaltungen diese Erkenntnisse weitergeben.

Ich will mit diesen Projekten den breiten Reigen aufzeigen, wo es um den Beitrag von PflegeexpertInnen APN in Projekten mit unmittelbarer Auswirkung für PatientInnen geht. Damit wirken diese günstig auf das gesamte Behandlungsteam und den Behandlungserfolg. Insbesondere wir Ärztinnen und Ärzte sind dadurch enorm unterstützt und empfinden diese Zusammenarbeit als große Bereicherung.

Johanna Feuchtinger: Da gibt es ja mittlerweile auch einige schöne Publikationen dazu.

Monika Engelhardt: Genau so ist es. Wir haben mit unseren Beiträgen von ÄrztInnen und PflegeexpertInnen APN aus Freiburg auch Einfluss auf andere Krankenhäuser.

Es gibt jetzt zudem von der DGHO eine Projektgruppe »Delegation ärztlicher Leistungen in der Onkologie« unter Führung des niedergelassenen Kollegen Karsten Kratz-Albers. Diese Projektgruppe besteht aus ÄrztInnen und PflegeexpertInnen APN, die in unterschiedlichen Versorgungsstrukturen in ambulanten und stationären Bereichen tätig sind. Dabei geht es nicht darum, dass etwas aus dem ärztlichen Bereich weg-, sondern reorganisiert werden soll. Das Ziel ist es herauszuarbeiten, wie man die PatientInnenversorgung – mit dem Einsatz von PflegeexpertInnen APN und medizinischem Fachpersonal – im stationären und ambulanten Bereich noch effektiver und hochwertiger gestalten kann. Das ist gerade unter dem Fachkräftemangel, der Arbeitsdichte und dem Zeitdruck heute von großer Bedeutung, aber auch ein schwieriges Thema aufgrund vieler zu klärender Fragen, Vorbehalte, unterschiedlicher Erfahrungen und Bedürfnisse differenter Institutionen. Dabei können die Erfahrungen, die wir in Freiburg gesammelt haben, hilfreich sein. Wir diskutieren in dieser DGHO-Projektgruppe, was man gemeinsam besser machen kann, was PflegeexpertInnen APN und was medizinisches Fachpersonal leisten kann und darf, wie man juristisch abgesichert ist, damit das gut klappt, und was Ethikkommissionen zu solchen Themen sagen. Ich hoffe, dass wir viele Fragen für den deutschsprachigen Raum klären können, die wir in Freiburg auch schon adressiert haben.

Johanna Feuchtinger: Das ist eine sehr positive Entwicklung. Das schließt auch an internationale Erkenntnisse zum Einsatz von PflegeexpertInnen APN im niedergelassenen Bereich an. Ich würde zur nächsten Frage kommen: Welche Vorteile können Sie im Einsatz von PflegeexpertInnen APN noch erkennen?

Monika Engelhardt: Klinische Forschung generell, klinische Studien und Projektförderungen fallen mir dazu ein. Es ist seit einigen Jahren so, dass prominente und vor allem größere Studien auch unter Leitung von PflegeexpertInnen APN bewilligt, durchgeführt und gut publiziert werden.

Team-Building ist ein weiterer Punkt. Es ist wichtig, dass man PflegeexpertInnen APN hat, um im Team miteinander bestmöglich die PatientInnenversorgung und den Alltag zu gestalten. Das ist in Freiburg schon sehr gut erreicht. Gerade in schwierigen Zeiten im Krankenhaus, wie z. B. jetzt unter verlängerten Covid-19-Bedingungen, kann man die gemeinsamen Ressourcen nutzen und sich auch in den täglichen Aufgaben inspirieren.

Zudem gibt es eine große Expertise bzgl. Selbsthilfegruppen in Freiburg und deutschlandweit. In der Myelom-Selbsthilfegruppe Freiburg gibt es z. B. eigene Vorstellungen zu dem, was für diese als ideal empfunden wird. Dazu gehört, dass die Mitglieder der Selbsthilfegruppe es sehr begrüßen würden, wenn eine PflegeexpertIn APN in der Ambulanz dauerhaft und als feste Ansprechperson mitarbeitet und damit ein weiteres offenes Ohr und professionelle Beratung durch diese Person gewährleistet wäre. So etwas zur Verfügung zu stellen, wie einen zusätzlichen »APN-Myelom-Lotsen« auf höchstem Pflegeniveau, wäre aus Sicht der Selbsthilfegruppe eine großartige und wesentliche Einrichtung. Das impliziert natürlich einen zusätzlichen personellen Aufwand, der sich aber voranzutreiben lohnen könnte. Ich wünsche mir sehr, dass wir nach dem Weggang von Matthias Hellberg-Naegele wieder eine PflegeexpertIn APN für PatientInnen mit multiplem Myelom einsetzen können.

Zuletzt glaube ich, dass der Ausbau der Pflegeexpertise und der Pflegefachpersonen als Bachelor, Master, Doktoranden und PhDs für das UKF gut und bedeutsam ist, um diese pflegerische Expertise weiter zu stärken.

Johanna Feuchtinger: Was wäre aus Ihrer ärztlichen Sicht sinnvoll in der Weiterentwicklung des Einsatzes von PflegeexpertInnen APN?

Monika Engelhardt: Zunächst muss auf allen Seiten erst einmal die Bereitschaft zum Einsatz und zur Zusammenarbeit mit PflegeexpertInnen APN vorhanden sein. In Freiburg ist das in jedem Fall vorbildlich gegeben. Man muss gemeinsam an Projekten im Rahmen der Weiterentwicklung der PatientInnenversorgung und der Forschung arbeiten wollen. Es braucht den intensiven Austausch im Team zu Fragestellungen, Zielen, Methoden und zur konkreten Durchführung. Besonders gut ist es immer, wenn es gelingt, Projekte nacheinander aufzubauen, sodass ein Wissenskontext und eine sinnvolle Entwicklung entstehen und es dann auch den PatientInnen nützt. Und elementar ist natürlich auch, was unsere APNs hervorragend machen: das Vorstellen in Foren, Fortbildungsveranstaltungen und Kongressen. So werden das Erreichte und die eigene Kompetenz nach außen sichtbar und wir bekommen Rückmeldung von extern. Publikationen mit Peer-Review-Verfahren sind zudem essentiell, weil man Kommentare von anonymen ReviewerInnen erhält. Diese Rückmeldungen kann man sehr gut nutzen, um ein nächstes Projekt evtl. noch perfekter zu planen und durchzuführen. Günstig ist somit eine Gewährleistung von sich »langjährig für eine bestimmte Sache verantwortlich fühlenden APNs«, um ein Thema, Projekt und eine Vision weiter voranzutreiben.

Johanna Feuchtinger: Ja, das ist gut nachvollziehbar. Den Wissenskontext zu einer bestimmten Thematik über die Forschung auszubauen und zu erweitern, da haben wir sicher noch Ausbaumöglichkeiten. Ich komme zur vorletzten Frage: Was empfehlen Sie anderen Einrichtungen bzgl. des Einsatzes von PflegeexpertInnen APN?

Monika Engelhardt: Ich glaube, das kann man nicht pauschal beantworten. Ein gutes Miteinander, ein offenes Ohr füreinander, die Projekte gemeinsam vorwärts bringen zu wollen, Team Building, Herausforderungen positiv sehen und innovative Lösungen vorantreiben. Herausfordernden Aspekten mit einer gewissen Gelassenheit zu begegnen, ist immer wichtig und den Mut und Elan zu besitzen, diese zu lösen. Immer das Beste für die PatientInnen und für das Projekt zu geben, ist zudem essentiell, damit dieses von Erfolg gekrönt ist.

Wir alle, die im ärztlichen Bereich und im Pflegedienst oder in den anderen Heilberufen in der Praxis und im Krankenhaus zusammenarbeiten, haben ja das Ziel, immer besser zu werden. Wir sind alle ambitioniert, wollen helfen und Gutes bewirken, bringen somit schon sehr gute Voraussetzungen für Projektlösungen mit.

Einiges kann man sich in Freiburg vielleicht abschauen, Etliches muss man für die eigene Institution aber auch selber finden. Der Einsatz von PflegeexpertInnen APN und die Zusammenarbeit haben schon relativ große Bahnen gezogen: Bei der DGHO und deren Vorstand, beim European Hematology Meeting (EHA), beim European-Myeloma-Network-Treffen (EMN) oder bei der International Myeloma Working Group (IMWG) sind die Vorteile der Zusammenarbeit mit der Kompetenz der PflegeexpertInnen APN schon sehr gut angekommen. Die Vorteile für die Qualität der PatientInnenversorgung sind dabei immer ein essentielles Thema.

Johanna Feuchtinger: Wir sehen, dass die Onkologie in der Integration unterschiedlicher Qualifikationen und Kompetenzen recht weit ist. Ärztinnen und Ärzte haben häufig die Sorge, dass die PflegeexpertInnen APN etwas wegnehmen oder sich in ärztliche Bereiche einmischen wollen. Können Sie Ihren Kolleginnen und Kollegen eine Empfehlung geben?

Monika Engelhardt: Meine Empfehlung ist, dass die Zusammenarbeit und das Miteinander immer bereichernd sind. Da wird natürlich nichts weggenommen, wir haben alle genug zu tun. Wenn man das so macht wie unsere PflegeexpertInnen APN, mit exzellenter Ausbildung, großer Expertise, der Fähigkeit für ein gutes Miteinander und mit kollegialem Auftreten, dann kann das nur von Erfolg gekrönt sein. Wenn es einmal Missverständnisse gibt oder man das Gefühl hat, dass nicht genügend Raum in einem Projekt für jeden ist, muss das selbstverständlich miteinander besprochen werden. Im besten Fall ist man mit einer entlastenden Arbeitsteilung und einem effektiven Arbeitsprogramm-Sharing sogar noch viel produktiver. Und gelingt etwas als Teamaufgabe, stärkt es alle und es kommt dem Krankenhaus, der Praxis, den PatientInnen, den Angehörigen und allen Mitarbeitenden sehr zugute.

Johanna Feuchtinger: Gibt es etwas, was Sie zum Abschluss des Interviews den LeserInnen noch sagen wollen?

Monika Engelhardt: Wir haben die wesentlichen Punkte besprochen. Ich wünsche mir natürlich, dass der Einsatz von PflegeexpertInnen APN weiter eine Erfolgsstory bleibt. Ich finde es großartig, dass das im Universitätsklinikum Freiburg weiter nachdrücklich unterstützt wird. Freiburg hat sich hier gut und klug aufgestellt. Dies bedeutet einen zusätzlichen Aufwand, den wir miteinander aufbringen wollen, der sich aber nach meiner Erfahrung extrem lohnt.

Johanna Feuchtinger: Vielen Dank für dieses Interview, Frau Prof. Engelhardt.

Dieses Interview/der Artikel ist den PflegeexpertInnen APNs Dr. Lynn Leppla, Ulrike Mößner (beide UKF) und Matthias Hellberg-Naegele (vorher UKF, Universitätsklinik Zürich, jetzt Kantonsspital St. Gallen), der früheren UKF-Pflegedienstleitung Monika Hasemann, die das APN-

Med.1-Konzept wesentlich vorangetrieben, maximal unterstützt und die Zusammenarbeit von APNs/ÄrztInnen immer ausdrücklich begrüßt hat, ihrer Nachfolgerin Kathrin Hammacher-Huber, die dieses ebenso erfolgreich weiter umsetzen möge, sowie allen KollegInnen der Pflege-, MFA- und ÄrztInnenschaft, inklusive DGHO, Prof. Wörmann (Berlin) und Dr. Kratz-Albers (Münster), gewidmet, mit denen allen ich sehr vertrauensvoll, konstruktiv und produktiv zusammenarbeiten darf.

Literatur

Ajayi, S., Reinhardt, H., Szymaniak-Vits, M., Engelhardt, M. (2017). *Avoiding Errors in Chemotherapy*. Dtsch. Arzteblatt Int, 114(13), 224.

Chari, A., Samur, M.K., Martinez-Lopez, J. et al. (2020). *Clinical features associated with COVID-19 outcome in multiple myeloma: first results from the International Myeloma Society data set*. Blood, 136 (26), 3033–3040.

Engelhardt, M., Shoumariyeh, K., Rösner, A. et al. (2020a). *Clinical characteristics and outcome of multiple myeloma patients with concomitant COVID-19 at Comprehensive Cancer Centers in Germany*. Haematologica, 105(12), 2872–2878.

Engelhardt, M., Mertelsmann, R., Duyster, J. (Hrsg.) (2020b). *Das Blaue Buch. Chemotherapie-Manual Hämatologie und Onkologie*. 7. Aufl. Berlin: Springer.

Leppla, L., Mielke, J., Kunze, M. et al. (2020). *Clinicians and patients perspectives on follow-up care and eHealth support after allogeneic hematopoietic stem cell transplantation: A mixed-methods contextual analysis as part of the SMILe study*. Eur. J. Oncol. Nurs., 45, 101723.

Leppla, L., Hobelsberger, S., Rockstein, D. et al. (2021a). *Implementation Science Meets Software Development to Create eHealth Components for an Integrated Care Model for Allogeneic Stem Cell Transplantation Facilitated by eHealth: The SMILe Study as an Example*. J. Nurs. Scholarsh., 53(1), 35–45.

Leppla, L., Schmid, A., Valenta, S. et al. (2021b). *Development of an integrated model of care for allogeneic stem cell transplantation facilitated by eHealth-the SMILe study*. Support Care Cancer, 29(12), 8045–8057.

Markert, A., Thierry, V., Kleber, M. et al. (2009). *Chemotherapy safety and severe adverse events in cancer patients: strategies to efficiently avoid chemotherapy errors in in- and outpatient treatment*. Int. J. Cancer, 124(3), 722–728.

Naegele, M. (2006). Konzeptentwurf zur Patientenedukation in der Onkologie: Krankheitsbewältigung gezielt unterstützen [Concept outline for patient education in oncology: targeted support for coping with illness]. Pflege Z., 59(6), 350–353.

Naegele, M., Leppla, L., Kiote-Schmidt, C. et al. (2015). *Trained clinical nurse specialists proficiently obtain bone marrow aspirates and trephine biopsies in a nearly painless procedure – a prospective evaluation study*. Ann. Hematol., 94(9), 1577–1584.

Naegele, M., Kirsch, M., Ihorst, G. et al. (2018). *Symptom experience of multiple myeloma (syMMex) patients treated with autologous stem cell transplantation following high-dose melphalan: a descriptive longitudinal study*. Support Care Cancer, 26(3), 833–841.

Reinhardt, H., Trittler, R., Eggleton, A.G. et al. (2017). *Paving the Way for Dose Banding of Chemotherapy: An Analytical Approach*. J. Natl. Compr. Cancer Netw. JNCCN, 15(4), 484–493.

Reinhardt, H., Otte, P., Eggleton, A.G. et al. (2019). *Avoiding chemotherapy prescribing errors: Analysis and innovative strategies*. Cancer, 125(9), 1547–1557.

Ribaut, J., Leppla, L., Teynor, A. et al. (2020). *Theory-driven development of a medication adherence intervention delivered by eHealth and transplant team in allogeneic stem cell transplantation: the SMILe implementation science project*. BMC Health Serv. Res, 20(1), 827.

Shoumariyeh, K., Biavasco, F., Ihorst, G. et al. (2020). *Covid-19 in patients with hematological and solid cancers at a Comprehensive Cancer Center in Germany*. Cancer Med, 9(22), 8412–8422.

Terpos, E., Engelhardt, M., Cook, G. et al. (2020). *Management of patients with multiple myeloma in the era of COVID-19 pandemic: a consensus paper from the European Myeloma Network (EMN)*. Leukemia, 34(8), 2000–2011.

25 PflegeexpertInnen APN machen Schnitt- zu Nahtstellen[1]

Rainer Schmelzeisen (Interview)

> **Was Sie in diesem Beitrag erwartet**
>
> Im Gespräch mit Prof. Dr. Dr. Rainer Schmelzeisen, Ärztlicher Direktor der Klinik für Mund-, Kiefer- und Gesichtschirurgie am Universitätsklinikum Freiburg, stehen die große Kompetenz von APNs, die Kommunikation auf Augenhöhe zwischen APNs und ÄrztInnen und die Bedeutung von APNs an den Schnittstellen in der PatientInnenversorgung im Mittelpunkt.

Johanna Feuchtinger: Herr Prof. Schmelzeisen, Sie sind stellvertretender Leitender Ärztlicher Direktor des Universitätsklinikums Freiburg und Ärztlicher Direktor der Klinik für Mund-, Kiefer- und Gesichtschirurgie (MKG). Sie sind ein großer Unterstützer des Einsatzes von Pflegeexpertinnen und -experten APN. Wo sehen Sie den Nutzen des Einsatzes dieser Personen in der PatientInnenversorgung?

Rainer Schmelzeisen: Ich sehe einen großen Nutzen an den Schnittstellen. Zum einen an Strukturschnittstellen des Klinikums, z. B. in der Betreuung von der Patientinnen zwischen den Bereichen: Station und OP, der Versorgung auf der Intensivstation und dann in der Ambulanz. Aber auch an den Schnittstellen zu anderen Berufsgruppen, zu den ÄrztInnen, TherapeutInnen oder zur Administration.

Gerade bei besonderen Betreuungsanforderungen, wie wir es häufig bei den schweren Situationen unserer TumorpatientInnen haben, die einfach ein spezifisches Wissen erforderlich machen, sehe ich eine sehr große Bedeutung.

Johanna Feuchtinger: Welche Vorteile können Sie im Einsatz von PflegeexpertInnen APN neben der PatientInnenversorgung noch sehen?

Rainer Schmelzeisen: Eine sehr gute Ausbildung, eine hohe Kompetenz und ein sehr den Fragestellungen angepasstes, kompetentes Problemlösungsverhalten.

Johanna Feuchtinger: Ja, wir legen Wert auf ein reflexives und problemorientiertes Denken und Handeln. Wie würden Sie die interprofessionelle Zusammenarbeit zwischen den ÄrztInnen und Damian Sommer (Anmerkung: Pflegeexperte APN-Trainee in der MKG) beschreiben?

Rainer Schmelzeisen: In der Zeit vor dem Einsatz von Damian Sommer hatten wir eine mehr unidirektionale Kommunikation von den ÄrztInnen zur Pflege. Das hat sich ausgeglichen und es ist heute, speziell am Beispiel von den TumorpatientInnen, eine sehr ausgeglichene Kommunikation auf Augenhöhe entstanden. Viele ÄrztInnen und auch ich suchen das Gespräch mit Damian Sommer.

Johanna Feuchtinger: Das ist eine sehr positive Entwicklung. Was wäre aus Ihrer leitenden ärztlichen Sicht sinnvoll in der Weiterent-

---

1 Transkript zum Interview mit Prof. Dr. Dr. Rainer Schmelzeisen am 11.01.2022 im Rahmen der Beiträge zum APN-Buch

wicklung des Einsatzes von PflegeexpertInnen APN?

Rainer Schmelzeisen: Ich halte es für wichtig, dass man den Einsatz von PflegeexpertInnen APN deutlich auf weitere Bereiche ausweitet. Es ist schwer zu sagen, wie die Fokussierung sein soll. Das kann z. B. auf Krankheitsbilder, auf spezielle PatientInnenprobleme oder auf Schnittstellen hin ausgerichtet sein.

Ich finde, es müssen viel mehr Anreize für den Einsatz dieser hochwertig ausgebildeten Pflegenden geschaffen werden. Da geht es um Vergütung, um Wertschätzung und auch um die weiteren Entwicklungsmöglichkeiten. Das kann alles noch verbessert werden.

Johanna Feuchtinger: Es gibt gerade im ärztlichen Bereich immer wieder die Sorge, dass hier Pflegende ausgebildet werden, die am Schreibtisch sitzen und nur administrative Aufgaben erledigen. Wie können wir solchen Äußerungen und dieser Sorge begegnen? Was sind Ihre Erfahrungen?

Rainer Schmelzeisen: Na ja, die Entwicklungen gehen ja überall weiter. Früher hat die Pflege andere Tätigkeiten erledigt als heute. Das ist auch im ärztlichen Bereich so. Die Aufgaben müssen eben den Anforderungen angepasst werden. Und die Administration, das wissen wir alle sehr gut, gehört einfach dazu.

Wir sprechen ärztliche Fragestellungen mit Damian Sommer ab. Er hat neben der fachlichen eine sehr hohe soziale Kompetenz. Er kann die Situation von PatientInnen manchmal wesentlich anders, patientenorientierter, einschätzen als viele ÄrztInnen.

In dieser Ergänzung sehe ich noch ein ganz großes Entwicklungspotential für die PatientInnenversorgung und für die Zusammenarbeit der Berufsgruppen. Die Aufgaben im Gesundheitssystem und in der PatientInnenversorgung sind so groß, dass man wirklich nur zusammen etwas Sinnvolles erreichen kann. Aussagen wie »da ist jetzt noch jemand, der da mitmacht oder mitentscheidet«, dafür sehe ich überhaupt keinen Raum.

Johanna Feuchtinger: Was empfehlen Sie anderen Einrichtungen bzgl. des Einsatzes von PflegeexpertInnen APN?

Rainer Schmelzeisen: Ich empfehle anderen Einrichtungen eine viel höhere Experimentierfreudigkeit. Es muss auch nicht jedes Programm funktionieren, sondern: Probieren Sie es doch mal aus. Schauen Sie, was es für Effekte gibt. Und wenn es nicht klappt, probieren Sie etwas anderes.

Johanna Feuchtinger: Gibt es etwas, was Sie den LeserInnen des Buches noch mitgeben wollen?

Rainer Schmelzeisen: Nein, ich freue mich auf das Buch. Ich finde das total gut. Danke für Ihre Initiative. Das ist sicher etwas ganz Wichtiges.

Johanna Feuchtinger: Ich danke Ihnen für das Interview, Herr Prof. Schmelzeisen.

26 Das Netzwerk Erweiterte Pflegepraxis im Deutschen Berufsverband für Pflegeberufe (DBfK)

Andrea Weskamm und Andreas Kocks

> **Was Sie in diesem Beitrag erwartet**
>
> Der folgende Beitrag schildert Entstehung, Zielsetzung, Adressatenkreis und Arbeitsweise des Netzwerkes Erweiterte Pflegepraxis des DBfK. Die Etablierung des Netzwerkes wird im Kontext der nationalen und internationalen Entwicklungen zu einer erweiterten Pflegepraxis/Advanced Practice Nursing dargestellt.

Auch in Deutschland sind seit Längerem in vielen Einrichtungen des Gesundheitswesens PflegeexpertInnen APN (DBfK et al., 2013) eingesetzt. APN steht für Advanced Practice Nurse/Advanced Practice Nursing. Als spezialisierte PflegeexpertInnen APN mit hochschulischem Abschluss sind sie patientennah tätig, sowohl in der Beratung, in Konsilen, auf den Stationen als auch in Ambulanzen. Ob ambulant oder stationär, im Wundmanagement, der Schmerztherapie, Pädiatrie oder Onkologie: PflegeexpertInnen APN versorgen und beraten PatientInnen und deren Angehörige und bieten eine spezialisierte und erweiterte pflegerische Versorgung für Menschen mit Gesundheitsproblemen an. PflegeexpertInnen APN haben jeweils ihren speziellen Zuständigkeitsbereich, für den sie ausgebildet sind.

Um den KollegInnen in ihrer neuen Rolle Austausch, Information und Vernetzung zu bieten, wurde im März 2015 das DBfK-Netzwerk *Erweiterte Pflegepraxis* bei einem Treffen im Florence-Nightingale-Krankenhaus in Düsseldorf-Kaiserswerth ins Leben gerufen.

26.1 Aufgabenprofil einer PflegeexpertIn APN

Häufig werden PflegeexpertInnen APN von PatientInnen, KollegInnen aus der Pflege und angrenzenden Berufsgruppen gefragt: Was machen Sie als PflegeexpertIn APN anderes als eine »normale« Pflegefachperson?

Die kurze Antwort ist: PflegeexpertInnen APN sind auf die interprofessionelle Zusammenarbeit und evidenzbasierte Pflege spezialisiert. Zu ihren Kompetenzen gehört, dass sie die PatientInnen mit ihren komplexen Problemlagen wahrnehmen. Durch Fallbesprechungen öffnen sie die Perspektive und beziehen so auch die Sichtweise anderer Fachdisziplinen ein. Aufgrund ihrer Qualifikation können sie spezielle Screenings/Assessments durchführen und daran angepasste Interventionen ableiten. Vorhandene Ressourcen werden systematisch erfasst und ermöglichen eine erweiterte Pflegepraxis.

Wie die konkreten Aufgaben aussehen, die eine PflegeexpertIn APN übernimmt, hängt sehr vom Einsatzgebiet und dem Arbeitsumfeld ab. Sie kann sowohl klinisch, also patientennah, als auch nicht klinisch eingesetzt sein.

Im klinischen Bereich

Bei speziellen Pflegeproblemen, z. B. bei erhöhter Anzahl von Harnwegsinfekten bei PatientInnen auf der Station oder vermehrtem Auftreten von Dekubitus, führt die PflegeexpertIn APN eine systematische Ursachenforschung durch: Sie analysiert die gängige Praxis und recherchiert auf der wissenschaftlichen Grundlage zu dem Thema. Die Ergebnisse überträgt sie auf die Situation vor Ort und sorgt dafür, dass die pflegerische Praxis angepasst und weiterentwickelt wird. Die Mitarbeitenden des Pflegeteams, aber auch PatientInnen, Angehörige und die anderen Berufsgruppen werden informiert, entsprechend geschult und die Prozesse angepasst. Für komplexe pflegerische Problemlagen sind PflegeexpertInnen APN zentrale AnsprechpartnerInnen. Sie steuern den Pflegeprozess, beziehen weitere Berufsgruppen (z. B. TherapeutInnen, SozialarbeiterInnen) sowie die Angehörigen ein. Sie beraten PatientInnen und Angehörige, begleiten KollegInnen und bieten Konsiliardienste an. Typische Aufgabenfelder von PflegeexpertInnen APN liegen im Beatmungsmanagement, im Ernährungsmanagement, im Case Management, in der Versorgung von PatientInnen mit chronischen Wunden, bei Schmerz- oder in der Patientenedukation durch Beratung, Schulung und Information von PatientInnen und Angehörigen.

Im nicht klinischen Bereich

PflegeexpertInnen APN verantworten die Entwicklung von klinischen Leitlinien und Standards im jeweiligen Fachgebiet, wie z. B. die Einführung von klinischen Pfaden. Sie übernehmen Aufgaben im Qualitätsmanagement und in der Pflegepraxisentwicklung zusammen mit dem Management.

26.2 Zielgruppe des Netzwerkes

Das Netzwerk ist offen für KollegInnen, die als Pflegefachperson mit hochschulischer Qualifikation in einer erweiterten Rolle tätig sind. Insbesondere soll die Verankerung von PflegeexpertInnen APN in patientennahen Handlungsfeldern gefördert werden. Es ist aber auch ein Angebot für alle diejenigen, die als Verantwortliche im Pflegemanagement neue erweiterte Rollen etablieren wollen – sei es in Krankenhäusern, der stationären oder ambulanten Altenpflege oder anderen Einrichtungen. Das Netzwerk möchte auch diejenigen KollegInnen ansprechen, die zwar eine interessante Einzelrolle in ihrem Hause ausfüllen, denen jedoch die kollegiale Einbindung und der fachliche Austausch fehlen.

> Voraussetzung zum Beitritt in das Netzwerk ist eine hochschulische Qualifikation – idealerweise auf Masterniveau – sowie ein patientennahes Aufgabengebiet.

Nach Hamric et al. (2005) ist eine PflegeexpertIn APN eine Pflegefachperson, welche sich ExpertInnenwissen, Fähigkeiten zur Entscheidungsfindung bei komplexen Sachverhalten und klinische Kompetenzen für eine erweiterte pflegerische Praxis angeeignet hat. Die Charakteristik der Kompetenzen wird vom Kontext und/oder den Bedingungen des jeweiligen Landes geprägt, in dem sie für die Ausübung ihrer Tätigkeit zugelassen ist. Ein Masterabschluss in Pflege (Nursing Science) gilt als Voraussetzung. Die Mitglieder des

Netzwerkes kommen aus allen Bereichen der Pflege: Akutbereich, ambulante Stomaversorgung, Psychiatrie, QM im ambulanten Pflegedienst, Diabetes, Neurologie, Nephrologie, Ernährungsberatung, Onkologie, Delirmanagement etc.

26.3 Ziel des Netzwerks

Ziel ist es, die Etablierung von PflegeexpertInnen APN in allen Bereichen der Gesundheitsversorgung zu fördern, insbesondere:

- Verstärkte Etablierung von PflegeexpertInnen APN im deutschen Gesundheitswesen
- Verstetigung der Rolle der (praktizierenden) PflegeexpertInnen APN
- Klärung der Charakteristik einer erweiterten Pflegepraxis (Rolle, erforderliche Qualifizierung, Anerkennung bestehender Kompetenzen, Zuständigkeitsbereiche, benötigte Handlungsautonomie)
- Bereitstellung von Informationsmaterial sowie kollegialer Austausch von Know-how in relevanten Fragestellungen (Good-/Best-Practice, Rollenmodelle, Pflegephänomene/-konzepte und -interventionen etc.)

Erklärtes berufspolitisches Ziel im DBfK ist die Verankerung einer erweiterten pflegerischen Praxis im Berufe-, Leistungs- und Sozialrecht mit autonomer Berufsausübung dieser vielfach erweiterten und vertieften Rollen. Eine PflegeexpertIn APN übernimmt die Verantwortung für ihr pflegerisches Handeln, sorgt für eine Weiterentwicklung und Verbesserung der PatientInnen- und Angehörigenversorgung sowie der interprofessionellen Zusammenarbeit.

26.4 Worum geht es im Netzwerk konkret?

In den netzwerkinternen Diskussionen kommen häufig Fragen zur Sprache wie: Wie können PflegeexpertInnen APN in die Praxis einmünden? Welche Wege führen aus dem Studium in die Praxis? APN studiert... und dann? Wie komme ich in die Praxis? Wie bleibe ich in der Praxis? Wie kann ich weiterhin mit PatientInnen interagieren?

In einer MentorInnenfunktion können erfahrene PflegeexpertInnen APN Empfehlungen und Tipps für die Verhandlung mit potenziellen ArbeitgeberInnen zur Ausgestaltung des Rollenprofils, des Handlungsfeldes, der benötigten Handlungsautonomie, dem Aufgabenspektrum und bei der Konkretisierung von Gehaltsvorstellungen geben. Gerade bei Einrichtungen, die diese neue Rolle einführen wollen, fehlen häufig die Kenntnisse zum Tätigkeitsfeld einer PflegeexpertIn APN.

Bei den ersten Netzwerktreffen tauschten sich die KollegInnen sowohl zum eigenen Werdegang als auch zur Entwicklung in der Organisation bzw. in der Freiberuflichkeit aus. Wie sind die derzeitige Position und Aufgabe entstanden? Wie hat sich der Aufgabenbereich entwickelt? Welchen Anlass gab es für die Organisation, eine PflegeexpertIn APN einzustellen? Für diejenigen, die im Management tätig sind, lauteten die Fragen eher: Was bezwecken Sie mit der Beschäftigung einer PflegeexpertIn APN im Haus? Wohin soll es gehen, was ist zukünftig geplant?

Parallel ging es auch um eine Bestandsaufnahme von bereits vorhandenen spezialisierten Pflegerollen: Welche Spezialisierungen, Vertiefungen oder ExpertInnenrollen in der Pflege gibt es im eigenen Umfeld? Was ist Ihnen im Berufsleben begegnet? Wo ist Potenzial für die Entwicklung von APN-Rollen (also z. B. Breast Care Nurses, WundexpertInnen etc.)?

26.5 Aktivitäten im Netzwerk

Seit 2015 organisieren die Mitglieder jährlich ein Netzwerktreffen. Ergänzend finden Telefonkonferenzen und insbesondere während der COVID-Pandemie Videokonferenzen statt. Die webbasierte Online-Plattform Basecamp steht für einen netzwerkinternen Austausch zwischen den Treffen zur Verfügung. Themen sind z. B. die Rollenentwicklung von APN in klinischen Bereichen, angemessene Vergütung, die Erstellung von Anforderungsprofilen und Stellenausschreibungen, relevante Kongresse, Themen für Masterarbeiten, internationale Kontakte, Aktivitäten des ICN AP-/APN-Netzwerks etc.

Gemeinsam wurden Artikel z. B. zur Rollenfindung (Weskamm, 2017) und zum Einsatz von APN in der stationären Langzeitpflege veröffentlicht (Hederer et al., 2021). Ziel dieser Veröffentlichung war es, mit Fallbeispielen aus dem Bereich der Langzeitpflege die Entwicklung und Implementierung von APN-Rollen auch in diesem Bereich national zu fördern. Gerade die vielfach eher arztferne, autonome Tätigkeit von Pflegenden bietet hier für eine Zielgruppe mit besonderen Anforderungen vielfältige Ansatzmöglichkeiten, indem beispielsweise Krankenhauseinweisungen oder Arztbesuche durch erweiterte pflegerische Versorgung in den Institutionen vermieden werden könnten.

Die internationale Fachtagung *Erweiterte Pflegepraxis nach internationalem Vorbild etablieren: Was braucht es, damit es gelingt?* fand in Berlin im Mai 2019 statt. Die Tagung markierte einen Meilenstein in der Entwicklung bzw. Etablierung von erweiterten pflegerischen Rollen. Ein erweiterter Kreis von Interessierten konnte angesprochen werden.

Einzelne Netzwerkende sind in weiterführende Projekte, wie z. B. *360° Pflege – Qualifikationsmix für den Patienten* (Robert Bosch Stiftung, 2018) der Robert Bosch Stiftung, eingebunden.

Der Anschluss an die internationale Entwicklung ist für die Entwicklung von APN-Rollen in Deutschland enorm wichtig. Einerseits stellen die langjährigen und umfassenden internationalen Erfahrungen für die Entwicklung in Deutschland wichtige Leitplanken dar. Andererseits bietet die Auseinandersetzung mit internationalen Erfahrungen die notwendige Basis für eine qualitativ hochwertige, evidenzbasierte Gesundheitsversorgung. Orientierung für die Netzwerkenden stellen beispielsweise die Veröffentlichungen des ICN (International Council of Nurses) dar, z. B. die *Guidelines on Advanced Practice Nursing* (ICN, 2020; vgl. DBfK 2020) und die *Guidelines on Prescriptive Authority for Nurses* (ICN, 2021).

National ist die Diskussion um die Etablierung einer erweiterten Pflegepraxis in die vielfältigen berufspolitischen Aktivitäten des DBfK eingebettet. Mehrere Positionspapiere zur Beschreibung von Rolle und Handlungsfeldern dieser pflegerischen Rollen stehen zur Verfügung, z. B. Positionspapiere zu Advanced Practice Nursing (DBfK, 2020), zum Skill-Grade-Mix im Krankenhaus (DBfK, 2021a), zu Handlungsfeldern in der Pflege im Kontext von Public Health (DBfK, 2021b), ein Positionspapier der deutschsprachigen Verbände (DBfK et al., 2013) sowie die APN-Broschüre des DBfK (2019).

26.6 Fazit und Ausblick

Austausch und Vernetzung, auch über die jeweiligen Institutionen und Länder hinaus, ist die Basis für eine innovative Weiterentwicklung, durch welche die Kompetenzen und Erfahrungen gebündelt, Aktivitäten geplant und Maßnahmen umgesetzt werden. Für PflegeexpertInnen in erweiterten und vertieften Rollen im Sinne des APN bietet das Netzwerk Befähigung und Inspiration. Vor dem Hintergrund, dass national in vielen Institutionen APN-Rollen noch im Pionier-Status sind und ohne entsprechende Strukturen und Rollenmodelle implementiert werden, wird die zwingende Relevanz dieser überinstitutionellen Austauschformate sichtbar.

> Das Netzwerk »Erweiterte Pflegepraxis« im Deutschen Berufsverband für Pflegeberufe (DBfK) freut sich auf weitere PflegeexpertInnen im Sinne des APN – aus allen Bereichen der Pflege. Informationen zu AnsprechpartnerInnen und Aktivitäten des Netzwerkes unter www.dbfk.de → Expertengruppen → Netzwerk Erweiterte Pflegepraxis.

Literatur

Deutscher Berufsverband für Pflegeberufe (DBfK) (Hrsg.) (2019). *Advanced Practice Nursing. Pflegerische Expertise für eine leistungsfähige Gesundheitsversorgung*. 4. Aufl. Zugriff am 02.11.2021 unter: https://www.dbfk.de/media/docs/download/Allgemein/Advanced-Practice-Nursing-Broschuere-2019.pdf

Deutscher Berufsverband für Pflegeberufe (DBfK) (Hrsg.) (2020). *Positionspapier Advanced Practice Nursing*. Zugriff am 16.12.2021 unter: https://www.dbfk.de/media/docs/download/DBfK-Positionen/Positionspapier-DBfK_Advanced-Practice-Nursing_2020-06.pdf

Deutscher Berufsverband für Pflegeberufe (DBfK) (Hrsg.) (2021a). *Positionspapier Skill-Grade-Mix im Krankenhaus*. Zugriff am 02.11.2021 unter: https://www.dbfk.de/media/docs/download/DBfK-Positionen/Positionspapier_Skill-Grade-Mix-2021.pdf

Deutscher Berufsverband für Pflegeberufe (DBfK) (Hrsg.) (2021b). *Positionspapier Neue Handlungsfelder in der Pflege im Kontext von Public Health*. Zugriff am 16.12.2021 unter: https://www.dbfk.de/media/docs/download/DBfK-Positionen/Positionspapier_PHN_Handlungsfelder_2021.pdf

Deutscher Berufsverband für Pflegeberufe (DBfK), Österreichischer Gesundheits- und Krankenpflegeverband (ÖGKV), Schweizer Berufsverband der Pflegefachfrauen und Pflegefachmänner (SBK) (Hrsg.) (2013). *Advanced Nursing Practice in Deutschland, Österreich und der Schweiz. Eine Positionierung von DBfK, ÖGKV und SBK*. Zugriff am 02.11.2021 unter: https://www.dbfk.de/media/docs/download/DBfK-Positionen/ANP-DBfK-OeGKV-SBK_2013.pdf

Hamric, A.B., Spross, J.A., Hanson, C.M. (Hrsg.) (2005). *Advanced Nursing Practice: An integrative Approach*. 3. Aufl. St. Louis: Elsevier.

Hederer, S., Kocks, A., Kaltenbach, A. et al. (2021). *Hochschulische Qualifikation in der Langzeitpflege*. Die Schwester | Der Pfleger, 6, 84–87.

International Council of Nurses (ICN) (Hrsg.) (2020). *Guidelines on Advanced Practice Nursing 2020*. Zugriff am 02.11.2021 unter: https://www.icn.ch/system/files/documents/2020-04/ICN_APN%20Report_EN_WEB.pdf

International Council of Nurses (ICN) (Hrsg.) (2021). *Guidelines on Prescreptive Authority for Nurses 2021*. Zugriff am 02.11.2021 unter: https://www.icn.ch/system/files/2021-09/ICN_Nurse_prescribing_guidelines_EN_WEB.pdf

Robert Bosch Stiftung (Hrsg.) (2018) *360° Pflege – Qualifikationsmix für den Patienten*. Zugriff am 16.12.2021 unter: https://www.bosch-stiftung.de/sites/default/files/documents/2018-02/485_17-2018-02-07_RBS_Broschuere_360%C2%B0_Pflege_A4_WEB_ES.pdf

Weskamm, A. (2017). *Das Bestmögliche für den Patienten rausholen*. Die Schwester | Der Pfleger, 3, 40–43.

27 Das Deutsche Netzwerk APN

Sabrina Pelz, Matthias Prommersberger, Sonja Freyer, Anne Volmering-Dierkes und Anne Schmitt

> **Was Sie in diesem Beitrag erwartet**
>
> Unbestritten ist, dass gesundheitsversorgende Professionen innerhalb ihres Berufsspektrums Netzwerke als Austauschplattformen brauchen. Somit war die Etablierung eines Netzwerkes als allgemeinnütziger Verein für die Belange der Advanced Practice Nursing und Advanced Nursing Practice ein folgerichtiger und notwendiger Schritt. Die Mitglieder des Vorstandes stellen in diesem Beitrag den Aufbau und die Tätigkeiten des Deutschen Netzwerkes APN & ANP g.e.V. dar sowie dessen Strategien und Entwicklungen.

27.1 Deutsches Netzwerk APN & ANP g.e.V. (DNAPN)

2008 schlossen sich Studierende zu einem zunächst informellen Netzwerk Advanced Practice Nursing & Advanced Nursing Practice zusammen. Daraus folgte die allgemeinnützige Vereinsgründung im Jahr 2010 (Ullmann et al., 2011, S. 9). Das Deutsche Netzwerk Advanced Practice Nursing & Advanced Nursing Practice g.e.V. (DNAPN) ist eine neutrale, unabhängige und gemeinnützige Vereinigung.

Die Ziele des deutschsprachigen Netzwerkes sind:

1. die Vernetzung von Advanced Practice Nurses (APNs)
2. Empfehlungen für die Rahmenbedingungen der Implementierung von APNs auf Mikro-, Meso- und Makroebene zu geben
3. deren Forschungsprojektförderungen
4. die Implementierung und Legitimierung von Advanced Nursing Practice (ANP) als erweiterte und vertiefte Pflegepraxis (DNAPN & ANP, 2010)

Denn Vernetzung und Öffentlichkeitsarbeit sind ein präsenter und bedeutsamer Faktor, um für alle Beteiligten des Gesundheitswesens APN und ANP näherzubringen. Zusätzlich fördert eine verbesserte Netzwerkarbeit von Hochschulen, klinischen Einrichtungen aus allen Sektoren und Einzelpersonen mit ANP-Ausrichtung im Sinne des Deutschen Netzwerkes APN & ANP g.e.V. das Voranbringen in der Praxis. Die Rollenentwicklung und das Selbstverständnis von Advanced Practice Nurses wird so geschärft und die Bildung, der Fachdiskurs sowie die Etablierung einer Forschungskultur können unterstützt werden. Besonderer Wert liegt auf der bedarfsgerechten Entwicklung von ANP, so dass die Entwicklung der Pflege immer mit der Entwicklung einer bedarfs- und bedürfnisorientierten

Versorgung von Klientelen gedacht wird. Die Profilbildung einer Advanced Practice Nurse, die Ausbildung und Anwendung ethischer Kompetenzen auf ANP-Niveau sowie die Implementierung und Legitimierung von ANP als erweiterte und vertiefte Pflegepraxis sind weitere aktuelle Anliegen des Deutschen Netzwerkes APN & ANP g.e.V.

Die interaktive Vernetzung und Zusammenarbeit von Hochschulen, klinischen Einrichtungen aus allen Sektoren und Einzelpersonen mit ANP-Ausrichtung in allen Phasen der Gesundheits- und Pflegeversorgung stellen hierbei einen Schwerpunkt dar. Dies geschieht unabhängig von sektoralen Zugehörigkeiten, wie ambulant, stationär oder teilstationär, so dass verschiedene Handlungsfelder von APN und ANP abgebildet werden können.

In Hochschulen, die APN-Studiengänge anbieten, gilt es zusätzlich, die APNs zu vernetzen. Dies dient einem regionalen Austausch und der APN-Rollenentwicklung, Implementierung und Legitimierung von ANP in der regionalen Pflegepraxis.

> Das Netzwerk geht mit Hilfe des Vorstandes, des wissenschaftlichen Beirats und der Fachgesellschaften in den konstruktiven Dialog mit Personen aus der Gesundheitspolitik, der Pflegewissenschaft (und anderen Wissenschaften) und bringt seine Expertise in die gesundheitspolitische Diskussion ein.

27.2 Der Vorstand

Der Vorstand ist Ansprechpartner für Personen und Institutionen bei Anliegen aller Art, die das Netzwerk betreffen. Der aktuell gewählte Vorstand besteht aus fünf Personen. Die Präsidentin Sonja Freyer und Vizepräsidentin Anne Schmitt bilden derzeit den geschäftsführenden Vorstand. Zu den weiteren Positionen des aktuellen Vorstands gehören die Schatzmeisterin Anne Volmering-Dierkes, die Schriftführerin Sabrina Pelz und der Pressesprecher Matthias Prommersberger. Die Arbeit des Vorstandes wird durch die Mitglieder des erweiterten Vorstandes, den PräsidentInnen der Akademischen Fachgesellschaften, aktiv unterstützt. Der Vorstand tauscht sich regelmäßig in monatlichen Sitzungen zu Kongressplanungen und Veröffentlichungen aus. Es werden aktuelle Fragen von den Mitgliedern und den Fachgesellschaften diskutiert.

27.3 Der wissenschaftliche Beirat

Den Vorsitz des wissenschaftlichen Beirats hat aktuell Frau Professorin Dr. Gaidys. Zu den weiteren Mitgliedern des wissenschaftlichen Beirats gehören ProfessorInnen und Fachpersonen aus der Pflegewissenschaft der institutionellen Mitglieder des DNAPN sowie Advanced Practice Nurses aus Deutschland, Österreich und der Schweiz. Der wissenschaftliche Beirat beantwortet individuelle Anfragen zur Information und Beratung bzgl. der professionellen Pflege auf Master-Niveau im deutschsprachigen Raum. Zur

Hauptaufgabe gehört die Beurteilung der eingereichten Arbeiten zur Verleihung des Phenomenon-Awards im Rahmen des internationalen APN & ANP Kongresses. Die Kontakte zu weiteren Fachgesellschaften werden gepflegt.

27.4 Die (regionalen) akademischen Fachgesellschaften des Deutschen Netzwerkes APN & ANP g.e.V.

Innerhalb des DNAPN gibt es zurzeit sieben akademische Fachgesellschaften, die sich auf ein Fachgebiet spezialisiert haben oder regional vernetzt sind:

- Akademische Fachgesellschaft APN Mental Health Care (AFG APN-MHC)
- Akademische Fachgesellschaft APN Critical Care (AFG APN-CC)
- Akademische Fachgesellschaft APN International (AFG APN-International)
- Akademische Fachgesellschaft APN Paediatric Nursing & Caring (AFG APN-PNC)
- Akademische Fachgesellschaft APN regional Nord (rAFG APN Nord)
- Akademische Fachgesellschaft APN regional Mitte-West (rAFG APN Mitte-West)
- Akademische Fachgesellschaft APN regional Süd (rAFG Süd)

Die Mitglieder der akademischen Fachgesellschaften treffen sich überwiegend online. Aufgrund der nationalen als auch internationalen Mitglieder ist somit ein regelmäßiger Austausch möglich. Die regionalen AFGs APN treffen sich, wenn möglich, in Präsenz.

Ziele

Die Akademischen Fachgesellschaften APN verfolgen eine optimale und personenorientierte Gesundheits- und Pflegeversorgung sowie eine erweiterte und vertiefte, wissenschaftlich verankerte Pflegepraxis, mit dem Ziel diese voranzubringen, weiterzuentwickeln und zu fördern. Dazu tauschen sich die Mitglieder in Gremien aus, in denen Rahmenbedingungen für den spezifischen Themenbereich bzw. Regionalität der Akademischen Fachgesellschaften APN definiert werden. Durch diese Zusammenarbeit in den Fachgesellschaften wird die Pflegeforschung durch Projekte für eine erweiterte, qualitativ hochwertige, wirksame, kompetente und bedarfsgerechte Pflegepraxis unterstützt und gefördert. Es werden fachliche Fragestellungen nach ihren Themenbereichen bearbeitet und geklärt. Die Gründung weiterer AFGs mit anderen Themenbereichen sind in Planung.

Jede AFG definiert ihre eigenen Ziele, die durch die jeweiligen AFG-PräsidentInnen und deren Mitglieder festgelegt werden. Folgende Ziele stehen besonders im Fokus:

- Interaktive Vernetzung und Zusammenarbeit von Hochschulen, klinischen Einrichtungen aus allen Sektoren (stationär, teilstationär und ambulant) und Einzelpersonen mit ANP-Ausrichtung in allen Phasen der Gesundheits- und Pflegeversorgung
- Schärfung des bedarfsorientierten Advanced-Practice-Nurse-Profils (Kompetenzen, Rollen, Selbstverständnis und Aufgaben)
- Schärfung der ethischen Kompetenzen von Advanced Practice Nurses
- Öffentlichkeitsarbeit

- Entwicklung und Etablierung einer Forschungskultur
- Bildung und Fachdiskurs

Beispiele für die inhaltliche Arbeit sind Publikationen in Fachzeitschriften in den jeweiligen Fachgebieten, Vorbereitungen von Kongressteilnahmen in Form von Workshops, Präsentationen, Podiumsdiskussionen, Postern oder ExpertInnenworkshops. Die Verbesserung der evidenzbasierten PatientInnenversorgung steht besonders im Fokus der AFGs. Auch berufspolitische Themen wie der Schutz der beruflichen Bezeichnung Advanced Practice Nurse, die Handlungsautonomie, die Rollenentwicklungen, Stellenbeschreibungen und die Mitwirkung bei Positionspapieren werden diskutiert und bearbeitet. Doch besonders steht die inhaltliche Vernetzung der APNs im Vordergrund, um Fragestellungen zu aktuellen Herausforderungen zu diskutieren.

27.5 Förderprogramm

Das Deutsche Netzwerk APN & ANP als allgemeinnütziger Verein fördert auch die Implementierung von Advanced Practice Nursing in den deutschsprachigen Ländern monetär und stellt dafür Mittel zur Förderung zur Verfügung.

Förderungswürdig sind:

- Praxisarbeiten
- Projekte
- Auslandspraktika
- Forschungsarbeiten zur PatientInnenversorgung sowie Implementierung und Umsetzung von Advanced Practice Nursing im deutschsprachigen Raum

Voraussetzung für eine Förderung ist die Mitgliedschaft im Deutschen Netzwerk APN & ANP g.e.V. Auch muss ein Bezug zu Advanced Practice Nursing bei Vorlage des Antrags eindeutig sein. Bewerbungen werden in Form eines Projektmanagementplans eingereicht, u. a. im Hinblick auf die zu erwarteten Ergebnisse in Bezug auf APN/ANP und ob es bereits andere Förderungen gab. Die abgeschlossene Praxis-, Projekt- oder Forschungsarbeit wird in Form eines Artikels im APN-Magazin oder als Vortrag auf dem Internationalen APN & ANP Kongress veröffentlicht.

27.6 Internationaler APN & ANP Kongress

Seit 2011 organisiert das DNAPN den internationalen APN & ANP Kongress, der im zweijährigen Rhythmus stattfindet. Beginnend mit einer Tagesveranstaltung in Essen konnten die folgenden Kongresse als zweitägige Veranstaltungen in Berlin, München, Freiburg und Frankfurt organisiert werden. Aufgrund der Auswirkungen der Covid-19-Pandemie fand der internationale APN & ANP Kongress 2021 in digitaler Form statt. Thematisch standen die Rollenentwicklung der Advanced Practice Nurses sowie ihre Aufgaben und Kompetenzen im Vordergrund der Kongresse. Darüber hinaus zeigten internationale Vorträge die

Entwicklung und konkrete Umsetzung von Advanced Practice Nursing auf. Nationale und internationale Keynote-Speaker lieferten Impulse für eine verbesserte Versorgung von PatientInnen in unterschiedlichen Settings durch Advanced Practice Nurses. Vorträge, Posterpräsentationen und Workshops bilden auf dem vom DNAPN organisierten internationalen APN & ANP Kongress die verschiedenen Entwicklungen und Umsetzungen rund um die Themen Advanced Practice Nursing und Advanced Nursing Practice ab.

27.7 Der Phenomenon-Award

Der APN-Innovationspreis Phenomenon wird alle zwei Jahre auf dem internationalen APN & ANP Kongress verliehen. Der Phenomenon-Award des Deutschen Netzwerks APN & ANP g.e.V. hat sich zum Ziel gesetzt, wissenschaftlich fundierter Pflege auf hohem praktischem Niveau aus der Praxis eine öffentliche Anerkennung und Aufmerksamkeit zukommen zu lassen. Das Deutsche Netzwerk Advanced Practice Nursing & Advanced Nursing Practice g.e.V. schreibt den APN-Innovationspreis Phenomenon für besonders herausragende Leistungen in den folgenden drei Kategorien aus:

- APN-Konzepte in den deutschsprachigen Ländern
- ANP-Handlungsfelder oder APNs in Rollen in den deutschsprachigen Ländern
- internationale APN-Konzepte, ANP-Handlungsfelder oder APNs in Rollen in nicht deutschsprachigen Ländern

27.8 ExpertInnenworkshops

ExpertInnenworkshops finden alle zwei Jahre in Österreich, Deutschland, der Schweiz oder Irland statt und bieten eine Plattform zum Austausch der Mitglieder der akademischen Fachgesellschaften und weiteren AkteurInnen der Gesundheitsversorgung. So konnte mit dem thematischen Schwerpunkt »APN goes forward – Development and Implementation« auf dem vierten Expertinnenworkshop 2018 in Lübeck und Hamburg eine Zusammenarbeit mit Personen aus dem Pflegemanagement intensiviert werden. Im Zentrum der Diskussion standen die Fragen nach den Rahmenbedingungen: Was benötigt das Pflegemanagement von den APNs und was benötigen APNs vom Pflegemanagement? (Freyer et al., 2018, S. 74)

Der fünfte ExpertInnenworkshop des Deutschen Netzwerks APN & ANP g.e.V. fand erstmals digital am 11. September 2020 unter dem Thema »Advanced Nursing Practice und die Auswirkungen der Corona-Pandemie auf das Berufsbild der Advanced Practice Nurse – nationale und internationale Einblicke« statt. Vorträge und Diskussionsrunden wurden abgehalten. Themen wie die Herausforderungen von Bachelor-Studierenden mit dem neuen Pflegeberufereformgesetz und Praxisbeispiele von ANP unter dem Einfluss der Covid-19-Pandemie wurden präsentiert und diskutiert. Teilnehmende aus Praxis, Bildung, Management und der akademischen Fachgesellschaft des DNAPN & ANP schilderten ihre

Herausforderungen im pandemischen Geschehen und ihre Einblicke in den praktischen Alltag der APNs aus Großbritannien, Kanada, der Schweiz, Deutschland, Irland und Neuseeland. In den Präsentationen lag der Schwerpunkt auf den aktuellen Herausforderungen, die im Rahmen der Covid-19-Pandemie vor allem im Bereich der Akutversorgung entstanden sind. Dabei wurden auch Strategien zur Versorgung von Nicht-Covid-PatientInnen in England in den Blick genommen. Die Online-Veranstaltung erleichterte den international arbeitenden APNs der AFG International die Teilnahme am ExpertInnenworkshop. Den national Teilnehmenden konnte so ein Austausch auf nationaler und internationaler Ebene geboten werden. Zusammenarbeiten und gemeinsames Erleben prägen die Ziele und Visionen des Deutschen Netzwerkes APN & ANP g.e.V.

27.9 APN-Magazin

Seit 2015 sind bereits vier Ausgaben des APN-Magazins erschienen. Die aktuelle fünfte Ausgabe bildet das Programm und die Beiträge des internationalen APN & APN Kongresses von 2021 ab. Zur Zielgruppe des Magazins gehören u. a. die Netzwerkmitglieder, Studierende und Lehrende der Pflegewissenschaft, APNs und Personen aus dem Pflegemanagement. Das APN-Magazin ist gleichzeitig ein Sprachrohr des DNAPN und stellt eine Publikationsplattform für APNs für Projekte, Erfahrungs- und Entwicklungsberichte dar (Ullmann et al., 2018, S. 91).

> Bei Interesse und weiterführenden Informationen können Sie über die Homepage www.dnapn.de Kontakt mit dem Vorstand aufnehmen.

Literatur

DNAPN & ANP (Hrsg.) (2010). *Satzung.* Zugriff am 22.06.2022 unter: www.dnapn.de

Freyer, S., Schmitt, A., Pelz, S., Keienburg, C. (2018). *APN goes forward – Development and Implementation. 4. Expertenworkshop DN APN & ANP g.e.V. 2018.* APN-Magazin, Clinical Leadership. Verantwortung ist keine Option!, 74–77.

Ullmann, P., Schmitt, A., Freyer, S. et al. (2018). *Strategiepapier 2018-2025. Vorstand und erweiterter Vorstand des Deutschen Netzwerkes APN & ANP g.e.V.* APN-Magazin, Clinical Leadership. Verantwortung ist keine Option!, 84–95.

Ullmann, P., Thissen, K., Ullmann, B. et al. (2011). *Positionspapier Deutschland. »Die kopernikanische Wende.« Advanced Practice Nursing, Advanced Nursing Practice, Advanced Practice Nurse.* Version 1.30. Deutsches Netzwerk Advanced Practice Nursing Advanced Nursing Practice e. V. Zugriff am 22.06.2022 unter: www.dnapn.de

28 Advanced Practice Nurses (APN) aus Sicht der Kranken- und Pflegekassen

Cornelia Albrecht-Lomb

> **Was Sie in diesem Beitrag erwartet**
>
> Eine Sache wird oft aus der Sicht des jeweiligen Betrachters gesehen und eingeschätzt. Eine dieser Perspektiven ist der Blickwinkel der Kranken- und Pflegekassen innerhalb eines pflegebezogenen Ansatzes bei Vernetzungs- und Schnittstellenfunktionen in der Gesundheitsversorgung auf die Arbeit von APN.

28.1 Einleitung

Pflegefachpersonen mit erweiterter klinischer Expertise auf Masterniveau erwerben ein breites Wissen sowie ein vertieftes Pflegeverständnis und sind in der Lage, mit ihrer Praxiserfahrung pflegerische Aufgaben, die über den »normalen« Pflegeprozess hinausgehen, in größerer Unabhängigkeit in den Entscheidungsspielräumen zu übernehmen. Gerade vor dem Hintergrund der epidemiologischen und demografischen Entwicklung sowie der veränderten Erwartungen der Menschen an die Gesundheitsversorgung ist die erweiterte und vertiefte Pflegepraxis ein zukunftsweisender Ansatz. Eine Vielzahl von Pflege-Studiengängen ist an den Hochschulen und Universitäten in Deutschland etabliert, vornehmlich als Regelstudium mit akademischem Abschluss, berufsbegleitend nach der primärqualifizierenden Pflegeausbildung, aber ebenfalls auf Masterniveau (ANP[1] oder CHN[2]), beispielsweise in München, Freiburg, Dresden oder Witten-Herdecke.

Die erweiterte und vertiefte Pflegepraxis ist auf Personen, Familien und/oder Gruppen ausgerichtet und beinhaltet neueste Erkenntnisse und Forschungsergebnisse (Görres, 2006), ausgerichtet auf die klinische Expertise (Primärbereich), die immer komplexer werdenden Pflegesituationen (Sekundärbereich) und im Hinblick auf Public Heath (Tertiärbereich). Der zunehmende Einsatz von hochschulisch ausgebildeten Pflegefachpersonen

---

1 ANP steht für Advanced Nursing Practice als Studiengang. AbsolventInnen werden im Englischen als Advanced Practice Nurse (APN) bezeichnet. Mancherorts wird auch von Advanced Practice Nursing gesprochen. In diesem Text steht ANP für den Studiengang und APN für die Pflegefachperson.
2 CHN: Community Health Nursing (übersetzt: Stadtteilgesundheitspflege oder Gemeindegesundheitspflege)

auf Masterniveau ist deshalb auch eine politische Aufgabe. Sowohl der demografische Wandel als auch die immer knapper werdenden Personalressourcen in der Pflege bedingen die Bereitschaft zum Umdenken und zu entsprechendem Handeln.

> »Zukünftig ist auch in Deutschland von einer abgestuften Qualifikation innerhalb der Gruppe der Pflegenden auszugehen. [...] Daneben ist zu erwarten, dass neue Berufs- und Tätigkeitsprofile entstehen werden.« (Katholische Fachhochschule Mainz, 2008, S. 65)

Diese Aussage trifft Stemmer bereits im Jahr 2008 innerhalb einer Studie, die damals durch das Sozialministerium Rheinland-Pfalz an die Katholische Fachhochschule Mainz zu den künftigen Handlungsfeldern in der Krankenpflege in Auftrag gegeben wurde (Katholische Fachhochschule Mainz, 2008). In einigen Ländern, beispielsweise Großbritannien, den Niederlanden, der Schweiz oder Kanada, vollzieht sich die Entwicklung von sowohl unterstützenden Assistenzberufen als auch zu hoch qualifizierten Pflegefachpersonen mit Master-/Doktoratsabschluss bereits seit Jahrzehnten. Die daraus resultierenden unterschiedlichen Qualifikationsprofile/-mixe zielen auf eine höhere Flexibilität des Personals und eine bessere Zusammenarbeit in einem multiprofessionellen und -disziplinären Team ab. Inzwischen wird auch in Deutschland die Stärkung der akademischen Pflegeausbildung im Koalitionsvertrag 2021–2025, zwischen der Sozialdemokratischen Partei Deutschlands (SPD), Bündnis 90/Die Grünen und den Freien Demokraten (FDP) (2021), offiziell gemeinsam mit den Ländern als Aufgabe explizit benannt.

28.2 Möglichkeiten des Einsatzes von APNs

Angewandte Pflegewissenschaft trägt dazu bei, pflegerisches Erfahrungswissen in Begriffe zu fassen, Fachwissen zu vertiefen, zu reflektieren und entsprechend anzuwenden. ANP bedeutet Spezialisierung, Erweiterung der Pflegepraxis und Fortschritt durch eine Qualifizierung mindestens auf Masterniveau, entsprechend des Deutschen Qualifikationsrahmens auf Niveau 7 (Arbeitskreis Deutscher Qualifikationsrahmen (AK DQR), 2011). Es beschreibt »[...] Kompetenzen zur Bearbeitung von neuen komplexen Aufgaben- und Problemstellungen sowie zur eigenverantwortlichen Steuerung von Prozessen in einem wissenschaftlichen Fach oder in einem strategieorientierten beruflichen Tätigkeitsfeld [...]. Die Anforderungsstruktur ist durch häufige und unvorhersehbare Veränderungen gekennzeichnet« (AK DQR, 2011, S. 7).

28.2.1 Krankenhäuser

Zunächst denkt man bei Einsatzmöglichkeiten an Krankenhäuser und Universitäten in Verbindung mit Forschung, Studium und klinisch-fachlichem Management. APNs können aufgrund ihrer ausgeprägten klinischen Kompetenzen eine erste Anlaufstelle im Gesundheitswesen sein. Das gilt insbesondere für die Krankenhäuser – sowohl im Aufnahmebereich als erste Ansprechperson für die PatientInnen als auch als Ansprechperson für das Pflegepersonal auf den Stationen, z. B. in fachlich herausfordernden Situationen. In den Rettungsstellen treffen sie erste Entscheidungen auf eine vorzunehmende Triage. Selbstständige Steuerung des Pflegeprozesses unter besonderer Verantwortung bedeutet außerdem Anleitung und Coaching, Fortbildung von Pflegefachpersonen, stetige Weiterentwicklung und Vertiefung von Fachkenntnissen sowie die Befähigung zur individuellen und bedarfsgerechten Anleitung und Schulung der zu Pflegenden und deren An- und Zugehörigen.

28.2.2 Einsatzgebiete in der Langzeitpflege

In der Langzeitpflege sind hochschulisch ausgebildete Pflegefachpersonen »am Bett« eher (noch) die Ausnahme. In den Pflegeeinrichtungen in Deutschland spielt ihr Einsatz bisher eine eher marginale Rolle.

Mit der Einführung der Pflegeversicherung 1995 orientierte sich Leistungserbringung in der ambulanten, teilstationären und stationären Pflege vor allem an den verrichtungsbezogenen Tätigkeiten, sie war (und ist teilweise noch) sehr defizitorientiert. Bezüglich der Durchführung der behandlungspflegerischen Leistungen bei der Versorgung der BewohnerInnen sind die Pflegefachpersonen in der momentanen Situation außerdem zusätzlich mit einer sehr eingeschränkten Handlungsautonomie konfrontiert. Jegliche eigenständige Änderung einer ärztlichen Verordnung, bspw. bezüglich Dauer und Häufigkeit oder ggf. Abweichungen, ist nur anhand vorheriger Absprache mit der verordnenden ÄrztIn und mit einer schriftlichen Bestätigung möglich (Beispiel Bedarfsmedikation). Hier besteht ein grundsätzlicher und weitreichender Handlungsbedarf. Eine Änderung der bisher bestehenden Regelungen ist dringend notwendig und würde auch der erweiterten pflegefachlichen Expertise der APNs den Raum für die Umsetzung geben. Gerade in den ambulanten, teilstationären und stationären Einrichtungen wird der vermehrte Einsatz von APNs durch die Anwendung ihrer erweiterten Kompetenzen dazu führen, dass sich die Pflegefachpersonen in der Betreuung und Versorgung der Pflegebedürftigen bei auftretenden pflegerelevanten Fragen bzw. Problemstellungen, wie beispielsweise Wundversorgung, chronische Erkrankungen (z. B. Diabetes – Ernährungsumstellung), Hautpflege, Inkontinenz oder Immobilität, nicht mehr nur an das medizinische Personal wenden, sondern zunächst eine eigenverantwortliche Klärung – auch unter Hinzuziehung der Expertenstandards – durch die APN möglich ist. Die hochschulisch ausgebildeten Pflegefachpersonen »[...] orientieren sich [...] tendenziell weniger an Routinen, sondern konzipieren verstärkt individuelle, an den spezifischen Bedarfen der Pflegebedürftigen ausgerichtete Interventionen und passen den Pflegeprozess entsprechend den Bedarfen und Befunden kontinuierlich an« (Ehrentraut et al., 2019, S. 38).

Das wird durch die erweiterte Ausbildung auf Masterniveau wesentlich vertieft und zum einen dem Pflegeverständnis nach dem Pflegebedürftigkeitsbegriff gerecht, zum anderen zieht ihr Einsatz einen sich verändernden Qualifikations- und Personalmix nach sich. APNs setzen ihre erworbenen und stetig weiterführenden pflegewissenschaftlichen Kenntnisse und Erfahrungen zielgerichtet und eigenverantwortlich in der Praxis um. Ihre erweiterte Entscheidungskompetenz ermöglicht ein wesentlich selbstständigeres Handeln. APNs können pflegefachliche Leitungstätigkeit übernehmen, Prozesse im Überblick erkennen und eigenverantwortlich pflegefachlich führen und leiten sowie jederzeit aktuelles pflegefachliches Wissen abrufen und anwenden. Aus betriebswirtschaftlicher Sicht tragen sie zur Kostensenkung bei, indem sie die Versorgungsqualität verbessern. Sie sind außerdem verantwortlich für die Weiterentwicklung von Leitlinien und überprüfen deren Umsetzung.

28.2.3 Hindernisse und Schwierigkeiten in der Umsetzung

Der erworbene Kompetenzgewinn von APNs muss mit einer erweiterten, eigenständigen Steuerungs- und Anordnungsverantwortung verbunden werden. Noch immer nehmen die

ÄrztInnen in der Akutversorgung eine Monopolstellung ein. Die hierarchischen Strukturen in Verbindung mit zugewiesenen Kompetenzen, in denen sie eine höhere Position einnehmen als andere Gesundheitsfachberufe, sind fast überall noch zu finden. Erste Veränderungen zu einer professionellen »Begegnung auf Augenhöhe« sind seit einiger Zeit im klinischen Bereich erkennbar. In der Langzeitpflege besteht allerdings nach wie vor eine hohe Abhängigkeit von anordnenden ÄrztInnen, insbesondere bei der Durchführung von behandlungspflegerischen Maßnahmen.

28.2.4 Mangel an Personal

Im niedergelassenen Bereich fehlen zunehmend HausärztInnen. In den Einrichtungen der Langzeitpflege macht sich ein stark zunehmender Pflegepersonalmangel bemerkbar. Aufgrund der aktuellen pandemischen Lage durch Covid-19 hat sich die Situation eher noch verschlechtert. Die entstandene unzureichende Personalausstattung ist zudem auch von einer enormen Arbeitsverdichtung geprägt. Der Personaleinsatz muss daher ressourcenschonender und effizienter als bisher erfolgen.

28.3 Lösungsansätze und Finanzierungsmöglichkeiten

28.3.1 Personalbemessungsverfahren in der stationären Langzeitpflege

In der Studie von Prof. Rothgang »Entwicklung und Erprobung eines wissenschaftlich fundierten Verfahrens zur einheitlichen Bemessung des Personalbedarfs in Pflegeeinrichtungen nach qualitativen und quantitativen Maßstäben gemäß § 113c SGB XI (PeBeM)« (2020) weist der Qualifikationsmix innerhalb der Pflege eine große Bandbreite auf. Allerdings wurden die hochschulisch ausgebildeten Pflegefachpersonen auf Masterniveau bisher nicht mit einbezogen. Die Studie bestätigt zwar, dass die gesetzliche Einführung des Pflegebedürftigkeitsbegriffs erfolgt ist, aber die Folge daraus im Pflegealltag (noch) nicht erkennbar sei.

> »[...] fachweitergebildete und hochschulisch ausgebildete Pflegefachkräfte [sind] kaum in den erhobenen Studiendaten erfasst. Dies entspricht zwar den tatsächlichen Personalstrukturen der Einrichtung und ermöglicht auch die Erbringung und Erfassung aller definierten Pflegeinterventionen, zeigt aber, dass die Anforderungen, die sich aus dem und im Anschluss an den neuen Pflegebedürftigkeitsbegriff ergeben, noch nicht flächendeckend in der Leistungsrealität angekommen sind« (Rothgang, 2020, S. 352).

Rothgang stellt weiter fest, dass »[...] Pflegende mit QN 6 und QN 7 [...] dann die Gestaltung und Steuerung dieser Aufgaben und Prozesse übernehmen müssen]« (Rothgang, 2020, S. 354). Durch den Einsatz von hochschulisch ausgebildeten Pflegefachpersonen auf Masterniveau (APNs) kann ein bedarfsgerechter Qualifikationsmix implementiert werden, der zum einen zu einer Umverteilung in der pflegerischen Versorgung führen und zum anderen den verstärkten Einsatz von Assistenzkräften nach sich ziehen wird. Das wird sich auch auf das quantitative Erfordernis von Pflegefachpersonen auswirken. Bestehende Personalbemessungen werden neu definiert werden. Es ist also notwendig, einen am Bedarf orientierten Personaleinsatz unter Berücksichtigung der hochschulisch ausgebildeten Pflegefachpersonen auf Masterniveau zu gestalten.

28.3.2 Berufszulassungs- und Sozialversicherungsgesetze

Im Pflegeberufegesetz (PflBG), welches im Januar 2020 in Kraft getreten ist, wurde für die hochschulische Ausbildung mit Bachelorabschluss verankert, dass es sich um ein mindestens dreijähriges Studium handelt. Es hat ein erweitertes Ausbildungsziel gegenüber der Pflegeausbildung und befähigt zur unmittelbaren Tätigkeit an den zu pflegenden Menschen. Die Berufszulassungsgesetze sind für die Sozialversicherungsgesetze bindend. Die hochschulisch qualifizierten Pflegefachpersonen mit Bachelorabschluss haben durch das Zulassungsgesetz also einen direkten Zugang zur gesundheitlichen und pflegerischen Versorgung. Noch nicht geklärt ist allerdings der Zugang für hochschulisch qualifizierte Pflegefachpersonen mit erweiterter Expertise auf Masterniveau. Hier fehlt die Verankerung im Berufszulassungsgesetz/Pflegeberufegesetz.

28.3.3 Sozialgesetzbücher (SGB) V und XI

Als relevante Regelungsbereiche im SGB V sind hier beispielhaft der Bereich Häusliche Krankenpflege (Leistungsanspruch im § 37 und Versorgung im § 132a) sowie der Bereich Außerklinische Intensivpflege (Leistungsanspruch im § 37c und Versorgung im § 132l) benannt.

Im Bereich des SGB XI sind es wesentlich mehr gesetzliche Bestimmungen, die für die Betrachtung des Einsatzes von APNs relevant sind. Dazu gehören neben den Zulassungskriterien (§ 72 SGB XI) auch die Vergütung der Pflegeleistungen. Sie muss leistungsgerecht sein und wird in den Pflegesatzverfahren zwischen den Einrichtungen und den Verbänden der Pflegekassen sowie dem Sozialhilfeträger ausgehandelt (vgl. §§ 84, 85 und 89 SGB XI). Im aktuell geltenden Recht wird nicht nach schulisch und hochschulisch qualifizierten Pflegefachpersonen differenziert. Spezifische Regelungen, die das Nähere zur Eignung der Leistungserbringung durch hochschulisch ausgebildete Pflegefachpersonen auf Masterniveau beschreiben, sind deshalb ebenso notwendig wie deren entsprechende Einordnung in vertraglich vereinbarte Tarifwerke sowie eine entsprechende Interpretierung des geltenden Pflegeverständnisses in der Leistungserbringung. In der aktuell geltenden gesetzlichen Regelung im SGB XI hätte das auch Auswirkungen auf die Höhe des Eigenanteils der Versicherten bzw. der BewohnerInnen in den Pflegeeinrichtungen, denn im Gegensatz zum SGB V – Behandlungspflege/Krankenhaus bedeutet Vollfinanzierung – kann es hier zu steigenden Eigenanteilen führen.

28.4 Welche leistungsrechtlichen Maßnahmen sind zukünftig notwendig?

Eine differenziertere Sichtweise des Gesetzgebers auf den ÄrztInnenvorbehalt und die Kompetenzen von hochschulisch ausgebildeten Pflegefachpersonen, insbesondere APNs, ist unumgänglich. In der Arbeitsgruppe »innovative Versorgungsansätze« der Konzertierten Aktion Pflege (KAP) wurde auf die Möglichkeiten hingewiesen, die das Gesundheitsversorgungs- und Pflegeverbesserungsgesetz (GPVG) für Modellvorhaben zum Einsatz von

APNs mit erweiterter Versorgungsbefugnis zur Vermeidung von Krankenhauseinweisungen hat (Bundesministerium für Gesundheit (BMG), 2021). Im Jahr 2021 setzte das Gesundheitsversorgungsweiterentwicklungsgesetz (GVWG) diese Entwicklung mit der Regelung zu neuen Befugnissen für Pflegefachpersonen in der Regelversorgung, nach Verordnung/Veranlassung von Hilfsmitteln, die dem Ziel der Erleichterung der Pflege dienen, sowie nach einer Blankoverordnung für Häusliche Krankenpflege, fort.

In den AOK-Positionen zur Gesundheitspolitik, anlässlich der Bundestagswahl 2021 (AOK-Bundesverband GbR, 2021a), wird unter der Überschrift »Neue Nähe in der Pflege« eine bedarfsgerechte Weiterentwicklung der Pflegeversicherung als dringend notwendig erachtet. Das gilt insbesondere auch für die »Stärkung der Pflege in der interprofessionellen Zusammenarbeit mit anderen Gesundheitsberufen« (AOK-Bundesverband GbR, 2021a, S. 29) und setzt die Aufhebung der Sektorentrennung der Leistungen der Pflegeversicherung zwischen ambulanter, teilstationärer und stationärer Betreuung und Versorgung voraus. Der Einsatz von Pflegefachpersonen mit einem Masterabschluss muss dabei gezielt erfolgen. Ihr spezialisiertes Wissen ermöglicht die sektorenübergreifende Versorgung, insbesondere in der Langzeitpflege. Das würde auch »[…] den heutigen Defiziten in der Koordination und Kommunikation der an der Versorgung Beteiligten entgegenwirken« (AOK-Bundesverband GbR, 2021a, S. 29). Damit wäre eine passgenaue und individuelle Leistungserbringung wesentlich besser möglich als auf der Grundlage der aktuellen Gesetzgebung. APNs bekommen dadurch die Chance, ihre erworbenen vertieften fachspezifischen Erkenntnisse auch in Bezug auf die Umsetzung des Pflegeverständnisses in der Langzeitpflege zu etablieren und umzusetzen.

Ein weiterer Vorschlag der AOK-Gemeinschaft ist die Schaffung von erweiterten Vertragsspielräumen.

> »Über regionale Gestaltungsspielräume und durch erweiterte Vertragsformen kann sektorenübergreifend das gesamte Spektrum von der Gesundheitsförderung bis hin zur palliativen Betreuung für eine Verbesserung der Versorgung genutzt werden, beispielsweise bei der Überleitung von pflegebedürftigen Menschen im jeweiligen Versorgungsbereich, zur Unterstützung der Angehörigen oder zur Begleitung in der letzten Lebensphase.« (AOK-Bundesverband GbR, 2021a, S. 27)

Grundsätzlich würden erweiterte Vertragsformen für Kranken- und Pflegekassen die Chance bieten, »[…] integrierte Versorgungsangebote und ein breites Versorgungsspektrum bei hoher Qualität zu gewährleisten« (AOK-Bundesverband GbR , 2021b, S. 5). Hier bieten sich neue und vielfältige Einsatzfelder für die APNs, in denen eigenständig vertieft, spezialisiert und in eigener Verantwortungsübernahme gearbeitet werden kann und muss. Die Einstellung von hochschulisch ausgebildeten Pflegefachpersonen auf Masterniveau in den stationären Langzeitpflegeeinrichtungen aus finanziellen Gründen abzulehnen, ist nicht haltbar. Sie müssen entsprechend ihrer erworbenen Qualifikationen in die jeweiligen Tarifwerke der Pflegeeinrichtungen eingeordnet und vergütet werden.

28.5 Fazit

Interprofessionelle Zusammenarbeit bietet eine große Chance für eine effizientere Gesundheitsversorgung. Zu den Herausforderungen gehört die demografische Entwicklung mit einem veränderten Morbiditätsspektrum und den komplexen Versorgungsbedarfen der Versicherten, die weit über die medizinische Versorgung hinausgehen. Des Weiteren muss auf die sich abzeichnenden Versorgungsengpässe sowie auf die Kooperations- und Versorgungsqualitätsdefizite reagiert werden, damit die lokale Versorgung sichergestellt werden kann. Ferner ist es notwendig, die Abgrenzung zwischen schulischer, hochschulischer und hochschulischer Pflege auf Masterniveau umzusetzen. Die Finanzierung der Ausbildung mit Bachelorabschluss ist geregelt, es fehlt hingegen die Tätigkeitsbeschreibung in Abgrenzung zur dreijährig ausgebildeten Pflegefachperson. In Bezug auf den Einsatz von Pflegefachpersonen auf Masterniveau muss beides noch geregelt werden.

Veränderung im Handeln setzt Veränderung im Denken voraus, und hier beginnt der erste große Schritt, der insbesondere in Deutschland dringend notwendig ist.

»Wenn derzeit weltweit eine erweiterte, vertiefte Pflegepraxis entsteht, ist es unvermeidlich, dass die damit verbundenen Rollen von der Identität und den Werten des Pflegeberufs, vom jeweiligen Kontext der Gesundheitsversorgung, den soziopolitischen Notwendigkeiten und aktuellen Prioritäten beeinflusst werden« (Schober & Affara, 2008, S. 51).

Lösungsstrategien können mehr am Bedarf der PatientInnen/Pflegebedürftigen ausgerichtete Behandlungsverläufe sein. Alle maßgeblichen Gesundheitsberufe und -bereiche müssen kooperieren und sektorenübergreifend eng zusammenarbeiten. Vorbilder und Ideen dazu finden sich in den benachbarten Ländern, vorrangig z. B. in der Schweiz oder in Skandinavien. Hochschulisch ausgebildete Pflegefachpersonen auf Masterniveau müssen in einer zukünftigen Gesetzgebung in Deutschland viel stärker berücksichtigt werden. Das gilt sowohl für die finanzielle Verankerung in den Tarifverträgen der Einrichtungen als auch in der gesetzlichen Ausgestaltung für die Leistungserbringung. Es geht nicht darum, Leistungen von einer Profession auf die andere zu übertragen, sondern vielmehr die Kompetenzen der einzelnen Professionen – und hier insbesondere der APNs – effizient zu nutzen und einzusetzen.

Literatur

AOK-Bundesverband GbR (Hrsg.) (2021a). *Neue Nähe für ein gesünderes Deutschland. AOK-Positionen zur Gesundheitspolitik nach der Bundestagswahl 2021.* Zugriff am 23.12.2021 unter: https://aok-bv.de/imperia/md/aokbv/positionen/bundestagswahl_2021/aok_positionspapier_2021_nn_web.pdf

AOK-Bundesverband GbR (Hrsg.) (2021b). *AOK-Positionspapier zur Weiterentwicklung der Pflege 2030.* Zugriff am 23.12.2021 unter: https://aok-bv.de/imperia/md/aokbv/positionen/positionspapiere/positionspapier_pflege_2030_final.pdf

Arbeitskreis Deutscher Qualifikationsrahmen (AK DQR) (Hrsg.) (2011). *Deutscher Qualifikationsrahmen für lebenslanges Lernen. Verabschiedet vom Arbeitskreis Deutscher Qualifikationsrahmen (AK DQR) am 22. März 2011.* Zugriff am 27.12.2021 unter: https://www.dqr.de/dqr/shareddocs/downloads/media/content/der_deutsche_qualifikationsrahmen_fue_lebenslanges_lernen.pdf;jsessionid=270D9A2760FA660F4254BBD9853E96BE.live472?__blob=publicationFile&v=1

Bundesministerium für Gesundheit (BMG) (Hrsg.) (2021). *Konzertierte Aktion Pflege. Zweiter Bericht zum Stand der Umsetzung der Vereinbarungen der Arbeitsgruppen 1 bis 5.* Zugriff am 27.12.2021 unter: https://www.bundesgesundheitsministerium.de/fileadmin/Dateien/3_Downloads/K/Konzertierte_Aktion_Pflege/KAP_Zweiter_Bericht_zum_Stand_der_Umsetzung_der_Vereinbarungen_der_Arbeitsgruppen_1_bis_5.pdf

Ehrentraut, O., Huschik, G., Moog, S., Sulzer, L. (2019). *Langzeitpflege im Wandel. Pflegebedarfe, Pflegeberufe, Pflegefinanzierung.* Gütersloh: Bertelsmann Stiftung. Zugriff am 23.12.2021 unter: https://www.bertelsmann-stiftung.de/fileadmin/files/BSt/Publikationen/GrauePublikationen/VV_Langzeitpflege_final.pdf

Görres, S. (2006). *Pflege auf dem Weg zu einem neuen Selbstverständnis: Institutionelle Entwicklungsdynamiken, zukünftige Anforderungen und neue Kompetenzprofile.* Vortrag anlässlich des 2. Symposiums »Beratung für Angehörige« – ein Aufgabenfeld der Pflege«. Münster: 28.04.2006.

Katholische Fachhochschule Mainz (2008). *Gutachten zu den zukünftigen Handlungsfeldern in der*

Krankenhauspflege. Erstellt im Auftrag des Sozialministeriums Rheinland-Pfalz. Mainz: Ministerium für Arbeit, Soziales, Gesundheit, Familie und Frauen Rheinland-Pfalz, Referat für Reden und Öffentlichkeitsarbeit. Zugriff am 23.12. 2021 unter: http://docplayer.org/17917832-Nr-9-oktober-2008-gutachten-zukuenftige-handlungsfelder-in-der-krankenhauspflege-verfasser-katholische-fachhochschule-mainz.html

Rothgang, H. (2020). *Abschlussbericht im Projekt Entwicklung und Erprobung eines wissenschaftlich fundierten Verfahrens zur einheitlichen Bemessung des Personalbedarfs in Pflegeeinrichtungen nach qualitativen und quantitativen Maßstäben gemäß § 113c SGB XI (PeBeM)*. Bremen: Universität Bremen, https://doi.org/10.26092/elib/294

Schober, M. & Affara, F. (2008). *Advanced Nursing Practice (ANP)*. Deutschsprachige Ausgabe herausgegeben von Spirig, R. & De Geest, S. Bern: Huber.

Sozialdemokratische Partei Deutschlands (SPD), Bündnis 90/Die Grünen, Freie Demokratische Partei (FDP) (Hrsg.) (2021). Mehr Fortschritt wagen. Bündnis für Freiheit, Gerechtigkeit und Nachhaltigkeit. Koalitionsvertrag 2021–2025 zwischen der Sozialdemokratischen Partei Deutschlands (SPD), Bündnis 90/Die Grünen und den Freien Demokraten (FDP). Zugriff am 04.01.2022 unter: https://www.spd.de/fileadmin/Dokumente/Koalitionsvertrag/Koalitionsvertrag_2021-2025.pdf

29 APN – die nächsten Schritte[1]

Patrick Jahn (Interview)

> **Was Sie in diesem Beitrag erwartet**
>
> In diesem Beitrag wird auf Schwerpunkte klinisch tätiger PflegeexpertInnen APN mit Master- oder Doktoratsabschluss sowie auf deren Bedeutung in der Gesundheitsforschung und der Weiterentwicklung der PatientInnenversorgung eingegangen. Im Weiteren werden die Vorbild- und Begleitfunktion von APNs für Auszubildende und KollegInnen und die Rolle von Hochschulen in der Ausbildung von APNs adressiert.

Johanna Feuchtinger: Herr Prof. Jahn, wo sehen Sie die Schwerpunkte von Pflegenden mit einem Master- oder Doktoratsabschluss in der Pflege-/Gesundheitswissenschaft in der klinischen Versorgung?

Patrick Jahn: Ich sehe sie eigentlich in allen Bereichen der klinischen Versorgung, ich würde da gar keinen besonders herausheben. Natürlich gibt es Bereiche, die sich besonders etabliert haben. Dazu gehören beispielhaft die Intensivpflege, die Pflege in der Onkologie, in der Geriatrie, in der Neurologie oder auch die Kardiologie.

Ich sehe aber auch gerade die außerklinischen Bereiche, wie die ambulante Pflege, die Rehabilitation oder die Langzeitpflege, als Entwicklungsbereiche. In der Geriatrie gibt es ja bereits übergreifende Berührungsfelder: die akutklinische Geriatrie, die geriatrische Rehabilitation oder auch die Neurologie mit Frührehabilitation. In diesen Bereichen werden PflegeexpertInnen APN besonders gebraucht. In der stationären Altenpflege gibt es BewohnerInnen mit speziellen Betreuungsbedürfnissen, wie z. B. bei Diabetes mellitus, bei chronischen Wunden, bei Schmerzen oder bei einem Risiko für Mangelernährung. Hier ist ja auch eine basismedizinische Versorgung, analog zum international anerkannten Nurse Practitioner, durch eine PflegeexpertIn APN denkbar und sicher auch sinnvoll.

Ein weiterer entwicklungsbedürftiger Bereich bei den APNs ist die Forschung. Die klinische Expertise und die Forschung gehen ja in dieser Rolle eigentlich Hand in Hand. Dafür müssen in den Einrichtungen Rahmen und Freiräume geschaffen werden. Natürlich muss sich eine APN in der Position auch entwickeln können, und das am besten mit einer erfahrenen Begleitung an der Seite.

Zurückkommend auf die Beantwortung der Frage: Es gibt aus meiner Sicht keinen Bereich der Gesundheitsversorgung, insbesondere im Krankenhaus, in dem PflegeexpertInnen APN nicht wichtig sind. Wir haben ja gerade im klinischen Bereich die medizinische Entwicklung, die durch zunehmende Spezialisierungen geprägt ist und die wir in der Pflege bisher nur teilweise nachvollzogen haben. Die Anforderungen sind hier an die Pflege gestellt, wir haben kontinuierliche Herausforderungen zu bewältigen. Und APNs mit spezialisierten Rollen in der PatientInnenversorgung sind eine pflege- und forschungskompetente Antwort auf das zunehmende Spezialwissen in Diagnostik, Therapie und Versorgung.

---

[1] Interview mit Prof. Dr. Patrick Jahn am 11.01.2022

Johanna Feuchtinger: Wo sehen die Vorteile von PflegeexpertInnen APN für die PatientInnenversorgung?

Patrick Jahn: Mir kommt da ganz spontan der Begriff »reflexive Praxis« in den Sinn. PflegeexpertInnen APN können PatientInnen und Angehörigen gegenüber ihre Expertise und ihr Angebot für eine qualitativ hochwertige Versorgung benennen. Das bietet Orientierung für die Betroffenen. Gerade bei onkologisch erkrankten Menschen gibt es ja sehr spezifische Felder wie Medikation, Ernährung, Sport und Bewegung, Fatigue etc. und das dazugehörige Selbstmanagement. Die Konkretisierung ist auch in der interprofessionellen Zusammenarbeit extrem wichtig. Als PflegeexpertIn APN kann ich dem Arzt/der Ärztin gegenüber erklären, dass ich bei Problemstellungen, z. B. zur Fatigue, die richtige Ansprechperson bin. Und wenn ich als APN nicht über diese Konkretisierung und Spezialisierung verfüge, dann bleibt die Zusammenarbeit diffus, es kann zu Schnittstellenproblemen kommen. Die PatientInnen und Angehörigen haben da auch ganz eigene Erwartungen, die wir dann nicht erfüllen.

Die Entwicklung der vertieften und erweiterten Kompetenz und Expertise als PflegeexpertIn APN geht ja auch mit einer vermehrten Verantwortlichkeit einher. Das Ziel ist ein klares Bild und die eindeutige Formulierung der Anforderungen bzw. der Angebote, die von den ExpertInnen in der Versorgung gemacht werden: Dafür fühle ich mich in besonderem Maße verantwortlich. Das ist aus meiner Sicht die notwendige Konkretisierung, die wir brauchen, um eine in der Spezialisierung voranschreitende und aus mehreren Perspektiven zusammengesetzte Versorgung für die Beteiligten effektiv und effizient werden zu lassen. Das gilt aber auch für andere Bereiche. Der Radiologe sagt ja z. B. nicht, er kann die Tumortherapie festlegen. Er sagt, er kann eine verbesserte Radiodiagnostik ins Tumorboard einbringen. Genauso brauchen wir das im Rahmen der Pflege.

Johanna Feuchtinger: Was empfehlen Sie Pflegenden, die sich auf den hochschulischen Weg zum Master in der klinischen Versorgung begeben?

Patrick Jahn: Ich finde, die sollten genau dieser Frage nachgehen: Was ist meine Leidenschaft, was ist mein Bedürfnis, an der Versorgung zu verbessern? Was passt am besten zu meiner persönlichen Expertise und meinen Interessen? Und genau diesen Weg sollten sie dann verfolgen. Und wir müssen dieses Suchen der passenden Spezialisierung für eine Pflegefachperson unterstützen. Das ist meines Erachtens eine wesentliche Aufgabe der Führung.

Johanna Feuchtinger: Was empfehlen Sie Krankenhäusern in Deutschland bzgl. des Einsatzes von PflegeexpertInnen APN?

Patrick Jahn: Dass sich das Management für die Einführung von PflegeexpertInnen APN vorbereitet, dass es dazu eine konkrete Strategie bei der Personalentwicklung gibt. Es geht um die Unterstützung bei der Entwicklung akademischer Expertise und einer klinischen Spezialisierung. Und dann natürlich auch die Wertschätzung dieser hochqualifizierten Pflegenden.

Das ist aber auch eine große Herausforderung an die Verantwortlichen einer Organisation. Wir wollen ja eigentlich UniversalistInnen: am besten die Pflegefachperson, die in der Gynäkologie eingesetzt werden kann, und, wenn Not am Mann ist, auch auf der Intensivstation oder in der Ambulanz. Und wir sprechen hier nun von Mitarbeitenden, welche in einer Spezialisierung gefördert werden sollen. Das sind ja langfristige Prozesse und dafür sind ja auch aufbauende Qualifikationen notwendig. Es kommt ein Bachelor, der geht in das Masterstudium und dann vielleicht sogar in ein Doktoratsprogramm. Das bringt schon einen großen Nutzen für die

Einrichtung, wenn diese Entwicklung unterstützt wird. Die Führungsarbeit zur Pflegefachlichkeit ändert sich, PflegeexpertInnen APN sind eigenständiger und können Entscheidungen bis zu einem bestimmten Maße auch eigenständig treffen. Das macht die Führungsarbeit anders, aber es kann ja auch pflegefachliche Verantwortung von Führungspersonen auf die APN übertragen werden.

Das macht Organisationen agiler. Gerade in der aktuellen Coronapandemie haben wir hochqualifizierte APNs, die mit großem Know-how das PatientInnenmanagement im multiprofessionellen Team pflegefachlich mitgestalten. Und sie sind AnsprechpartnerInnen für Pflegende bei schwierigen Versorgungssituationen und Unsicherheiten. Das ist ein wichtiges Element in der Zufriedenheit der Pflegenden. Sie fühlen sich mit Problemen in der PatientInnenversorgung nicht alleine gelassen, sondern professionell unterstützt. In Zeiten des Personalmangels – egal ob aus den Arbeitsbedingungen oder aus der Verschiebung der Babyboomer in die Rente und jungen Mitarbeitenden aus der nachwachsenden Generation – ist eine pflegefachliche Ansprechperson wichtig.

Gerade für junge Pflegende sind die APNs ja auch Vorbilder in der Pflegefachlichkeit und für eine mögliche Karriere. Da wird ein Karriereweg in der PatientInnenversorgung, außerhalb von Management und Pädagogik, aufgezeigt. Es ist wichtig, dass das Management die klinische Expertise wertschätzt.

Es ist nicht immer einfach, den Vergleich zu den MedizinerInnen zu bemühen, aber ich finde es an dieser Stelle sinnvoll, auf die Organisation dieser Disziplin zu schauen. Der Chefarzt einer Klinik fordert die klinische Expertise seiner Mitarbeitenden ein und wertschätzt diese auch. Die Qualität der fachlichen Versorgung ist letztendlich das Aushängeschild der Klinik.

Johanna Feuchtinger: Bei den Praxisanleitenden hat es eine große Entwicklung gegeben, als gesetzliche Vorgaben zu den Stunden der Praxisanleitung gemacht wurden. Es müssen Nachweise geführt werden und plötzlich gibt es die Möglichkeit ganz eigener, für die Ausbildung sehr effektiver Strukturen. Solche Forderungen könnten auch im Bereich der Fachlichkeit kommen.

Patrick Jahn: Aus meiner Sicht wird das auch so kommen. Man sieht das ja z. B. schon an den Anforderungen zur Personalbesetzung bei der Zertifizierung als onkologisches Zentrum. Da sind ja Vorgaben zum Einsatz von Fachpflegenden enthalten. Ich finde, das sind gute Tendenzen. Die sind dann vielleicht auch herausgefordert vor den Situationen, dass natürlich auch das Personal dafür da sein muss und das sind ja meistens auch Zusatzaufgaben, die über den Basisbetrieb hinausgehen. Aber aus meiner Sicht ist das ganz wichtig, dass wir das behalten, denn sonst haben wir noch schneller die Effekte, dass sich gerade auch in Zusammenhang mit der Akademisierung die Pflegepersonen von der direkten Pflege verabschieden, weil sie sagen: Ich sehe gar keinen Entwicklungsspielraum für mich. Und dann wandern sie in die Wissenschaft ab oder ins Management oder in die Pädagogik, aber wir verlieren sie für die unmittelbare Versorgung. Wobei das ja der Bereich ist, der sicherlich eigentlich am Vielfältigsten ist, um eine Entwicklungsperspektive zu bieten. Das ist ja das Verrückte.

Die Finanzierungsfrage ist natürlich immer wichtig. Wenn man aber sieht, dass aufgrund von Zertifizierungskriterien die Finanzierung plötzlich kein Thema ist, sondern dass die Einstellung einer Fachpflegenden oder hochschulisch qualifizierter Pflegefachperson gemacht wird, weil man die Vorgabe erfüllen muss, weil das Zertifikat erreicht werden will, dann verliert die Frage der Finanzierung die Schärfe. Es gibt immer ein gewisses Maß an Flexibilität in der Finanzierung von Mitarbeitenden. Wir kennen auch alle die Berechnungen zum Verlust von qualifizierten Mitarbeitenden, in die wir über

Jahre viel Geld und viel Zeit in Entwicklung investiert haben, das ist ja auch nicht zu vernachlässigen. Wir haben generell einen Wettbewerb um das immer knapper werdende Personal. Da ist das Angebot an Unterstützung in der Qualifizierung und auf dem weiteren Weg sicherlich auch ein ganz wichtiges Merkmal, was Einrichtungen auch brauchen. Wir kennen das unter dem Stichwort »Magnet«. Die Entwicklung einer Magnetwirkung ist ja der Kern des Magnetgedankens und des Magnet-Programms: Entwicklung wertzuschätzen, Verantwortung delegieren an die Pflegefachpersonen und Entscheidungsspielräume in der Entwicklung einräumen.

Johanna Feuchtinger: Wenn wir aufgrund hoher fachlicher Expertise in der Lage sind, Prozesse zu optimieren, Risiken und Komplikationen zu minimieren und die Zufriedenheit aller Beteiligten zu verbessern, dann ist das ja auf mehreren Ebenen ein Gewinn für die Organisation. Aber natürlich braucht es eine mittel- bis langfristige Vision. Wir müssen in die personellen Entwicklungen jetzt investieren, die Ergebnisse bekommen wir aber mittel- bis langfristig. Das ist manchmal schwierig.

Patrick Jahn: Ja, das ist ein langfristiger Prozess und parallel dazu hat sich die Taktung in den Einrichtungen sehr erhöht. Sich zu diesem nachhaltigen Investment in das Personal zu entschließen, ist manchmal schwierig unter den Zwängen, der Dringlichkeit und Dynamik der aktuellen Situation in den Einrichtungen. Für die Personalentwicklung sind langfristige Karrieremodelle in der direkten PatientInnenversorgung wichtig, wie z. B. die Förderung von hochschulisch ausgebildeten Pflegenden bis hin zu den APN-Rollen im klinischen Einsatz. Das ist mittlerweile eine nicht unerhebliche Säule in der Personalrekrutierung.

Für InteressentInnen ist es wichtig, dass sie eine Entwicklungsperspektive sehen – heute am besten schon auf der Webpage des Unternehmens. Das kann im Leitbild und auf den spezifischen Seiten der Pflege oder auch der Forschung sein. Wir wollen ihre Karriere fördern, wir bieten ihnen Unterstützung auf dem Karriereweg an und bieten ihnen klinische Felder für den praktischen Einsatz. Und dafür sind ja die Laufbahnmodelle relevant. Da ist das Management sicherlich herausgefordert. Wir müssen unbedingt die junge Generation, die mit dem Bachelor kommt, für den Beruf gewinnen. Sie bringen eine basiswissenschaftliche Kompetenz mit, die in der PatientInnenversorgung mit der zunehmenden Anzahl dieser Pflegefachpersonen spürbar wird. Und die dann akademisch und klinisch weiterentwickelt werden können. Die haben sich ja für eine akademische Ausbildung in der Pflege entschieden, das ist ja nicht so, dass sie mal 20 Jahre im Beruf arbeiten und sich dann fragen, was sie noch tun könnten. Sie erzeugen schon zeitnah nach dem Bachelorabschluss Druck in der Organisation.

Ein Aspekt, den wir noch gar nicht betrachtet haben, ist die Veränderung der Zusammenarbeit zwischen den Professionen durch die neuen hochschulischen und wissenschaftlichen Kompetenzen in der Pflege. Es geht im Krankenhaus natürlich immer um die Perspektive der PatientInnenversorgung. Da können wir heute die APN-Rollen als gleichwertige, fachliche und wissenschaftliche PartnerInnen der Ärztinnen und Ärzte einordnen. Prozesse können hinsichtlich sinnvoller Arbeitsteilung geprüft werden, Lücken in einer hochwertigen PatientInnenversorgung können geschlossen werden, es werden gemeinsam Forschungsprojekte geplant und durchgeführt. Wie sieht eine neue Arbeitsteilung aus? Vielleicht gehen sinnvollerweise auch ärztliche Aufgaben an APNs über.

Da gibt es eine neue Form von Arbeitsteilung, die durch die Expertise mit eingebracht wird. Das ist ein langer Prozess der Veränderung. Das Management und alle weiteren Beteiligten brauchen da einen langen Atem.

Aber unserem Versorgungsauftrag entsprechend wollen wir für jemanden, der sich uns anvertraut, der mit einer schweren Erkrankung gerade da ist, der lebensbedroht oder auch chronisch krank ist, für diese Person müssen wir mit den Ressourcen, die wir haben, die beste Versorgung leisten.

Gerade an dieser Neuverteilung der Aufgaben und Erweiterung des pflegerischen Aufgabenspektrums kommen auch Modelle zur dauerhaften Übertragung von heilkundlichen Aufgaben ins Spiel, bspw. beim Management des Diabetes mellitus, inkl. der Entscheidungsberechtigung zur Anpassung der Insulindosis, oder bei der Behandlung chronischer Wunden auch mit Verordnungskompetenz für die geeigneten Verbandsmaterialen. An der Universitätsmedizin in Halle erlangen die Studierenden im primärqualifizierenden Studiengang »Evidenzbasierte Pflege« bereits seit 2016 diese Kompetenzen und die ersten AbsolventInnen bringen diese nun zunehmend in die Versorgung. Mit dem Gesundheitsversorgungsweiterentwicklungsgesetz wurde diese Regelung nochmal deutlich gestärkt und die Länder zu Modellprojekten mit ebendieser neuen Aufgabenteilung ab 2023 verpflichtet. Mit Förderung des BMBF planen wir bereits ab Herbst die modellhafte Etablierung von pflegegeführten, telemedizinisch erweiterten und in Pflegeheimen eingebetteten Praxen. Unser Ziel ist dabei eine bessere Versorgung im ländlichen Raum zu erreichen und die Sektorengrenzen zu überbrücken.

Die Expertise, welche die PflegeexpertInnen APN im Laufe ihrer Entwicklung erreicht haben, ist ja eine Zielsetzung. Es ist ein Gestaltungsauftrag der Einrichtungen und des Managements, hier die Möglichkeiten hinsichtlich der Übertragung von Heilkunde zu evaluieren und in geeigneter Form umzusetzen. Die APNs sind hier ein großes Plus.

Johanna Feuchtinger: Was empfehlen Sie Hochschulen und Universitäten für die Qualifizierung von PflegeexpertInnen APN?

Patrick Jahn: Die zukünftigen PflegeexpertInnen APN müssen so entwickelt werden, dass sie ihr Handwerkszeug kompetent einsetzen können. Dazu gehören neben den pflegefachlichen Kompetenzen auch vertiefte Kompetenzen in Assessment, Diagnosestellung, Interventionen und Evaluation. Das heißt z. B. auch die Fähigkeit der körperlichen Untersuchung. Aber auch das Repertoire der Forschungsmethoden, gerade für klinische Studien. Ich glaube tatsächlich, dass wir hier entsprechend der fachlichen Spezialisierung Professuren an den Hochschulen und Universitäten für die Qualifizierung von APNs brauchen. Die APNs müssen ja in der Lage sein, die Fachlichkeit auch in der Klinik in all ihren Facetten vorwärts zu bringen.

Wir müssen auch eine viel engere Verknüpfung zwischen Theorie und Praxis erreichen. Die DozentInnen an den Hochschulen, die müssen selber so viel Kontakt zur Praxis haben, dass sie in der Lehre glaubwürdig sind und die APNs auf ihrem Lernweg unmittelbar begleiten können.

Ich glaube diese Trennung, hier ist die Lehre und dort die Versorgung von PatientInnen, das ist für die meisten KollegInnen, die sich genau auch dieser klinischen Expertise annähern wollen, extrem schwierig. Sie müssen sich im Studium Methoden aneignen können, aber die Methodik muss für einen verbesserten Transfer anwendungsorientiert betrachtet werden.

Johanna Feuchtinger: Die Theorie-Praxis-Verknüpfung zwischen Hochschule und Klinik in der Qualifizierung von APNs ist in Deutschland noch in einer Entwicklung. Eine enge Verbindung zu klinischen APN-MentorInnen in der Praxis muss auch aufgebaut werden. Es braucht eben die APNs, die Studierende begleiten können und die auch als Lehrbeauftragte in die Lehre und in Projekte zum Theorie-Praxis-Transfer einbezogen sind. Zwischen der Medizinischen Fakultät Freiburg und dem Institut für Pflegewissenschaft und den PflegeexpertInnen APN im Universitätsklinikum Freiburg haben wir mittlerweile ein sehr gutes Vorgehen dazu entwickelt. Das braucht aber auch Zeit, weil man erst einmal die erfahrenen Personen in der Praxis haben muss. Wir hatten beim Start mit unserer ersten Bachelorkohorte 2010 ja schon eine APN-Implementierung von 15 Jahren hinter uns und konnten bereits auf eine große APN-Kompetenz in der Begleitung bauen.

Patrick Jahn: Da ist mittlerweile vieles sehr gut gewachsen. Ich glaube tatsächlich, dass wir da viel erreicht haben. Am Anfang ging es ja erst einmal darum, überhaupt Professuren einzurichten, Studiengänge aufzubauen. Jetzt verselbständigt sich das System außerhalb der Praxis. Das ist nicht gut, das muss korrigiert werden, weil es der Entwicklung der Fachlichkeit entgegenläuft. Unser patientenorientiertes Forschen muss auch auf einem interprofessionellen Hintergrund stattfinden und der Bewertung der anderen wissenschaftlichen Disziplinen, wie z. B. der Medizin, standhalten. Das ist ein wichtiger Punkt, wir dürfen uns nicht schmücken mit unseren Studiengängen, sondern müssen unsere Relevanz in der PatientInnenversorgung klinisch und wissenschaftlich klären.

Da sollten wir uns wirklich positionieren. Es sollte eine Selbstverständlichkeit sein, dass man eine Professur in der Pflege mit klinischem Auftrag einsetzt. Die Ausstattung an den Hochschulen und Universitäten geschieht bisher fast ausschließlich ohne klinischen Versorgungsauftrag. Man könnte das auch begreifen als »da habt ihr ja auch nichts zu suchen«. Pflege ist aber eine extrem handlungsorientierte Disziplin. Wir brauchen die Verbindung von Lehre, PatientInnenversorgung und Forschung Hand in Hand. Mein Lehrstuhl, der neben den medizinischen Partnerlehrstühlen in das Department für Innere Medizin am Universitätsklinikum in Halle verortet ist, beinhaltet auch, neben Forschung und Lehre, den Auftrag zur Krankenversorgung. Wir arbeiten sehr intensiv daran, diesen Auftrag so auszugestalten, dass wir unseren Beitrag für eine verbesserte Versorgung unserer PatientInnen leisten können.

Johanna Feuchtinger: Da können wir uns in der Medizin schon noch etwas abschauen. Sicherlich in einem eigenen Weg, um die Problematiken nicht zu übernehmen.

Patrick Jahn: Genau, das ist ja auch legitim. Wir sind ja auch in der Profession auf dem Weg zur Akademisierung und auch zu einer Professionsentwicklung und die Medizin hat das ja auch durchgemacht. Die Medizin hat uns Hunderte von Jahren voraus.

Johanna Feuchtinger: Im Sozialgesetzbuch V ist im § 64d nun die »Verpflichtende Durchführung von Modellvorhaben zur Übertragung ärztlicher Tätigkeiten« an Pflegefachpersonen mit Zusatzqualifikation festgelegt. Was sollte auf der berufspolitischen und allgemein politischen Ebene hinsichtlich der Verortung von Pflege angestoßen und geklärt werden?

Patrick Jahn: Als wichtigsten Punkt für die Zukunft sehe ich das Selbstvertretungsrecht. Wir müssen in die Lage versetzt werden, uns selber zu vertreten. Und eben z. B. die Rahmenbedingungen und die Einsatzoptionen für APNs zu definieren und mit den anderen Disziplinen in der Gesundheitsversorgung abzusprechen. Da steckt ja ein großes Potenzial. Eine transparente Zuweisung von Kompetenz, Verantwortung und Eigenständigkeit in der Betreuung und in der Abrechnung – das muss die Zukunft sein.

Wir brauchen auch eine Personalbemessung, die spezialisierte Rollen und Funktionen in der Pflege in der Leistungsabbildung mit berücksichtigt. Da spielen z. B. wieder die selbstständige Durchführung von heilkundlichen Tätigkeiten nach dem oben genannten § 64d eine Rolle. In diesen Richtungen müssen wir den Weg voranschreiten und berufspolitisch aktiv werden.

Im Koalitionsvertrag der jetzigen Bundesregierung sind viele interessante Ansätze zur Weiterentwicklung der Pflege enthalten. Es geht um verlässliche Strukturen und Rahmenbedingungen für die Umsetzung von Personaleinsatz, welcher dem Bedarf der PatientInnen und der professionellen Kompetenz der Pflegenden gerecht wird. Dazu gehört eben auch der Einsatz von APNs mit den Freiräumen, welche solche spezialisierten Rollen eben für eine kompetente und zielführende Tätigkeit benötigen.

Johanna Feuchtinger: Ein noch nicht ausgereifter Punkt in Deutschland ist die Berücksichtigung und Benennung von hochschulisch qualifizierten Pflegenden, mit der entsprechenden Verantwortung im klinischen Bereich, in den Tarifverträgen. Wo sehen Sie hier die Zukunft?

Patrick Jahn: Dem gebe ich vollkommen Recht. In der Wissenschaft ist die Abbildung einfach, u. a. auch weil sie sich über lange Zeit entwickelt hat. In der klinischen Versorgung sind diese Qualifizierungen und Aufgaben in der Pflege eben noch recht neu. Da braucht es noch viel Argumentation und sicher noch viel Arbeit, um hier eine Transparenz in einer Weise herzustellen, dass sie in den Tarifgefügen abbildbar wird. Ich glaube, das wächst.

Und die ersten TarifpartnerInnen haben sich da auf den Weg gemacht. Und bekanntlich belebt die Konkurrenz das Geschäft. Man kann AbsolventInnen von Studiengängen nur empfehlen, sich genau zu informieren. Die Einrichtungen wollen und müssen sich da ja positionieren.

Johanna Feuchtinger: Möchten Sie zum Abschluss unseren LeserInnen noch etwas mit auf den Weg geben?

Patrick Jahn: Wir haben da in der kurzen Zeit, in der wir jetzt hochschulisch qualifizieren, schon einen ordentlichen Weg zurückgelegt und dürfen uns auch mal selber loben. Ausruhen können wir uns natürlich nicht. Es muss uns allen ein Anliegen sein, die hochschulische Lehre und die Praxis weiter gemeinsam zu entwickeln, dafür zu sorgen, dass bei den PatientInnen und den KlientInnen in der inner- und außerklinischen Pflege die Erfolge der neuen Kompetenz spürbar werden und wir die berufspolitischen Rahmenbedingungen, auch mit der Abbildung von Leistungen durch z. B. APNs, weiter ausbauen und damit den Beitrag für die Versorgung der PatientInnen deutlich machen.

Johanna Feuchtinger: Herzlichen Dank für das Gespräch, Herr Prof. Jahn.

V   Autorenverzeichnis

Die Autorinnen und Autoren

Cornelia Albrecht-Lomb, Referentin Pflege, AOK-Bundesverband, Cornelia.Albrecht@bv.aok.de

Catharina Bothner, M. A., Pflegedirektorin, Universitäts- und Rehabilitationskliniken Ulm gGmbH, Catharina.Bothner@rku.de

Prof. Dr. Denise Bryant-Lukosius, RN CON(C) PhD, Professor and Alba DiCenso Chair in Advanced Practice Nursing, Co-Director, Canadian Centre for Advanced Practice Nursing Research (CCAPNR), School of Nursing, MacMasters University, Hamilton, Ontario, Canada, bryantl@mcmaster.ca

Nikoletta Dimitriadou-Xanthopoulou, Pflegeexpertin APN Intensivpflege, Kaiserswerther Diakonie Florence-Nightingale-Krankenhaus Dortmund-Kaiserswerth, dimitriadou@kaiserswerther-diakonie.de

Marc Dittrich, M. Sc., Pflegexperte APN Critical Care, Universitätsklinikum Regensburg, Marc.Dittrich@klinik.uni-regensburg.de

Sebastian Dorgerloh, Pflegedirektor, Kaiserswerther Diakonie Florence-Nightingale-Krankenhaus Dortmund-Kaiserswerth, dorgerloh@kaiserswerther-diakonie.de

Prof. Dr. Monika Engelhardt, Oberärztin, Klinik für Onkologie und Hämatologie, Universitätsklinikum Freiburg, monika.engelhardt@uniklinik-freiburg.de

Dr. Johanna Feuchtinger, Gesundheits- und Krankenpflegerin, Pflegewissenschaftlerin, Stabsstelle Qualität und Entwicklung in der Pflege am Universitätsklinikum Freiburg, johanna.feuchtinger@uniklinik-freiburg.de

Leyla Sahar Fischer, Studienassistenz, Universitätsklinikum Essen, Klinik für Hämatologie und Stammzelltransplantation, leylasahar.fischer@uk-essen.de

Dr. rer. medic. Shiney Franz, Verw.-Professorin für Pflege, Gesundheitscampus, Universitätsmedizin Göttingen, shiney.franz@med.uni-goettingen.de

Sonja Freyer, M. Sc., Pflegeexpertin APN Psychiatrie, Klinikum Bremerhaven Reinkenheide gGmbH, Vorstand Deutsches Netzwerk APN & ANP g.e.V., sonja.freyer@dnapn.de

Markus Graf, M. A., Direktor Pflege- und Patientenmanagement, Sozialstiftung Bamberg, markus.graf@sozialstiftung-bamberg.de

Matthias Gruber, Geschäftsführer Universitäts- und Rehabilitationskliniken Ulm gGmbH, Matthias.Gruber@rku.de

Birgit Heinze, M. Sc., Pflegeexpertin APN Extrakorporale Membranoxygenierung (ECMO), Universitätsklinikum Regensburg, Birgit.Heinze@klinik.uni-regensburg.de

Laura Hellmuth, M. Sc., Pflegeexpertin APN Onkologie, Sozialstiftung Bamberg, laura.hellmuth@sozialstiftung-bamberg.de

Victoria Herrmann, Hebamme APM Geburtshilfe, Kaiserswerther Diakonie Florence-Nightingale-Krankenhaus Dortmund-Kaiserswerth, herrmannv@kaiserswerther-diakonie.de

Gitte Herwig, Pflegeexpertin APN, Zentrum für Psychiatrie (ZfP) Emmendingen, Klinik für Forensische Psychiatrie & Psychotherapie, g.herwig@zfp-emmendingen.de

Pia Hilscher, Wissenschaftliche Mitarbeiterin und Koordinierungsfachkraft, Deutsches Institut für angewandte Pflegeforschung (DIP Köln), p.hilscher@dip-gmbh.org

Simone Hock, M. Sc., Pflegeexpertin APN Neonatologie, Universitätsklinikum Freiburg, simone.hock@uniklinik-freiburg.de

Karin Horneber, Projektleitung Pflegewissenschaft, Bamberger Akademien für Gesundheits- und Pflegeberufe, karin.horneber@bamberger-akademien.de

Prof. Dr. rer. medic. Patrick Jahn, Leiter AG Versorgungsforschung, Universitätsmedizin Halle (Saale), patrick.jahn@uk-halle.de

Heike Jansen, Pflegeexpertin APN, Department für Psychische Erkrankungen, Universitätsklinikum Freiburg, heike.jansen@uniklinik-freiburg.de

Stefan Jobst, Wissenschaftlicher Mitarbeiter, Institut für Pflegewissenschaft, Medizinische Fakultät, Universität Freiburg, stefan.jobst@uniklinik-freiburg.de

Anke Kampmann, M. Sc., Pflegeexpertin APN Herzinsuffizienz, Herzzentrum Trier, Krankenhaus der Barmherzigen Brüder Trier, a.kampmann@bk-trier.de

Dr. rer. medic. Susanne Karner, Gesundheits- und Pflegewissenschaftlerin, Pflegedirektion – Stabstelle Wissens- und Innovationsmanagement, Robert-Bosch-Krankenhaus Stuttgart, susanne.karner@rbk.de

Lea Kauffmann, M. Sc., APN Neurochirurgie, Medizinische Hochschule Hannover, Kauffmann.Lea@mh-hannover.de

Elke Keinath, M. Sc., Pflegeexpertin APN, Klinikum Darmstadt, elke.keinath@mail.klinikum-darmstadt.de

Lisa Keller, M. Sc., Pflegeexpertin APN HNO-Klinik, Universitätsklinikum Freiburg, lisa.keller@uniklinik-freiburg.de

Lena Keppeler, M. Sc., Stabsstelle Pflegewissenschaft und -entwicklung, Universitätsklinikum Augsburg, Lena.Keppeler@uk-augsburg.de

Alexandra Knisch-Wesemann, Pflegeexpertin APN Innere Medizin, Kaiserswerther Diakonie Florence-Nightingale-Krankenhaus Dortmund-Kaiserswerth, knisch@kaiserswerther-diakonie.de

Andreas Kocks, M. Sc., Pflegedirektion, Stabsstelle Pflegewissenschaft, Universitätsklinikum Bonn, Andreas.Kocks@ukbonn.de

Prof. Dr. Christiane Kugler, Leiterin des Instituts für Pflegewissenschaft, Medizinische Fakultät der Universität Freiburg, christiane.kugler@uniklinik-freiburg.de

Sandra Liebscher-Koch, B. Sc., Expertin für Rhythmische Einreibungen (IFAN), Universitätsmedizin Göttingen, sandra.liebscher-koch@med.uni-goettingen.de

Johanna Loibl, M. Sc., Pflegeexpertin APN Chronisch entzündliche Darmerkrankungen (CED), Universitätsklinikum Regensburg, Johanna.Loibl@klinik.uni-regensburg.de

Prof. Dr. Christa Mohr, Studiengangsleiterin Pflege, Ostbayerische Technische Hochschule

(OTH) Regensburg, christa.mohr@oth-regensburg.de

Dr. Christa Müller-Fröhlich, Studiengangsleiterin, Institut für Pflegewissenschaft, Medizinische Fakultät, Universität Freiburg, christa.mueller-froehlich@uniklinik-freiburg.de

Claudia Ohlrogge, M. A., Pflegeexpertin APN, Klinik für Allgemein-, Transplantations- und Viszeralchirurgie, Universitätsklinikum Heidelberg, Claudia.Ohlrogge@med.uni-heidelberg.de

Sabrina Pelz, APN Intensivpflege, RKU Ulm, Vorstand Deutsches Netzwerk APN & ANP g.e.V., sabrina.pelz@dnapn.de

Matthias Prommersberger, M. Sc., Wissenschaftlicher Mitarbeiter, Angewandte Sozialwissenschaften Hochschule München, Vorstand Deutsches Netzwerk APN & ANP g.e.V., matthias.prommersberger@dnapn.de

Marie Rohini Raatz-Thies, M. Sc., Pflegeexpertin APN Augenklinik, Universitätsklinikum Hamburg-Eppendorf.

Valentina Riegel, M. Sc., Leitung Bereich Pflegemanagement und -organisation, Universitätsklinikum Augsburg, Valentina.Riegel@uk-augsburg.de

Kirstin Ruttmann, Dipl. Berufspädagogik Pflegewissenschaft (Univ.), Pflegeentwicklung, Universitätsklinikum Regensburg, Kirstin.Ruttmann@klinik.uni-regensburg.de

Helmut Schiffer, Pflegedirektor und Mitglied im Klinikumsvorstand im Universitätsklinikum Freiburg, helmut.schiffer@uniklinik-freiburg.de

Dr. rer. biol. hum. Regina Schmeer, Stabsstelle Pflegewissenschaft, Geschäftsführung Pflege, Medizinische Hochschule Hannover, Regina.Schmeer@mh-hannover.de

Prof. Dr. Dr. Rainer Schmelzeisen, Ärztlicher Direktor Klinik für Mund-, Kiefer- und Gesichtschirurgie und stellv. Leitender Ärztlicher Direktor, Universitätsklinikum Freiburg, rainer.schmelzeisen@uniklinik-freiburg.de

Anne Schmitt, M. Sc., Lehrbeauftragte für besondere Aufgaben, Hochschule für Technik und Wirtschaft des Saarlandes (htw saar), Vorstand Deutsches Netzwerk APN & ANP g.e.V., anne.schmitt@dnapn.de

Prof. Dr. Susanne Schuster, Studiengangsleiterin Masterstudiengang Advanced Nursing Practice, Evangelische Hochschule Nürnberg EVHN, susanne.schuster@evhn.de

Maren Schürmann, M. Sc., Advanced Practice Nurse Hämatologie/Medizinische Onkologie, Strahlentherapie/Radioonkologie, Universitätsmedizin Göttingen, maren.schuermann@med.uni-goettingen.de

Janina Schwabe, M. Sc., Pflegewissenschaftlerin, Universitätsklinikum Bonn, Janina.Schwabe@ukbonn.de

Anja Simon, Kaufmännische Direktorin, Universitätsklinikum Freiburg, anja.simon@uniklinik-freiburg.de

Damian Sommer, B. Sc., Pflegeexperte APN-Trainee, Klinik für Mund-, Kiefer- und Gesichtschirurgie, Universitätsklinikum Freiburg, damian.sommer@uniklinik-freiburg.de

Andrea Spiegler, M. Sc., Pflegeexpertin APN Demenz/Delir, Universitätsklinikum Regensburg, Andrea.Spiegler@klinik.uni-regensburg.de

Nancy Starck, M. Sc., Pflegeexpertin APN Paraplegiologie, Universitätsklinikum Heidelberg, Nancy.Starck@med.uni-heidelberg.de

Martin Strahl, B. A., Fachpfleger für psychiatrische Pflege, stellvertretender Stationsleiter, Universitätsklinikum Bonn, Martin.Strahl@ukbonn.de

Michele Tarquinio, Pflegedirektor, Klinikum Darmstadt, michele.tarquinio@mail.klinikum-darmstadt.de

Dr. Birgit Vogt, Referentin für Pflegeentwicklung und -wissenschaft, Universitätsklinikum Hamburg-Eppendorf, b.vogt@uke.de

Anne Volmering-Dierkes, M. Sc., Projektleiterin und Sachverständige, DIP – Dienstleistung, Innovation, Pflegeforschung Köln GmbH; Vorstand Deutsches Netzwerk APN & ANP g.e.V., annedierkes@dnapn.de

Ina Waterstradt, M. Sc., Hebamme/Pflegeexpertin AMP, Frauenklinik, Universitätsklinikum Freiburg, ina.charlotte.waterstradt@uniklinik-freiburg.de

Sandra Weidlich, M. Sc., Gesundheits- und Krankenpflegerin, Masterabschluss in Gesundheits- und Pflegewissenschaften, Pflegeexpertin APN in der Klinik für HNO- und Augenheilkunde am Universitätsklinikum Freiburg, sandra.weidlich@uniklinik-freiburg.de

Andrea Weskamm, Diplom-Pflegewirtin (FH), Referentin und Projektleiterin Community Health Nursing, Deutscher Berufsverband für Pflegeberufe (DBfK), weskamm@dbfk.de

Prof. Dr. Dr. h.c. Frederik Wenz, Leitender Ärztlicher Direktor, Universitätsklinikum Freiburg, frederik.wenz@uniklinik-freiburg.de

Harald Wigger, Pflegefachmann für Komplementäre Pflege, Heilpraktiker, Universitätsmedizin Göttingen, h.wigger@med.uni-goettingen.de

Inke Zastrow, Projektmanagerin, Direktion für Pflege- und Patientenmanagement, Universitätsklinikum Hamburg-Eppendorf, i.zastrow@uke.de

Rita Zöllner, B. Sc., Klinik für Anästhesiologie, Universitätsklinikum Erlangen, rita.zoellner@uk-erlangen.de oder r.zoelln@googlemail.com